全国高等医药院校药学类专业第六轮规划教材

# 药剂学

## 第5版

（供药学类及相关专业用）

主　编　张　宇　王建新
副主编　吕万良　黄　园　鲁　莹　翟光喜
编　者　（以姓氏笔画为序）

王建新（复旦大学药学院）　　　　　尹莉芳（中国药科大学）
卢　懿（复旦大学药学院）　　　　　吕万良（北京大学药学院）
刘　超（沈阳药科大学）　　　　　　刘东飞（中国药科大学）
刘志东（天津中医药大学）　　　　　李佩珊（北京大学药学院）
杨子毅（江南大学生命科学与健康工程学院）　吴　伟（复旦大学药学院）
宋相容（四川大学生物治疗全国重点实验室）　宋艳志（沈阳药科大学）
张　宇（沈阳药科大学）　　　　　　张　欣（沈阳药科大学）
苟靖欣（沈阳药科大学）　　　　　　周　洲（四川大学华西药学院）
郑爱萍（军事医学科学院）　　　　　侯　琳（郑州大学药学院）
黄　园（四川大学华西药学院）　　　戚建平（复旦大学药学院）
鲁　莹（海军军医大学）　　　　　　翟光喜（山东大学药学院）
潘　昕（中山大学药学院）

中国健康传媒集团 · 北京
中国医药科技出版社

# 内 容 提 要

本教材是"全国高等医药院校药学类专业第六轮规划教材"之一，根据药剂学教学大纲的基本要求和课程特点编写而成，内容上覆盖药用辅料、国内外药典、药品标准与法规简介、药物制剂设计概要、药剂学相关的物理化学原理、制剂生产过程中的基本单元操作与新制备方法、适用于不同给药途径的剂型各论、新型药物递送系统、生物技术药物制剂、现代中药制剂及药物制剂的包装等内容。本书在结构上对上版教材中不合理的框架结构进行了适当调整，在内容上补充了新的知识，也结合 2025 年版《中国药典》及相关法规对内容进行了调整，具有结构合理、与时俱进的特点。本教材为书网融合教材，即纸质教材与数字教材、配套教学资源（PPT、微课）、题库系统、数字化教学服务有机结合，以为读者提供更好的增值服务。

本教材适用于全国医药院校供药学类及相关专业师生教学使用，也可供相关科技人员作为参考用书。

## 图书在版编目（CIP）数据

药剂学／张宇,王建新主编. -- 5 版. -- 北京：中国医药科技出版社, 2025. 7. -- ISBN 978-7-5214-5437-6

Ⅰ. R94

中国国家版本馆 CIP 数据核字第 2025NG9967 号

**美术编辑**　陈君杞
**版式设计**　友全图文

出版　**中国健康传媒集团** | 中国医药科技出版社
地址　北京市海淀区文慧园北路甲 22 号
邮编　100082
电话　发行：010 - 62227427　邮购：010 - 62236938
网址　www. cmstp. com
规格　889mm×1194mm $\frac{1}{16}$
印张　26 $\frac{1}{2}$
字数　780 千字
初版　2013 年 1 月第 1 版
版次　2025 年 8 月第 5 版
印次　2025 年 8 月第 1 次印刷
印刷　北京金康利印刷有限公司
经销　全国各地新华书店
书号　ISBN 978-7-5214-5437-6
定价　**85.00 元**

获取新书信息、投稿、为图书纠错，请扫码联系我们。

# 出版说明

　　"全国高等医药院校药学类规划教材"于20世纪90年代启动建设。教材坚持"紧密结合药学类专业培养目标以及行业对人才的需求，借鉴国内外药学教育、教学经验和成果"的编写思路，30余年来历经五轮修订编写，逐渐完善，形成一套行业特色鲜明、课程门类齐全、学科系统优化、内容衔接合理的高质量精品教材，深受广大师生的欢迎。其中多品种教材入选普通高等教育"十一五""十二五"国家级规划教材，为药学本科教育和药学人才培养作出了积极贡献。

　　为深入贯彻落实党的二十大精神和全国教育大会精神，进一步提升教材质量，紧跟学科发展，建设更好服务于院校教学的教材，在教育部、国家药品监督管理局的领导下，中国医药科技出版社组织中国药科大学、沈阳药科大学、北京大学药学院、复旦大学药学院、华中科技大学同济医学院、四川大学华西药学院等20余所院校和医疗单位的领导和权威专家共同规划，于2024年对第四轮和第五轮规划教材的品种进行整合修订，启动了"全国高等医药院校药学类专业第六轮规划教材"的修订编写工作。本套教材共72个品种，主要供全国高等院校药学类、中药学类专业教学使用。

　　本套教材定位清晰、特色鲜明，主要体现在以下方面。

　　**1.融入课程思政，坚持立德树人**　深度挖掘提炼专业知识体系中所蕴含的思想价值和精神内涵，把立德树人贯穿、落实到教材建设全过程的各方面、各环节。

　　**2.契合人才需求，体现行业要求**　契合新时代对创新型、应用型药学人才的需求，吸收行业发展的最新成果，及时体现2025年版《中国药典》等国家标准以及新版《国家执业药师职业资格考试考试大纲》等行业最新要求。

　　**3.充实完善内容，打造精品教材**　坚持"三基五性三特定"，进一步优化、精炼和充实教材内容，体现学科发展前沿，注重整套教材的系统科学性、学科的衔接性，强调理论与实际需求相结合，进一步提升教材质量。

　　**4.优化编写模式，便于学生学习**　设置"学习目标""知识拓展""重点小结""思考题"模块，以增强教材的可读性及学生学习的主动性，提升学习效率。

　　**5.配套增值服务，丰富学习体验**　本套教材为书网融合教材，即纸质教材有机融合数字教材，配套教学资源、题库系统、数字化教学服务等，使教学资源更加多样化、立体化，满足信息化教学需求，丰富学生学习体验。

"全国高等医药院校药学类专业第六轮规划教材"的修订出版得到了全国知名药学专家的精心指导，以及各有关院校领导和编者的大力支持，在此一并表示衷心感谢。希望本套教材的出版，能受到广大师生的欢迎，为促进我国药学类专业教育教学改革和人才培养作出积极贡献。希望广大师生在教学中积极使用本套教材，并提出宝贵意见，以便修订完善，共同打造精品教材。

中国医药科技出版社

2025年1月

# 数字化教材编委会

# 前　言

　　医药产业作为国家战略性新兴产业的重要组成部分，在"健康中国2030"战略指引和"三医协同"改革深化背景下，正步入高质量发展的新阶段。近年来，随着《"十四五"医药工业发展规划》的深入实施和药品审评审批制度改革的持续推进，我国医药创新生态持续优化。药品上市许可持有人制度的全面落地，更为医药产业创新发展注入了新动能。在这一发展进程中，药剂学作为药学领域的核心学科，其战略地位日益凸显。作为连接药物基础研究与临床应用的枢纽学科，药剂学承担着将活性物质转化为安全、有效、稳定、可控的药物制剂的重要使命。在当前医药创新由"跟跑"向"并跑"乃至"领跑"转变的关键时期，药剂学正通过创新递药技术、优化制剂工艺、提升质量控制等核心能力，为医药产业的高质量发展提供关键支撑。

　　随着纳米技术、3D打印、人工智能等新兴科技的快速发展，现代药剂学已突破传统剂型改良的范畴，向着精准化、个性化、智能化的方向迈进。新型递药系统如纳米靶向制剂、微针透皮系统、生物3D打印组织等前沿技术的突破，不仅为肿瘤、糖尿病、神经退行性疾病等重大疾病的治疗提供了新方案，也为我国医药产业实现弯道超车创造了技术条件。同时，在仿制药质量与疗效一致性评价、中药现代化等国家战略实施过程中，药剂学技术发挥着不可替代的核心作用。在医药产业高质量发展的新时代背景下，药剂学教育肩负着培养创新型、复合型药学人才的重要使命。

　　为响应我国高等药学教育"新医科"改革目标，本教材在继承第4版教材理论体系的基础上，参照美国、欧洲、日本等国家和地区最新药剂学教材的编写逻辑，结合本套教材整体要求，以"强化基础、突出创新、注重应用"为原则进行修订。编写团队聚焦创新型与应用型复合人才培养，针对现有教材在法规衔接、技术前沿融合等方面的不足，整合国内外高校教学实践与医药企业需求，对内容体系进行了系统性优化与更新。

　　本教材共设十六章，系统涵盖药剂学核心内容。在内容编排方面，本版教材着重突出三大特色：一是优化知识体系，将基础理论模块与相应剂型章节有机融合，如将药物稳定性理论整合至制剂设计章节，使知识架构更加系统合理；二是紧跟法规标准更新，结合药品研发规范化与国际化的新趋势，新增药品上市许可持有人制度等法规，并严格参照2025年版《中国药典》及国外主要药典的最新要求；三是体现技术创新，特别增设智能制药技术内容，涵盖3D打印制剂、固体制剂连续制造、微针等前沿技术，充分反映近年来药品生产与研发的最新发展动态。

　　本教材由张宇担任主编。编写分工如下：张宇（第一章）、王建新（第二章）、杨子毅（第三章）、尹莉芳（第四章）、李佩珊/吕万良（第五章）、鲁莹（第六章）、黄园/周洲（第七章）、刘东飞/宋艳志（第八章）、翟光喜/郑爱萍（第九章）、吴伟/戚建平（第十章）、张欣/苟靖欣（第十一章）、刘超/潘昕（第十二章）、吴伟/卢懿（第十三章）、宋相容（第十四章）、刘志东（第十五章）、侯琳（第十六章）。

　　在本教材的编撰过程中，我们借鉴并引用了同行前辈的思想精髓与研究成果，在此致以诚挚谢意。编者水平有限，书中或存在疏漏与不足之处，恳请专家学者和广大读者批评指正，以便我们持续改进完善。

编　者

2025年5月

# 目 录

# 第一章　绪　论

PPT

📖 **学习目标**

1. 通过本章学习，掌握药剂学内涵和药物递送系统原理；熟悉药剂学重要性、分支学科、剂型分类、辅料作用、药典法规作用及 GLP、GCP、GMP 要求；了解药剂学研究内容和发展简史。

2. 具有初步的药剂学科研思维能力，能够用药剂学的思维分析相关问题。

3. 培养对药剂学学习的兴趣和热情，理解其在医药领域的重要意义，树立依法依规从事药剂学相关工作的意识，提升对药剂学前沿发展的敏感性，激发创新思维和持续学习的动力。

## 第一节　药剂学的性质与剂型分类 🅔 微课1

### 一、药剂学的性质

药剂学（pharmaceutics）是研究药物制剂的基本理论、处方设计、制备工艺、质量控制和合理使用等内容的综合性应用技术科学。在阐明药剂学性质之前，须明确与药剂学有关的常用术语。

药物（drugs）是指能够用于治疗、预防或诊断人类和动物疾病以及对机体生理功能产生影响的物质。药物最基本的特征是具有防治疾病的活性，故在药物研发的上游阶段又称之为活性物质（active pharmaceutical ingredient，API）。根据来源，可将药物分为三大类：中药与天然药物、化学药物和生物技术药物。中药（traditional Chinese medicines）是指在中医理论指导下使用的，来源于我国民间经典收载的中药材、中成药和草药等。天然药物（natural medicines）是指在现代医药理论指导下使用的，包括植物、动物和矿物等天然药用物质及其制剂。化学药物（chemical drugs），即通常所说的西药，是通过化学合成途径而得到的化合物。生物技术药物（biologics）系指通过基因重组、发酵、核酸合成等生物技术手段获得的药物，如细胞因子药物、核酸疫苗、反义核酸、单克隆抗体等。

无论哪一种药物，都不能直接应用于患者，它们在临床应用之前，都必须适合于医疗防治应用，并具有与一定给药途径相对应的形式，此种形式称之为药物剂型（dosage forms），简称剂型。剂型是患者应用并获得有效剂量的药物实体。剂型是药物临床使用的最终形式，是所有基本制剂形式的集合名词，如片剂、注射剂、胶囊剂、粉针剂、软膏剂、栓剂等。药物制剂（preparations），简称制剂，是指剂型确定以后的具体药物品种，如注射用青霉素钠、硝苯地平片、阿莫西林胶囊、重组人胰岛素注射液等。在制剂中除了具有活性成分的药物外，还包括其他成分，这些成分统称为辅料（excipients）。如片剂中用到的填充剂、崩解剂、黏合剂、润滑剂等，液体制剂中用到的溶媒、增溶剂、助悬剂、乳化剂、pH调节剂、等渗调节剂、矫味剂、防腐剂等。

药品（medicinal products）通常是指药物经一定的处方和工艺制备而成的制剂产品，是可供临床使用的商品。

药剂学是关于如何将活性药物成分递送到靶部位以产生所需药理作用的学科。

在明确了药物、剂型、制剂、辅料等概念后，可以看出药剂学主要具有以下两方面的性质。

### （一）具有工艺学的性质

制剂工艺（pharmaceutical manufacturing）就是将药物加工制成适合于临床需要且可以应用于患者的制剂过程。药剂学是以药物剂型和药物制剂为研究对象，以用药者获得最佳疗效为目的，研究一切与药物原料加工成制剂成品有关的科学。

### （二）具有密切联系临床医疗实践的性质

各种形式的制剂最终都要应用于临床医疗实践，以满足临床预防、治疗和诊断疾病的需要。任何一种制剂从研制开始就必须与临床密切结合，而制剂的研制后期又必须要经过临床验证。对疾病是否有疗效，具有什么毒副作用，这都是临床试验阶段要解决的问题。经临床证明有效后，要实现工业化生产，生产出来的制剂又要应用于临床。制剂经临床实践得到的信息要反馈到生产实践中，促进制剂生产厂家不断改进和提高制剂的质量。药剂学在不断与临床医疗实践相结合的过程中，有力地推动着自身的发展。

由此可见，药剂学是一门研究药物剂型和药物制剂的设计理论、处方工艺、生产技术、质量控制和合理应用等综合性应用技术科学。由于药剂学既具有原料药物加工科学的属性，又必须保证生产出来的药物制剂具有良好的理化性质和生理药理活性，以保证临床医疗质量，因此它的基础学科不像药物化学、天然药物化学那样主要聚焦于化学学科，还与物理化学、高分子材料学、机械原理、高等数学、计算机数学以及生理学、解剖学、病理药理学、生物化学、临床药物治疗学等生命学科密切相关。

## 二、药剂学的重要性

药品是特殊商品，药剂学研究是药品研发的重要一环，药物制剂是医药工业的最终产品，是药物研发的最终体现。一般而言，药物对疗效起主要作用，而剂型对疗效起主导作用，如某些药物的不同剂型，可能分别是无效、低效、高效或引起毒副作用。药物制剂的生产是集药物、辅料、工艺、设备、技术于一体的系统工程。在药品的生产过程中，原料药一旦加工成制剂后，附加值增大，所以各国非常重视药物制剂工业的发展。药物剂型与临床用药的依从性密切相关。随着生活水平的改善和提高，人们对生存质量和药品质量提出更高的要求，药剂学的重要性将会更加显著。

剂型对疗效产生的影响主要体现在以下方面。

**1. 可以改变药物作用速度**　注射剂、气雾剂起效快，常用于急救；但普通口服制剂如片剂、胶囊剂，口服后一般需要崩解、溶解、吸收过程，所以起效慢于注射剂。

**2. 可以降低或消除原料药的毒副作用**　氨茶碱治疗哮喘病有很好的疗效，但有易引起心跳加快的毒副作用，若制成栓剂则可消除毒副作用；非甾体抗炎药口服会产生严重的胃肠道刺激性，若制成经皮吸收制剂后可以消除副作用。缓控释制剂能保持平稳的血药浓度，避免血药浓度的峰谷现象，从而降低药物的毒副作用。

**3. 可以改善患者的用药依从性**　儿童和老年人及吞咽困难的患者难以吞服普通的口服片剂，制备成咀嚼片或口腔速溶膜剂，可以提高患者的依从性（compliance）。

**4. 可以提高药物稳定性**　固体剂型通常比液体剂型稳定性好，包衣片剂的稳定性高于普通片剂，冻干粉针剂的稳定性优于常规注射剂。

**5. 可以提高生物利用度和疗效**　异丙肾上腺素首过效应强，口服生物利用度低，设计成注射剂、气雾剂或舌下片后可以提高生物利用度。

**6. 可以产生靶向作用**　微粒分散系的静脉注射剂，如微乳、脂质体、纳米粒等进入血液循环系统后，被网状内皮系统的巨噬细胞所吞噬，从而使药物浓集于肝、脾等器官，起到肝、脾的被动靶向作用。

**7. 可以改变药物的作用性质** 多数药物的药理活性与剂型无关,但有些药物与剂型有关。如硫酸镁注射液经静脉滴注后可抑制大脑中枢神经,有镇静、镇痉作用,而口服给药后起泻下作用。1%依沙吖啶注射液用于中期引产,而 0.1%~0.2%溶液外用具有杀菌作用。

## 三、药剂学的任务

药剂学的宗旨是制备安全(safety)、有效(efficacy)、稳定(stability)、可控(controllability)、使用方便(accessibility)的药物制剂。

### (一)药剂学基本理论的研究

药剂学的基本理论系包括药物制剂的配制理论,如药物的溶解度与溶液的形成理论,表面活性剂的性质,微粒分散系理论及其在非均相液体制剂中的应用,药物的稳定性理论;物料的粉体性质对固体制剂的制备与质量的影响;流变学性质对乳剂、混悬剂、软膏剂质量的影响,药物与辅料的相互作用对药物释放的影响,药物生物药剂学特性等,为各种制剂的处方设计、制备方法、质量控制、合理应用打下坚实的基础。

### (二)基本药物剂型的研究

剂型是患者应用并获得有效剂量的药物载体。将原料药制成剂型之后才能应用于患者,因此药剂学的核心是剂型。药剂工作者必须首先掌握各种剂型的外观特征、制备方法、质量控制、应用特点等诸方面的知识。

### (三)新技术与新剂型的研发

新剂型的开发离不开新技术的应用。药效学研究表明,除了药物本身的药理作用外,制剂手段也可以达到减毒增效的临床效果。近几年来蓬勃发展的包衣技术、微囊化技术、固体分散技术、包合技术、脂质体技术、纳米技术等,为新剂型开发和制剂质量的提高奠定了坚实的技术基础。如缓控释制剂和靶向制剂能降低全身的毒副作用,提高疗效等。近年来开发上市的长时间缓释微球注射剂,注射一次后在1个月或3个月内缓慢释放药物,不仅克服了每天注射的皮肉之苦,而且血药浓度平稳,满足了长效、低毒等要求,同时获得了极大的经济效益。

**知识拓展**

**药械组合产品**

药械组合产品由药品与医疗器械共同组成,按主要作用方式分为以药品为主和以器械为主两类。注册时,需先向国家药监局医疗器械标准管理中心申请属性界定。以药品为主的药械组合产品,按药品注册程序申报,由药品审评中心牵头审评,必要时联合医疗器械技术审评中心同步审评;以器械为主的药械组合产品,按医疗器械注册程序申报,由医疗器械技术审评中心牵头审评,必要时联合药品审评中心同步审评。药械组合产品能提升治疗效果,如药物洗脱支架结合支架支撑和药物抗增殖作用,减少血管再狭窄;提高患者依从性,如预填充注射器简化用药流程;实现多靶点治疗,如3D打印骨支架结合多种材料,促进骨再生并预防感染。同时,药械组合产品能降低医疗成本,通过减少术后并发症和住院时间,为患者提供更安全、高效的治疗选择。市场需求持续增长,已成为行业关注焦点。

### (四)新型药用辅料的研发

辅料是剂型的基础,新剂型和新技术的研究离不开新辅料的研究与开发。乙基纤维素、丙烯酸树脂系列等高分子的出现发展了缓释控释制剂;体内可降解的聚乳酸聚乙醇酸共聚物的发展开创了1个月至

3 个月长时间缓释注射微球新剂型。可见辅料的发展对药剂整体水平的提高具有重要意义。

### （五）中药新剂型的研发

中药制剂从传统剂型（丸、丹、膏、散等）迈进现代剂型的行列，对提高药效和患者依从性具有重要的意义。已上市了注射剂、颗粒剂、片剂、胶囊剂、滴丸剂、栓剂、软膏剂、气雾剂等 20 多种中药新剂型。同时中药制剂也存在不少问题，如成分复杂、有效成分不明、稳定性差、体内代谢不明等，仍然是我国药剂工作者面临的长期而艰巨的任务。

### （六）生物技术药物制剂的研发

21 世纪生物技术的发展为新药的研发开创了一条崭新的道路。生物技术药物包括基因、核糖核酸、酶、蛋白质、多肽等，普遍具有活性强、剂量小、对各种疑难病症有独特的治疗作用等优点，如预防乙肝的基因重组疫苗、治疗严重贫血症的红细胞生长素等特效药都是现代生物技术药物的新产品。但生物技术药物存在着分子量大、稳定性差、体内吸收差、生物半衰期短等问题，严重影响其临床应用。寻找和发现适合于这类药物的有效、安全、稳定、使用方便的新剂型是摆在药剂工作者面前的艰巨任务。

### （七）制剂机械和设备的研发

为了确保药品质量和用药安全性，制剂生产应向封闭、高效、多功能、连续化、自动化和机械化方向发展。国际卫生组织提倡"药品生产质量管理规范"以来，为制剂机械和设备的发展提供了前所未有的机遇。目前，药物连续化生产正在逐步成为制药行业的一个重要趋势，尤其是在政策支持和市场需求驱动下，连续制造技术正在获得越来越多的关注和应用。连续化生产系统通过优化流程设计，实现物料从原料投入到成品输出的不间断、稳定流动，形成一个高度集成的自动化生产线。在这一流程中，物料在密闭、无菌或控制良好的环境下连续传递，每一步骤均经过精确控制与监测，确保工艺参数的稳定与产品质量的可追溯性，减少了批次间的转换时间和潜在的交叉污染风险，是提升生产效率、保证产品质量与一致性的重要途径。此外，连续化生产系统通过先进的传感器技术、数据采集与分析系统以及智能化控制平台，实现生产过程的实时监控、自动调整与故障预警，这不仅提高了生产效率，还显著降低了人为操作错误的风险，进一步保障了药品的安全性和有效性。

## 四、药剂学的分支学科

随着药剂学和相关学科的不断发展，逐渐形成了药剂学的分支学科。

**1. 物理药剂学（physical pharmacy）**　是剂型和制剂设计的理论基础，其主要内容是应用物理化学的原理，研究和解释药物制造和储存过程中存在的现象和规律，用以指导剂型和制剂设计，推动具有普遍意义的新剂型和新技术及其应用。它包括化学动力学、界面化学、胶体化学、流变学、结晶化学等。

**2. 工业药剂学（industrial pharmacy）**　研究制剂工业化生产的基本理论、工艺技术、生产设备和质量管理。工业药剂学是药剂学的核心，它整合了材料科学、机械科学、粉体工程学、化学工程学等学科的理论和实践，在新剂型的研究、制剂的开发、处方优化、生产工艺和生产技术的研究和改进以及提高产品质量方面发挥着关键作用。

**3. 生物药剂学（biopharmaceutics）**　是研究药物及其制剂在体内的吸收、分布、代谢与排泄过程，阐明剂型因素、机体的生物因素与药物效应三者之间相互关系的科学。因此，该学科联系药剂学、药理学、生理学以及解剖学、分子生物学等学科的知识和理论，对药物新剂型、新制剂的设计，用药的安全性和有效性具有普遍指导意义。

**4. 药物动力学（pharmacokinetics）**　研究药物及其代谢物在人体或动物体内的含量随时间变化的过程，并用数学模型拟合，为指导合理安全用药、剂型和剂量设计等提供依据。

**5. 临床药剂学（clinical pharmaceutics）** 是以患者为对象，研究如何合理、有效、安全用药，与临床治疗学紧密联系的学科。

**6. 药用高分子材料学（pharmaceutical material polymer science）** 是研究药用高分子材料的结构、物理化学性质、性能及用途的理论和应用的专业基础学科。

**7. 计算药剂学（computational pharmaceutics）** 是融合药剂学与计算科学的新兴学科。它借助计算机模拟技术，对药物制剂的研发、生产及性能进行预测和优化。通过分子模拟、数学建模等手段，为制剂设计、生产优化提供依据，缩短研发周期、降低成本并提高成功率。

**8. 结构药剂学（structural pharmaceutics）** 是一门新兴的药剂学分支，它专注于研究药物制剂的内部结构，尤其是三维结构，以及这些结构如何影响药物的释放动力学和靶向能力。

由此可见，药剂学科涵盖非常庞大和具体的知识基础，所以药剂研制工作者必须具有比较全面的科学知识底蕴，药物制剂工业的先进程度在某种程度上反映了一个现代工业化国家的综合国力，在医药工业乃至整个国民经济中占有不可忽视的地位。

药剂学和其他许多科学一样，经历过描述性时期和经验时期。过去几十年，坚实的科学基础已经形成，使得药剂学从"技术"本身向理论研究的"科学"转变。生物学、化学和物理学的结合仍然是药剂学继续发展的关键。

## 五、药物剂型的分类方法

《中华人民共和国药典》（2025 年版）（以下简称《中国药典》，下文除特殊说明外，均指 2025 年版《中国药典》）共收载 42 种剂型，一般其分类方法如下。

### （一）按给药途径分类

首先按给药途径进行大分类，然后根据性状进行中分类，再根据特性细分类。

**1. 口服给药剂型** 系指口服后通过胃肠黏膜吸收而发挥全身作用的制剂。

（1）片剂　普通片、分散片、咀嚼片、口腔崩解片和溶解片。

（2）胶囊剂　硬胶囊剂和软胶囊剂。

（3）颗粒剂　溶液型颗粒剂、混悬型颗粒剂和泡腾颗粒剂。

（4）散剂　口服散剂和局部用散剂。

（5）口服液剂　溶液剂、混悬剂和乳剂。

**2. 口腔内给药剂型** 主要在口腔内发挥作用的制剂，其有别于口服给药剂型。

（1）口腔用片　含片、舌下片、口腔粘贴片。

（2）口腔喷雾剂。

（3）含漱剂。

**3. 注射给药剂型** 以注射方式给药的剂型。

（1）注射剂　静脉注射、肌内注射、皮下注射、皮内注射和腔内注射。

（2）输液　营养输液、电解质输液和胶体输液。

（3）植入注射剂　原位凝胶制备的注射剂。

（4）缓释注射剂　微球注射剂。

**4. 呼吸道给药剂型** 通过气管或肺部给药的制剂。主要以吸入或喷雾方式给药，如气雾剂、粉雾剂、喷雾剂。

**5. 皮肤给药剂型** 将药物给予皮肤的制剂，可以起到局部或全身作用。

（1）外用液体制剂　溶液剂、洗剂、搽剂和酊剂。

（2）外用固体制剂　外用散剂。

（3）外用半固体制剂　软膏剂、凝胶剂、乳膏剂。

（4）贴剂　压敏胶分散型贴剂、贮库型贴剂。

（5）贴膏剂　凝胶贴膏、橡胶贴膏。

（6）喷雾剂和气雾剂。

**6. 眼部给药剂型**　用于眼部疾病的剂型，有滴眼剂、眼膏剂、眼膜剂等。

**7. 鼻黏膜给药剂型**　滴鼻剂、鼻用软膏剂、鼻用散剂。

**8. 直肠给药剂型**　直肠栓和灌肠剂。

**9. 阴道给药剂型**　阴道栓、阴道片、阴道泡腾片。

**10. 耳部给药剂型**　滴耳剂、耳用凝胶剂、耳用丸剂。

**11. 透析用剂型**　腹膜透析用制剂和血液透析用制剂。

上述剂型类别中，除了口服给药剂型之外其他剂型都属于非胃肠道给药剂型，而且可在给药部位起局部作用或被吸收后发挥全身作用。

### （二）按分散系统分类

分散相分散于分散介质中形成的系统称为分散系统。

**1. 溶液型**　药物以分子或离子状态（质点的直径≤1nm）分散于分散介质中所形成的均匀分散体系，亦称低分子溶液。如芳香水剂、溶液剂、糖浆剂、甘油剂、醑剂、注射剂等。

**2. 胶体型**　分散质点直径在1~100nm的分散体系。有两种，一种是高分子溶液的均匀分散体系，另一种是不溶性纳米粒的非均匀分散体系。如胶浆剂、火棉胶剂、涂膜剂等。

**3. 乳剂型**　油性药物或药物的油溶液以液滴状态分散在分散介质中所形成的非均匀分散体系，分散相直径在0.1~50μm。如口服乳剂、静脉注射乳剂等。

**4. 混悬型**　固体药物以微粒状态分散在分散介质中所形成的非均匀分散体系，分散相直径在0.1~100μm。如合剂、洗剂、混悬剂等。

**5. 气体分散型**　液体或固体药物以微粒状态分散在气体分散介质中所形成的分散体系，如气雾剂，粉雾剂。

**6. 固体分散型**　固体混合物的分散体系，如片剂、散剂、颗粒剂、胶囊剂、丸剂等。

### （三）按形态分类

按物质形态分类的方法。

**1. 液体剂型**　如芳香水剂、溶液剂、注射剂、合剂、洗剂等。

**2. 气体剂型**　如气雾剂、喷雾剂等。

**3. 固体剂型**　如散剂、丸剂、片剂、膜剂等。

**4. 半固体剂型**　如软膏剂、糊剂等。

形态相同的剂型，其制备工艺也比较相近。如制备液体剂型时多采用溶解、分散等方法；制备固体剂型多采用粉碎、混合等方法；半固体剂型多采用熔融、研磨等方法。

### （四）其他分类方法

根据特殊的原料来源和制备过程进行分类的方法，虽然不包含全部剂型，但习惯上还是常用。

**1. 浸出制剂**　用浸出方法制备的各种剂型，一般是指中药剂型，如浸膏剂、流浸膏剂、酊剂等。

**2. 无菌制剂**　用灭菌方法或无菌技术制成的剂型，如注射剂、滴眼剂等。

剂型的不同分类方法各有特点，也有不完善或不全面的地方。本教材根据医疗、生产实践、教学等方面的长期沿用习惯，采用综合分类的方法。

# 第二节 药物递送系统

## 一、药物递送系统的概念

药物通常是通过与作用部位特定受体发生相互作用产生生物学效应，从而达到治疗疾病的目的。因此，只有当药物以一定的速度和浓度被递送到靶部位，才能使其疗效最大而副作用最小。然而，在药物递送和靶向分布过程中常存在许多天然屏障，使得原本有应用前景的药物无效或失效。药物剂型可以提高药物服用的便捷性以及改善药物的递送，但大多数传统剂型包括注射剂、口服制剂以及局部外用制剂均无法满足以下所有要求：将药物有效递送到靶部位，避免药物的非特异性分布（可产生副作用）及提前代谢和排泄，以及所服用药物符合剂量要求。因此，改变给药途径或应用新型递送系统就成为应对药物递送的挑战以及提高药效的有效手段。

新型药物递送系统旨在通过提高药物生物利用度和治疗指数，降低副作用以及提高患者依从性来克服传统剂型的不足。前三个因素固然重要，患者依从性问题同样也不可忽视。据报道，全世界每年因患者错误服药而导致的入院治疗人数有近 10 亿人。要提高患者的依从性，可以通过开发患者服用方便且给药次数少的剂型来实现。自 20 世纪 50 年代起，一些可以持续释药的新型口服给药系统开始取代传统剂型。1952 年，由 Smith、Kline 和 French 实验室开发的第一款 Spansule 技术的缓释胶囊，其内容物为含药的包衣小丸，被认为是第一个新型药物递送系统。到 80 年代，口服和经皮吸收制剂可以使小分子发挥长达 24 小时治疗持续时间，主导了药物递送领域和市场。1989 年 Lupron Depot 的推出让长效注射剂和植入剂的应用得以实现，将给药时间从几天延长到几个月，甚至几年。1990 年第一个 PEG 化蛋白质 Adagen 的推出标志着 PEG 化的新时代，包括 1995 年的 Doxil（阿霉素 PEG 化脂质体）、2014 年的 Movantik（PEG 化纳洛酮 – naloxegol）和 2018 年第一款 siRNA 药物 Patisiran（Onpattro）。药物 – 聚合物复合物也相继出现，例如 1974 年的 InFed（铁 – 葡聚糖复合物注射液）和 2005 年的 Abraxane（紫杉醇 – 白蛋白复合物）。2000 年出现 Mylotarg（抗体药偶联物——吉妥单抗）和 Rapamune（西罗莫司纳米晶体制剂）。纳米药物方面的广泛研究工作，特别是设计用于在被肿瘤细胞摄取后从内吞体逃逸的制剂，加上 PEG 化技术，最终促使了脂质纳米颗粒制剂的及时开发。

随着科学技术的进步，特别是分子药理学、分子细胞生物学、分子药物动力学、药物分子传递学及系统工程学等科学的发展、渗入以及纳米技术等新技术的不断涌现，药物剂型和制剂研究已进入药物递送系统新时代。

药物递送系统（drug delivery system，DDS）是指将必要量的药物，在必要的时间内递送到必要部位的技术，其目的是将原料药的作用发挥到极致，副作用降低到最小。

运用 DDS 技术，将已有药物的药效发挥到最好，副作用降低到最小，不仅可以提高患者的生存质量，提高经济效益，也对企业延长药物生命周期起积极的作用。基于 DDS 技术的生物技术药物制剂的产业化，使得各种疑难病的治愈成为可能。另外，还具有药理作用的分离，使用性的改善，开发风险降低等很多优势。

## 二、药物递送系统的分类

药物递送系统是现代科学技术进步的结晶，在临床治疗中发挥重要作用。缓控释药物递送系统、靶向药物递送系统和经皮药物递送系统是发展的主流。

### （一）缓控释药物递送系统

**1. 口服缓控释药物递送系统**  口服缓控释制剂大体可分为择速、择位、择时控制释药 3 大类，新型释药系统不断问世。随着高分子材料和纳米技术的发展，脂质体、微乳（自微乳）、纳米粒、胶束等相继被开发为口服给药形式，不仅可达到缓慢释放药物的目的，而且还能保护药物不被胃肠道酶降解，促进药物胃肠道吸收，提高药物的生物利用度。

**2. 注射缓控释药物递送系统**  缓控释注射剂可分为液态注射系统和微粒注射系统（微囊、脂质体、微球、毫微粒、胶束等），后者相对前者疗效持续时间更长，可显著减少用药次数，提高患者的依从性。鉴于常规注射存在给药时剧烈疼痛，且可能会诱发感染或造成交叉感染等缺陷，无针注射给药系统已引起广泛关注。

**3. 在体成型药物递送系统**  系将药物和聚合物溶于适宜溶剂中，局部注射体内或植入临床所需的给药部位，利用聚合物在生理条件下凝固、凝胶化、沉淀或交联形成固体或半固体药物贮库，而达到缓慢释放药物的效果。它具有可用于特殊部位病变的局部用药、延长给药周期、降低给药剂量和不良反应、工艺简单稳定等特点，且避免了植入剂的外科手术，大大提高患者的依从性，从而成为国外近年来的热点研究领域。

### （二）经皮药物递送系统

随着现代医药科技的发展，经皮药物递送系统成为新一代药物制剂的研究热点。但由于大多数药物难以透过皮肤达到有效治疗作用，近年来科研人员相继开发出多种新技术如药剂学手段（脂质体、微乳等）、化学手段（促透剂、前药等）、物理手段（离子导入、电致孔、超声、激光、加热、微针等）以及生理手段（经络穴位给药）来促进药物的吸收。

### （三）靶向药物递送系统

**1. 脂质体**  随着载体材料的改进和修饰，相继出现了多种类型的脂质体靶向制剂，如长循环脂质体、免疫脂质体、磁性脂质体、pH 和热敏感脂质体等。前体脂质体可在一定程度上克服传统脂质体聚集、融合及药物渗漏等稳定性问题，且制备工艺简单，易于大生产。

**2. 载药脂肪乳**  脂肪乳油相和卵磷脂组分对人体无毒，安全性好，是部分难溶性药物的有效载体，载药量较脂质体高，具有缓控释和靶向特征；粒径小，稳定性好，质量可控，易于工业化大生产等优势。

**3. 聚合物胶束**  随着聚合物胶束研究的不断深入，具有特殊性质的聚合物胶束如 pH 敏感（肿瘤 pH、核内质溶酶体 pH）、温度敏感、超声敏感聚合物胶束等或以配体、单抗、小肽（介导跨膜）表面修饰的聚合物胶束屡见报道。聚合物胶束具有诸多优越性，已用于许多难溶性药物的增溶。国外已有多个产品进入临床研究阶段。

**4. 靶向前体药物**  利用组织的特异酶（如肿瘤细胞含较高浓度的磷酸酯酶和酰胺酶、结肠含葡聚糖酶和葡糖醛酸糖苷酶、肾脏的 $\gamma$ - 氨酸转肽酶等）制备前体药物是目前研究靶向前体药物的重要思路之一。另外，将药物与单抗、配基、PEG、小肽交联达到主动靶向（甚至细胞核内靶向）以及抗体定向酶 - 前体药物、基因定向酶 - 前体药物已成为目前靶向给药系统新的研究思路。

### （四）智能型药物递送系统

智能型药物递送系统系依据病理变化信息，实现药物在体内的择时、择位释放，发挥治疗药物的最大疗效，最大限度地降低药物对正常组织的伤害，代表了现代剂型重要发展方向之一。目前研究较多是脉冲式释药技术，该技术系利用外界变化因素，如磁场、光、温度、电场及特定的化学物质的变化来调节药物的释放，也可利用体内外环境因素（如 pH、酶、细菌等）来控制药物的释放，如葡萄糖氧化酶控制胰岛素的释放。

### （五）生物大分子药物递送系统

随着脂质体、微球、纳米粒等制剂新技术迅速发展并逐渐完善，国内外学者将其广泛应用于多肽、蛋白质类药物递送系统的研究，以达到给药途径多样化［注射（长效）、无针注射、口服、经皮（微针技术）、鼻腔、肺部、眼部、埋植给药等］。但它仍是世界性难题，很多工作还处于实验室研究、动物实验或少量制备水平，不同文献来源的结果也有差异，一些问题仍有待于探究。

目前基因治疗在治疗多种人类重大疾病（如遗传病、肿瘤等）方面显示出良好的应用前景，基因的介导方式可分为细胞介导、病毒介导、非病毒介导三大类。非病毒性载体一般不会造成基因的永久性表达，无抗原性，体内应用安全，组成明确，易大量制备，且化学结构多样，使设计和研制新的更理想的靶向性载体系统成为可能，也是将现代药剂的控释与靶向技术引入基因治疗领域的切入点，因而成为当前研究的热点。

## 三、药物递送系统展望

新型药物递送系统是促进药品差异化、拓宽医药产品、延长药品生命周期的关键因素之一。在所有的药物递送系统中，口服药物递送系统及注射药物递送系统在我国关注度最高。缓控释技术、纳米技术、吸收促进技术、3D 打印技术等是业内人士共同关注的技术。其他新型药物递送技术如吸入给药、靶向给药、经皮给药、黏膜给药等也是迅速发展的高新技术。

事实证明，药物活性的充分发挥不仅决定于有效成分的含量，制剂也已成为发挥理想疗效的一个重要方面，一个老药新型 DDS 的开发与利用不亚于一个新分子实体（new chemical entities，NCE）的创制。为此，研究生产 NCE 的药厂开始青睐和重视新型 DDS，与拥有药物释放技术的公司进行合作或并购，延长了药品本身的生命周期。DDS 是现代科学技术在药剂学中应用与发展的结果，DDS 的研究与开发已成为推动全球医药产业发展的原动力，成为制药行业发展最快的领域之一。

随着治疗领域的发展，给药策略和技术迅速适应，以满足不断变化的给药需求。几十年前，小分子药物是治疗的主要类别。小分子的释放很大程度上取决于其理化性质，这严重影响了药物的生物利用度，因此药物制剂工作首先集中在提高药物的溶解度、控制其释放、扩大其活性和调整其药代动力学。随着时间的推移，新一代治疗药物，包括 PROTAC 药物，ADC 药物、蛋白质和多肽、单克隆抗本、核酸和活细胞，已经提供了新的治疗功能。新功能也带来了额外的挑战，特别是在稳定性（蛋白质和多肽）、细胞内递送要求（核酸）以及生存能力和扩增（活细胞）方面。为了应对这些挑战，药物递送策略必须不断发展。

药物递送与几代疗法一起发展，从小分子到蛋白质和多肽，到核酸，再到活细胞疗法。在药物递送系统的发展过程中，已建立的递送方法被广泛用于改善新兴治疗模式的转化。相反，为新的治疗模式开发的递送策略和技术已被用于改善旧疗法的递送。如改善小分子递送之前，聚乙二醇缀合被开发应用于蛋白质药物。

## 第三节　药用辅料 ⓔ 微课2

## 一、药用辅料的定义

药用辅料（pharmaceutical excipients）系指生产药品和调配处方时使用的赋形剂和附加剂；是除活

性药物以外，在安全性方面已进行了合理的评估，且包含在药物制剂中的物质。药用辅料除了赋形、充当载体、提高稳定性外，还具有增溶、助溶、缓控释等重要功能，是可能会影响药品的质量、安全性和有效性的重要成分。

药物制剂处方设计过程实质是依据药物特性与剂型要求，筛选与应用药用辅料的过程。药用辅料是药物制剂的基础材料和重要组成部分，是保证药物制剂生产和发展的物质基础，在制剂剂型和生产中起着关键的作用。它不仅赋予药物一定剂型，而且与提高药物的疗效、降低不良反应有很大的关系，其质量可靠性和多样性是保证剂型和制剂先进性的物质基础。

辅料的来源很丰富，有天然的、合成和半合成的。药用辅料应对人体无毒害作用；化学性质稳定；与主药及辅料之间无配伍禁忌；不影响制剂的检验；且尽可能用较小的用量发挥较大的作用。

## 二、药用辅料的分类

辅料在制剂中作用分类有多种，可从来源、作用和用途、给药途径等进行分类。

按来源可分为天然产物、半合成产物和全合成产物。

辅料在制剂中作用和用途分类有 66 种，分别是：pH 调节剂、螯合剂、包合剂、包衣剂、保护剂、保湿剂、崩解剂、表面活性剂、病毒灭活剂、补剂、沉淀剂、成膜材料、调香剂、冻干用赋形剂、二氧化碳吸附剂、发泡剂、芳香剂、防腐剂、赋形剂、干燥剂、固化剂、缓冲剂、缓控释材料、胶黏剂、矫味剂、抗氧剂、抗氧增效剂、抗黏着剂、空气置换剂、冷凝剂、膏剂基材、凝胶材料、抛光剂、抛射剂、溶剂、柔软剂、乳化剂、软膏基质、软胶囊材料、润滑剂、润湿剂、渗透促进剂、渗透压调节剂、栓剂基质、甜味剂、填充剂、丸芯、稳定剂、吸附剂、吸收剂、稀释剂、消泡剂、絮凝剂、乙醇改性剂、硬膏基质、油墨、增稠剂、助流剂、增溶剂、增塑剂、黏合剂、中药炮制辅料、助滤剂、助溶剂、助悬剂、着色剂。

按给药途径可分为口服、注射、黏膜、经皮或局部给药、经鼻或口腔吸入给药和眼部给药辅料等。

有些辅料可用于多种给药途径，但用量和质量要求亦不相同，如用于注射剂时应符合注射用质量要求，用于口服时应符合口服制剂的质量要求。药用辅料的包装上应注明为"药用辅料"及其适用范围（给药途径）等。

## 三、药用辅料的作用

药剂学中使用辅料的目的是多方面的。

**1. 使剂型具有形态特征**　如溶液剂中加入溶剂；片剂中加入稀释剂、黏合剂；软膏剂、栓剂中加入适宜基质等使剂型具有形态特征。

**2. 使制备过程顺利进行**　在液体制剂中根据需要加入适宜的增溶剂、助溶剂、助悬剂、乳化剂等；在片剂的生产中加入助流剂、润滑剂以改善物料的粉体性质，使压片过程顺利进行。

**3. 提高药物的稳定性**　化学稳定剂、物理稳定剂（助悬剂、乳化剂等）、生物稳定剂（防腐剂）等。

**4. 调节有效成分的作用部位、作用时间或满足生理要求**　如使制剂具有速释性、缓释性、肠溶性、靶向性、热敏性、生物黏附性、体内可降解性的各种辅料；还有生理需求的 pH 调节剂、等渗剂、矫味剂、止痛剂、色素等。

## 四、药用辅料的发展状况

我国药用辅料产业起步比较晚，占药品总产值的 3%～5%，远低于国际上的 10%～20%，行业尚处于起步阶段。近年来，国家高度重视药用辅料的发展，支持国内药用辅料行业高质量发展，以满足制剂国际化要求。

2021年12月，国家药品监督管理局发布"十四五"国家药品安全及促进高质量发展规划，提出加强标准的国际协调，药用辅料和药包材标准紧跟国际标准。2022年1月30日，工信部等9部门联合印发《"十四五"医药工业发展规划》，强调了要加快高端制剂产品创新和产业化技术，对辅料的功能性提出了更高的要求。

目前，我国正在使用的药用辅料数量为540余种，2025年版《中国药典》中收载药用辅料为387种，其他部分为相关的行业标准和企业标准。相比之下，美国和欧洲正在使用的药用辅料品种数量分别约为1500种、3000种，且相应药典收载率均可达50%。药用辅料已经成为制约我国制剂发展的瓶颈，加大对药用辅料的研究和应用力度，鼓励和促进药用辅料行业的健康快速发展已成为共识。

在药品一致性评价、全国集采、国家鼓励发展高端制剂等机遇下，药用辅料的管理逐渐与国际药用辅料管理制度接轨。国务院在2024年发布的《产业结构调整指导目录（2024年版）》中明确指出要大力发展高端药用辅料，这表明药用辅料作为高端制剂不可或缺的一环，正受到相关管理机构和行业企业的重视。

随着全球药用辅料市场规模的扩大和我国药用辅料市场的快速增长，药用辅料将逐步替代非药用辅料，具有高附加值的新型药用辅料和高功能化复合辅料将逐渐增多。在研发和应用方面，高端药用辅料的创新是推动制剂技术进步的关键。如新型促吸收剂辅料技术利用 $N-[8-(2-羟基苯甲酰氨基)]$辛酸钠（SNAC）作为吸收促渗剂，使得索马鲁肽等大分子药物能够以口服形式给药，提高了药物的生物利用度和患者的依从性。可电离脂质是脂质纳米颗粒（LNP）递送系统中最关键的辅料，在决定 mRNA 递送和转染效率方面尤为重要。可电离脂质在酸性条件下带正电通过静电作用包裹核酸，再通过改变缓冲体系使其形成中性的 LNP，不仅适合系统给药，还避免了正电荷 LNP 的缺点。在内涵体的酸性 pH 环境中，这些可电离脂质重新获得正电荷，并能与内涵体膜上的负电荷脂质结合，形成非双层结构，诱导内涵体破裂，从而引起内涵体逃逸。由于这种有效的内涵体逃逸过程，使用可电离脂质进行 siRNA 和 mRNA 递送在体外产生的基因沉默和表达的效果比阳离子脂质要更好。这些优势使得可电离脂质成为了目前市面上一些 mRNA 疫苗的关键成分，如 Moderna 公司 mRNA 疫苗采用了自主开发的可电离脂质 SM-102，而辉瑞和 BioNTech 则从 Acuitas 公司获得了一种名为 ALC-0315 的可电离脂质的使用许可。

# 第四节 药典与药品标准

## 一、药典

### （一）概述

药典（pharmacopoeia）是一个国家记载药品标准、规格的法典，一般由国家药品监督管理局主持编纂、颁布实施，国际性药典则由公认的国际组织或有关国家协商编订。制定药品标准对加强药品质量的监督管理、保证质量、保障用药安全有效、维护人民健康起着十分重要的作用。药品标准是药品现代化生产和质量管理的重要组成部分，是药品生产、供应、使用和监督管理部门共同遵循的法定依据。

我国的药典是从本草学、药物学以及处方集的编著演化而来。中国最早的药物典籍比较公认的是公元659年唐代李淳风、苏敬等22人奉命编纂的《新修本草》，全书54卷，收载药物844种，堪称世界上最早的药典。15 世纪印刷术的进步促进了欧洲近代药典编纂的发展，1498 年由佛罗伦萨学院出版的《佛罗伦萨处方集》，通常被视为欧洲第一部法定药典。

不同时代的药典是医药科技发展和进步的记录，反映了各国的药品生产、医疗和科学技术水平。药典跟踪药品的品种和质量提高，定期修订和补充，以满足医药事业发展，保证人民用药安全、有效，为药品研究和生产提供指导和保障。

### （二）中华人民共和国药典

"药典"这个中文名词第一次正式出现，是 1930 年颁布的《中华药典》（全书共载药物 718 种）。1949 年，新中国成立后，党和政府十分关心人民的医药卫生保健工作，当年 11 月卫生部就召集在京有关医药专家研讨编纂药典问题；1953 年，第一部《中华人民共和国药典》（简称《中国药典》）由卫生部编印发行。至今，《中国药典》已有 1953 年版、1963 年版、1977 年版、1985 年版、1990 年版、1995 年版、2000 年版、2005 年版、2010 年版、2015 年版、2020 年版、2025 年版共十二个版次。

《中国药典》的特色之一是药品中包括中国传统药，为了更好地继承和发扬中国特色药，从 1963 年版（第二版）开始把药典分为两部，一部收载中药，二部收载化学药和生物制品药。现行版《中国药典》是 2025 年版，一部收载中药，二部收载化学药品，三部收载生物制品，四部收载通用技术要求和药用辅料。

2025 年版《中国药典》聚焦科学化、国际化与风险管控，通过多项革新构建现代化标准体系：一是深度接轨国际技术要求，修订 24 项制剂通则，协调 ICH Q3C（残留溶剂）、Q3D（元素杂质）及 Q4B（16 项检测方法转化），允许企业灵活选用国际认可方法；二是强化技术支撑，新增 26 项指导原则（如分析方法验证指导原则与 ICH Q2/Q14 协调），引入光谱、色谱等先进检测技术，并专项优化注射剂可见异物、吸入制剂喷雾特性等关键指标；三是突出中药制剂特色，新增 28 个成方制剂，完善饮片及提取物标准，推广指纹图谱、对照提取物等多成分分析方法以提升可控性；四是革新生产管理，将药包材标准转向"指导原则＋通用检测方法"，制药用水整合至通则并简化检测流程（如电导率/TOC 达标后取消部分无机离子检测）；五是升级微生物控制，新增洋葱伯克霍尔德菌检测方法，完善非无菌药品微生物限度标准并推动分子生物学技术应用。整体以技术创新、国际协调和动态风险管理为核心，兼顾药品安全性与产业效率，推动药品标准体系向科学化、灵活化方向迈进。

### （三）国外药典

据不完全统计，世界上已有近 40 个国家编制了国家药典，另外还有 3 种区域性药典和世界卫生组织（The World Health Organization，WHO）组织编制的《国际药典》，这些药典在全球医药领域起到了关键的规范和指导作用，促进了国际药品交流和贸易。国际上最有影响力的药典是《美国药典》《英国药典》《日本药局方》《欧洲药典》。《国际药典》是世界卫生组织综合世界各国药品质量标准和质量控制方法编制的，与其他药典不同的是，《国际药典》并不具有法律约束力，各国在编定药品规范时可以将其作为技术参考文献。

《美国药典/国家处方集》（U. S. Pharmacopeia/National Formulary，USP/NF）由美国药典委员会编辑出版。1820 年出版 USP 第 1 版，1883 年发行 NF 第 1 版，1980 年第 15 版 NF 并入 USP，但仍分两部分，前面为 USP，后面为 NF。USP 是美国政府对药品质量标准和检定方法作出的技术规定，也是药品生产、使用、管理、检验的法律依据。NF 收载了 USP 尚未收入的新药和新制剂。USP/NF 通过公开程序建立和修订质量标准，这个过程中涉及全球制药工业、政府和其他利益相关者。此外，USP/NF 也是美国食品药品管理局（FDA）强制执行的法定标准，对在美国销售的药品具有法律约束力。《美国药典》从第

43 版起只提供互联网在线版，不再提供印刷版。《美国药典》现行版为 2024 版。

《英国药典》（British Pharmacopeia，BP）诞生于 1864 年，是英国官方的药品药材及辅料标准集，每年 8 月出版新版本，并在次年 1 月 1 日起产生法律效力。《英国药典》是英国药剂和药用物质的官方标准文集，同时包括药用物质和配方制备专论、草药和兽药专论，涵盖《欧洲药典》所有标准，囊括欧洲药典增补本，在商业和学术界同时具有极高的国际声誉。原料药和辅料制造商若要在英国和欧盟推广销售其产品，必须遵守《英国药典》和《欧洲药典》的要求。《英国药典》每年更新一次，现行版为 BP 2024。

《日本药局方》（Japanese Pharmacopoeia，JP），是由日本药典委员会编写，日本政府的厚生劳动省发布。JP 包括一般通知、原料药的一般规则、制剂的一般规则、一般试验、生产工艺和设备以及官方专论。1886 年出版《日本药局方》第 1 版（JP 1），一般每隔 5 年更新一次，现行版为 JP 18，于 2021 年 6 月 7 日起执行。第 15 版与《美国药典》《英国药典》进行协调，文本中注明与美国/英国的药典统一的部分和未统一的部分等，推动了药典国际协调的进程。《日本药局方》是除《中国药典》之外收载各类生药品种较多的药典之一。

《欧洲药典》（European Pharmacopoeia，EP）是由欧洲理事会下属的欧洲药典委员会制定的，旨在确保药品和相关产品的质量、安全性和有效性。《欧洲药典》有英文和法文两种法定文本，对其成员国具有法律约束力，并且在全球范围内被广泛认可和使用。《欧洲药典》EP 11.0 进行了内容的全面更新和重新组织，于 2023 年 1 月 1 日开始实施，涵盖超过 4000 个认证制剂和 7000 多个化学物质的简要概述。EP 11.0 不仅关注活性成分的化学特性和质量监控，还特别强调了活性成分在整个制备过程中的质量控制和稳定性。

## 二、国家药品标准

药品标准是衡量药品安全、有效和质量可控的标尺。2023 年 7 月，国家药品监督管理局公布了《药品标准管理办法》，并规定自 2024 年 1 月 1 日起施行。新的《药品标准管理办法》系统梳理和明确了我国药品标准体系的构成，以及不同标准的定位和关系。

目前，我国药品的执行标准主要包括国家药品标准、药品注册标准和省级中药标准。

其中，由国务院药品监督管理部门颁布的《中华人民共和国药典》和药品标准为国家药品标准。其中，药品标准即局（部）颁药品标准是指由原卫生部颁布的药品标准、原食品药品监管总局和国家药监局颁布的药品标准。国家药品标准是中国药品质量控制和评价的基本依据，涵盖了药品的生产工艺、原料要求、成品规格、检验方法等内容。对于那些没有纳入药典的药品，或者药典未涉及的部分，局（部）颁药品标准会提供更具体的指导和要求。

经药品注册申请人提出，由国务院药品监督管理部门药品审评中心核定，国务院药品监督管理部门在批准药品上市许可、补充申请时发给药品上市许可持有人的经核准的质量标准为药品注册标准。药品注册标准是国务院药品监督管理部门批准给药品注册申请人特定药品的标准，生产该药品的药品生产企业必须执行该注册标准，以确保药品质量稳定均一并能达到国家药品标准的要求。在实际操作中，药品注册标准往往在国家药品标准基础上建立更为严格的质控指标，以确保药品自出厂之日直到有效期内均能符合国家法定的质量要求。因此，药品注册标准具有国家标准和企业标准属性，其企业标准属性在适应企业生产条件和追求质量差异、促进质量提高方面有其独特的作用。

省级中药标准包括省、自治区、直辖市人民政府药品监督管理部门制定的国家药品标准没有规定的中药材标准、中药饮片炮制规范和中药配方颗粒标准。省级药品监督管理部门依据国家法律、法规和相关管理规定等组织制定和发布省级中药标准，并在省级中药标准发布前开展合规性审查。

# 第五节 质量管理规范

## 一、药物非临床研究质量管理规范

在药物毒理学发展历史上，"反应停"的悲剧无疑是促进人类对药物安全性评价沉重反思的重要事件。"反应停"事件促使药物管理机构和毒理学家对现有的药物安全研究重新思考。20世纪70年代，美国FDA对所管辖产品的安全性研究报告的可靠性产生强烈怀疑，从而对全国研究机构展开调查。调查结果显示，虽然存在故意隐瞒对产品不利的实验结论的情况，但更严重的问题是安全性实验设计、进行和报告过程中存在的缺陷，导致报告的可信性严重降低。针对这类情况，美国FDA于1976年颁布了《药物非临床研究质量管理规范》（good laboratory practice，GLP）。在美国的带动下，英国、日本、法国、瑞典等国家也先后发布了本国的GLP，GLP也逐渐成为国际上通行的确保药品非临床安全性研究质量的规范。

我国从1991年起开始起草GLP，1993年原国家科委颁布了GLP，于1994年1月生效。1998年国务院机构改革后，国家食品药品监督管理局（SFDA）根据国际上GLP的发展和我国的实际情况制定了我国的GLP，并于1999年11月1日起施行。2007年1月1日起，SFDA规定未在国内上市销售的化学原料药及其制剂、生物制品，未在国内上市销售的从植物、动物、矿物等物质中提取的有效成分、有效部位及其制剂和从中药、天然药物中提取的有效成分及其制剂以及中药注射剂等的新药非临床安全性评价研究必须在经过GLP认证、符合GLP要求的实验室进行，这标志着我国从开始的GLP试行到强制性实施。我国现行的GLP是2017年9月实行的。

新药临床前安全性评价对新药能否进入临床研究，预测临床研究的风险程度和最终评价其开发价值起着举足轻重的作用，而一个高质量的安全性评价工作必须遵循GLP。GLP是药物非临床安全性评价试验从方案设计、实施、质量保证、记录、报告到归档的指南和准则，适用于非临床安全性评价研究，是国家为了保证新药临床前研究安全性试验资料的优质、真实、完整和可靠，针对药物非临床安全性评价研究机构制定的基本要求。

GLP的核心精神是通过严格控制非临床安全性评价的各个环节以保证试验质量，即研究资料的真实性、可靠性和完整性。GLP建设的基本内容可分为软件和硬件两大部分，GLP的软件解决安全性研究的运行管理问题，而运行软件所需要的硬件环境就是CLP的硬件设施。GLP硬件包括动物饲养设施、各类实验设施（供试品处置设施、各类实验和诊断功能实验室）、各类保管设施（供试品保管、档案保管）和环境调控设施，以及满足研究需要的相应的仪器设备等。软件部分包括组织机构和人员、各项工作的标准操作规程、研究工作实施过程及相关环节的管理、质量保证体系等。

## 二、药物临床试验质量管理规范

临床试验是新药开发不可缺少的环节。一个新药的上市，很大程度上取决于临床试验的质量及其结果是否符合安全、有效的标准。

《药物临床试验质量管理规范》（good clinical practice，GCP）是为保证药物临床试验过程规范，数据和结果的科学、真实、可靠，保护受试者的权益和安全而制定的管理规范，是药物临床试验全过程的质量标准，是保证药物临床试验安全性的法律依据。GCP主要涵盖了临床试验方案的设计、组织实施、监查、稽查、记录、分析、总结和报告等全过程。GCP 也包括了新药临床试验的条件，受试者的权益保障，试验方案的制定，研究者、申办者和监查员的主要职责，质量保证体系等内容。

GCP 始于美国，1977 年美国 FDA 颁布了《联邦管理法典》，该法规提出了 GCP 的概念。该规范不仅包括了药物临床试验的伦理和科学方面的原则，同时还提出了高质量试验数据的概念，以保证研究结果可靠。此后，许多国家先后颁发和完善了药物临床研究相关法规。随着药物临床试验不断国际化，国际多中心药物临床试验（一个临床试验同时在多个国家开展）越来越多。欧盟、美国和日本在 1990 年发起，由三方面成员国的药品管理当局和制药企业管理机构组成了一个联合机构——国际人用药品注册技术协调会（The International Council for Harmonization of Technical Requirements for Pharmaceuticals for Human Use，ICH），讨论制定一系列"人用药品注册技术要求"，其中就包括 ICH GCP，目的是寻求解决三方存在的一些不统一的规定和认识，进一步对世界范围内的药物研制开发过程进行革新，提高研究质量。1996 年 ICH 正式发布第一版 GCP（R1），2016 年 11 月 30 日，ICH 正式颁布了 GCP 的增补版 R2。2017 年 6 月中国加入 ICH，并多次当选为 ICH 管委会成员。

我国第一个正式版 GCP 于 1999 年由国家药品监督管理局制定、颁布，2003 年进行了修订，考虑当时的国情，这两版 GCP 与 ICH GCP 相比内容精简了很多，但基本理念是一致的。2020 年，为深化药品审评审批制度改革，进一步推动中国药物临床试验规范研究和提升质量，国家药品监督管理局会同国家卫生健康委员会组织修订了 GCP，2020 年 4 月 26 日颁布，自 2020 年 7 月 1 日起施行。

GCP 不仅对药物临床试验产生了深远的影响，其原则和要求也适用于其他的临床研究，对保证其研究质量具有重要作用。

### 三、药品生产质量管理规范

《药品生产质量管理规范》（good manufacturing practice，GMP）是对药品生产质量管理全过程、全方位、全员进行工作或操作管理的法定工作技术标准，是保证药品质量乃至用药安全有效的可靠措施，是全面质量管理发展到今天的标准化产物。实施 GMP，是强化国家对药品生产的监督管理，实现对药品生产全过程的监督，保证药品质量的一套科学、系统和行之有效的管理制度。

推行 GMP 的目的：①将人为造成的错误减小到最低；②防止对药品的污染和低质量医药品的产生；③保证产品高质量的系统设计。GMP 的检查对象为人、生产环境、制剂生产的全过程。"人"是实行 GMP 管理的软件，也是关键的管理对象，而"物"是 GMP 管理的硬件，是必要条件，二者缺一不可。

GMP 的发展史是药品质量的发展史，也是保证公众所用药品安全、有效的发展史，其中也凝结了血的教训，公众和政府监管机构的反掺假斗争促成了食品药品消费者保护相关法律的出台，推动了 GMP 的不断完善和国际标准的制定。

1962 年，美国 FDA 组织坦普尔大学的 6 名教授编写制定了 GMP 规范，并由美国国会 1963 年颁布成为世界第一部药品 GMP。1969 年世界卫生组织（World Health Organization，WHO）建议各成员国实行药品 GMP 制度。1992 年 WHO 规定出口药品必须按照 GMP 规范进行生产，药品出口必须出具 GMP 证明文件。此后，英国、日本及大多数欧洲国家开始宣传、认识、起草本国的 GMP，欧洲共同体委员会颁布了欧共体的 GMP。目前，已有 100 多个国家实行了 GMP 制度。随着社会的发展，科技的进步，各国在执行 GMP 的过程中不断地对其进行修改和完善，并制订了各项详细规则和各种指导原则。

我国自 1988 年第一次颁布药品 GMP 至今已有 30 多年，其间经历 1992 年和 1998 年两次修订，截至 2004 年 6 月 30 日，实现了所有原料药和制剂均在符合药品 GMP 的条件下生产的目标。2011 年 2 月 12 日颁布了新版药品 GMP（2010 年修订），并于 2011 年 3 月 1 日起施行。新版 GMP 是在 1998 年版基础上更加完善的版本，在修订过程中参考借鉴了欧盟、FDA 和 WHO 的 GMP 内容。其基本框架与内容采用欧盟 GMP 文本，附录中原料药标准等同采用 ICH GMP（ICH Q7A）版本，附录与 GMP（2010 年修订）具有同等效力。

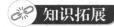 **知识拓展** ----------------------------------------------------

### MAH 和 CXO

药品上市许可持有人（MAH）制度允许药品研发机构、科研人员等非生产企业型主体或药品生产企业主体，通过药品上市申请成为 MAH。MAH 可自行生产药品或委托其他药品生产企业生产，承担药品全生命周期的首要责任。医药合同外包服务（Contract X Organization，CXO）是一种针对医药行业的专业外包服务模式，涵盖研发、生产、销售等环节，通过合同外包形式为药企提供专业化服务。CXO 主要分为合同研究组织（CRO）、合同生产组织（CMO）、合同研发生产组织（CDMO）和合同销售组织（CSO）等。MAH 制度下，持有人可在药品生命周期的各个阶段将部分工作外包给 CXO 企业，如临床前的 CRO、临床外包的 CRO、委托生产 CMO、研发和生产外包的 CDMO 等。这种模式有助于药企降低成本、提高效率，同时获取专业知识支持。

----------------------------------------------------

# 第六节　药剂学的发展简史

人类出现时，药物便也以植物或矿物的形式出现了。人类的疾病和强烈的求生愿望促使了药物的不断发现。虽然一开始药物一般都是未经加工的，但是毫无疑问，在有历史记录以前，人类就开始使用药物了，原始人为了减轻疼痛用冷水清洗伤口或在伤口上敷新鲜的叶子或泥巴。早期人类不断地积累经验，发现有些疗法比其他疗法有效，从此，也就有了运用药物治疗的习惯。

在我国历史上，最初人们将新鲜的动植物捣碎后再作药用。为了更好地发挥药效和便于服用，才逐渐出现了药材加工成一定剂型的演变过程。汤剂是我国最早的中药剂型，在公元前 1766 年已有使用。夏商周时期的医书《五十二病方》《甲乙经》《山海经》已记载将药材加工成汤剂、酒剂、洗剂、丸剂和膏剂等剂型使用。东汉张仲景（公元 142—219 年）的《伤寒论》和《金匮要略》收载了栓剂、糖浆剂、洗剂和软膏剂等 10 余种剂型，并详细记载了药物的制备工艺。晋代葛洪（公元 281—341 年）的《肘后备急方》中收载了各种膏剂、丸剂、锭剂和条剂等。宋代的成方制剂已有规模生产，并出现了官办药厂及我国最早的国家制剂规范。明代李时珍（公元 1518—1539 年）编著的《本草纲目》收载了 1892 种药物和 61 种剂型。

在世界历史上，药剂学的萌芽可追溯至公元前 4000 年的古埃及与巴比伦王国（今伊拉克地区），当时的人们已经开始记录草药的使用。古埃及《埃伯斯纸草书》（Ebers Papyrus）是现存最早的医药学书籍，现藏于德国莱比锡大学，原件为一卷莎草纸卷轴，长 60 英尺，宽 1 英尺。它以德国埃及学家格奥尔格·埃伯斯（Georg Ebers）命名，1872 年埃伯斯从当地人手上购得了这份莎草纸手稿。该手稿抄写于公元前 1500 年左右，采用古埃及僧侣体文字书写，保存完好、字迹清晰。《埃伯斯纸草书》中提到了 700 多种物质，包括动物、植物、矿物；共有 811 个处方，有单药、有复方，最多的处方有 37 种成分；涉及汤剂、丸剂、糖药剂、吸入剂、漱口剂、软膏、硬膏、熏蒸剂、栓剂和灌肠剂等多种剂型。那时人们使用葡萄酒、牛奶和蜂蜜等做溶媒，在制作栓剂、漱口剂、丸剂、片剂等制剂时，通常使用研钵、筛、天平等来保证均匀地混合。

古希腊的希波克拉底（公元前 460—370 年）强调自然疗法，提倡"医生也是药剂师"的理念，创立了医药学。欧洲药剂学起始于公元 1 世纪前后，克劳迪亚斯·盖伦（Claudius Galenus，129—199 年）是一名医师和药剂师，生于古希腊，后取得罗马国籍，被欧洲各国誉为药剂学鼻祖。他致力于组建生理学、病理学和治疗学的知识体系，盖伦的制剂学说沿用了近 1500 年。他的医学著作中记载了许多种天然药物的处方及制作工艺。他将植物药与其他辅料混合、融化后制成多种剂型，后人称之为"格林制剂"。严格意义上说，格林制剂系用乙醇或其他溶剂浸渍和渗滤天然药物，以得到有效成分，弃去不溶性惰性组分而制备的药物制剂。包括汤剂、浸膏、流浸膏、甘油浸膏、油浸膏、浸剂、油性树脂剂、树脂剂、酊剂和醋剂等。从盖伦时期开始，药物制备者的目标就转变为创造稳定、无惰性物质、疗效显著的剂型，专注于优化药物的处置和给药方式。

中世纪的欧洲，药房作为医院的一部分开始出现，药剂师的角色逐渐明确。这一时期，阿拉伯医学对欧洲药剂学产生了深远影响，如伊本·西纳（阿维森纳）的《医典》成为欧洲医学教育的重要教材。文艺复兴时期，植物学和化学的发展进一步推动了药剂学的进步，药剂师开始尝试更精细的药物制备方法。

18 世纪末期至 19 世纪初期，一些药剂师制造出了纯度高、均匀度好、治疗效果佳的药物制剂。1805 年，德国药剂师弗里德里希·泽特（Friedrich Sertürner）（1783—1841 年）从鸦片中提取出吗啡，从此在法国药剂师间引发了从有效药物中提取活性成分的风潮。约瑟夫·卡文图（Joseph Caventou）（1795—1877 年）与约瑟夫·佩尔蒂埃（Joseph Pelletier）（1788—1842 年）一起从金鸡纳树皮中提取出了奎宁和弱金鸡纳碱，从马钱子中提取马钱子碱和番木鳖碱；佩尔蒂埃与皮埃尔·罗比凯（Pierre Robiquet）（1780—1840 年）提取出咖啡因；罗比凯独自从鸦片中提取出可待因。随后，一系列的活性成分被提取出来，并被确定为药材具有治疗作用的原因。天然产物中活性成分的提取促进了只含单一有效成分药物制剂的发展。这一时期，很多药剂师开始小规模生产制剂产品以满足患者的要求。

随着人们认知水平的提高，药剂学开始向更系统化的方向发展。1786 年，英国药剂师协会的成立标志着药剂学职业化的开端。19 世纪的工业革命极大地推动了药物生产技术的进步，药剂学进入了大规模生产的时代，药物的可及性大大提高。1843 年，William Brockedon 发明了压片机；1847 年，Murdock 发明了硬胶囊；1886 年，Limousin 发明了安瓿，这些发明极大地促进了药物制剂的现代化进程。1875 年，Jonhn Tindall 发明了间断性灭菌程序。1910 年，Ehrlich 使用的治疗梅毒的砷凡纳明皮下注射剂大大推动了非胃肠道给药的发展，促进了技术上的飞跃。片剂、注射剂、胶囊剂、气雾剂等近代剂型的相继出现，标志着药剂学发展进入了一个新的阶段。

1847 年，德国药剂师莫尔（Mohr）的第一本药剂学教科书《药剂工艺学》的问世，宣告药剂学已作为一门独立的学科。20 世纪 50 年代后，随着基础学科的迅速发展，药剂学进入了用化学和物理化学基础来设计、生产和评价剂型，并用客观体外科学指标评定质量的时代，称为物理药剂学时代。20 世纪 60 年代至 70 年代，药品质量的评定从体外验证扩展到体内，把药剂学推进到生物药剂学的新时代。20 世纪 80 年代，由于合成和半合成化学药物的大量出现和应用，结果发现不少药物有毒副作用以及致敏性、致突变性和致癌性等，药剂学又向临床质量评定方向前进而进入临床药学时代。20 世纪 90 年代以来，由于分子药理学、生物药物分析、细胞药物化学、药物分子传递学及系统工程学等科学的发展、渗入以及新技术的不断涌现，药物剂型和制剂研究已进入药物递送系统时代。药物递送系统是医学、工学（材料、机械、电子）及药学的融合学科，其研究对象既包括药物本身，也包括搭载药物的载体材料、装置，还包括对药物或载体等进行物理化学改性、修饰的相关技术。随着基因编辑、纳米技术和人工智能等前沿科技的应用，药剂学正以前所未有的速度发展，未来充满无限可能。

药剂学的发展史是一部人类智慧与科技进步的交响曲。从古代文明的萌芽到现代科技的飞跃，药剂学始终伴随着人类健康事业的发展而不断前行。未来，随着科学技术的不断进步和跨学科研究的深入，药剂学将为人类带来更多的健康与希望。

答案解析

## 思考题

1. 简要说明药物、药品、剂型、制剂的关系。
2. 简述药剂学的性质。
3. 简要说明药剂学的重要性。
4. 药剂学研究的主要内容是什么？
5. 简述你对药物递送系统的理解。
6. 简述药用辅料在制剂中的重要性。
7. 简述药典与药品标准的关系，以及国外药典的作用。
8. 简述 GLP、GCP、GMP 在药物制剂开发和生产中发挥的作用。

（张　宇）

书网融合……

微课1

微课2

题库

本章小结

# 第二章　药物制剂设计

PPT

## 第一节　创新药物研发中的制剂设计

药物作用的效果不仅取决于原料药自身活性，也与药物进入体内的形式、途径和作用过程等密切相关。因此，在创新药物研究中，制剂设计是一项不可缺少的重要内容。

创新药物的研究往往针对的是新化学实体（new chemical entity，NCE）或全新作用机制，因而存在着很大的不确定性，需要经过从发现（discovery）到开发（development），最后到临床研究等一系列复杂而精密的程序。传统意义上的制剂研究仅包括药物开发阶段的处方筛选、稳定性研究以及工艺开发等内容。然而，在实际工作中，有相当多的候选化合物（candidate compounds）在开发阶段才被发现存在溶解性差，体内吸收不佳，稳定性不足等问题，造成研发工作的中断或延迟，浪费大量的前期投入。因此，制剂设计的理念和制剂相关研究，应该贯穿在整个新药开发的过程中。一般药物开发按图 2－1 上部所示的流程进行，制剂研发是将候选药物制成最终产品即药品，按图 2－1 的下部流程完成。

药物制剂设计是新药研究和开发的起点，是决定药品的安全性、有效性、可控性、稳定性和依从性的重要环节。如果剂型选择不当，处方、工艺设计不合理，会对药品质量产生一定的影响，甚至影响药品的疗效及安全性。所以，制剂研究在药物研发中占有十分重要的地位。

在先导化合物优化（lead compounds optimization）以及确定候选化合物（candidate compounds selection）阶段，应引入制剂设计（design of dosage forms）理念。在考察化合物的活性、特异性以及毒性等药理学特性的同时，还应对其重要的物理化学特性和生物药剂学性质，包括不同盐型和晶型的溶解度、稳定性以及膜透过性、生物半衰期等进行表征。例如，口服给药的药物应考虑选择水溶性良好、晶型稳定、吸湿性低且化学稳定性较好的化合物，以降低后期制剂研究中的风险。进入制剂开发阶段后，应根据药物本身的理化性质和临床用药需求，设计适宜的给药途径和剂型。确定给药途径和剂型后，进一步设计和筛选合理的处方和工艺。21 世纪制剂设计中引入"质量源于设计"（quality by design，QbD）的理念。

最后，即使是对于已上市的药物，基于更为安全和有效的理念而开展的新制剂研究，也是制剂设计的一项重要内容。一方面，对于现有药品在临床应用中出现的问题和不足，需要通过改良制剂设计来解决。另一方面，通过申请改进剂型的专利和开发新制剂产品，可以延长药物保护期，保持市场占有率，

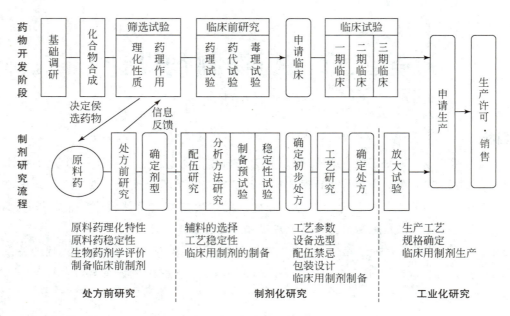

图 2 - 1　创新药物开发与制剂研究

即所谓的药品的生命周期管理（life cycle management）策略。随着新型药物制剂技术和药物递送系统（drug delivery system，DDS）研究的不断深入，制剂新产品的研发，也将成为制剂设计的重要内容，受到广泛重视。

# 第二节　制剂设计的基础 📱微课

## 一、制剂设计的目的

药物制剂设计目的在于根据疾病性质、临床用药需要、药物理化性质和生物学特征，确定合适的给药途径和药物剂型。在调研药物理化性质和生物学特性的基础上，选择合适的辅料和制备工艺，筛选制剂的最佳处方和工艺条件，确定包装，最终形成适合于工业生产和临床应用的制剂产品。

为保证将药物合理地递送到体内，并在临床上呈现适宜的药理活性和治疗作用，制剂设计时，应达到以下目标。

### （一）保证药物迅速到达作用部位

设计剂型时，应尽可能地使药物迅速到达作用部位，然后保持其有效浓度，最终产生较高的生物利用度。如水溶性药物，静脉注射可以得到100%的生物利用度，其作用速率也容易控制。一次注射可立即发挥药效作用，也可滴注以稳定的速率发挥作用。局部作用的软膏剂、吸入剂、洗剂等比较容易到达皮肤、黏膜等部位。

### （二）避免或减少药物在体内转运过程中的破坏

制剂设计时，需了解活性药物在体内是否存有肝脏首过效应，使其活性损失或失效；是否能被生物膜和体液环境 pH 或酶所破坏等，以便通过合理的剂型设计加以克服。

### （三）降低或消除药物的刺激性与毒副作用

某些药物具有胃肠道刺激性或对肝肾有毒性，改变剂型可以减少刺激性或毒副作用，如酮洛芬对胃刺激性较大，制成经皮吸收制剂可以消除刺激性；阿霉素普通注射剂的心脏毒性较大，但是制成脂质体后能显著降低心脏毒性。

### （四）保证药物的稳定性

凡在水溶液中不稳定的药物，一般可考虑将其制成固体制剂。口服用制剂可制成片剂、胶囊剂、颗粒剂等；注射用则可制成注射用无菌粉末，均可提高稳定性。

## 二、制剂设计的基本原则

任何药物都不能直接应用于患者，需经过处方设计制成药品方可应用于临床。适宜的辅料的引入确保了简单的（如药物溶液）或复杂的（如药物递送系统）制剂的成型。这些辅料具有或可变的，或特定的药剂学功能。处方中的辅料，比如增溶剂、助悬剂、增稠剂、防腐剂、乳化剂等，提高了药物的成药性，将药物转变成药品。

剂型设计的原则是药物处方能够进行大规模生产，并且产品具有可重现性，最重要的是药品具有可预测的治疗效果。为确保药品的质量，需满足以下要求：加入适当的防腐剂避免微生物的污染，保证药品物理化学性质稳定，保证药物剂量的均一性；选择适当的包装和标识，保证药品工作人员和患者的可接受性。最理想的情况是，剂型的设计应该根据患者的变化而变化，尽管目前还很难实现。最近也开始有依据个体患者特殊的代谢能力而开发的给药系统，例如，应用声波或磁场使药物具有一定的靶向性。

药物制剂设计的基本原则主要包括以下五个方面。

**1. 安全性** 药物制剂的设计首先要考虑用药的安全性（safety）。药物制剂的安全问题主要来源于药物本身，但也可能来源于辅料，并且与药物制剂的设计有关。如紫杉醇本身具有一定的毒副作用，其在水溶液中溶解度也低，在制备紫杉醇注射液时需加入聚氧乙烯蓖麻油作为增溶剂，该增溶剂具有很强的刺激性。如果将紫杉醇通过制剂手段设计为脂质体制剂，则可避免强刺激性增溶剂的使用，降低不良反应。理想的制剂设计应在保证疗效的基础上使用最低的剂量，并保证药物在作用后能迅速从体内被清除而无残留，从而最大限度地避免刺激性和毒副作用。对于治疗指数低的药物宜设计成控释制剂，维持较为稳定的血药浓度水平，以降低毒副作用的发生率。对机体具有较强刺激性的药物，可通过适宜的剂型和合理的处方来降低药物的刺激性。

**2. 有效性** 药物制剂的有效性（effectiveness）是药品开发的前提，虽然活性药物成分是药品中发挥疗效的最主要因素，给药途径、剂型、剂量以及患者的生理病理状况也一定程度上影响疗效。例如，治疗心绞痛的药物硝酸甘油通过舌下、经皮等形式给药时，起效快慢与作用强度差别很大。对心绞痛进行急救，宜选用舌下给药，药物吸收迅速，2 ~ 5 分钟起效；对于预防性的长期给药则使用缓释透皮贴剂较为合适，作用可达到 24 小时以上。同一给药途径，如果选用不同剂型，也可能产生不同的治疗效果。因此，应从药物本身的特点和治疗目的出发，设计最优的起效时间和药效持续周期，如以时辰药物治疗学的理念指导开发的妥洛特罗经皮吸收贴剂。

**3. 可控性** 药品质量是决定其有效性与安全性的重要保证，因此制剂设计必须保证质量可控性（controllability）。可控性主要体现在制剂质量的可预知性与重现性。重现性指的是质量的稳定性，即不同批次生产的制剂均应达到质量标准的要求，不应有大的差异，应处于允许的变化范围内。质量可控要求在制剂设计时应选择较为成熟的剂型、给药途径与制备工艺，以确保制剂质量符合规定标准。国际上现行的"QbD"的理念即期望在剂型和处方设计之初，就考虑确保质量的可控性。

**4. 稳定性** 药物制剂的稳定性（stability）是制剂安全性和有效性的基础。药物制剂的稳定性包括物理、化学和微生物学的稳定性。在处方设计的初始就要将稳定性纳入考查范围，不仅要考查处方本身的配伍稳定性和工艺过程中的药物稳定性，还应考虑制剂在贮藏和使用期间的稳定性。因此，对新制剂的制备工艺研究过程中要进行为期 10 天的影响因素考察，即在高温、高湿和强光照射条件下考察处方及制备工艺对药物稳定性的影响，用以筛选更为稳定的处方和制备工艺。药物制剂的化学不稳定性会导致有效剂量降低，形成新的无生理活性或具有毒副作用的有关物质；制剂的物理不稳定性可导致液体制剂产生沉淀、分层等，以及固体制剂发生形变、破裂、软化和液化等性状改变；制剂的微生物学不稳定性导致制剂污损、霉变、染菌等严重安全隐患。这些问题可采用调整处方，优化制备工艺，或改变包装或贮存条件等方法来解决。

**5. 依从性** 依从性（compliance）是指患者或医护人员对所用药物的接受程度，其对制剂的治疗效果也常有较大的影响。难以被患者接受的给药方式或剂型，不利于治疗。如长期应用的处方中含有刺激性成分，注射时有强烈疼痛感的注射剂；老年人、儿童及有吞咽困难的患者服用体积庞大的口服固体制剂等。影响患者依从性的因素除给药方式和给药次数外，还有制剂的外观、大小、形状、色泽、口感等各方面的因素。因此，在剂型设计时应遵循依从性的原则，考虑采用最便捷的给药途径，减少给药次数，并在处方设计中尽量避免用药时可能给患者带来的不适或痛苦。

## 三、给药途径和剂型的确定

临床用药实践表明，药物的生物活性在很大程度上受其理化性质和剂型的影响，相同的给药途径而剂型不同，有时会有不同的血药浓度水平，从而呈现出疗效的差异。表面看上去相似的处方，生物利用度可能有较大的差别。为了使药物具有最佳的生物利用度，需要选择最适合药物的剂型，进而需要综合考虑药物溶解度、药物粒径大小、理化性质、添加剂等，从而决定最适宜的给药途径和剂型。

药物的有效剂量可能也随剂型和给药途径而变化，静脉注射的药物直接进入血液。而口服药物吸收时，各种物理、化学和生物屏障的存在使其很少完全地吸收入血。多数情况下，为达到同样的血药浓度和临床疗效，注射药物所需的剂量通常小于口服剂量。直肠、胃肠道、舌下、经皮等给药方式的药物吸收速率和吸收程度各不相同。因此，针对某一特定药物，不同的剂型和给药途径都需重新考虑，且必须在临床研究中分别进行评估以确定其有效剂量。

药物必须设计成适宜的剂型，才能更好发挥疗效。一种药物可以设计成几种不同的剂型以满足不同治疗情境的需求。根据给药途径的不同可设计几种不同的剂型以优化治疗效果。一般分为口服给药、注射给药、经皮给药或植入给药，表2-1列出了适合不同给药途径的剂型，图2-2表示各种剂型的给药途径。

表2-1 适合不同给药途径的剂型

| 给药途径 | 剂型 |
|---|---|
| 口服 | 溶液剂、糖浆、混悬剂、乳剂、凝胶剂、粉末剂、颗粒剂、胶囊剂、片剂 |
| 直肠 | 栓剂、软膏剂、乳膏剂、粉末剂、溶液剂 |
| 局部 | 软膏剂、乳膏剂、糊剂、洗剂、凝胶剂、溶液剂、气雾剂、经皮贴剂 |
| 注射 | 注射剂（溶液型、混悬型、乳剂型）、植入剂、透析溶液 |
| 呼吸道 | 气雾剂（溶液型、混悬型、乳剂型）、粉雾剂、喷雾剂 |
| 黏膜 | 溶液剂、吸入剂 |
| 鼻腔 | 溶液剂、喷剂 |
| 眼部 | 溶液剂、眼膏剂、乳膏剂 |
| 耳部 | 溶液剂、混悬剂、软膏剂、乳膏剂 |

选择剂型时应综合考虑药物自身性质和临床需要，因为临床病理状态可能会对剂型有特别的要求。进行剂型设计时需清楚哪些因素影响给药途径的选择，该给药途径下药物的吸收如何。一些药物可被设计成多种剂型，而每种剂型都由于其药剂学性质对应不同的给药途径。比如糖皮质激素类药物氢化可的松，主要用于抗炎和抗过敏的治疗，现有剂型如片剂、肠溶包衣片、注射剂、滴眼剂、灌肠剂，虽然应

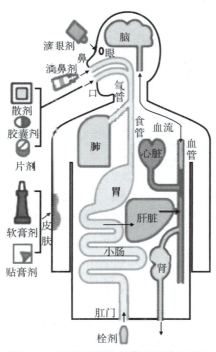

图 2 - 2　各种剂型的给药途径药物转运

用的药物形式和添加的辅料不同，但都具有较好的抗炎效果。氢化可的松游离碱水溶性差，所以采用氢化可的松醋酸盐制备片剂，用其磷酸钠盐制备眼用和耳用的溶液剂、灌肠剂、输液等。

　　近年来，生物技术药物越来越多，其活性成分的分子量较大，这些药物的处方设计和药品制备的难度很大。尽管如此，剂型设计的原则对这些药物依旧适用。目前，此类药物的给药途径一般为注射或吸入给药。通过这两种途径递送此类药物，需特别注意辅料的选择问题。

　　生物药剂学的产生和发展提出了剂型因素、生物因素对药物效应具有影响的重要结论，并揭示了上述因素的作用规律，进而进行了卓有成效的研究。生物药剂学对清晰地理解剂型设计的重要性，特别是剂型对药物吸收、分布、代谢、排泄行为影响的理解。一般来说，药物在被吸收之前应该是以分子的形式存在的，然后通过胃肠道、皮肤、肺等的上皮细胞吸收进入人体。这些药物一旦被吸收就可以发挥药效作用，与给药部位距离作用部位的远近无关。图 2-3 说明了各种剂型中的药物是如何在人体内转运的。

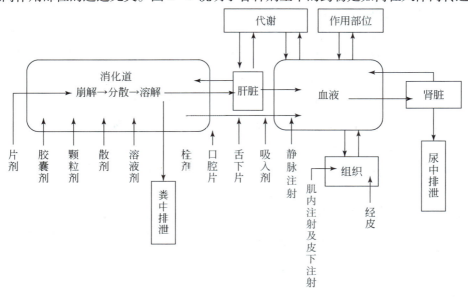

图 2 - 3　各种剂型中药物体内转运过程

把药物设计成通过以下部位给药的剂型时，药物可直接吸收进入血液循环，比如口腔、呼吸道、直肠、肌内和皮下给药，当然，静脉滴注是这些途径中最直接的形式。口服给药，药物的作用缓慢，因为其在胃肠道中转运，吸收和进入血液循环都需要一定的时间。采用口服给药，制剂的物理形式将会影响其吸收速率和起效时间，因此溶液剂较混悬剂起效快，胶囊剂与片剂相比，起效较慢。表 2-2 列出了不同剂型的起效时间。

表 2-2 不同剂型的起效时间

| 起效时间 | 剂型 |
| --- | --- |
| 几秒 | 静脉注射 |
| 几分钟 | 肌内注射、皮下注射、口腔速溶片剂、喷雾剂、气雾剂 |
| 几分钟到几小时 | 短效注射剂、溶液剂、混悬剂、散剂、颗粒剂、胶囊剂、片剂、缓控释片剂 |
| 几小时 | 肠溶包衣制剂 |
| 几天到几周 | 贮库作用长效注射剂、植入剂 |
| 不确定 | 局部应用制剂 |

药物自身性质和给药途径会影响药物的吸收行为。在临床治疗和预防疾病时，有的要求全身用药，而有的需局部用药避免全身吸收；有的要求快速吸收，而有的需缓慢吸收。因此针对疾病的种类和特点，需要多种给药途径和相应的剂型和制剂。适宜的制剂和剂型，对发挥药效、减少药物毒副作用、方便用药具有重要意义。不同的药物制剂，通过不同的给药途径进入体内后，其药物的吸收和作用机制以及药效等可能存在较大差异。因此，应根据药物开发的目标确定具体的给药途径并设计适宜的剂型。

下面将简单介绍一些给药途径和一些剂型。

**1. 口服给药** 口服给药（oral administration）是所有给药途径中最常用的一种。口服给药的剂型一般是经胃肠道黏膜上皮细胞吸收，所以这种剂型可发挥全身治疗作用。此外，某些口服给药剂型可在口腔中溶解并迅速吸收，如口崩片、口溶膜等；一些在消化道吸收很差的药物也可根据药效发挥的特点制备成口服给药制剂，如用于血糖控制的阿卡波糖片等。与其他给药途径相比，口服给药是所有给药途径中最方便和最安全的给药方式。然而，口服给药存在诸如起效慢、吸收变异性大、药物在胃肠道内降解等缺点。

药物与胃肠道中的一些物质反应可能会改变药物的溶解度，例如，四环素的吸收会被钙干扰，而钙可能存在于食物或者处方的填充物中。胃排空时间会影响药物在肠道中的吸收。由于胃液的降解作用，胃排空的延缓对某些药物吸收是不利的。环境 pH 会影响药物的离子化程度和溶解度，通常离子化药物溶解度高但透过生物膜的能力不足，以分子形式存在的药物则容易透过生物膜但溶解度不足，而从消化道上段到末段的 pH 变化可达 6~7 个 pH 单位，这种大幅度的 pH 改变会影响药物在整个消化道内的吸收均匀性，这一特点对口服缓控释制剂的设计具有重要影响。对于弱酸性的药物，在胃部的酸性环境中更多以非离子化形式存在，所以弱酸性药物更容易在胃部被吸收。小肠的 pH 约为 6.5，有较大的表面积，弱酸性和弱碱性药物都容易被吸收。

常用口服的剂型包括片剂、胶囊剂、混悬剂、丸剂、溶液剂和乳剂。片剂一般由药物和其他辅料经压片过程形成，其中的崩解剂可使药片在胃肠道中崩解为药物颗粒或粉末，从而促进药物的溶出和吸收。一些片剂需进行包衣，包衣可以使药物与周围环境隔绝保证药物的稳定性，或者可以掩盖药物的不良味道，肠溶衣则可避免药物被胃中的酸性物质破坏。近年来，调释片剂的使用越来越广泛，比如速溶片、缓释片和控释片。缓控释片剂的优点在于可降低药物的一些副作用，能在较长时间内维持稳定的血药浓度，尤其适用于治疗需长期给药的疾病，比如高血压。

胶囊剂是将药物和适宜辅料装填于硬质或软质胶囊壳中形成的固体制剂。与片剂相比，胶囊剂的含量均匀度更好。胶囊剂经口服给药后，胶囊壳可在较短时间内溶解破裂，故一般情况下胶囊剂的释药速率高于片剂。最近，有些研究将半固态的微乳包封在硬质胶囊壳中，帮助一些难溶的药物快速分散。

混悬剂是将细小的药物颗粒混悬于适宜的溶剂中制得的液体制剂，其优势在于药物分散度高且可较大剂量给药。对于吞咽困难的患者（如幼儿），混悬剂的用药依从性显著优于片剂或胶囊剂。此外，由于混悬剂中药物处于高度分散状态，比表面积更大，所以在胃肠道中能够不经历崩解过程而迅速溶解和吸收，所以混悬剂的起效通常较为迅速。需要注意的是，并不是所有口服混悬剂都发挥全身作用，某些混悬剂在胃肠道发挥局部治疗作用（如蒙脱石混悬液等）。药物在消化道内是否存在分散、溶解过程是决定其起效速率的主要制剂因素。因此，相比固体制剂和混悬剂，溶液型口服制剂（如糖浆剂等）的吸收与起效速率最快。

口服剂型设计的一般要求：①胃肠道内吸收好，良好的崩解、分散、溶出性能和吸收是发挥疗效的重要保证；②避免药物对胃肠道的刺激作用；③克服或避免药物的首过效应；④具有良好的外部特征，如芳香气味、可口的味觉、适宜的大小及给药方法；⑤适于特殊用药人群，如老年人和儿童等吞咽困难的患者，应采用液体剂型或易于吞咽的小体积剂型。

**2. 注射给药**　注射给药（parenteral administration）是应用注射器在身体的不同位置以不同的深度将药物注入体内。注射给药途径有皮下、肌内、血管内、脊髓腔、关节腔、腹腔、眼内、颅内注射等，其中皮下注射、肌内注射、静脉注射是三种常用的给药方式。注射给药适用于药物需要快速吸收的紧急情况，或者患者失去意识不能口服给药的情况，或者是口服给药吸收较差、经胃肠道失活的药物，如胰岛素、紫杉醇、青霉素等，首选注射给药。与口服给药相比，注射给药的吸收较快或直接进入血液循环，从而迅速发挥疗效。

注射剂是将药物溶于水或人体可接受的溶剂中制成无菌的溶液、混悬液或乳状液。在溶液中不稳定的药物，可考虑制成冻干制剂或无菌粉末等。溶液形式的药物容易被吸收，所以溶液形式的注射剂比混悬液形式的注射剂起效更快。另外，因为各注射部位为水性环境，如果将药物溶解或混悬于油性介质中，药物的吸收就会减慢，且制剂会在注射部位形成贮库，从而实现药物的缓慢释放，这种制剂一般应用于肌内注射（如某些需要长时间起效的激素类或抗精神病类药物注射剂）。此外，还可采用植入剂以实现缓释，植入剂是指将药物压制或者浇铸成片状或棒状的形状，随后通过注射或手术的方式植入皮下的疏松组织中以缓慢释药的剂型。一般来说，皮下/肌内注射剂是以水为介质的溶液剂或混悬剂，药物经注射后经扩散进入注射部位附近的血管，并被转运至体循环后发挥疗效。如果皮下/肌内注射剂中含有使血管收缩的物质，则会影响血管中的血流量，进而影响药物的吸收速度。这种作用并非毫无益处，在一些需要药物滞留于注射部位的情景下，收缩血管以延迟药物的吸收是有益的，如局部麻醉。相反地，加入使血管扩张的物质后会促进药物的吸收。静脉注射是将无菌溶液剂以一定的速度直接注射进入静脉。体积从几十毫升到几升不等，大容量注射剂一般用于液体交换（如透析）或者营养补充。

注射给药依从性较差，除注射疼痛外，还需要医护人员操作，多数情况下无法自主用药。但近年来自动注射笔的应用，使得患者自主皮下注射成为可能，但其他类别的注射操作仍需要在专业医疗机构完成。注射给药后，药物直接进入体内，血药峰浓度有可能超过治疗窗，造成毒副作用；此外，注射操作突破了人体生理屏障，药物直接进入组织或血液，对制剂无菌保障水平提出了较高要求。近年来，部分患者的"恐针"问题得到关注，并出现了无针注射这一新型注射给药方式，无针注射是指将溶液或者粉末形式的药物通过高压气动系统作用皮肤直接导入人体的给药方式。该方式与传统注射给药相比，在制剂无菌要求上基本一致。

**3. 直肠给药**　直肠给药（rectal administration）的剂型一般有溶液剂、栓剂、乳剂等，可发挥局部或全身治疗作用。栓剂是以固体的形式进入直肠、阴道或者尿道，进入后迅速融化，释放药物。栓剂基质和药物载体的选择会显著影响药物释放的速度和程度。口服会在消化道破坏的药物，可以考虑设计成直肠给药，或者患者口服吞咽困难时（如婴幼儿），也可以考虑直肠给药。经直肠给药的药物可不经过肝脏直接进入全身循环，适用于某些首过效应较强的药物。但是直肠给药在我国接受度不高，且药物吸收受直肠内容物特征以及给药位置的影响较大，吸收重现性存在一定问题。

**4. 局部给药** 局部给药（topical administration）是指将药物应用于皮肤或黏膜，主要发挥局部或全身治疗作用。目前市场上有很多发挥全身作用的经皮吸收贴剂（如用于预防和治疗心绞痛的硝酸甘油贴剂），但受皮肤的屏障性质影响，药物经皮吸收速率通常较低，难以满足速效需求。但是，贴剂等制剂可在数日时间内贴附于皮肤并持续释药，填补了口服缓控释制剂和注射型缓控释制剂之间的释药持续时间空白。更重要的是，经皮吸收制剂可在出现不良反应后随时中断给药，这一特点是其他类型制剂无法比拟的。局部作用的药物有抗菌药物和抗炎药等。用于局部给药的剂型包括软膏剂、乳膏剂和糊剂，这些剂型都是将药物溶解或分散于油性或者水性的半固体基质中，药物释放行为由药物性质和基质性质共同决定。

除皮肤外，也可将软膏剂、乳膏剂等半固体制剂和混悬剂、乳剂、溶液剂液体制剂应用于眼、鼻、阴道等黏膜部位以及耳部。经鼻给药制剂一般包括溶液剂或者混悬剂，可滴加使用或者应用喷雾装置制成喷雾剂。用于耳部的制剂一般黏度较大，以利于药物的滞留。

**5. 呼吸道给药** 呼吸道给药（respiratory administration）制剂包括气雾剂、喷雾剂和粉雾剂。肺黏膜表面积大（成年男子的肺泡表面积可达 $100m^2$）、血流丰富，因此给药吸收速度快，几乎可以和静脉注射媲美。肺部主要的吸收部位是肺泡，当药物颗粒以小液滴或细小颗粒形式给药时，颗粒的粒径会显著影响药物在呼吸道内的沉积位置：一般情况下，粒径在 $0.5 \sim 5\mu m$ 的粒子能够到达肺泡；小于此粒径的粒子将随气流被呼出；大于这个粒径的粒子将沉降在较大的支气管中。肺部给药对于哮喘、肺动脉高压等疾病的治疗意义重大，如粉末喷雾剂（色甘酸钠）或者将药物溶于惰性液化的助推剂中形成的喷雾剂（硫酸沙丁胺醇喷雾剂）。此外，肺部环境中酶含量低，pH 环境较为温和，故适合生物技术药物的递送，如多肽和蛋白质，使其发挥全身或局部治疗作用。

## 四、影响制剂设计的其他因素

制剂设计的其他因素还包括成本、知识产权以及节能环保等。其中，创新药物的竞争优势很大程度上依赖于法律对知识产权的保护，所以在制剂设计中常常需要考虑知识产权因素，并在多数情况下通过制剂设计来建立或加强产品知识产权保护优势。例如，已知化合物的新的盐型或晶型，如果在药学或生物药剂学上与已知的盐型或晶型有较大不同，并有助于提高药物的安全性、有效性及可控性，则可申请专利。此外，通过发明新辅料和新工艺等，也能获得较为宽泛的知识产权保护。基于制剂专利技术开发药物的新制剂产品，也是国内外研究的重点和热点。

## 五、质量源于设计

质量源于设计（quality by design，QbD）是目前国际上推行的先进理念，已逐渐被整个工业界所认可并实施。2006 年，美国 FDA 提出了 QbD 的概念，且被 ICH 纳入新药开发和质量风险管理中。FDA 认为，QbD 是 cGMP 的基本组成部分，是科学的、基于风险的全面主动的药物开发方法，从产品概念到工业化均精心设计，是对产品属性、生产工艺与产品性能之间关系的透彻理解。根据 QbD 概念，药品从研发开始就要考虑最终产品的质量，在配方设计、工艺路线确定、工艺参数选择、物料控制等各个方面都要进行深入的研究，积累翔实的数据，在透彻理解的基础上，确定最佳的产品配方和生产工艺。

常规的 QbD 模式思路：首先确认目标（该目标不仅仅指一个具体药物或制剂，而是包括了该药物或制剂的相关物理、化学、生物学等具体指标），在设计理念已确认到位的前提下，全方位收集设计目标的相关信息（包括理论、文献以及试验信息）；然后全面考虑后确定生产方案设计，并通过试验等手段确定关键质量属性（critical quality attributes，CQA），同时将所有的 CQAs 与原辅料影响因素和工艺参数相连贯，根据认知和对工艺的控制程度，逐步建立设计空间（design space）；最终完成设计并完善整体战略方案，并在药品整个生命周期，包括后续的质量提升过程中，进行有效管理。应该说，药品质量在 QbD 模式下才能得到真正的控制。

基于 QbD 理念，药物制剂产品开发的第一步是确定目标产品的特征及相关的目标产品概况（target product profile，TPP）。目标产品概况的确定首先需要分析其临床用药需要。不同的疾病和不同的用药情景下，适宜的给药方式和制剂形式往往不同。例如，针对全身作用的药物，如果患者希望自行用药，一般应考虑研制口服制剂，但是如果需要治疗的疾病常见症状是恶心呕吐，就应该避免口服，而是采用注射、经皮或栓剂等给药形式。如果患者用药时神志不清，不能自主吞咽，或者是急救用药，应该考虑开发为注射剂。如果是慢性病长期用药，应考虑使用非注射给药的剂型或采用缓释长效注射剂型。

根据目标产品质量概况（target product quality profile，TPQP），进一步确立关键质量指标，并系统地研究各种处方和制剂工艺因素对于关键质量属性的影响及机制，选择能够保证产品质量的各个处方和工艺参数的范围，作为产品的设计空间，并应用一系列先进的在线检测技术，保证处方和工艺在设计空间中正常运行。这就是 QbD 理念下的制剂设计新方法。

传统的制剂处方设计和工艺优化往往是经验性的，常用单变量的实验数据来优化处方和工艺参数，并根据实验数据来确定质量标准。然而，实际生产中，原辅料来源、设备因素是多变的，因此一成不变的工艺参数常常使成品的检测指标偏离设定的质量指标，造成出产废品甚至规模召回事件。这使人们认识到，在制剂研究中不能简单追求一个最优处方，而是应该对处方和工艺中影响成品质量的关键参数及其作用机制具有系统、明确的认识，并对它们的变化范围对质量的影响进行风险评估，从而在可靠的科学理论的基础上建立制剂处方和工艺中设计空间，实际生产中可以根据具体情况，在设计空间的范围内改变原辅料和工艺参数，才能保证药品质量。

### 🔆 知识拓展

#### 关键工艺参数

关键工艺参数（critical process parameters，CPP）是指在生产过程中对产品质量属性（critical quality attributes，CQA）具有直接或显著影响的工艺变量。这些参数需要严格监控和控制，以确保最终产品符合预定的质量标准。CPP 是制药、化工、食品等行业中工艺验证和质量控制的核心概念。其特点为：①直接影响产品质量。CPP 的波动可能导致产品关键质量属性（如纯度、含量、溶出度等）超出可接受范围。②需通过风险评估确定。通常通过实验设计（DoE）或工艺分析技术（PAT）识别。③需严格监控。在生产过程中需实时或定期监测，并记录数据。常见 CPP 示例：

温度：溶解温度、干燥温度可能影响产品纯度或稳定性；

压力：如压片机的压力可能影响片剂的硬度和溶出度；

时间：混合时间、反应时间可能影响均匀性或收率；

pH：溶液的 pH 可能影响蛋白质药物的活性；

搅拌速度：影响混合均匀性或颗粒大小分布。

# 第三节　药物制剂处方前研究

在药物制剂的研究阶段，首先应对候选化合物的物理性质、化学性质、生物学特性等一系列基本性质进行研究，这些研究统称为处方前研究（preformulation）。处方前研究的主要目的是为后期研制稳定且具有适宜生物学特性的剂型提供依据。处方前研究在新药的剂型设计和药物的剂型改良中逐步成为常规的研究项目，并且占有重要地位。

制剂处方前研究工作包括从文献资料中或通过实验研究得到所需的科学情报资料，如药物的物理性状、熔点、沸点、溶解度、溶出速率、多晶型、$pK_a$、油水分配系数和物理化学稳定性等。然后，根据药物本身的性质、剂型和工艺要求，有选择性地进行一些必要的实验，得到足够的数据资料。这些数据资料可作为研究人员在处方设计和产品开发中选择最佳剂型、工艺和质量控制的依据，使药物不仅保持物理化学和微生物学的稳定性，而且在药物制剂用于人体时，能够获得较高的生物利用度和令人满意的疗效。处方设计前，工作的内容主要取决于药物的种类、性质和希望制备的剂型。处方前工作出发点是获取原料药物及其有关性质等信息，同时进行认真必要的文献检索，然后根据药物的特点有重点地开展工作。

处方前研究工作可以穿插在新药研究的不同阶段。人们越来越倾向于在先导化合物优化或确定候选药物的同时，开展一部分处方前研究工作。在这个阶段，由于化合物的制备和纯化工艺还未确定，且能够得到的化合物的数量往往有限，所以需要采用一些更为灵敏的检测和分析方法来获取化合物的各种特性参数，或者通过计算化学方法进行估算。

## 一、资料收集和文献查阅

对已知化合物进行新制剂或改良制剂的研究，有些参数可以通过查阅文献或专业数据库获得。资料收集与文献检索是处方前研究首先面临的重要内容。随着现代医药科学的飞速发展，医药文献的数量与种类也日益增多，要迅速、准确、完整的检索到所需文献资料，必须熟悉检索工具，掌握检索方法。检索工具是指用于报道、存储和查找文献线索的工具，如按检索手段不同可分为手工检索和机器检索工具。随着数字时代的到来，各种数据库已成为药剂工作者获取各种信息的主要途径。

## 二、药物理化性质测定

药物的物理化学性质，如溶解度和油/水分配系数等是影响药物体内作用的重要因素。因此，应在处方前研究中系统地表征这些理化性质。新药的理化性质研究主要包括解离常数（$pK_a$）、溶解度、多晶型、油/水分配系数、表面特征以及吸湿性等的测定。

近年来，随着计算化学理论的发展，计算机估算候选化合物的基本理化性质的方法，即所谓计算机方法（in silico），日益受到重视。这种方法不仅可以大大节约处方前研究所需要的样品量，而且也符合现代新药研究的高通量筛选的要求。常用的商用软件，既有收费的，也有免费提供的软件。如 Virtual Computational Chemistry Laboratory 网站提供的 ALOGPS 软件，可以在线计算溶解度、油/水分配系数（$logP$）以及 $pK_a$ 等。还有 Organic Chemistry Portal 网站提供 OSIRIS Property Explorer 在线计算功能，不仅可以给出溶解度、$pK_a$ 等参数，还能预测化合物的成药性（druglikeness），甚至致癌性、致突变性等。当然，目前计算机方法所得参数的在准确性方面仍有提升空间，如 OSIRIS Property Explorer 计算非诺洛芬（fenoprofen）的 $logP$ 为 3.13，与实测值 3.45 比较接近；但 $pK_a$ 的计算值是 4.30，与实测值 5.70 差别较大。相信随着计算方法的进一步完善，基于 in silico 的处方前研究仍具有发展潜力。

### (一) 溶解度与 p$K_a$

一般而言，药物溶解是吸收的前提。因此，不论通过何种途径给药，药物都需要具有一定的溶解度，才能被吸收进入循环系统并发挥治疗作用。对于溶解度大的药物，可以制成各种固体或液体剂型，适合于各种给药途径。对于溶解度小的难溶性药物，其溶出是吸收的限速步骤，是影响生物利用度的最主要因素。

一定温度下，将过量药物与特定溶剂混合，并且充分搅拌达到饱和后，测定溶剂中药物的浓度，即可得到该温度下药物的饱和溶解度或平衡溶解度 (equilibrium solubility)。

解离常数 (dissociation constant) 直接关系到药物的溶解性和吸收性。大多数药物是有机弱酸或有机弱碱，其在不同的 pH 介质中的溶解度不同，药物溶解后存在的形式也不同，即主要以解离型还是非解离型存在，对药物的吸收可能会有很大的影响。一般情况下，解离型药物不易跨过生物膜被吸收，而非解离型药物往往可有效地跨过生物膜被吸收。由于溶解度与 p$K_a$ 在很大程度上影响许多后续研究工作，所以进行处方前工作时，必须首先测定溶解度与 p$K_a$。溶解度在一定程度上决定药物能否制成注射剂和溶液剂。药物的 p$K_a$ 值可使研究人员应用已知的 pH 变化解决溶解度问题或选用合适的盐，以提高制剂的稳定性。

大多数药物是有机弱酸或弱碱性化合物，在水中解离，其方程如下表示：

$$\text{弱酸性药物 HA} \Longrightarrow \text{H}^+ + \text{A}^- \qquad\qquad \text{式 (2-1)}$$

$$\text{弱碱性药物 B} + \text{H}^+ \Longrightarrow \text{BH}^+ \qquad\qquad \text{式 (2-2)}$$

Henderson - Hassellbach 公式可以说明药物的解离状态，p$K_a$ 和 pH 的关系：

$$\text{对弱碱性药物 pH} = \text{p}K_a + \log\frac{[\text{A}^-]}{[\text{HA}]} \qquad\qquad \text{式 (2-3)}$$

$$\text{对弱酸性药物 pH} = \text{p}K_a + \log\frac{[\text{B}]}{[\text{BH}^+]} \qquad\qquad \text{式 (2-4)}$$

Henderson - Hassellbach 公式可用来解决以下问题：①根据不同的 pH 所对应的药物溶解度测定 p$K_a$ 值；②如果已知 [HA] 或 [B] 和 p$K_a$，则可预测不同 pH 条件下药物的溶解度；③有助于选择药物的适宜盐；④预测盐的溶解度和 pH 的关系。从公式 2-3 和 2-4 可知，pH 改变一个单位，药物的溶解度将发生 10 倍的变化。因此，液体制剂需要特别控制体系中 pH 的变化。

p$K_a$ 可以通过滴定法测定。如测定弱酸性药物的 p$K_a$，可用碱滴定，将结果以被中和的酸分数 ($X$) 对 pH 作图；同时还需滴定水，得到两条曲线。将两条曲线上每一点的差值作图，得到校正曲线。p$K_a$ 即为 50% 的酸被中和时所对应的 pH，如图 2-4 所示。水的曲线表示滴定水所需的碱量，酸的曲线为药物的滴定曲线，两者差值的曲线为校正曲线，即纵坐标相同时，酸的曲线和水的曲线对应的横坐标值之间的差值，如图中 b 点等于 c 减去 a 的值。

对于胺类药物，其游离碱较难溶解，p$K_a$ 的测定可在含有机溶剂 (如乙醇) 的溶剂中进行测定，以不同浓度的有机溶剂 (如 5%、10%、15%、20%) 进行，将结果外推至有机溶剂为 0 时，即可推算出水中的 p$K_a$。

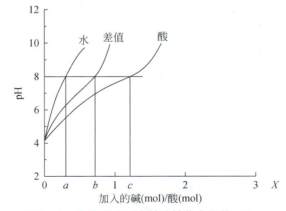

图 2-4 用滴定法测定某酸性化合物的 p$K_a$

### (二) 油水分配系数

药物分子必须有效地跨过体内的各种生物膜屏障系统，才能到达病变部位发挥治疗作用。生物膜相当于类脂屏障，药物分子穿透生物膜的能力与其亲脂性密切相关。由于油水分配系数（partition coefficient，$P$）是分子亲脂特性的度量，所以在处方前研究中常用油水分配系数来衡量药物分子亲脂性的大小。

油水分配系数代表药物分配在油相和水相中的比例，用下式表示。

$$P = \frac{C_O}{C_W} \qquad\qquad 式（2-5）$$

式中，$C_O$ 表示药物在油相中的质量浓度；$C_W$ 表示药物在水相中的质量浓度。

实际应用中常采用油水分配系数的常用对数值，即 $\log P$ 作为参数。$\log P$ 值越高，说明药物的亲脂性越强；越低则药物的亲水性越强。由于正辛醇和水不互溶，且其极性与生物膜相似，所以正辛醇最常用于测定药物的油水分配系数。

摇瓶法是测定药物的油水分配系数的常用方法之一。将药物加入到水和正辛醇的两相溶液中（实验前正辛醇相需要用水饱和24小时以上），充分摇匀，达到分配平衡后，分别测定有机相（$C_O$）和水相（$C_W$）中药物的浓度。当某一相中药物的浓度过低时，也可通过测定另一相中药物浓度的降低值来进行计算。

需要注意的是，测定药物的油水分配系数时，浓度均是非解离型药物的浓度，因此，如果该药物在两相中均以非解离型存在，则分配系数即为该药物在两相中的固有溶解度之比。但是，如果该药物在水溶液中发生解离，则应根据 $pK_a$ 计算该 pH 下非解离型药物浓度，再据此计算油水分配系数。直接根据药物在水相中的浓度（非解离型和解离型药物浓度之和）计算得到的油水分配系数称为表观分配系数（apparent partition coefficient），或者分布系数（distribution coefficient），显然，不同 pH 条件下，解离型药物的表观分配系数是不同的。

影响弱酸性和弱碱性药物吸收的最主要的因素是吸收部位的 pH 和分子型药物的脂溶性。Henderson - Hasselbalch 公式可以简单描述分子型药物和离子型药物在不同 pH 条件下的吸收情况。但是这些因素也并不能完全解释药物的吸收过程，因为某些药物油水分配系数很小或者药物在整个胃肠道 pH 下都是离子型，但是药物的吸收很好，生物利用度也很高。因此其他因素也会影响药物的吸收。

### （三）药物的溶出速率

在药物制剂处方前研究中，测定药物的固有溶出速率（intrinsic dissolution rate）有助于评价该药物在体内可能出现的生物利用度问题。溶出是指固体药物在溶剂中，药物分子离开固体表面进入溶剂的动态过程，溶出速率则是描述溶出快慢程度的参数。一种固体药物的溶出速率主要取决于其在水或其他水性溶剂中的溶解度，但同时也受包括粒度、晶型、pH 以及缓冲盐浓度等许多因素的影响。此外，溶液的黏度和粉末的润湿性对药物的溶出速率也有影响。

根据 Noyes - Whitey/Nernst - Bruner 所提出的扩散层模型，当溶出介质中的药物浓度远远低于其饱和溶解度，即满足漏槽条件（sink condition）时，溶出速率仅由固体颗粒表面积所决定。因此，当固定固体表面积不变时，所测得的单位面积的溶出速率即为固有溶出速率。固有溶出速率反映了药物从固体表面进入溶出介质的速率。所以，这一参数可以有效地反映不同晶型或盐型的溶解快慢差异，进而提示在后续处方研究时，是否可能因此而出现溶出速率过低所致的生物利用度问题。

药物固有溶出速率是指单位时间单位面积溶出药物的量。具体测定是将一定量的原料药物压成某一直径的圆片，在溶出介质中以一定转速测定其溶出速率。采用这一方法的目的是固定表面积，但又不阻碍药物自身的溶解过程。由于有些化合物在较大压力作用下可能发生晶型转变，所以在压片完毕后还需用 X 射线衍射等方法确认待测药物的晶型。

## 三、原料药的固态性质

### （一）盐型

有机化合物分子可通过成盐的方法增大其溶解度，化合物成盐也会影响其他理化性质，如吸湿性、化学稳定性、晶型以及机械性能。这些性质均会对其生产和体内代谢过程产生重大影响，因此选择合适的盐是一项非常关键的工作。

通常来说，有机盐比未成盐的药物水溶性较好，从而提高溶出速率，进而可能会提高生物利用度。在合成过程中，在有机溶剂中成盐可提高纯度和产率。在成盐时经常遇到的问题包括低结晶度、不同程度的溶剂化作用、水合作用和吸湿作用以及由于结晶微环境的不适宜的 pH 造成的不稳定性。常用的成盐阴离子盐有盐酸盐、溴化物、氯化物、碘化物、枸橼酸盐、马来酸盐、双羟萘酸盐、磷酸盐、硫酸盐和酒石酸盐等。常用的成盐阳离子有葡甲胺盐、钙盐、钾盐、钠盐和锌盐（表 2 - 3）。

表 2 - 3 成盐药物实例表

| 成盐试剂 | 被修饰的化合物 | 改善的性质 |
| --- | --- | --- |
| $N$-乙酰-l-天冬酰胺 | 红霉素 | 溶解度、活性、稳定性 |
| $N$-乙酰半胱氨酸 | 多西环素 | 肺炎治疗中的联合效应 |
| 金刚烷羧酸 | 双胍类药物 | 延长药效 |
| 己二酸 | 眠嗪 | 稳定性、毒性、感官特性 |
| $N$-烷氨基磺酸盐 | 林可霉素 | 溶解度 |
| 蒽醌 - 1,5 - 二磺酸 | 头孢氨苄 | 稳定性、吸收率 |
| 阿拉伯树胶酸（阿拉伯糖） | 各种生物碱 | 延长药效 |
| 精氨酸 | 磺苄西林 | 稳定性、吸湿性、毒性 |
| 天冬氨酸盐 | 红霉素 | 溶解度 |
| 甜菜碱 | 匹环素 | 胃部吸收 |
| 肉毒碱 | 二甲双胍 | 毒性 |
| 4 -氯-$m$-甲苯磺酸 | 普罗帕芬 | 感官特性 |
| 癸酸 | 辛胺醇 | 延长药效 |
| 二炔硫酸 | 维生素 $B_1$ | 稳定性、吸湿性 |
| 二乙胺 | 头孢菌素 | 减轻注射疼痛 |
| 二木质素磷酸 | 四环素 | 活性 |
| 二辛基磺基琥珀酸 | 长春胺 | 感官特性 |
| 亚甲基双羟萘酸 | 卡那霉素 | 毒性 |
| 1,6 - 焦磷酸果糖 | 红霉素 | 溶解度 |
| 1 - 谷氨酸 | 红霉素 | 溶解度、活性 |
| 2 -（4 - 咪唑）乙胺 | 前列腺素 | 延长药效 |
| 别丁胺醇 | 茶碱 | 稳定性 |
| 月桂烷硫酸盐 | 长春胺 | 感观特性 |
| 赖氨酸 | 磺苄西林 | 毒性、稳定性、吸湿性 |
| 甲基磺酸 | 解磷定 | 溶解度 |
| $N$ - 甲葡糖胺 | 磺苄西林 | 毒性、稳定性、吸湿性 |
| $N$ - 甲葡糖胺 | 头孢菌素 | 减轻注射疼痛 |

续表

| 成盐试剂 | 被修饰的化合物 | 改善的性质 |
|---|---|---|
| N - 甲葡糖胺 | 保泰松 | 毒性、稳定性、吸湿性 |
| 吗啉 | 头孢菌素 | 减轻注射疼痛 |
| 碘苯腈辛酸酯 | 辛胺醇 | 延长药效 |
| 丙磺舒 | 匹氨西林 | 感观特性 |
| 丹宁酸 | 各种氨基酸 | 延长药效 |
| 3,4,5 - 三甲氧基苯甲酸酯 | 辛胺醇 | 延长药效 |
| 氨丁三醇 | 阿司匹林 | 吸收度（口服） |

### （二）多晶型

化学结构相同的药物，由于结晶条件不同，可得到数种晶格排列不同的晶型，这种现象称为多晶型（polymorphism）。多晶型中有稳定型、亚稳定型和无定形。稳定型的结晶熵值最小、熔点高、溶解度小、溶出速度慢；无定形结晶溶解时不必克服晶格能，溶出最快，但在贮存过程中甚至在体内转化成稳定型；亚稳定型介于上述二者之间，其熔点较低，具有较高的溶解度和溶出速度。亚稳定型可以逐渐转变为稳定型，但这种转变速度比较缓慢，在常温下较稳定，有利于制剂的制备。

晶型能影响药物吸收速度，进而反映到药理活性上，所以在药物制剂原料的选择上应注意。如果掌握晶格转型条件，就能制成吸收性良好的药物制剂。如抗艾滋病药物利托那韦，在开发过程中被认为只有一种晶型，因此制成普通胶囊投入市场。两年后，在市场销售的产品中发现了一种非常难溶的新晶型，几乎没有任何疗效。为此，厂家紧急召回并停产，最后研制出需要冷藏的混悬剂和软胶囊，以避免在贮藏中重结晶和晶型转变问题，该药才得以重新进入市场。因此，处方前工作需研究药物是否存在多晶型，亚稳型的稳定性，是否存在无定形以及每一种晶型的溶解度等问题。有关多晶型详细内容详见第三章。

### （三）吸湿性

药物从周围环境中吸收水分的性质称为吸湿性（hygroscopicity）。一般而言，物料的吸湿程度取决于周围空气中的相对湿度（relative humidity，RH）。空气的 RH 越大，露置于空气中的物料越易吸湿。药物的水溶性不同，吸湿规律也不同；水溶性药物在大于其临界相对湿度（critical relative humidity，CRH）的环境中吸湿量突然增加，而水不溶性药物随空气中相对湿度的增加缓慢吸湿。

在室温下，大多数吸湿性药物在 RH 30% ~45% 时与周围环境中的水分达平衡状态，在此条件下贮存最稳定。此外，合适的包装在一定程度上也能防止水分的影响。处方前对物料吸湿性的研究，可以为辅料的选择和优良、稳定的处方设计提供依据。

药物的吸湿性可通过测定药物的平衡吸湿曲线进行评价。具体方法为：将药物置于已知相对湿度的环境中（有饱和盐溶液的干燥器中），在一定的时间间隔后，将药物取出，称重，测定吸水量。在 25℃ 80% 的相对湿度下放置 24 小时，吸水量小于 2% 时为微吸湿；大于 15% 即为极易吸湿。

### （四）粉体学性质

药物的粉体学性质主要包括粒子形状、大小、粒度分布、比表面积、密度、吸附性、流动性、润湿性等。这些性质对固体制剂工艺及剂型的稳定性、成型性、释药行为、质量控制、体内吸收和生物利用度等均有显著影响，因此多数固体制剂研究中，根据不同需要进行粒子加工以改善粉体学性质，来满足产品质量和粉体操作的需求。另外，用于固体制剂的辅料如填充剂、崩解剂、润滑剂等的粉体性质也可改变主药的粉体性质，如果选择不当，也可能影响制剂的质量。粉体的各种性质与测定方法详见第九章相关内容。

## 四、药物稳定性和辅料配伍研究

### （一）药物的稳定性与剂型设计

药物受到外界因素，如空气、光、热、金属离子等的作用，常发生物理和化学变化，使药物的疗效降低，甚至产生未知的毒性物质。因此，对药物的理化稳定性和影响药物稳定性的因素进行考察，是处方前研究的一个重要内容。药物本身稳定性的研究，可对处方组成、制备工艺、辅料和稳定性附加剂的选用和合适的包装设计起重要的指导作用。

处方前研究中，对于药物在溶液中的稳定性，可以在一系列不同 pH 条件下检测药物在不同温度和光照条件下的降解情况；对于固态药物的稳定性，可以将药物置于加速实验条件下考察其降解情况。稳定性研究通常采用高效液相色谱等方法检测化合物的含量变化和降解产物；热分析法检测多晶型、溶剂化物及药物与辅料的相互作用；漫反射分光光度法也可用于检测药物与辅料的相互作用。

多数药物含有易被水解的酯、酰胺、内酯、内酰胺等基团，因此水解是最常见的一种影响药物稳定性的降解反应。药物的水解是伪一级动力学过程，与溶液中的氢离子的浓度有关。例如遇水稳定性较差的药物，可以选择比较稳定的剂型，如固体剂型（甚至制备含隔离层的薄膜包衣片）以减少与外界的接触，阻止药物分解。另外，影响药物稳定性的反应还有氧化反应、聚合反应、脱羧、脱氨等。在处方前研究中应根据药物的结构和性质以及准备采用的给药途径进行分析，并在后续的稳定性研究中进行重点研究。

### （二）药物与辅料的配伍研究

成功开发一个稳定有效的药物剂型不仅需要活性药物成分，还需要仔细选择药物的辅料。选择合适的辅料对设计优质的药品是至关重要的，对于处方中辅料种类及其用量的选择，不仅与其功能性有关，还与药物的相容性有关。如果药物和辅料不相容就会导致药物剂型物理、化学、微生物学或治疗学性质的改变。

药物－辅料相容性研究主要用于预测不相容现象（如口感、溶解性、物理形式、药效及稳定的改变），为在药物处方中选择辅料提供合理的理由。从药物－辅料相容性研究获得的信息对药物的开发很重要，通常用来作为选择剂型成分的依据，描述药物稳定性曲线，鉴别降解产品，理解反应机制。

一些文献中提到的药物辅料不相容的例子可以为后续处方设定提供参考，如表 2－4 所示。一些药物辅料或杂质与药物反应的例子如图 2－5 所示。

表 2－4　药物辅料的非相容性

| 辅料 | 非相容性 |
|---|---|
| 乳糖 | 美拉德反应；乳糖杂质 5－羟甲基－2 糖醛的克莱森－施密特反应；催化作用 |
| 微晶纤维素 | 美拉德反应；水吸附作用导致水解速度加快；由于氢键作用而发生的非特异性的非相容性 |
| 聚维酮和交联聚维酮 | 过氧化降解；氨基酸和缩氨酸的亲核反应；对水敏感药物吸湿水解反应 |
| 羟丙基纤维素 | 残留过氧化物的氧化降解 |
| 交联羧甲基纤维素钠 | 弱碱性药物吸附钠反离子；药物盐形式转换 |
| 羧甲基淀粉钠 | 由于静电作用吸附弱碱性药物或其钠盐；残留的氯丙嗪发生亲核反应 |
| 淀粉 | 淀粉终端醛基团与肼类反应；水分介质反应；药物吸附；与甲醛反应分解使功能基团减少 |
| 二氧化硅胶体 | 在无水条件下有路易斯酸作用；吸附药物 |
| 硬脂酸镁 | MgO 杂质与布洛芬反应；提供一个碱性 pH 环境加快水解；$Mg^{2+}$ 会起到螯合诱导分解的作用 |

**1. 固体制剂的配伍研究**　固体制剂常用的辅料有填充剂、黏合剂、润滑剂与崩解剂等，每种辅料

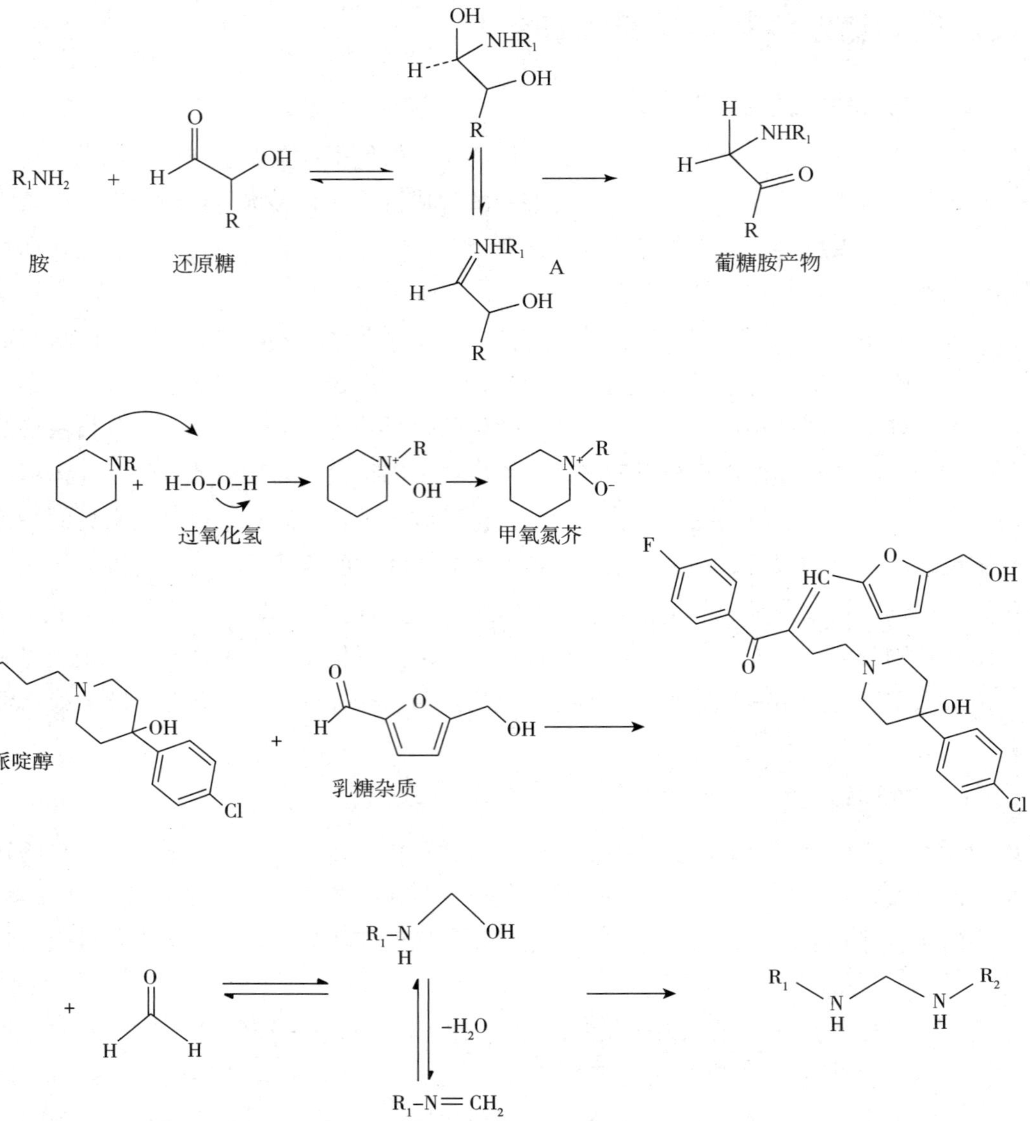

图 2-5 药用辅料或杂质与药物反应

都具有各自的理化性质，选择适宜的辅料与药物配伍，对于制剂加工成型、外观、有效性及安全性等具有重要意义。

对于缺乏相关数据的辅料，可进行相容性研究。通常将少量药物和辅料混合，放入小瓶中，胶塞封蜡密闭（阻止水汽进入），贮存于室温以及 55℃（硬脂酸、磷酸二氢钙一般用 40℃）。参照药物稳定性指导原则中考察影响因素的方法，于一定时间取样检查，重点考察性状、含量、有关物质等。必要时，可用原料和辅料分别做平行对照实验，以判断是原料本身的变化还是辅料的影响。如果处方中使用了与药物有相互作用的辅料，需要用实验数据证明处方的合理性。

通过比较单独药物、单独辅料以及药物-辅料混合物的热分析曲线，从熔点的改变、峰形和峰面积、峰位移等变化了解药物与辅料间的理化性质的变化。

**2. 液体制剂的配伍研究** 液体制剂的配伍研究，一般是将药物置于不同的 pH 缓冲液中，考察 pH 与降解反应速率之间的关系，以选择最稳定的 pH 和缓冲液体系。

注射剂通常直接注射进入血液循环系统，选择的辅料应具有更高的安全性。因此，对注射剂的配伍，一般是将药物置于含有附加剂的溶液中进行研究，通常是含重金属（同时含或不含螯合剂）或抗氧剂（在含氧或氮的环境中）的条件下研究，考察药物和辅料对氧化、光照和接触重金属时的稳定性，为注射剂处方的初步设计提供依据。

口服液体制剂的配伍研究需要考察药物与乙醇、甘油、糖浆、防腐剂和缓冲液等常用辅料的配伍情况。

### 五、处方前生物药剂学研究

生物药剂学通过研究药物及其剂型在体内的吸收（absorption）、分布（distribution）、代谢（metabolism）与排泄（excretion）过程，从而评价药品质量，设计合理的剂型、处方及生产工艺，并为临床合理用药提供科学依据，使药物发挥最佳的治疗作用。因此，在制剂的设计之初就必须对药物的生物药剂学性质加以考察，并根据考察的结果，合理设计给药途径、给药频次、剂量等参数。

吸收是指药物从给药部位进入血液循环的过程。对于全身作用的药物，药物的吸收是其产生体内药效作用的前提。所以在处方前研究中往往需要对药物的吸收机制和效率进行分析，以提高后期开发的成功率。肠壁可以看成一个亲脂的生物膜，因此口服药物要具有一定的亲脂性。但同时药物又必须在水溶液中有一定的溶解度才能溶出，之后通过生物膜被吸收进入血液循环。依据口服药物的生物药剂学分类系统（biopharmaceutics classification system，BCS）可知，对于溶解度大、渗透性好的药物（BCS I 类药物）及部分溶解度大、渗透性差的药物（BCS III 类药物），认为在制剂开发中存在的风险较小，可以尝试开发为各种控释制剂。对于溶解度小、渗透性好的药物（BCS II 类药物）或溶解度大、渗透性差的药物（BCS III 类药物），则需要分别从改善药物的溶出速率和提高药物的透过性着手进行剂型设计。对于溶解度小、渗透性差的药物（BCS IV 类药物），在改善溶出和提高透过性两方面的难度都比较大，制剂开发时风险较高，不宜作为口服制剂开发。

处方前研究也涉及药物自身的药代动力学性质和参数的测定，以便在后期研究中，针对药物自身的体内分布、代谢、排泄特性，结合其物理化学性质，设计合适的给药途径和剂型。药物的药代动力学研究可参考相关文献。

## 第四节 药物制剂处方和工艺设计及优化

处方设计是指在前期对药物和辅料的所有物理化学和生物学性质等研究的基础上，根据剂型的特点及临床需要，设计几种基本合理的处方，而开展的后续研究工作。优化药物制剂的处方和工艺时，首先需要明确药品质量的关键指标。在此基础上，采用优化技术对处方和工艺因素深入研究，确定其最佳范围。一般先通过适当的预实验方法选择一定的辅料和制备工艺，然后采用优化技术对处方和工艺进行优化设计。优化处方和工艺研究不仅可以确定特定产品的处方和工艺流程，还能获得完整的影响药品质量的数据，从而科学地制定出能够确保产品质量的设计空间。

### 一、药物制剂处方设计

一般在给药途径及剂型确定后，针对药物的基本性质及制剂的基本要求，选择适宜辅料和制备工艺，将其制成质量可靠、使用方便、成本低廉的药物制剂。

#### （一）剂型设计

药物本身的理化性质、疗效、毒副作用、临床需求等是发挥药物疗效的重要因素，而剂型对发挥疗效和减少毒副作用也起着至关重要的作用。研究任何一种剂型，首先要说明选择的剂型有何优点或特点。同时要说明该剂型国内外研究状况，并提供国内外文献资料。

剂型设计是一个复杂的研究过程，受多方面因素的影响，可依据临床需要、药物的理化性质、药动学数据和现行生产工艺条件等因素，通过文献研究和预试验予以确定。设计时应充分发挥各剂型的特点，以尽可能选用新剂型。

**1. 依据临床需要设计**  剂型不同，载药量、药物释放行为也不一样。因此，剂型设计首先要考虑临床需要、药物本身的治疗作用及适应证。抢救危重、急症或昏迷患者，应选择速效剂型和非口服剂型，如注射剂。药物作用需要持久的，可用缓控释制剂或经皮药物递送系统。局部用药应根据用药部位的特点，选用不同的剂型，如皮肤疾病可用软膏剂、涂膜剂、糊剂和巴布剂等；腔道疾病如痔疮可用栓剂。

**2. 依据药物性质设计**  剂型设计前，应掌握药物本身的药理作用机制和主药的分子结构、药物色泽、臭味、颗粒大小、形状、晶型、熔点、水分、含量、纯度、溶解度、溶解速度等药物理化性质及生物半衰期、药物在体内的代谢过程等特殊性质，特别要了解热、湿、光对药物稳定性的影响。

剂型设计要考虑药物的性质，克服药物本身的某些缺点，充分发挥药物的疗效。药物的有些性质对剂型的选择起决定性作用。如有苦味、臭味的药物，易挥发、潮解的药物，需制成包衣片等合适的剂型。药物的溶解性能与油水分配系数亦影响剂型的选择，难溶药物不能制成以水为介质的溶液型制剂。胃肠道中不能充分溶解的药物，制成普通口服制剂则可能因生物利用度过低而影响疗效。晶型除了可能会影响制剂疗效外，还可能影响制剂成型过程，如饲粉过程中的流动性问题、压片过程中的压缩成型性问题等，使制剂难以工业化生产。对于生物半衰期比较短的药物，应考虑将该药物制成长效缓释制剂，以免造成多次频繁给药及血药浓度波动很大的不良效果。如果药物在体内有明显的肝脏首过效应，剂型设计时宜避开首过效应。如硝酸甘油若用普通口服片剂给药，首过效应严重，生物利用度不足。硝酸甘油可采用舌下片，可经口腔、舌下黏膜迅速吸收直接进入血液循环。

药品的稳定性是剂型设计要考虑的另一个重要因素。通过剂型设计，应尽量减少药物的分解破坏。如遇水不稳定药物，可考虑制成固体剂型；胃肠道不稳定的药物，可选择注射剂或黏膜药物递送系统与经皮药物递送系统。

**3. 依据生产工艺条件设计**  剂型不同所采取的工艺路线、所用设备及生产环境的要求亦不同。如注射剂的生产对配液区与灌封区的洁净度有较高的要求，冻干粉针剂的生产需要有冻干设备等。

### （二）处方筛选

自行设计的处方都应进行处方筛选。在进行处方筛选时，应结合制剂特点设计至少 3 种以上处方，供小样试制。处方中应包括主药和符合剂型要求的各类辅料。处方筛选的主要工作是辅料及用量的筛选。

**1. 辅料的选择**  辅料是药物剂型和制剂存在的物质基础，具有赋形、充当载体的作用，方便使用与贮运的作用。辅料能使制剂具有人们希望的理化性质，如增强主药的稳定性，延长制剂的有效期，调控主药在体内外的释放速度，调节身体生理适应性，改变药物的给药途径和作用方式等。辅料的选择对制剂的质量、生产工艺都有很大的影响。

（1）辅料的来源  辅料是主药外一切材料的总称。处方中使用的辅料原则上应使用国产产品和国家标准［《中国药典》、局（部）颁标准］收录的品种及批准进口的辅料；对习惯使用的其他辅料，应提供依据并制定相应的质量标准。对国外药典收录的辅料，应提供国外药典依据和进口许可等。对食品添加剂（如调味剂、矫味剂、着色剂、抗氧化剂），也应提供质量标准及使用依据。改变制剂给药途径的辅料，应制定相应的质量标准。凡国内外未使用过的辅料，应按新辅料申报批准使用。

（2）辅料的一般要求  辅料选择应根据剂型或制剂条件及给药途径的需要，如小剂量片剂主要选择填充剂，以便制成适当大小的片剂，便于患者服用；对一些难溶性药物的片剂，除一般成型辅料外，主要应考虑选择一些较好的崩解剂或表面活性剂；凝胶剂则应选择形成凝胶的辅料；混悬剂中需要能调节药物粒子沉降速率的辅料。同时，还应考虑辅料不应与主药发生相互作用，不影响制剂的含量测定等因素。

（3）辅料的选择　辅料选择得当可以发挥主药的理想药理活性，提高疗效；可以减少药物用量，降低主药的毒副作用；可以增强药物的稳定性，延长贮存时间；可以控制和调节药物的体内释放，以减少服药次数等。例如，阿霉素制成脂质体制剂后能减轻其心脏毒性和急性毒性；以羟丙甲纤维素为辅料生产的阿司匹林比用淀粉为辅料的片剂稳定性好，并解决了存放期间药片硬度的增加和主药溶出度下降现象等问题；局部用制剂的辅料，如软膏剂和栓剂的基质可以影响药物释放；克霉唑栓剂在亲水性基质中的释放比在油脂性基质中快；苯巴比妥栓剂中若加入3%月桂氮草酮，生物利用度可提高1倍。反之，辅料选择不当往往会影响制剂生物利用度或药物的稳定性，以及使其安全性和有效性受到影响。例如以硬脂酸镁（钙）作辅料能与苯唑西林钠发生化学反应；四环素若用磷酸氢二钙作辅料往往会生成难以吸收的钙-四环素配合物而降低生物利用度；在胶囊填充物中使用易溶于水的乳糖代替微溶的硫酸钙，往往致使苯妥英钠的溶出速率增大，血药浓度上升，甚至出现中毒现象。

**2. 处方相容性研究**　处方相容性研究是指研究主药与辅料间的相互作用。大多数辅料在化学性质上表现惰性，但也不排除某些辅料与药物混合后出现配伍变化。因此，新药应进行主药与辅料相互作用的研究。

以口服固体制剂为例，具体实验方法如下。

选用若干种辅料，如辅料用量较大的（如填充剂、稀释剂等）可按主药∶辅料＝1∶5的比例混合，用量较少的（如润滑剂）则按主药∶辅料＝20∶1的比例混合，取一定量，按照药物稳定性指导原则中影响因素的实验方法，分别在强光（4500lx±500lx）、高温（60℃）、高湿（相对湿度90%±5%）的条件下放置10天，用高效液相色谱法或其他适宜的方法检查含量及有关物质放置前后有无变化，同时观察外观、色泽等物理性状的变化。必要时可用纯原料做平行对照实验，以区别原料本身的变化还是辅料的影响。可用差示分析、漫反射等方法进行实验，如用漫反射法可研究药物与辅料间有无相互作用，相互作用是物理吸附还是化学吸附或化学反应，该法是处方前的常规试验方法之一。根据实验结果，判断主药与辅料是否发生相互作用，选择与主药没有相互作用的辅料用于处方研究。

通过研究辅料与主药的配伍变化，考察辅料对主药的鉴别与含量测定的影响，设计含有不同辅料及不同配比的制剂，以外观性状、pH、澄明度、溶出度、降解产物和含量等相关质量检查项目为指标考察不同处方制剂的质量好坏，以及光、热、湿气对不同制剂质量的影响，筛选出质量高、稳定性好的处方。

### （三）制剂工艺筛选优化

制剂工艺能影响药物制剂的质量。如不同的工艺能影响口服固体制剂的生物利用度或液体制剂的澄明度与稳定性。注射剂制备过程中活性炭处理的方法会影响注射剂的澄明度、色泽与含量。灭菌温度与时间，也会影响注射剂成品的色泽、pH和含量等。固体制剂制备时，原料药粒子大小、制粒操作及压片时的压力等都可能影响药物的溶出速度，进而影响其吸收。因此，需要对工艺进行不同条件的筛选，以确定最优的生产工艺。

**1. 工艺路线设计**　工艺路线的设计依据的是药物与辅料共同的理化性质、剂型、处方、生产技术、设备条件、经济成本等因素。

**2. 工艺条件筛选**　①工艺条件研究，应系统、规范地进行。对每一环节的影响因素进行全面研究，对每个影响因素进行三个或以上的多水平研究。②在预实验基础上，可以采用比较法、正交设计、均匀设计、单纯形优化法、拉氏优化法和效应面优化法等其他适宜的方法。根据不同剂型，选择合理的评价项目、合适的评价统计方法考虑和筛选。

**3. 制剂的基本性能评价**　通过辅料选择、处方筛选和工艺筛选后，得到新制剂。新制剂的基本性能须符合剂型的要求，因此须对其基本性能进行考察。

### (四) 影响制剂的因素与包装材料考察

对经过制剂基本项目考察合格的样品，选择两种以上进行制剂影响因素考察，此项试验主要对经过制剂基本项目考察合格的样品（选择两种以上制剂）进行影响因素考察，研究新药及其制剂对光、热、湿度和空气等敏感的特性。将新制剂除去包装，暴露在空气中，分别在强光照射（4500lx±500lx）及高温（60℃）、高湿度（25℃，RH90%±5%）等环境下放置5天，在此期间作若干次取样，观测外观、降解产物、含量及某些有关质量指标的变化。若质量指标的变化能够区别制剂处方的优劣则可不再进行实验；若不能区别，则继续进行5天考察，必要时适当提高温度或延长时间。对不适宜采用60℃高温或相对湿度90%±5%的品种，可用40℃或相对湿度75%±5%的条件进行。对于易水解的水溶液制剂（如注射液），还应研究不同pH的影响。容易氧化的药物应探讨是否通过氮气或加抗氧剂等条件的变化。应根据剂型性能不同，设计必要的影响因素实验以筛选最佳处方。

根据研究结果，对光敏感的制剂应采取避光包装，对易吸湿的产品则应采用防潮包装，对不耐高温的产品除严密包装外还应在低温或阴凉处贮存。

## 二、优化法

一般而言，优化过程包括：①选择可靠的优化设计方案以适应线性或非线性模型拟合；②建立效应与因素之间的数学关系式，并通过统计学检验确保模型的可信度；③优选最佳工艺条件。

常用的试验设计和优化技术有正交设计、均匀设计、单纯形优化法、拉氏优化法和效应面优化法等。上述方法都是应用多因素数学分析手段，按照一定的数学规律进行设计。再根据试验得到的数据或结果，建立一定的数学模型或应用现有数学模型对试验结果进行客观的分析和比较，综合考虑各方面因素的影响，以较少的试验次数及较短的时间确定其中最优的方案或者确定进一步改进的方向。

**1. 单纯形优化法**　单纯形优化法是一种动态调优的方法，方法易懂，计算简便，结果可靠、准确，不需要建立数学模型，并且不受因素个数的限制。基本原理是：若有 $n$ 个需要优化设计的因素，单纯形则由 $n+1$ 维空间多面体所构成，空间多面体的各顶点就是试验点。比较各试验点的结果，去掉最坏的试验点，取其对称点作为新的试验点，该点称"反射点"。新试验点与剩下的几个试验点又构成新的单纯形，新单纯形向最佳目标点进一步靠近。如此不断地向最优方向调整，最后找出最佳目标点。在单纯形推进过程中，有时出现新试验点的结果最坏的情况。如果取其反射点，就又回到以前的单纯形，这样就出现单纯形的来回"摆动"，无法继续推进的现象，在此情况下，应以去掉单纯形的次坏点代替去掉最坏点，使单纯形继续推进。单纯形优化法与正交设计相比，在相同试验次数下，单纯形法得到的结果更优。

**2. 拉氏优化法**　拉氏优化法是一种数学技术。对于有限制的优化问题，其函数关系必须在服从对自变量的约束条件下进行优化。此法的特点有：①直接确定最佳值，不需要搜索不可行的实验点；②只产生可行的可控变量值；③能有效地处理等式和不等式表示的限制条件；④可处理线性和非线性关系。

**3. 效应面优化法**　效应面优化法又称响应面优化法，是通过一定的实验设计考察自变量，即影响因素对效应的作用，并对其进行优化的方法。效应与考察因素之间的关系可用函数 $y=f(x_1, x_2, \cdots, x_k)+\varepsilon$ 表示（$\varepsilon$ 为偶然误差），该函数所代表的空间曲面就称为效应面。效应面优化法的基本原理就是通过描绘效应对考察因素的效应面，从效应面上选择较佳的效应区，从而回推出自变量取值范围即最佳实验条件的优化法。该方法是一种新的集数学与统计学于一体，利用计算机技术数据处理的优化方法。

**4. 正交设计**　正交设计是一种用正交表安排多因素多水平的试验，并用普通的统计分析方法分析实验结果，推断各因素的最佳水平（最优方案）的科学方法。用正交表安排多因素、多水平的实验，因素间搭配均匀，不仅能把每个因素的作用分清，找出最优水平搭配，而且还可考虑到因素的联合作用，并可大大减少试验次数。正交试验设计的特点是在各因素的不同水平上，使试验点"均匀分散、整齐可比"。

**5. 均匀设计**　均匀设计法也是一种多因素试验设计方法，它具有比正交试验设计法试验次数更少的优点。进行均匀设计必须采用均匀设计表和均匀设计使用表。每个均匀设计表都配有一个使用表，指出不同因素应选择哪几列以保证试验点分在均匀。均匀设计完全采用均匀性，从而使试验次数大大减少。试验结果采用多元回归分析、逐步回归分析法得多元回归方程。通过求出多元回归方程的极值即可求得多因素的优化条件。

答案解析

**思考题**

1. 简述药物制剂设计的基本原则。
2. QbD 理念在药物制剂设计中的应用。
3. 简述药物制剂处方前研究内容。

（王建新）

书网融合……

微课　　　　　题库　　　　　本章小结

# 第三章　药物的溶解、溶出及药物溶液性质

PPT

📖 **学习目标**

1. 通过本章学习，掌握药物溶解度的表示方法、增加药物溶解度的方法；熟悉药物溶解度的测定方法、影响药物溶解度的因素、固体分散体增加溶出度的机制、渗透压计算及调节方法；了解增溶、助溶、潜溶机制，固体分散体的制备和表征方法。

2. 具有设计难溶性药物口服固体制剂处方、工艺开发能力。

3. 在学习药物溶出度与仿制药一致性评价重要关系的基础上，深刻理解仿制药一致性评价对我国药品行业的重要意义，充分认识仿制药一致性评价与我国人民健康的紧密相关性，立志为我国药品事业发展作出贡献。

## 第一节　药物的溶解度

### 一、药物溶解度的表示方法

药物的溶解度（solubility）系指在一定温度下，在一定量溶剂中达到饱和时溶解的最大药物量，是反映药物溶解性的重要指标。药物的溶解度通常以 $S$ 表示，单位是"g/100g 溶剂"，也可以用药物的摩尔浓度（单位为 mol/L）表示。如咖啡因在 20℃水中的溶解度为 1.46%，即表示在 100ml 水中溶解 1.46g 咖啡因时溶液达到饱和。

《中国药典》对药品的溶解度以极易溶解、易溶、溶解、略溶、微溶、极微溶解、几乎不溶或不溶八个名词术语表示，2025 年版凡例中有明确规定。

### 二、药物溶解度的测定

各国的药典均规定了药物溶解度的测定方法。《中国药典》中药品溶解度的测定方法为：除另有规定外，称取研成细粉的供试品或量取液体供试品，于 25℃±2℃一定容量的溶剂中，每隔 5 分钟强力振摇 30 秒；观察 30 分钟内的溶解情况，如无目视可见的溶质颗粒或液滴时，即视为完全溶解。

药物溶解度可分为特性溶解度（intrinsic solubility）和平衡溶解度（equilibrium solubility）。特性溶解度是指药物不含任何杂质，在溶剂中不发生解离或缔合，也不发生相互作用时所形成的饱和溶液的浓度，是药物的重要物理参数，与固体制剂的溶出速率具有一定的相关性。实际工作中，要完全排除药物解离和溶剂的影响不太可能，尤其是弱电解质药物，因此，一般情况下测定的药物溶解度多为平衡溶解度或称表观溶解度（apparent solubility），指不考虑药物在溶剂中发生的解离等因素，测定得到的溶解度。

**1. 特性溶解度的测定**　特性溶解度的测定是根据相溶原理图来确定的。在测定数份不同程度过饱和溶液的情况下，将配制好的溶液恒温持续振荡达到溶解平衡，离心或过滤后，取出上清液并作适当稀释，测定药物在饱和溶液中的浓度。以药物浓度为纵坐标，药物质量－溶液体积的比率为横坐标作图，

直线外推至比率为零处即得药物的特性溶解度。图 3 - 1 中直线 A（正偏差）表明在该溶液中药物发生解离，或者杂质成分、溶剂对药物有缔合或增溶作用等；直线 B 表明药物纯度高，无解离与缔合，无相互作用；直线 C（附偏差）则表明发生抑制溶解的同离子效应，直线外推与纵轴的交点所示溶解度即为特性溶解度 $S_0$。

**2. 平衡溶解度的测定**　取数份药物，配制从不饱和到饱和溶液的系列浓度，置恒温条件下振荡至平衡，经滤膜过滤，取滤液分析，测定药物在溶液中的实际浓度，并对配制溶液浓度 $C$ 作图，如图3 - 2所示，图中曲线的转折点 $A$ 即为该药物的平衡溶解度（$S_0$）。

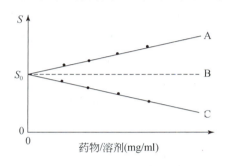

图 3 - 1　特性溶解度测定曲线

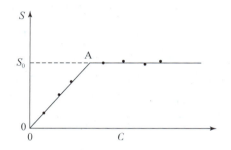

图 3 - 2　平衡溶解度测定曲线

无论是测定特性溶解度还是测定平衡溶解度，一般都需要在低温（4 ~ 5℃）和体温（37℃）两种条件下进行，以便为药物及其制剂的贮存和使用提供依据；如需进一步研究药物稳定性对药物溶解度的影响，还应在酸性和碱性两种溶剂系统中测定其溶解度；此外，测定溶解度时，取样温度与测试温度要一致，应注意恒温搅拌和达到平衡的时间，并滤除未溶的药物。

## 三、影响药物溶解度的因素

除了药物的分子结构、晶型、粒子大小等因素，溶剂的种类、溶解温度、溶液的 pH 及添加成分对药物的溶解度也产生重要影响。

**1. 药物分子结构、晶型、粒子大小**　溶质在溶剂中的溶解度是溶质分子与溶剂分子间相互作用的结果。若药物分子间的作用力大于药物分子与溶剂分子间作用力，则药物的溶解度小；反之，则溶解度大。同一化学结构的药物，由于晶型不同，药物的溶解度也不同，通常无定形结构的药物较结晶型大。

对于可溶性药物，粒子大小对药物溶解度影响不大。对于难溶性药物，粒径大于 2μm 时，粒径对药物溶解度几乎无影响，但粒径小于 100nm 时，溶解度随粒径减小而增大。这一规律可以用 Ostwald Freundlich 方程表示：

$$\lg \frac{S_2}{S_1} = \frac{2\sigma M}{\rho RT}\left(\frac{1}{r_2} - \frac{1}{r_1}\right) \qquad\qquad 式（3 - 1）$$

式中，$S_1$、$S_2$ 分别为半径为 $r_1$、$r_2$ 的药物粒子的溶解度；$\sigma$ 为表面张力；$\rho$ 为固体药物的密度；$M$ 为药物的相对分子质量；$R$ 为气体常数；$T$ 为绝对温度。

根据式（3 - 1）可知，当药物处于微粉状态时，若 $r_2 < r_1$，$r_2$ 的溶解度大于 $r_1$ 溶解度。显而易见，通过减小粒径的办法可以增大难溶性药物的溶解度，微粉化技术提高难溶性药物的溶解度就是利用了这一原理。

**2. 水合作用与溶剂化作用**　药物离子的水合作用（hydration）与药物离子的性质有关，阳离子与水之间的作用力很强，使得阳离子周围保持有一层水分子。离子大小以及离子表面积是水分子极化的决定因素。离子的水合数目随离子半径的增大而降低。药物在结晶过程中，溶剂分子进入晶格使药物晶型发生改变，形成药物的溶剂化物。若溶剂是水，则形成水合物。一般水合物的溶解度最小，其次是无水物，而其他溶剂化物的溶解度要大于无水物。如琥珀酸磺胺嘧啶水合物的溶解度为 10mg/ml，无水物溶解度为 39mg/ml，戊醇溶剂化物的溶解度为 80mg/ml。

**3. 温度**    温度对溶解度的影响取决于溶解过程是吸热（$\Delta H_s > 0$），还是放热过程（$\Delta H_s < 0$）。当 $\Delta H_s > 0$ 时，溶解度随温度升高而升高；反之，溶解度随温度升高而降低。药物溶解过程中其溶解度与温度的关系如下：

$$\ln \frac{S_1}{S_2} = \frac{\Delta H_s}{R} \left( \frac{1}{T_1} - \frac{1}{T_2} \right) \qquad \text{式（3-2）}$$

式中，$S_1$、$S_2$ 分别为在温度 $T_1$ 和 $T_2$ 下的溶解度；$R$ 为摩尔气体常数；$T$ 为热力学温度；$\Delta H_s$ 代表摩尔溶解焓，J/mol。若已知溶解焓 $\Delta H_s$ 与某一温度下的溶解度 $S_1$，则可由式（3-2）求得 $T_2$ 下的溶解度 $S_2$。

**4. pH 与同离子效应**

（1）pH 的影响    多数药物为有机弱酸、弱碱及其盐类，这些药物在水中的溶解度受 pH 的影响很大。对于弱酸性药物，若已知 $pK_a$ 和特性溶解度 $S_0$，由式（3-3）即可计算任何 pH 值下的表观溶解度，也可由此式计算得到弱酸药物沉淀析出的最低 pH，常以 $pH_m$ 表示。

$$pH_m = pK_a + \lg \frac{S - S_0}{S_0} \qquad \text{式（3-3）}$$

对于弱碱性药物，若已知 $pK_a$ 和特性溶解度 $S_0$，由式（3-4）即可计算任何 pH 下的表观溶解度，同样可计算出弱碱药物沉淀析出的最高 pH，以 $pH_m$ 表示。

$$pH_m = pK_a + \lg \frac{S_0}{S - S_0} \qquad \text{式（3-4）}$$

（2）同离子效应    若药物的解离型或分子型是限制药物溶解的组分，则在溶液中与药物相关的离子浓度通常是影响药物溶解度大小的决定因素。向难溶性盐类饱和溶液中加入含有相同离子的化合物时，通常其溶解度降低，这一现象称为同离子效应（common - ion effect）。例如许多盐酸盐类药物在 0.9% 的氯化钠溶液中的溶解度比在水中小。

# 第二节    增加药物溶解度的方法

## 一、增溶、助溶及潜溶

### （一）增溶作用及增溶剂

在药物制剂研发过程中，一些挥发油、脂溶性维生素、甾体激素等许多难溶性药物在水中的溶解度很小，达不到治疗所需的浓度，此时经常利用加入表面活性剂的方法来增加药物在水中的溶解度。增溶（solubilization）是指某些难溶性药物在表面活性剂的作用下，在溶剂中增加溶解度并形成溶液的过程。被增溶的物质称为增溶质（solubilisate）；具有增溶能力的表面活性剂称增溶剂（solubilizers）。

**1. 增溶作用机制**    表面活性剂之所以能增大难溶性药物的溶解度，是由于其在水溶液中达到临界胶束浓度（critical micelle concentration，CMC）后形成"胶束"。胶束内部是由亲油基团排列而成的一个极小的非极性疏水空间，而外部是由亲水基团形成的极性区。非极性物质可以进入胶束内核的非极性区域而被增溶。带极性基团的物质则以其非极性基团（如苯环、烃链）插入胶束内部，极性基团（如酚羟基、羧基）则伸入胶束外层的极性区中。极性物质由于分子两端均含有极性基团，可完全被胶束外层的极性链所吸附而被增溶。由于胶束的大小属于胶体溶液的范围，因此药物被胶束增溶后仍呈现为澄明溶液，溶解度增大。

**2. 影响增溶作用的因素** 许多因素能影响表面活性剂对药物的增溶作用。

（1）增溶剂的性质 在同系物增溶剂中形成胶束的大小随碳原子数的增加而增大，CMC 减小，胶束聚集数增加，增溶量随之增加；有支链结构的增溶剂的增溶作用小于相同碳原子数的直链结构的增溶剂；当增溶剂的碳链上含有不饱和键或极性基团时，增溶作用减弱。由于不同类型的表面活性剂具有不同的分子结构和 CMC，故其对药物的增溶作用存在差异。由于非离子表面活性剂具有更小的 CMC 和更多的胶束聚集数，而阳离子表面活性剂可形成更为疏松胶束，因此具有相同亲油基的各类表面活性剂对烃类和极性有机物的增溶顺序为：非离子表面活性剂 > 阳离子表面活性剂 > 阴离子表面活性剂。

此外，增溶剂加入顺序也会影响其增溶能力，一般认为，将增溶质和增溶剂先行混合要比增溶剂先与水混合的增溶效果好。

（2）增溶质的性质

1）极性的影响 对强极性和非极性药物而言，非离子表面活性剂的 HLB 值越大，增溶效果越好；对极性低的药物则正好相反。如聚山梨酯类非离子表面活性剂对非极性的维生素 A 的增溶作用随 HLB 值的增大而增强，但对弱极性的维生素 A 棕榈酸酯则相反。

2）结构的影响 增溶质同系物随着烃链的增加，其增溶剂的增溶能力降低；不饱和化合物比它们对应的饱和物更易溶解；增溶质的碳氢链支链对溶解度影响较小，但环状化合物支链增加可使增溶量增加。

3）解离度的影响 不解离的极性药物和非极性药物易被表面活性剂增溶，而解离药物往往因其水溶性原因，进一步增溶的可能性较小，甚至可使溶解度降低。当解离药物与带有相反电荷的表面活性剂混合时，在不同配比下可能出现增溶、形成可溶性复合物或不溶性复合物等复杂情况。解离药物与非离子表面活性剂的配伍很少形成不溶性复合物，但 pH 可明显影响药物的增溶量。对于弱酸性药物，在偏酸性环境中具有较大程度的增溶；对于弱碱性药物，在偏碱性条件下具有较大程度的增溶；对于两性药物则在等电点具有最大程度的增溶。

4）多组分增溶质的增溶 制剂处方中存在多种组分时，对主药的增溶效果取决于表面活性剂的相互作用，如多种组分与主药竞争同一增溶位置可使主药增溶量减小；某一组分吸附或结合表面活性剂分子会造成对主药的增溶量减少；某些组分也可扩大胶束体积而增加对主药的增溶等。如苯甲酸可增加羟基苯甲酸甲酯在聚氧乙烯脂肪醇醚溶液中的溶解度。

5）其他成分的影响 抑菌剂或抗菌药物在表面活性剂溶液中可能因被增溶而降低其活性，该情况下须增加抑菌剂或药物的用量。在表面活性剂中的溶解度越高，要求抑菌剂的浓度就越大。如对羟基苯甲酸丙酯和丁酯的抑菌浓度比甲酯和乙酯低得多，但在表面活性剂溶液中前者却需要更高的浓度方能达到相同的抑菌效果，是因为丙酯和丁酯更容易在胶束中增溶。

（3）温度的影响 离子表面活性剂温度升高，分子热运动增加，使胶束产生增溶的空间增大，因而增溶量增大。对聚氧乙烯醚类的非离子表面活性剂，温度升高，聚氧乙烯基水化作用减弱，CMC 减小，胶束聚集数增加，使非极性有机化合物增溶量增加，而极性有机物在表面活性剂昙点以下增溶量增大，若温度继续增高，造成聚氧乙烯基脱水，减小了极性有机物增溶空间，致使增溶量减少。

**3. 增溶对化学稳定性的影响** 药物增溶后的稳定性可能与胶束表面的性质、结构、药物本身的降解途径、环境 pH、离子强度等多种因素有关。例如酯类药物在碱性水解反应中，水解中间产物为带负电荷的阴离子，可与阳离子表面活性剂的正电荷加速反应的进行，阴离子表面活性剂对反应则产生抑制作用。

## （二）助溶作用及助溶剂

在药剂学处方设计中，根据药物的性质和结构特点，有时通过在溶剂中加入第三种物质与难溶性药物形成可溶性的分子间络合物、复盐、缔合物等以增加难溶性药物溶解度。这种增加药物溶解度的作用称为助溶（hydrotropy），加入的第三种物质称为助溶剂（hydrotropic agent）。助溶剂多为低分子化合物（非表面活性剂），与药物形成络合物后可数倍甚至数十倍增加药物的溶解度。如碘在水中的溶解度为 1∶2950，加入适量的碘化钾（助溶剂）后可明显增加碘在水中的溶解度，可配成含碘 5% 的水溶液。其增加碘溶解度的机制是碘与助溶剂碘化钾形成了分子间络合物 $KI_3$。

### （三）潜溶剂

为了提高难溶性药物的溶解度，常常使用两种或多种混合溶剂。在混合溶剂中各溶剂达到一定比例时，药物的溶解度出现最大值，这种现象称潜溶（cosolvency），这种溶剂称为潜溶剂（cosolvent）。可与水形成潜溶剂的有：乙醇、丙二醇、甘油、聚乙二醇等。如甲硝唑在水中的溶解度为 10%（$W/V$），如果使用水 – 乙醇混合溶剂，则溶解度可提高 5 倍。再如醋酸去氢皮质酮注射液是以水 – 丙二醇为溶剂制备的。

## 二、盐型和晶型的选择

### （一）盐型

将难溶性药物制成可溶性盐类解决难溶性药物溶解度的常用方法。有机弱酸弱碱药物制成可溶性盐可提高其溶解度，如将生物碱加酸或者将有机酸加碱皆可形成盐类从而增加其在水中的溶解度。在酸或碱的选择上要从成盐后的溶解度、pH、刺激性和成盐后的稳定性等多方面考虑，如青霉素钾盐比钠盐具有较低的刺激性，乙酰水杨酸钙盐比钠盐的溶解度大且稳定。

### （二）晶型

多晶型现象在有机药物中广泛存在，同一化学结构的药物，由于结晶条件（如溶剂、温度、冷却速度等）不同，形成结晶时分子排列和晶格结构不同，因而形成不同的晶型，即产生多晶型（polymorphism）。晶型不同，导致晶格能不同，药物的熔点、溶解速度、溶解度等也不同。如维生素 $B_2$ 有三种晶型，在水中溶解度分别为：Ⅰ 型 60mg/L，Ⅱ 型 80mg/L，Ⅲ 型 120mg/L。

无定形（amorphous form）为无结晶结构的药物，无晶格约束，自由能大，所以溶解速度和溶解度较结晶型药物大。如新生霉素在酸性水溶液中形成无定形，其溶解度比结晶型大 10 倍，溶出速度快，吸收也快。

假多晶型（pseudopolymorphism）药物是在药物结晶过程中，溶剂分子进入晶格使晶型发生变化，形成药物的溶剂化物（solvate）。如溶剂为水，即为水合物。溶剂化物与非溶剂化物的熔点、溶解度和溶解速度等物理性质不同，这是由于结晶结构改变影响晶格能所致。在多数情况下，溶解度和溶解速度按无定形 > 无水物 > 水合物的顺序排列。

## 三、固体分散体 📱微课

### （一）概述

固体分散体（solid dispersion）是利用一定方法（如熔融法、溶剂法、溶剂 – 熔融法）将难溶性药物高度分散在固体分散材料中形成的一种固体分散物。

固体分散体能够将药物高度分散，形成以分子、胶体、微晶或无定形的分散状态。药物以单分子形式均匀分散于固体分散体中（"固体溶液"或单相无定形态），药物分子间无晶格结构束缚，因此在溶出时，无需克服晶格能，从而极大提高了药物的溶出速度和表观溶解度，进而提高其生物利用度。应用固体分散体不仅可明显提高药物的生物利用度，而且可降低毒副作用。如吲哚美辛 – PEG 6000 固体分散体丸剂剂量是市售片剂剂量的一半时，药效相同，而对胃刺激性显著降低。

### （二）固体分散体载体材料

固体分散体的溶出速率很大程度上取决于载体材料的特性。载体材料应具有下列条件：①水溶性；②生理惰性、无毒；③不与药物发生化学反应，不影响药物化学稳定性；④不产生与药物治疗目的相反的作用；⑤能达到药物的最佳分散状态；⑥来源易得、成本低廉。常用载体材料可分为水溶性、难溶性和肠溶性三大类，而增加药物溶出速率的主要为水溶性载体材料，常用的水溶性载体材料有高分子聚合物、表面活性剂、有机酸、糖类以及纤维素衍生物等。

**1. 聚乙二醇（PEG）**　具有良好的水溶性（1∶2～1∶3），亦能溶于多种有机溶剂，可使某些药物以分子状态分散，并可阻止药物聚集。最常用的是 PEG 4000 和 PEG 6000，它们的熔点低（50～63℃），毒性小，化学性质稳定，能与多种药物配伍。

**2. 聚乙烯吡咯烷酮（PVP）类**　为无定形高分子聚合物，无毒，熔点较高，对热稳定，易溶于水和多种有机溶剂，对许多药物有较强的抑晶作用，但贮存过程中易吸湿而析出药物结晶。PVP 类的规格有：PVP K-15（平均相对分子量 $M_{av}$ 约 8000）、PVP K-30（平均相对分子量 $M_{av}$ 约 50000）、PVP K-90（平均相对分子量 $M_{av}$ 约 1000000），不同分子量的 PVP 都可用作固体分散体的载体。如 2012 年 FDA 批准的用于治疗结直肠癌的药物瑞戈非尼，与 PVP 形成固体分散体后，可有效提高药物溶出度和口服生物利用度。

**3. 表面活性剂类**　作为载体材料的表面活性剂大多含有聚氧乙烯基，其特点是溶于水或有机溶剂，载药量大，在蒸发过程中可阻止药物析出结晶，是理想的速释载体材料。如泊洛沙姆 188（poloxamer 188，商品名为 Pluronic F68）、聚氧乙烯（PEO）、聚羧乙烯（PC）等。

**4. 纤维素衍生物类**　如羟丙纤维素（HPC）、羟丙甲纤维素（HPMC）等，是优良的水溶性载体，能够有效促进难溶性药物溶出。已上市的抗利尿激素受体拮抗剂托伐普坦片，采用喷雾干燥技术制备托伐普坦与 HPC 的固体分散体，提高了溶出度和口服生物利用度。

**5. 小分子有机物**　除上述高分子材料外，糖类、醇类及有机酸类小分子，也可以作为固体分散体的载体材料。如壳聚糖、右旋糖酐、山梨醇、甘露醇、枸橼酸、琥珀酸等。

### （三）固体分散体的制备

不同药物采用何种制备方法，主要取决于药物性质和载体材料的结构、性质、熔点及溶解性能等。药物固体分散体的制备方法如下。

**1. 熔融法（fusion）**　将药物与载体材料混匀，加热至熔融，在剧烈搅拌下迅速冷却成固体，或将熔融物倾倒在不锈钢板上形成薄层，用冷空气或冰水浴使其骤冷成固体。该法简单易行，较适合对热稳定的药物，为缩短药物的受热时间，可先将载体加热熔融，再加入药物粉末。该法的制备工艺关键在于：搅拌速度要快且均匀，冷却要迅速，以达较高的饱和状态，使多个胶态晶核迅速形成，而不致形成粗晶。

近年来也发展了一系列改良的熔融法，包括熔融挤出法和滴制法。熔融挤出法（hot-melt extrusion）是将药物与载体在熔融挤出机中熔融并混合，然后挤出成形为片状、颗粒、棒状，再进一步加工成片剂。在制备过程中，通常需加入增塑剂，以降低熔融挤出温度并便于操作。商品化灰黄霉素-PEG 固体分散体即使用该法制备。滴制法是将药物与基质加热熔化混匀后，滴入不相溶的冷凝液中，冷凝收缩可制成固体分散体滴丸。常用的冷却液有液状石蜡、植物油、甲基硅油以及水等。

**2. 溶剂蒸发法（solvent evaporation）**　将药物与载体材料共同溶解于有机溶剂中，蒸去有机溶剂后使药物与载体材料同时析出，即可得到药物在载体中混合而成的共沉淀物。常用的有机溶剂有三氯甲烷、无水乙醇、95% 乙醇、丙酮等。喷雾干燥技术是溶剂蒸发法的典型代表。使用有机溶剂溶解药物和高分子载体材料，溶解后的溶液，经喷雾干燥过程，在喷嘴处经高温压缩气体（常用氮气，且温度略高于有机溶剂沸点）喷射后，有机溶剂挥发，药物与载体材料以疏松粉末状态析出，该粉末经后续工艺处理如压片或胶囊填充后，制备成最终的制剂。使用喷雾干燥技术制备的固体分散体，药物以无定形或单分子状态均匀分散于载体中，且喷雾干燥所得粉体呈多孔状，有利于提高药物溶出速度。此外，与熔融法相比，喷雾干燥技术更适合于热不稳定药物，但该方法也存在环保、易爆等风险。

**3. 其他方法** 除熔融法、溶剂蒸发法外，溶剂－熔融法（solvent－fusion）、研磨法（milling）也可以用于制备固体分散体。溶剂－熔融法将药物先溶于适当溶剂中，再将其加入到已熔融的载体材料中均匀混合后，按熔融法冷却处理。研磨法是将药物与较大比例的载体材料混合后，强力持久地研磨一定时间，不需加溶剂而借助机械力降低药物的粒度，或使药物与载体以氢键相结合形成固体分散体。

### （四）固体分散体的物相鉴定

药物与载体材料形成的固体分散体可用下列方法进行物相鉴定。

**1. 溶解度及溶出速率** 形成固体分散体后，无论是何种类型的固体分散体，药物的溶解度和溶出速率会有所改变。如药物伊曲康唑与尤特奇 E100 制备成固体分散体后，5 分钟药物溶出即可达到 90%以上。

**2. 热分析法** 通过差示扫描量热法（DSC）实验，比较药物、载体、药物载体混合物以及药物载体形成的固体分散体的 DSC 结果，可通过固体分散体中药物特征吸热峰（如熔点峰）改变或消失来判断是否形成固体分散体。

**3. X 射线衍射法** 每一种药物在不同的衍射波段有晶体的特征衍射峰，形成固体分散体后这些峰均消失，说明药物是以无定形态存在于固体分散体中。

**4. 红外光谱法** 药物分子与载体分子的典型特征峰，如羰基、羧基、氨基等基团，在形成固体分散体后，由于药物分子与高分子载体分子间形成了氢键等分子间作用力，上述基团会因氢键作用出现"红移"或"蓝移"。上述特征峰波数变化，也是固体分散体形成的证据。

**5. 核磁共振波谱法** 核磁共振是另一种鉴别固体分散体形成的光谱技术。形成固体分散体后，已有基团的化学位移峰会消失，也会由于新的分子间作用而产生新的化学位移峰。用来鉴别固体分散体的核磁共振技术以固态核磁共振法（solid state NMR）为主。

### （五）基于固体分散体技术的上市药品

2012 年至 2023 年，美国食品药品管理局（FDA）一共批准了 48 个基于固体分散体技术的药品上市。其中有 36 个制剂，在其微观结构中原料药以无定形态存在，用于解决药物溶解度低、药物溶出速度慢等问题。这些药品覆盖了 10 个治疗领域（包括抗肿瘤、抗病毒、抗真菌感染、呼吸系统疾病等），且以抗肿瘤和抗病毒药物居多。这些基于固体分散体技术上市的药品，有 54% 使用喷雾干燥技术制备，有 35% 使用热熔挤出技术制备。在所使用的高分子载体材料中，以共聚维酮（PVP 及 PVPVA）和醋酸羟丙甲纤维素琥珀酸酯（HPMCAS）最多，分别占 49% 和 30%。

奥拉帕尼（olaparib）是一种腺苷酸二磷酸核糖转移酶（PARP）抑制剂，临床用于治疗卵巢癌，该药物疗效确切，可显著延长患者的无进展生存期（11.2 个月 vs 4.3 个月）。奥拉帕尼在水中几乎不溶，限制了该药物口服制剂的临床应用。第一代奥拉帕尼口服制剂以胶囊剂上市，胶囊剂采用月桂酰聚乙二醇甘油酯增溶，但载药量较低，每日需口服 16 粒胶囊（8 粒/次）才能达到治疗效果。第二代奥拉帕尼口服固体制剂以片剂形式上市，其制剂核心技术即为熔融挤出制备固体分散体。该制剂使用聚乙烯吡咯烷酮－乙酸乙烯共聚物（PVP－VA64）为载体材料，在约 240℃ 与药物经熔融挤出制备固体分散体，挤出物的平衡溶解度（表观溶解度）是纯药物的 10 倍。经固体分散体技术处理后，提高了载药量，降低服药量至每日 8 片（4 片/次），生物利用度与胶囊剂相似，且片剂上市后胶囊剂即停止生产。泊沙康唑

（posaconazole）是第二代三唑类抗真菌药物，广泛应用于侵袭性真菌病的预防和治疗，是恶性真菌感染的一线治疗药物。泊沙康唑的溶解度呈明显的 pH 依赖性（胃液环境溶解度约为 0.8mg/ml，中性或小肠液环境溶解度小于 1μg/ml）。口服给药后，出现药物在胃中全部溶解而转运至小肠后结晶析出的现象，导致口服生物利用度较差。第一代泊沙康唑口服制剂以口服混悬液形式上市，但该口服液生物利用度低，个体差异大。第二代泊沙康唑口服固体制剂采用固体分散体技术，改善其在碱性环境中的溶解度。泊沙康唑片使用 HPMCAS 为载体材料，经熔融挤出工艺处理后，泊沙康唑药物分子以单分子形式均匀分布于 HPMCAS 分子间隙中，形成均相"固体溶液"，显著提高口服生物利用度，如图 3－3 所示，等剂量给药后（100mg），经熔融挤出处理后的片剂或胶囊剂，体内暴露量显著高于口服液。

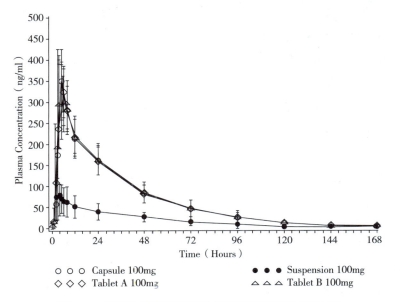

图 3－3　熔融挤出制备的泊沙康唑片和胶囊与泊沙康唑
口服液单次口服 100mg 后的人体药时曲线

## 四、包合物

### （一）概述

包合物（inclusion compound，inclusion complex）系指一种分子被全部或部分包含于另一种分子的空穴结构内形成的特殊复合物。这种包合物是由主分子（host molecule）和客分子（guest molecule）组成，主分子是包合材料，具有空穴结构，足以将客分子（药物）容纳在内。

药物分子与包合材料分子通过范德华力形成包合物后，溶解度增大，稳定性提高，可实现液体药物粉末化，可防止挥发性成分挥发，掩盖药物不良气味和味道，调节释药速度，提高药物的生物利用度，降低药物的刺激性和毒副作用等。

### （二）常用包合材料

**1. 环糊精**　环糊精（cyclodextrin，CD）是淀粉经"环糊精葡萄糖转位酶"（cyclodextrin glucano-transferase）作用后生成的 6~10 个葡萄糖分子的环状低聚多糖，以 1,4－糖苷键连接成环，有 α、β、γ三种环状结构，分别由 6、7、8 个葡萄糖分子构成。

α－环糊精在 20 世纪 50 年代初期就已研究成熟，但由于溶解度大，需用溶剂提纯，成本高且有一定毒性，相对来讲 β－环糊精溶解度低，容易结晶和分离提纯而且成本低、无毒。经 X 射线衍射和核磁共振证实了它们的立体结构，为环状空心圆柱体结构，2、3 位的—OH 排列在空隙开口处，6-OH 排在另一端开口处，呈亲水性；而6-CH₂排在糖苷键结合处，O原子排在空隙内部，呈疏水性。说明CD上层、中层、下层分别由不同基团组成。α、β、γ-环糊精由于其葡萄糖分子的数目不同，圆筒的内外径也不同，α最小，γ最大，而β大小适中，用途最为广泛。

**2. 环糊精的衍生物** β-环糊精具有适宜的空穴大小，但其水溶性较低，对环糊精结构修饰可进一步改善环糊精的理化性质。

（1）羟丙基-β-环糊精 呈无定形，极易溶于水。β-环糊精的葡萄糖残基中有C-2、C-3和C-6三个羟基的氢原子可以被羟丙基取代。控制反应条件可以分别形成以2-羟丙基-β-环糊精为主或以3-羟丙基-β-环糊精、6-羟丙基-β-环糊精为主的羟丙基-β-环糊精混合物。羟丙基-β-环糊精混合物是目前研究最多、对药物增溶和提高药物稳定性最好的环糊精衍生物。

（2）磺丁基-β-环糊精 是β-环糊精6位（也包括2、3位）—OH被磺丁基（CH₂）₄SO₃H取代的产物，按不同的取代度可以分为单取代、多取代和全6位取代的β-环糊精，分子式也不同。磺丁基-β-环糊精安全性较高，可用于静脉注射给药，且对难溶性药物增溶能力较强。如泊沙康唑注射液即采用磺丁基-β-环糊精包合泊沙康唑药物分子，提高溶解度，达到注射液所需目标药物浓度。

### （三）包合物的制备

**1. 饱和水溶液法** 饱和水溶液法又称重结晶法或共沉淀法，先将环糊精制成饱和水溶液加入客分子化合物（对于水中难溶的客分子，可加少量溶媒）溶解后再加入环糊精的饱和溶液中，搅拌直至形成包合物。用适当方式（如冷藏、浓缩或加入沉淀剂）使包合物可定量分离出来，再将得到的固体包合物过滤、洗涤、干燥即得。

**2. 研磨法** 将环糊精加入2~5倍量水混合均匀后，再加入客分子药物（难溶性药物可先溶解于有机溶剂中）充分研磨至糊状，低温干燥后，用适宜溶媒洗涤除去未包封药物，再次干燥即得。

**3. 超声波法** 在β-环糊精加入客分子药物，混合后立即用超声波发生器在适宜的强度下超声适当时间以代替搅拌，将析出的沉淀过滤，适当溶剂洗涤，干燥即得。

**4. 冷冻干燥法** 先将药物和饱和材料在适当溶剂中包合，再采用冷冻干燥法除去溶剂。采用冷冻干燥法制得的包合物易溶于水，适合于不容易析出沉淀或加热容易分解变色的药物。该法制得的包合物成品疏松，溶解性好，可制备注射用无菌粉末。

**5. 喷雾干燥法** 先将药物和包合材料在适当溶剂中包合，再采用喷雾干燥法除去溶剂。采用喷雾干燥法制得的包合物易溶于水，适合于难溶性、疏水性药物包合物的制备。虽然该法热空气的温度高，但由于物料温度低，受热时间短，适合大批量生产。

### （四）包合物的物相鉴定

与固体分散体物相鉴别技术类似，药物与环糊精是否形成包合物，也可以通过X射线衍射、红外光谱、核磁共振波谱法、热分析法等技术手段鉴别。药物分子与环糊精形成包合物后，分子间作用力、晶格结构（或转为无定形）等发生变化，这些变化均可由上述表征技术手段鉴别。此外，药物分子被包合前后，其光谱（如光吸收强度）行为会发生变化，因此荧光光度法、紫外-可见分光光度法、圆二色谱法也可用于鉴别包合物是否形成。

## 五、纳米化

### （一）概述

对于可溶性药物，药物粒子大小对溶解度影响不大，而对于难溶性药物，粒径大于2μm时，根据Noyes-Whitney方程，粒径对溶出速度影响较大，但对溶解度几乎无影响。但当药物粒径小于100nm

时，溶解度随粒径的减小而增大，这一规律可以用 Ostwald – Freundlich 方程表示。可以用减小粒径的办法来增大难溶性药物的溶解度，通过微粉化技术特别是纳米化技术可提高难溶性药物的溶解度。

### （二）纳米化的方法

**1. 粉碎法**　粉碎是药剂学制备工艺过程的重要操作步骤之一，目的在于提高固体药物的分散度，有利于各成分的混合均匀、提高难溶性药物的溶出速度和生物利用度等，然而普通的粉碎方法（球磨机粉碎、滚压机粉碎、冲击式粉碎、胶体磨粉碎、气流粉碎等）能达到的最小粉碎粒径约为 4μm，达不到纳米化要求，这是由于固态粉碎粒径至一定程度后，在降低表面自由能趋势作用下，已经粉碎的粒子会再次聚集。采用湿法介质研磨技术，在微粒表面电荷排斥作用和所吸附高分子空间位阻作用下，药物粒子能够粉碎并且维持在纳米水平。

**2. 纳米结晶法**　纳米结晶（nanocrystal）也称纳米混悬液，是以表面活性剂或聚合物为稳定剂，将药物颗粒分散在液体介质中形成的粒径在 1μm 以下的纯药物亚微胶体分散系，处于纳米范围，常用均质法（homogeneous）制备。

# 第三节　药物的溶出与释放

## 一、概述

溶出（dissolution）和释放（release）是药物制剂研究与开发过程中重要的药剂学特性参数，溶出度和释放度是评价药物制剂质量的内在指标，是制剂质量控制的重要手段。但溶出度或释放度的检查结果只有在与体内吸收有较好相关性时，才能达到控制制剂质量的目的。

## 二、药物的溶出速度

### （一）药物溶出速度的表示方法

药物的溶出速度是指单位时间药物溶解进入溶液主体的量。溶出过程包括两个连续的阶段，首先是溶质分子从固体表面溶解，形成饱和层，溶质分子通过饱和层和溶液主体之间形成扩散层，然后在对流作用下进入溶液主体内。固体制剂的溶出速度主要受扩散层的扩散控制，可用 Noyes – Whitney 方程表示。

$$\frac{dC}{dt} = \frac{DS}{hV}(C_s - C) \qquad\qquad 式（3-5）$$

式中，$D$ 为溶质在溶出介质中的扩散系数；$S$ 为溶质的表面积；$V$ 为溶出介质的体积；$h$ 为扩散层的厚度；$C_s$ 为溶质的溶解度；$C$ 为 $t$ 时间时溶液中溶质的浓度。

### （二）影响药物溶出速度的因素

根据 Noyes – Whitney 方程，下列因素影响溶出速度。

**1. 固体的粒径和表面积**　同一重量的固体药物，其粒径越小，表面积越大；对同样大小的固体药物，孔隙率越大，表面积越大；对于疏水性较强的颗粒状或粉末状药物，为了减少和避免在溶出介质中结块，可加入润湿剂以改善固体粒子的分散度，增加溶出界面。

**2. 温度**　温度升高，药物的溶解度 $C_s$ 增大，溶出介质黏度降低，有利于扩散，从而加快药物的溶出速度。

**3. 溶出介质的性质**　常用的溶出介质有蒸馏水、不同浓度的盐酸、不同 pH 的缓冲液或在上述溶出介质中加入少量表面活性剂。

**4. 溶出介质的体积** 当溶出介质体积较小时，随着药物的不断溶解，溶液中药物浓度升高，溶出速度变慢，逐渐偏离体内实际溶出状态（在人体胃肠道内，已经溶解的药物会因跨膜转运作用吸收入血，所以胃肠液中已经溶解的药物浓度处于较低水平）。因此在测定溶出速度时，应提供足够体积的溶出介质，一般要求所用样品全部溶出后的最终浓度应在该样品溶解度的 10% ~ 20%，才能达到保证试验结果准确性的漏槽条件（sink condition）。

**5. 扩散系数** 药物在边界层的扩散系数越大，溶出速度越快。在温度一定的条件下，扩散系数大小受溶出介质的黏度和药物分子大小的影响。

**6. 扩散层厚度** 扩散层厚度越大，溶出速度越慢。扩散层的厚度与搅拌程度有关，搅拌速度快，扩散层薄，溶出速度快。当测定溶出速度时，一定要控制搅拌速度，搅拌速度越快，药物溶出速度越快，但与口服给药后的真实情况有较大差距，体内外相关性变差。

### 知识拓展

#### 溶出度与仿制药一致性评价

仿制药一致性评价指对已经批准上市的仿制药，按与原研药品质量和疗效一致的原则，分期分批进行质量一致性评价，就是仿制药需在质量与药效上达到与原研药一致的水平。仿制药一致性评价研发过程中包括药学研究和人体生物等效性研究，其核心评判标准为仿制药与原研药生物等效。为达到这一标准，在口服固体制剂仿制药研发过程中，需要做大量的溶出度试验，对比仿制药与原研药在多种溶出介质中溶出度或释放度的相似性。溶出介质至少包括纯水、pH 1.2、pH 4.5、pH 6.8 四种介质，用来模拟人体从胃液至小肠液的 pH 范围。当在多种介质中，仿制药与原研药的溶出度相似因子大于 50 时（$F2 > 50$），可以考虑开展临床生物等效性研究，以降低生物等效性试验风险。

## 三、药物的释放

### （一）药物溶出与释放对不同剂型的适用性

溶出度系指药物在规定条件下从制剂中溶出的速度和程度，是片剂、胶囊剂、颗粒剂等速释型固体制剂质量评价的重要指标。《中国药典》规定制剂溶出度结果判定标准为一定时间内的累积溶出量不低于规定标准。释放度系指药物在规定条件下从缓释制剂、控释制剂、肠溶制剂及透皮贴剂等缓释、控释、迟释制剂中释放的速度和程度。

缓释制剂的释放度评价应从释药曲线图中至少选出 3 个取样点，第一点为释放开始 0.5 ~ 2 小时，用于考察药物是否有突释；第二点为中间的取样时间点，用于确定释药特性；最后的取样时间点，用于考察药物释放是否完全。

控释制剂除以上三点外，还应增加两个取样时间点，此五个取样时间点可用于表征体外控释制剂的药物释放度。

### （二）影响药物释放的因素

缓控释制剂的类型主要有骨架型和贮库型两种。药物以分子、结晶或微粒形式分散在各种载体材料中，或药物被包括在聚合物膜内。两种类型的缓控释制剂的释药原理主要有溶出、扩散、溶蚀、渗透压、离子交换等。因此影响其释放的因素也根据其释药原理的不同而不同，除释放温度、释放介质、搅拌速度等释放条件对药物释放产生影响外，概括起来有以下因素可能对制剂中药物释放产生影响。

（1）盐类类型和药物粒子大小是以减慢溶出为原理的缓控释制剂的主要影响因素。

（2）聚合物分子量、黏度和致孔剂是以减慢扩散速率为原理的缓控释制剂的主要影响因素。

（3）膜渗透性能和聚合物吸水膨胀性能是以渗透压为原理的缓控释制剂的主要影响因素。

### （三）药物释放模型

为了直观表述制剂的释放行为和释放规律，释药数据可用4种常用数学模型拟合，即零级方程、一级方程、Higuchi方程和Peppas方程，通过方程拟合来判断其释药机制和规律。

# 第四节　药物溶液的性质

## 一、药物溶液的渗透压

### （一）渗透压的概念

半透膜是药物溶液中的溶剂分子可自由通过，而药物分子不能通过的膜。如果半透膜的一侧为药物溶液，另一侧为溶剂，则溶剂侧的溶剂透过半透膜进入溶液侧，最后达到渗透平衡，此时两侧所产生的压力差即为溶液的渗透压（osmotic pressure）。渗透压对注射液、滴眼液、输液等剂型具有重要意义。

溶液的渗透压依赖于溶液中溶质粒子的数量，是溶液的依数性之一，通常以渗透压摩尔浓度（osmolality）表示，它反映的是溶液中各种溶质对渗透压贡献的总和。渗透压摩尔浓度的单位通常以每千克溶剂中溶质的毫渗透压摩尔来表示，可按式（3-6）计算毫渗透压摩尔浓度（mOsmol/kg）：

$$毫渗透压摩尔浓度（mOsmol/kg）= \frac{每千克溶剂中溶解溶质的克数（g）}{分子量} \times n \times 1000 \quad 式（3-6）$$

式中，$n$ 为溶质分子溶解时生成的离子数或化学物种数，在理想溶液中葡萄糖 $n=1$，氯化钠或硫酸镁 $n=2$，氯化钙 $n=3$，枸橼酸 $n=4$。

### （二）渗透压的测定

对于低分子药物采用半透膜直接测定渗透压比较困难，故通常采用测量药物溶液的冰点下降值来间接测定其毫渗透压摩尔浓度。

$$\Delta K_f = K_f m \quad 式（3-7）$$

式中，$K_f$ 为冰点降低常数；$m$ 为渗透压摩尔浓度。

而渗透压符合：

$$P_0 = K_0 m \quad 式（3-8）$$

式中，$P_0$ 为渗透压；$K_0$ 为渗透压常数；$m$ 为溶液重量摩尔浓度。

由于式（3-7）和式（3-8）中的浓度等同，故可以用冰点降低法测定溶液的渗透压摩尔浓度。常用的渗透压计就是采用冰点下降的原理设计的。测定药物溶液的渗透压时，只要能测得药物溶液的冰点降低值，就可求出。对于注射剂、滴眼剂等药物制剂，要求制成等渗溶液，正常人血液的渗透压摩尔浓度范围为 285～310mOsmol/kg，0.9% 氯化钠溶液或 5% 葡萄糖溶液渗透压摩尔浓度与人体血液相当。除冰点渗透压计外，对于难以完全冰冻的体系，如含有高分子材料的滴眼液、注射剂等，也可以采用露点渗透压测定仪。

### （三）等渗与等张

等渗溶液（isoosmotic solution）系指与血浆渗透压相等的溶液，属于物理化学概念，而等张溶液（isotonic solution）系指渗透压与红细胞膜张力相等的溶液，为生物学概念。对于静脉注射剂而言，若将红细胞视为半透膜，在低渗溶液中，水分子穿过细胞膜进入红细胞，使得红细胞破裂造成溶血现象（渗透压低于 0.45% 氯化钠溶液时，将有溶血现象发生）。当注入高渗溶液时，红细胞内水分渗出而发生细胞萎缩，此时只要注射速度足够慢，血液可自行调节使渗透压很快恢复正常，但对于脊髓腔内注射剂而言，由于腔内体液缓冲能力小，受渗透压影响较大，必须调节至等渗。

红细胞膜对于很多药物水溶液来说可视为理想的半透膜，它可让溶剂分子通过，而不让溶质分子通过，因此它们的等渗和等张浓度相等，如0.9%氯化钠溶液。一些溶液在物理概念上是等渗，但在生物学概念上是不等张，其原因是红细胞对于这些药物来说不是理想的半透膜，它们能迅速自由地透过半透膜，同时促使膜外的水分进入细胞引起溶血。此种情况一般需加入氯化钠、葡萄糖等等渗调节剂调节至等张。

由于等渗和等张溶液定义不同，等渗溶液不一定等张，等张溶液亦不一定等渗。在新产品试制中，即使所配制的溶液为等渗溶液，为安全起见，亦应进行溶血试验并通过加入适当等渗调节剂调节成等张溶液。

### （四）常用等渗调节方法

**1. 冰点降低法（freezing point depression method）**　血浆的冰点为 $-0.52℃$，因此任何溶液，只要其冰点降低到 $-0.52℃$，即与血浆等渗。表3-1列出一些药物的1%水溶液的冰点降低数据，根据这些数据可以计算该药物配成等渗溶液的浓度。

等渗调节剂的用量可用式（3-9）计算：

$$W = \frac{0.52 - a}{b} \qquad\qquad 式（3-9）$$

式中，$W$ 为配制等渗溶液所需加入的等渗调节剂的量，%，g/ml；$a$ 为药物溶液的冰点下降度；$b$ 为用以调节等渗的等渗剂1%溶液的冰点下降度。

例3-1　用氯化钠配制100ml等渗溶液，问需要多少氯化钠？

从表3-1中查得，$b=0.58$，纯水 $a=0$，按式（3-9）计算得 $W=0.9\%$。

还可以按下面的方法计算：1%氯化钠溶液的冰点降低为0.58℃，设氯化钠在等渗溶液中的浓度为 $X\%$，则 $1\% : X\% = 0.58 : 0.52$，解之得 $X=0.9\%$，即配制100ml氯化钠等渗溶液需0.9g氯化钠。

例3-2　配制2%盐酸普鲁卡因溶液100ml，需要加多少氯化钠，使成等渗溶液？

由表3-1查得，1%盐酸普鲁卡因溶液的冰点降低为0.12℃，因此2%盐酸普鲁卡因溶液的冰点降低为 $a=0.12\times 2=0.24℃$，1%氯化钠的冰点降低为 $b=0.58℃$，代入式（3-9），得：

$$W = \frac{0.52 - 0.24}{0.58} = 0.478$$

即需增加0.48g的氯化钠，可使100ml 2%的盐酸普鲁卡因溶液成为等渗溶液。

对于成分不明或查不到冰点降低数据的注射液，可通过实验测定冰点降低数据，再依上法计算。

表3-1　一些药物水溶液的冰点降低值与氯化钠等渗当量表

| 药物名称 | 1%（g/ml）水溶液的冰点下降数（℃） | 1g药物的氯化钠等渗当量（g） | 等渗浓度溶液的溶血情况 | | |
| --- | --- | --- | --- | --- | --- |
| | | | 浓度% | 溶血% | pH |
| 硼酸 | 0.28 | 0.47 | 1.9 | 100 | 4.6 |
| 盐酸乙基吗啡 | 0.19 | 0.15 | 6.18 | 38 | 4.7 |
| 硫酸阿托品 | 0.08 | 0.10 | 8.85 | 0 | 5.0 |
| 盐酸可卡因 | 0.09 | 0.14 | 6.33 | 47 | 4.4 |
| 氯霉素 | 0.06 | / | / | / | / |
| 依地酸钙钠 | 0.12 | 0.21 | 4.5 | 0 | 6.1 |
| 盐酸麻黄碱 | 0.16 | 0.28 | 3.2 | 96 | 5.9 |
| 无水葡萄糖 | 0.10 | 0.18 | 5.05 | 0 | 6.0 |
| 含水葡萄糖 | 0.091 | 0.16 | 5.51 | 0 | 5.9 |

续表

| 药物名称 | 1%（g/ml）水溶液的冰点下降数（℃） | 1g 药物的氯化钠等渗当量（g） | 等渗浓度溶液的溶血情况 | | |
| --- | --- | --- | --- | --- | --- |
| | | | 浓度% | 溶血% | pH 值 |
| 氢溴酸后马托品 | 0.097 | 0.17 | 5.67 | 92 | 5.0 |
| 盐酸吗啡 | 0.086 | 0.15 | / | / | / |
| 碳酸氢钠 | 0.381 | 0.65 | 1.39 | 0 | 6.3 |
| 氯化钠 | 0.58 | / | 0.9 | 0 | 6.7 |
| 青霉素 G 钾 | / | 0.16 | 5.48 | 0 | 6.2 |
| 硝酸毛果芸香碱 | 0.133 | 0.22 | / | / | / |
| 聚山梨酯 80 | 0.01 | 0.02 | / | / | / |
| 盐酸普鲁卡因 | 0.12 | 0.18 | 5.05 | 91 | 5.6 |
| 盐酸丁卡因 | 0.109 | 0.18 | / | / | / |

**2. 氯化钠等渗当量法（sodium chloride equivalent method）** 与 1g 药物呈等渗效应的氯化钠量。如盐酸普鲁卡因的氯化钠等渗当量为 0.18，即 1g 的盐酸普鲁卡因于溶液能产生与 0.18g 氯化钠相同的渗透压效应。则每 100ml 药物溶液所需等渗调节剂的用量 $X$ 可用式（3-10）计算。

$$X = 0.9 - EW \qquad \text{式（3-10）}$$

式中，$E$ 为欲配药物的氯化钠等渗当量，g；$W$ 为 100ml 溶液中药物含量，%（g/v）。如果是多组分的复方制剂，可用各成分的氯化钠等渗量加和，即 $EW = E_1W_1 + E_2W_2 + \cdots + E_nW_n$。

例 3-3 配制 100ml 葡萄糖等渗溶液，需要加入多少克无水葡萄糖？

由表 3-1 查得，无水葡萄糖的 $E = 0.18$，氯化钠等渗溶液的浓度为 0.9%，因此在 100ml 溶液中，

$$W = 0.9/0.18 = 5$$

即，5% 葡萄糖溶液为等渗溶液。

例 3-4 配制 2% 盐酸麻黄碱溶液 200ml，欲使其等渗，需加入多少克氯化钠或无水葡萄糖？

由表 3-1 可知，1g 盐酸麻黄碱的氯化钠等渗当量为 0.28g，无水葡萄糖的氯化钠等渗当量为 0.18g。

设所需加入的氯化钠和葡萄糖量分别为 $X_1$ 和 $X_2$，则：

$$X_1 = （0.9 - 0.28 \times 2）\times 200/100 = 0.68g$$
$$X_2 = 0.68/0.18 = 3.78g$$
$$或 X_2 = （5\%/0.9\%）\times 0.68 = 3.78g$$

## 二、药物溶液的 pH 与 p$K_a$

### （一）药物溶液的 pH

**1. 生物体内液的 pH** 人体中各种组织液的 pH 不同，如血清和泪液的 pH 约为 7.4，胰液的 pH 为 7.5~8.0，胃液的 pH 为 0.9~1.2（空腹时；餐后胃内 pH 可升至 3.0），胆汁的 pH 为 5.4~6.9，血浆的 pH 为 7.4。一般血液的 pH 低于 7.0 或超过 7.8 会引起酸中毒或碱中毒，应避免将过低或过高 pH 的大量液体输入体内。

**2. 药物溶液的 pH** 药物溶液的 pH 值偏离体液正常 pH 过大时，容易对组织产生刺激，所以配制输液、注射液、滴眼液和用于伤口的溶液时，必须注意药液的 pH。

在一般情况下，注射液 pH 应在 4.0~9.0 范围内，过酸或过碱在肌内注射时将引起疼痛和组织坏死；眼睛所耐受的 pH 应在 5.0~9.0，一般多选用 6.0~8.0，在此范围内眼睛无不适感。当 pH 小于

5.0 或大于 9.0 时眼睛会有明显的不适感。同时要考虑溶液 pH 对药物稳定性的影响，应选择药物相对稳定的 pH。

**3. 药物溶液的 pH 的测定**　药物溶液 pH 测定多用 pH 计，具体测定方法详见《中国药典》通则 0631。

### （二）药物的解离常数及其测定

**1. 解离常数**　弱电解质药物（弱酸、弱碱）在药物中占有较大比例，具有一定的酸碱性。药物在体内的吸收、分布、代谢和疗效以及对皮肤、黏膜、肌肉的刺激性都与药物的酸碱性有关。药物的解离常数 $pK_a$ 是表示弱电解质药物酸碱性强弱的重要指标。$pK_a$ 越大，碱性越强，其共轭酸的酸性则越弱。

**2. 解离常数的测定**　测定药物解离常数有很多，如电导法、电位法、分光光度法、溶解度法等。具体测定方法可参考有关文献。

## 三、药物溶液的表面张力

药物溶液的表面张力（surface tension）直接影响药物溶液的表面吸附及黏膜吸附，对于黏膜给药的药物溶液需要测定其表面张力。表面张力的测定方法很多，有最大气泡法、吊片法、滴重法等。

## 四、药物溶液的黏度

黏度（viscosity）是指流体对流动的阻抗能力。药物溶液的黏度与注射剂、滴眼剂、高分子溶液剂等制剂的制备与临床应用关系密切；在乳剂、糊剂、混悬剂、凝胶剂、软膏剂等处方设计、制备工艺、质量评价过程中，亦涉及药物制剂的流动性与稳定性。药物溶液的黏度通常使用黏度计测定，各种黏度具体测定方法详见《中国药典》通则 0633。

答案解析

## 思考题

某 BCS Ⅱ类药物（低溶解性、高渗透性），拟采用熔融挤出或喷雾干燥技术制备成无定形固体分散体，改善其溶出速度及表观溶解度。

1. 结合热融挤出技术和喷雾干燥技术的工艺流程并查找文献，总结两种技术各自的优势及缺点？
2. 应测定药物的哪些性质，才能决定采用热融挤出技术或喷雾干燥技术制备固体分散体？
3. 固体分散体制备后，应如何评价改善溶出度的效果？

（杨子毅）

书网融合……

微课

题库

本章小结

# 第四章　表面活性剂

## 学习目标

1. 通过本章学习，掌握表面活性剂的概念、特点、分类及理化性质；熟悉表面张力及表面自由能，表面活性剂的分类方法及其在制剂中的应用；了解表面活性剂的复配及一些新型表面活性剂。

2. 具有自主获取表面活性剂相关技术理论，了解表面活性剂相关信息与发展趋势、发展方向的能力。

3. 树立主动学习的理念，培养严谨求实的科学态度、创新意识和批判性思维，具备实践能力和实践经验，能将所学的知识应用到实际生活中。

## 第一节　表面张力与表面自由能

任何两种不同的物质之间都存在分界面，该分界面称为界面；当一种物质是液体或固体，另一种物质是其饱和蒸汽或者空气时，该界面即为表面。

表面分子受到的作用力与内部分子所受作用力是不同的（图4-1）。恒温恒压下，内部分子受到作用力是均匀的，而表面分子受到的作用力则是不均匀的；处在液相和气相接触的表面分子受到的气相分子的作用力明显小于内部液相分子对它的作用力，于是形成了一个垂直指向液相内部的合力，即表面张力，致使液相表面分子有被拉入液相内部的倾向。因此，表面张力系作用于液体表面上任何部分单位长度直线

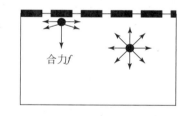

**图4-1　液体内部分子与表面分子受力情况**

上的收缩力，力的方向是与该直线垂直并与液面相切，国际单位为 N/m，常用单位为 mN/m。

界面分子相比内部分子具有更高的势能，在表面张力作用下，液面发生收缩，液体的比表面积增加，内部分子转移至界面成为界面分子。在此过程中，界面分子增加的能量称为表面自由能（surface free energy）。单位表面所增加的能量称为比表面自由能（specific surface free energy）。表面张力和比表面自由能在数值上相等并且具有同样的度量单位，但表达意义并不一致。表面张力为恒温恒压条件下封闭体系增加单位表面积时体系自由能的增加，本质为单位面积上的表面自由能，主要受温度与压力影响且一般为负相关。

表面张力与界面现象在自然界与生活中普遍存在，如毛细上升与下降、吸附、铺展与润湿等。对制剂的生产及研究过程存在明显影响，乳剂、混悬剂、脂质体等的制备与稳定，药物的润湿与溶解，药物的经皮吸收以及在胃肠道的吸收等，都与界面现象有密切的关系。

表面张力的影响因素包括：①物质的本性，液体的表面张力（或表面自由能）是表示将液体分子从体相拉到表面上所做功的大小，与液体分子间相互作用力的性质和大小有关。相互作用强烈，不易脱离体相，表面张力就大；反之，则小。极性液体通常具有较大的表面张力，而非极性液体的表面张力较

小。固体的表面张力通常远高于液体,且常因固体的各向异性而表现出方向性差异。②温度的影响,温度升高,分子键引力减弱,表面张力随温度升高而减小。同时,温度升高,液体的饱和蒸气压增大,气相中分子密度增加,气相分子对液体表面分子的引力增大,导致液体表面张力减小。③压力的影响,压力增大,表面张力减小。

### (一) 液体铺展

对于两种非均相系统,一种液体滴到另一液体的表面,会产生两种表面现象:①分子之间的相互作用使一种液体覆盖在另一种液体表面并形成一层液膜,这种现象称为铺展 (spreading);②形成液珠,以尽量减少接触的表面积,但加入表面活性剂又能铺展或混合。观察一种液体是否在水面上铺展,可将一些滑石粉或活性炭粉末撒在水面上,滴入液体后,如果能够铺展,则固体粉末从滴入位置迅速向四面散开。

铺展现象在药剂学中有重要应用。在制剂中常见的例子是油脂性软膏,适当添加表面活性剂以增加油脂的铺展系数,使它能在皮肤上均匀涂布,因为皮肤是与脂肪酸混合物相类似的极性 – 非极性(水 – 油)层,尤其在渗出液较多的皮肤。因此,改善油脂性软膏的铺展性质非常有必要。普通药物难以透过细胞膜进入细胞,处方中加入与细胞膜成分类似的磷脂等脂质成分制备成脂质体,药物的组织渗透性与透膜性大大增强。此外,铺展现象直接影响药物粉末与黏合剂溶液之间的接触和润湿效果。例如,使用表面张力较低的溶剂或添加表面活性剂可以改善润湿效果,从而提高药物的润湿速率和分布均匀性。

### (二) 润湿

润湿 (wetting) 是液体在固体表面自发地铺展的一种界面现象,与界面张力关系密切。滑石粉或活性炭的密度比水大,却能漂浮于水面上,是固体不被液体润湿的典型例子。

当某一液滴落在固体表面并达平衡时,在固、液、气三相会合点存在如下关系:

$$-\mathrm{d}G = \sigma_{1\text{-}g}(1 + \cos\theta) \qquad \text{式 (4-1)}$$

式中, $-\mathrm{d}G$ 为自由能降低; $\sigma_{1\text{-}g}$ 为固体表面的自由能; $\theta$ 为会合点气液界面切线与固液界面的夹角,称为接触角。

从式 (4-1) 可知,接触角越小,体系表面自由能降低越多,固体表面越容易被液体润湿。通常,当 $\theta < 90°$ 时表示可润湿; $\theta = 0$ 时, $\cos\theta = 1$ ,表示完全润湿,即液体能在固体表面自发地铺展并完全覆盖于其表面,或固体粉末浸没在液体中,固体分子与液体分子的亲和力大于液体内部的吸引力;当 $\theta > 90°$ 表示不润湿; $\theta = 180°$ 时则为完全不润湿(图 4-2)。

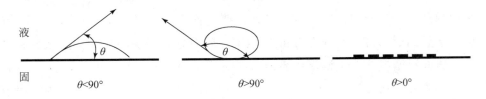

图 4-2 润湿与接触角

润湿在药剂学中的应用非常广泛,如片剂中的崩解剂,既能提高片剂与水的润湿性,也能促进水分子进入片芯,加快崩解;在制备复方硫黄洗剂时,因为硫黄不溶于水,难于分散,加入一定量的表面活性剂能降低固/液界面的接触角,提高润湿性,使药物更好地混悬于体系中。

### (三) 吸附

固体和液体表面层存在表面张力与自由能,而任何体系均趋向于降低自由能以达到稳态;固体表面通过富集气体或溶液中的溶质实现稳态平衡,液体表面依靠吸附于体系的溶质以降低自由能或表面张力，由此产生固/气（液）与液/液（气）界面吸附。吸附可分为物理与化学吸附（如离子交换吸附、氢键吸附等）。影响吸附的因素包括：比表面积、溶解介质、pH、温度与溶质溶解度等。

**1. 液/液（气）吸附**　在一定条件下，纯液体的表面张力由液体的本质决定，大小恒定不变；但当液相中存在其他溶质分子时，该溶质分子可能在界面富集或反富集，导致溶液表面张力的变化。

对于水性介质，不同溶质对水界面的表面张力的影响可分为三种情况：①溶质浓度的增加会导致表面张力的缓慢增加，且为类似线性关系，该类溶质主要为无机电解质等，与水分子具有良好的亲和力；②溶质浓度的增加会导致表面张力的缓慢降低，该类溶质主要为低分子量的极性有机物。该类分子的亲水基的亲水性较弱且水溶性会随着烷基链长的增加而降低；③溶质分子的少量存在会导致表面张力快速降低，但浓度达到一定值时，表面张力的变化很小。该类溶质主要为表面活性剂（图4-3）。

**2. 固/液吸附**　固体从溶液中吸附溶质（如溶剂分子或其他组分）是一种常见的自然现象且有很多应用，如吸附脱色、色谱分离与蛋白质吸附等。相比于液/液（气）吸附，固/液吸附要复杂很多，因为体系同时存在固体-溶质、固体-溶剂与溶质-溶剂相互作用，三者存在竞争性。一般而言，根据 Truable 规则与反 Truable 规则：非极性吸附剂优先吸附极性溶剂中的非极性成分，反之亦然。

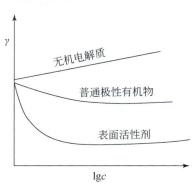

图4-3　不同溶质浓度与表面张力变化

**3. 单分子层 Langmuir 吸附等温式**　假设：①吸附是单分子层；②吸附表面是均匀的；③溶剂与溶质在表面上表面积相同；④相邻的被吸附分子无相互作用。在一定温度下，固体表面的覆盖率 $\theta$ 与压力之间的关系可用以下公式表示：

$$\theta = \frac{Kp}{1+Kp}$$
式（4-2）

式中，$\theta$ 为表面覆盖率（吸附量）；$K$ 为吸附常数（大小表示固体表面吸附气体能力的强弱程度）；$p$ 为压力。

由此可知：当压力足够小时，即 $Kp \ll 1$，$\theta$ 与 $p$ 成线性关系；②当压力足够大时，即 $Kp \gg 1$，$\theta$ 与 $p$ 无关；③表示吸附达到饱和；当压力适中时，吸附量可用上述式（4-2）表述。

固体对溶液中溶质的吸附可用式（4-3）表示：

$$\frac{x}{m} = \frac{V(c_0-c)}{m}$$
式（4-3）

式中，$m$ 为吸附剂的质量，g；$V$ 为溶剂的体积，L；$c_0$ 与 $c$ 分别为吸附前后溶液中溶质的浓度，mol/L；$x$ 为吸附量，mol。

吸附对固体表面性质的影响主要包括：①改变粉体的分散性，如碳粉是非水溶性的，难分散于水中；水中加入表面活性剂后，由于表面活性剂的吸附，使碳粉表面由疏水变为亲水，从而改善碳粉的水分散性。②改变固体（颗粒）的润湿性，由 Young 方程［式（4-4）］可知，溶液中存在表面活性剂时，使得固/液与气/液界面的吸附 $\gamma_{sl}$（固/液界面表面张力）与 $\gamma_{lg}$（固/气界面表面张力）明显下降，从而使接触角 $\theta$ 减小，提高固体表面的润湿性。

$$\cos\theta = (\gamma_{sg}-\gamma_{sl})/\gamma_{lg}$$
式（4-4）

吸附作用对药物制剂的处方设计、药物的释放、吸收与药效等会产生明显影响，主要包括以下几方面。①掩味作用：地西泮吸附于硅酸铝镁胶体颗粒上可以明显掩盖药物的苦味；②增溶与促吸收：一些表面活性剂吸附于难溶性药物分子或颗粒上，能够明显提高药物的溶解度与促进吸收；③导致疗效下降：吸附作用过强可能导致药物难以解吸附，阻碍药物释放和扩散。例如，使用硬脂酸镁作为润滑剂时，硬脂酸阴离子吸附了氯化十六烷基吡啶阳离子，导致药物难以释放，从而降低其生物利用度。再例如，季铵盐类化合物用于皮肤与黏膜杀菌效果理想，但处方中的其他成分与药物间的吸附作用会导致活性降低。

# 第二节　表面活性剂

## 一、表面活性剂的定义和特点

能使液体表面张力发生明显降低的物质称为该液体的表面活性剂（surfactant）。表面活性剂即使在非常低的浓度条件下，也可以使液体的表面张力显著降低，进而改变包括混合、铺展、润湿与吸附等表面现象。

表面活性剂是含有极性亲水基团和非极性疏水基团的两亲性化合物。表面活性剂的这种两亲性特点使其可以集中在溶液表面、两种不相混溶液体的界面或者集中在液体和固体的界面，起到降低表面张力或界面张力的作用。

表面活性剂的疏水基团通常是长度在 8~20 个碳原子的烃链，可以是直链、饱和或不饱和的偶氮链等，疏水结构的变化会引起表面张力降低能力的改变。如疏水基的羟基中引入碳链分支，会导致临界胶束浓度（CMC）值显著增大，进而提高降低表面张力的能力；亲水基团一般为电负性较强的原子团或原子，可以是阴离子、阳离子、两性离子或非离子基团，如羧基、硫酸基、磺酸基、磷酸基、氨基、聚氧乙烯基、糖基等。亲水基团在表面活性剂分子的相对位置对其性能也有影响，亲水基在分子中间较在末端的润湿性作用强，在末端的较在中间的去污作用强。

## 二、表面活性剂的分类

表面活性剂的分类方法有多种：①根据来源，可分为天然表面活性剂和合成表面活性剂。②根据分子组成特点和极性基团的解离性质，分为离子表面活性剂和非离子表面活性剂；离子表面活性剂又可分为阳离子表面活性剂、阴离子表面活性剂和两性离子表面活性剂。③根据溶解性，可分为水溶性表面活性剂和油溶性表面活性剂。④根据分子量，可分为高分子表面活性剂和低分子表面活性剂。

### （一）离子表面活性剂

**1. 阴离子表面活性剂**　阴离子表面活性剂在水中解离后，生成由疏水基烃链和亲水基阴离子组成的表面活性部分及带有相反电荷的反离子。阴离子表面活性剂按亲水基分类，可分为高级脂肪酸盐、硫酸酯盐、磺酸盐、磷酸盐等。该类表面活性剂在 pH 7 以上活性较强，pH 5 以下表面活性较弱。该类表面活性剂具有良好的去污、发泡、分散、乳化和润湿等特性，常用作清洁剂去污剂，但由于毒性较大，在药物制剂中应用较少。

（1）高级脂肪酸盐　通式为 $(RCOO^-)_n M^{n+}$。脂肪酸烃链 R 一般在 $C_{11} \sim C_{17}$ 之间，以硬脂酸、油酸、月桂酸等较为常见。根据 M 的不同，又可分碱金属皂、碱土金属皂和有机胺皂等。

1）碱金属皂（一价皂）　为可溶性皂，是脂肪酸的碱金属盐类，通式为 $RCOO^- M^+$，脂肪酸烃链 R 一般在 $C_{12} \sim C_{18}$，一般为钠盐或钾盐等。如常用的脂肪酸有月桂酸、棕榈酸和硬脂酸等这类表面活性剂在 pH 9 以上稳定，pH 9 以下易析出脂肪酸失去表面活性，多价金属离子如 $Ca^{2+}$、$Mg^{2+}$ 等也可以与其结合成溶性金属皂而破坏制剂稳定性。这类表面活性剂具有良好的乳化油脂的能力，是 O/W 型体系的乳化剂；刺激性大，只做外用。

2）碱土金属皂　不溶性皂，是多价金属的高级脂肪酸皂，如 $Ca^{2+}$、$Mg^{2+}$、$Al^{3+}$ 等。该皂类不溶于水，也不溶于乙醇和乙醚，在水中不解离，不水解，抗酸性比碱金属皂略强。亲水基团强于亲油基团，是 W/O 型乳剂的辅助乳化剂。

3）有机胺皂 是脂肪酸和有机胺反应形成的皂类，有机胺主要是三乙醇胺等有机胺，一般为 O/W 型体系乳化剂。

（2）硫酸酯盐 主要是由硫酸化油和高级脂肪醇形成的硫酸单酯或硫酸双酯，通式为 $ROSO_3^-M^+$，脂肪醇烃链 R 在 $C_{12} \sim C_{18}$ 范围。硫酸单酯易溶于水，双酯不溶于水。因为单酯溶于水后容易逐渐水解成醇和硫酸，故加入碱与硫酸酯中和得到稳定的硫酸酯盐，硫酸酯盐能与一些大分子阳离子药物发生作用。该类表面活性剂乳化性很强，并较皂类乳化剂稳定，即使在低浓度时，对黏膜也有一定刺激性，常作为外用乳膏的乳化剂及固体制剂的润湿剂或增溶剂。常用的高级硫酸酯表面活性剂包括：十二烷基硫酸钠、十二烷基硫酸镁、十八烷基富马酸钠等。

1）十二烷基硫酸钠（sodium dodecyl sulfate，SLS） 又叫月桂醇硫酸钠，结构式为 $C_{12}H_{25}OSO_3Na$。白色至微黄色结晶粉末，略溶于醇，易溶于水，不溶于三氯甲烷。可用作增溶剂、润湿剂、起泡剂或去污剂，临界胶束浓度（40℃）为 $8.6 \times 10^{-3}$ mol/L，亲水亲油平衡（HLB）值为 40，可作乳化剂和固体制剂中的增溶剂使用，但对肾、肝、肺的毒性较大，不得用于静脉注射。

2）十二烷基硫酸镁 又叫月桂醇硫酸镁，为白色结晶性粉末，具特臭，溶于水，微溶于醇，不溶于三氯甲烷和醚，可用作润滑剂和乳化剂。

（3）磺酸盐 是脂肪酸或脂肪醇或不饱和脂肪油经磺酸化后，用碱中和所得的化合物，通式为 $RSO_3^-M^+$。因磺酸盐不是酯，所以在酸性条件下不水解，遇热比较稳定。主要包括脂肪族磺酸化物、烷基芳基磺酸化物和烷基萘磺酸化物。牛磺胆酸钠等胆盐也属于此类（结构见图 4-4），胆盐在消化道中有大量分泌，可以作为胃肠道中脂肪的乳化剂和单硬脂酸甘油酯的增溶剂。近年有学者发现胆盐对于促进难溶性或水溶性药物口服吸收具有明显作用；在脂质体膜中插入胆盐可以明显提高双分子层的流动性（形成传递体），增加脂质体的变形性，提高对皮肤的透过性。

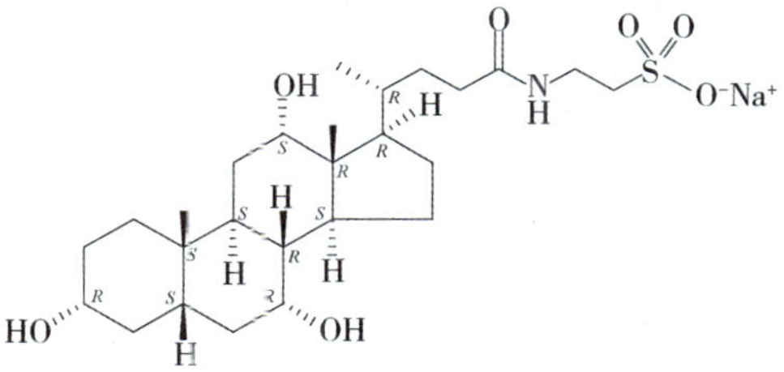

图 4-4 牛磺胆酸钠结构式

**2. 阳离子表面活性剂** 该类表面活性剂结构中，阳离子亲水基团与疏水基相连，荷正电，又称为"阳性皂"或"逆行肥皂"。其亲水基团一般为含氮化合物，少数为含磷、砷、硫化合物。阳离子表面活性剂主要可以分为胺盐型、季铵盐型、杂环型、啰盐型等。在医药上应用较多的是季铵型阳离子表面活性剂，通式为 $(R_1R_2N^+R_3R_4)X^-$，水溶性好，在酸性与碱性溶液中较稳定，虽具有增溶、乳化、分散等作用，但因毒性大，一般不单独用作药剂学辅料，但主要外用消毒、灭菌等。药学中常用的阳离子表面活性剂有苯扎氯铵（洁尔灭）、苯扎溴铵（新洁尔灭）、消毒净等。

**3. 两性离子表面活性剂** 此类表面活性剂分子结构中同时具有阴离子和阳离子亲水基团。两性表面活性剂既是一个酸也是一个碱，随着溶液 pH 的变化表现不同的性质，pH 在等电点范围内（一般在微酸性）呈中性；在等电点以上（碱性介质中）呈阴离子表面活性剂的性质，具有很好的起泡、去污作用；在等电点以下（酸性介质中）则呈阳离子表面活性剂的性质，具有很强的杀菌性。两性离子表面活性剂在药物制剂中可以起到乳化、稳定、增溶等作用。

（1）磷脂类 卵磷脂为天然来源的两性离子表面活性剂，亲水基由一个磷酸基团和一个季铵盐碱基组成，疏水基团是含两个较长的烃链。卵磷脂是一种混合物，主要包含脑磷脂、磷脂酰胆碱（PC，也称卵磷脂，结构见图 4-5）、磷脂酰乙醇胺（PE，结构见图 4-6）、丝氨酸磷脂（PS，结构见图 4-7）、肌醇磷脂、磷脂酸等，还有糖脂、中性脂、胆固醇（结构见图 4-8）和神经鞘脂等。磷脂可分为两类：甘油磷脂与鞘氨醇磷脂，前者由甘油、脂肪酸、磷酸和一分子氨基醇构成，后者为以鞘氨醇代替了甘油。精制大豆磷脂主要成分有磷脂酰胆碱、乙醇胺磷脂、丝氨酸磷脂与肌醇磷脂等，在乙醇中溶解，不溶于丙酮，易溶于多数非极性溶剂。大豆磷脂的等电点约为 3.5，在空气中不稳定、易氧化变色，须充氮低温保存。卵磷脂为透明或半透明黄色或黄褐色油脂状物质，对热敏感，在 60℃ 以上数天内即变为不透明褐色，在酸性、碱性条件下以及酯酶作用下易水解。具有很强的乳化能力，可作为脂肪乳的乳化剂，是脂质体的主要膜材。

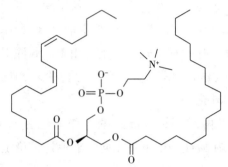

图 4-5 PC 结构式

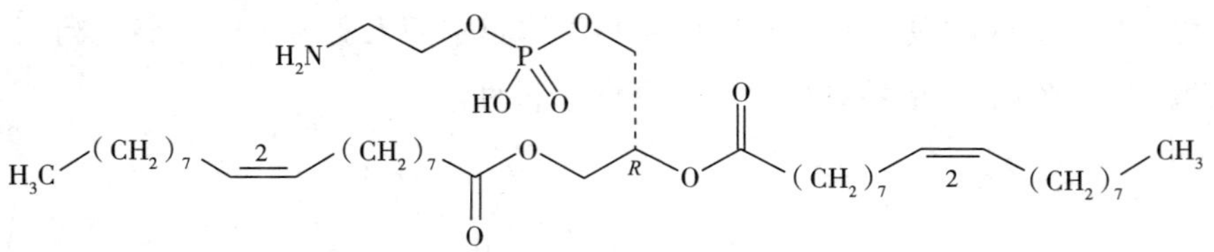

图 4-6 PE 结构式

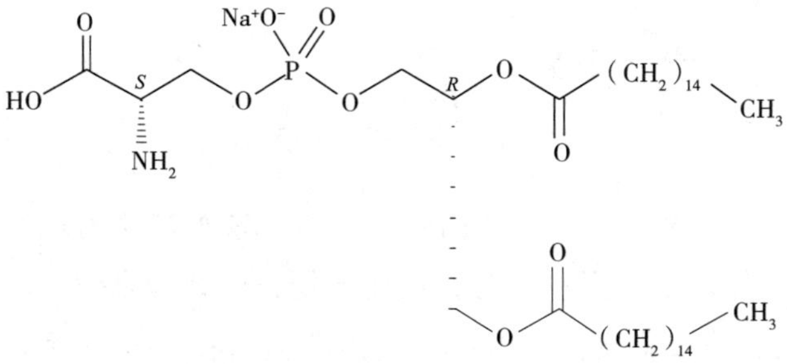

图 4-7 PS 结构式

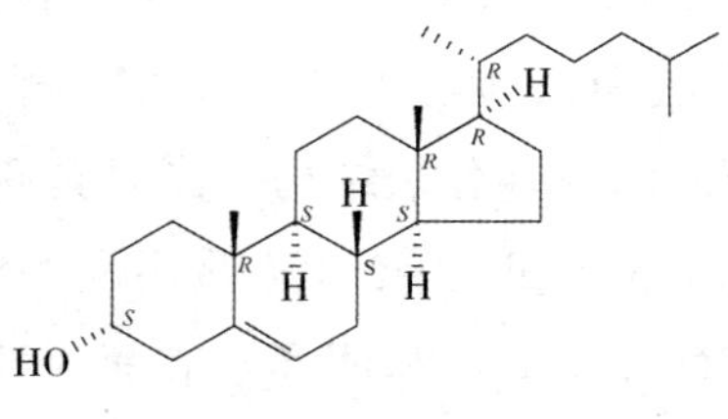

图 4-8 胆固醇结构式

（2）球蛋白类　天然来源的蛋白质如卵蛋白、乳球蛋白（结构见图4-9）等球蛋白由于特殊的空间结构，同时具有疏水与亲水区域，而具有良好的表面活性，乳化能力较强。该类蛋白一般易溶于水，等电点为5左右。

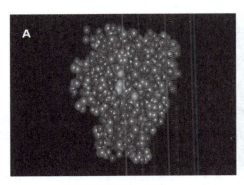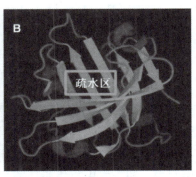

**图4-9　乳球蛋白CPK（A）与二级结构（B）**

（3）氨基酸类　氨基酸型两性表面活性剂易溶于水，具有出色的起泡和洗涤能力，与蛋白质的亲和性好，无毒性，常用于合成洗涤剂。例如，十二烷基氨基丙酸钠和十二烷基二亚甲基氨基二甲酸钠。

（4）咪唑啉型　咪唑啉型两性表面活性剂是一类性能优异的表面活性剂，其分子中同时含有阴、阳两种离子，是改良型和平衡型的两性表面活性剂，具有高效、无毒、低刺激性，且有优良生物降解特性。

### （二）非离子表面活性剂

非离子表面活性剂在水中不会解离，在分子结构上，构成亲水基的主要是含氧基团（一般是羟基和醚基）；其亲油基团是长链脂肪酸或长链脂肪醇以及烷芳基等。该表面活性剂稳定性高，不易受电解质与溶液pH等的影响，毒性与溶血作用小。在药物制剂中应用非常广泛，可用作增溶、分散、乳化剂等。除可用于外用和口服制剂外，少数可用于注射给药。根据亲水基团的不同，非离子表面活性剂分为聚乙二醇型和多元醇型。

**1. 聚乙二醇型**　聚乙二醇型（PEG型）是以环氧乙烷（EO）与疏水基原料进行加成的产物，也称聚氧乙烯型。根据疏水基不同，PEG型非离子表面活性剂可划分为以下几类。

（1）聚氧乙烯脂肪醇醚与聚氧乙烯烷基酚醚　通式分别为 $RO(CH_2OCH_2)_nH$ 与 $RC_6H_5O(CH_2OCH_2)_nH$，由高级醇或烷基酚与EO加成而得，具有醚的结构。主要包括西土马哥1000（cetomacrogol 1000）、苄泽（brij）类、乳化剂OP、平平加O-20等。

（2）聚氧乙烯脂肪酸酯　通式为 $RCOOCH_2(CH_2OCH_2)_nCH_2OH$，由聚氧乙烯与长链脂肪酸缩合而成的酯，通过羧基将疏水基和亲水基连接，也称为聚乙二醇酯型表面活性剂。主要包括卖泽（myrij）类、聚乙二醇-15羟基硬脂酸酯、聚氧乙烯蓖麻油衍生物（主要包括 Cremophor EL，RH40 与 RH60 三种型号）与聚乙二醇1000维生素E琥珀酸酯等。

（3）聚氧乙烯聚氧丙烯共聚物　也称泊洛沙姆（poloxamer，商品名为 Pluronic），通式为 $HO(CH_2CH_2O)_A(CH_3CHCH_2O)_B(CH_2CH_2O)_AH$，其中A部分为亲水基，B部分为疏水基，由分子量为1000～2500聚氧丙烯的疏水基与EO加成而得。毒性、刺激性小，不易引起过敏反应，泊洛沙姆特别是泊洛沙姆188，是目前在静脉乳剂中唯一使用的合成乳化剂。常用作消泡剂、润湿剂与增溶剂。主要型号见表4-1。

表4-1 泊洛沙姆型号

| poloxamer | Pluronic | 分子量 | EO | PO | EO | 溶解度 |
|-----------|----------|--------|-----|-----|-----|--------|
| 401 | L121 | 4400 | 6 | 67 | 6 | 不溶 |
| 407 | F127 | 12000 | 101 | 56 | 101 | 易溶 |
| 338 | F108 | 15000 | 141 | 44 | 141 | 易溶 |
| 237 | F87 | 7700 | 64 | 37 | 64 | 易溶 |
| 188 | F68 | 8350 | 80 | 27 | 80 | 易溶 |
| 108 | F38 | 5000 | 46 | 16 | 46 | 易溶 |

**2. 多元醇型** 该类表面活性剂为疏水性脂肪酸与亲水性多元醇，如甘油、季戊四醇、失水山梨醇等作用生成的酯。

（1）脂肪酸山梨坦 即失水山梨醇脂肪酸酯，是由山梨糖醇及其单酐和二酐与脂肪酸反应而成的酯类化合物，又称司盘（Span）类。分类、溶点与各自 HLB 值见表4-2，其结构见图4-10。

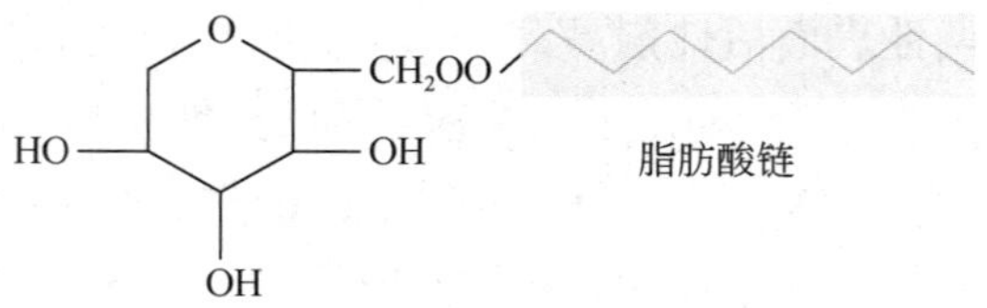

图4-10 脂肪酸山梨坦结构式

短链至中链脂肪酸的失水山梨醇能溶解或分散于水中或者热水中，在一些亲水性与亲油性物质具有一定溶解性，如 Span 20 和 Span 40，可作为 O/W 分散体系的辅助乳化剂。随着脂肪酸链长的增加和脂肪酸基团数量的增多，在醚、液状石蜡或脂肪油等非极性溶剂中的溶解度增加，如 Span 60，可作为 W/O 分散体系的乳化剂。

表4-2 不同脂肪酸山梨坦的 HLB 值

| 化学名 | 商品名 | 溶点（℃） | HLB 值 |
|--------|--------|-----------|--------|
| 失水山梨醇单月桂酸酯 | Span 20 | 油状 | 8.6 |
| 失水山梨醇单棕榈酸酯 | Span 40 | 42~46 | 6.7 |
| 失水山梨醇单硬脂酸酯 | Span 60 | 49~53 | 4.7 |
| 失水山梨醇三硬脂酸酯 | Span 65 | 44~48 | 2.1 |
| 失水山梨醇单油酸酯 | Span 80 | 油状 | 3.7 |
| 失水山梨醇倍半油酸酯 | Span 83 | 油状 | 4.3 |
| 失水山梨醇三油酸酯 | Span 85 | 油状 | 1.8 |

（2）聚氧乙烯失水山梨醇脂肪酸酯 是在司盘类的多余羟基上结合聚氧乙烯得到的酯类化合物，也称为聚山梨酯，商品名为吐温（Tween），《美国药典品》名为 polysorbate，根据脂肪酸链长的不同，有不同的分类，理化性质也不同，见表4-3，结构见图4-11。

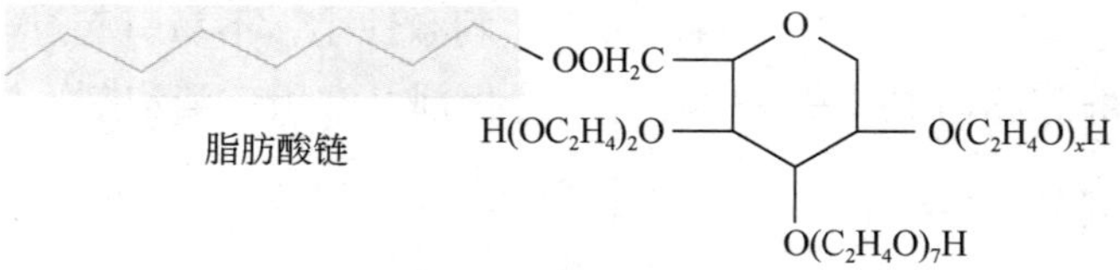

图4-11 聚山梨酯结构式

由于增加了亲水性的聚氧乙烯基，聚山梨酯一般易溶于水。可用作难溶性药物的增溶及 O/W 分散体系的乳化剂。

表 4-3　不同聚山梨酯的 HLB 值

| 化学名 | 商品名 | 溶点（℃） | HLB 值 |
|---|---|---|---|
| 聚氧乙烯失水山梨醇单月桂酸酯 | Tween 20 | 油状 | 16.7 |
| 聚氧乙烯失水山梨醇单棕榈酸酯 | Tween 40 | 油状 | 15.6 |
| 聚氧乙烯失水山梨醇单硬脂酸酯 | Tween 60 | 油状 | 14.9 |
| 聚氧乙烯失水山梨醇三硬脂酸酯 | Tween 65 | 27~31 | 10.5 |
| 聚氧乙烯失水山梨醇单油酸酯 | Tween 80 | 油状 | 15.0 |
| 聚氧乙烯失水山梨醇三油酸酯 | Tween 85 | 油状 | 11.0 |

**知识拓展**

"明星"表面活性剂——吐温在制剂中的作用

吐温是一类两亲性、非离子表面活性剂，是生物药物制剂中使用最广泛的表面活性剂。其在制剂中的作用体现在多个方面：①稳定蛋白质。吐温通过其亲水亲油平衡值高和临界胶束浓度低的特性，提供蛋白质稳定性，通过界面竞争防止蛋白质在制造过程、样品处理和存储中的变性、聚集、表面吸附和絮凝。②药物增溶。吐温作为药物的增溶剂，增加难溶性药物的溶解度，进而提高药物的溶出度。③乳化和分散。吐温作为 O/W 型乳化剂，可形成水包油的乳液，有助于药物的均匀分布和稳定性。④生物相容性和毒性。吐温具有良好的生物相容性和较低的毒性，在注射剂、口服制剂及外用制剂等不同剂型中广泛应用。

### （三）高分子表面活性剂

分子量大于1000，结构中同时存在亲水与疏水结构的材料称之为高分子表面活性剂，也称之为双亲性共聚物。若无特殊说明，表面活性剂一般泛指低分子表面活性剂。与小分子表面活性剂相比，高分子表面活性剂胶束的缔合数量、形态、结构等均表现出明显的差别。在功能方面，降低表面张力或界面张力的能力较弱，渗透性也差，但乳化作用、分散性和稳定性较强。在医药行业中，可用作药物载体和保湿剂。该类表面活性剂主要有：PEG 嵌段共聚物、氨基糖类、羧甲纤维素衍生物等。

## 三、表面活性剂的性质

### （一）表面活性剂对表面张力的影响

表面活性剂可以聚集于水溶液表面，形成单分子层，并发生定向排列，亲水基朝向内部，疏水基朝向外部。此时，表面水分子被表面活性剂中的碳氢链或其他非极性基团代替，由于水分子和非极性疏水基团间作用力小于水分子间的作用力，因此表面收缩力降低，从而降低表面张力。表面活性剂降低表面张力的能力即表面活性（surface activity），除与浓度有关外，其分子结构、碳链的长短、不饱和程度及亲水亲油平衡程度均可影响其表面活性的大小。

为更好地定量表征表面活性剂降低溶液表面张力的能力，Rosen 等提出了表面活性剂降低水的表面张力的效率与效能的概念。图 4-12a 是经典与水性介质的表面张力（$\gamma$）与表面活性剂浓度的对数（$\lg c$）的关系图。在浓度降低时（低于 CMC 浓度），$-d\gamma/d\lg c$ 逐渐增加，吉布斯能过剩（表面活性剂吸附量）也逐渐增加。当水的表面张力下降 20mN/m 后，$-d\gamma/d\lg c$ 基本为常数，吸附达饱和，$\gamma$ 随 $\lg$

线性下降直至达临界胶束浓度（critical micelle concentration，CMC）。将水的表面张力下降20mN/m所需的表面活性剂浓度的负对数定义为$pc_{20}$（$pc_{20} = -\lg c_{\pi=20}$），即该表面活性剂降低水的表面张力的效率，$pc_{20}$越大表明该表面活性剂降低水的表面张力效率越高。

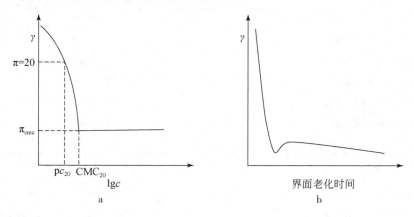

图4-12    表面活性剂降低表面张力的效率/效能（a）与表面张力随老化时间的变化（b）

表面老化（surface aging）是指表面活性剂溶液从开始发生表面聚集到取得恒定表面过剩浓度或稳定表面张力的时间和程度。在表面张力达最低点前，表面张力降低迅速，这是因为表面活性剂分子在一开始迅速向表面聚集；最低点后，老化过程因表面活性剂分子在表面的浓度增加速度降低以及分子重新定向，表面张力下降缓慢，微小的上升可能与表面层转变成聚集态有关（图4-12b）。凡是能影响表面活性剂定性排列的因素，如电解质、温度、表面活性剂添加方法等，都会影响老化。

**（二）表面活性剂胶束**

**1. 临界胶束浓度**    低浓度时，表面活性剂会在液体界面发生定向排列，形成亲水基朝向内、疏水基团向外的单分子层，疏水基团离开水性环境，体系处于最低自由能状态。随着表面活性剂浓度的增加，当液体表面不能容纳更多表面活性剂分子时，剩余的表面活性剂自发形成亲水基向水，疏水基在内的缔合体，这种缔合体称为胶束（micelle）。表面活性剂在溶液中形成胶束的最低浓度称为临界胶束浓度，常用表面活性剂的CMC值见表4-4。当表面活性剂在溶液中达到CMC后，在一定范围内，胶束数量和表面活性剂的总浓度几乎成正比；且溶液的一系列物理性质包括电导率、表（界）面张力、去污能力、渗透压、增溶能力与吸附量等均会发生突变（图4-13）。CMC值的不同会影响它们在水中的溶解性和相互作用。

表4-4    常用表面活性剂的CMC

| 名称 | 温度（℃） | CMC（mol/L） | 名称 | 温度（℃） | CMC（mol/L） |
|---|---|---|---|---|---|
| 氯化十六烷基铵 | 25 | $1.6 \times 10^{-2}$ | 泊洛沙姆188 | | $1.25 \times 10^{-3}$ |
| 氯化十二烷基铵 | | $9.12 \times 10^{-5}$ | 蔗糖单月桂酸酯 | | $2.38 \times 10^{-5}$ |
| 溴化十六烷基铵 | 25 | $1.6 \times 10^{-2}$ | 蔗糖单棕榈酸酯 | | $9.5 \times 10^{-5}$ |
| 溴化十二烷基吡啶 | | $1.23 \times 10^{-2}$ | 蔗糖单硬脂酸酯 | | $6.6 \times 10^{-5}$ |
| 辛烷基磺酸钠 | 25 | $1.5 \times 10^{-1}$ | 二甲基癸基甘氨酸钠 | 23 | $1.6 \times 10^{-3}$ |
| 辛烷基硫酸钠 | 40 | $1.36 \times 10^{-1}$ | 三甲基十二烷基甘氨酸钠 | 29 | $1.1 \times 10^{-3}$ |
| 十二烷基硫酸钠 | 40 | $8.6 \times 10^{-3}$ | $N,N$-二乙醇基十二烷基甘氨酸 | 40 | $1.1 \times 10^{-2}$ |
| 十二烷基磺酸钠 | 25 | $9.0 \times 10^{-3}$ | $N,N$-二乙醇基十四烷基甘氨酸 | 40 | $1.4 \times 10^{-2}$ |
| 十四烷基硫酸钠 | 40 | $2.4 \times 10^{-3}$ | 吐温20 | 25 | $6.0 \times 10^{-2}$ |
| 十六烷基硫酸钠 | 40 | $5.8 \times 10^{-4}$ | 吐温40 | 25 | $3.1 \times 10^{-2}$ |

续表

| 名称 | 温度（℃） | CMC（mol/L） | 名称 | 温度（℃） | CMC（mol/L） |
|---|---|---|---|---|---|
| 十八烷基硫酸钠 | 40 | $1.7 \times 10^{-4}$ | 吐温 60 | 25 | $2.8 \times 10^{-2}$ |
| 硬脂酸钾 | 50 | $4.5 \times 10^{-4}$ | 吐温 65 | 25 | $5.0 \times 10^{-2}$ |
| 油酸钾 | 50 | $1.2 \times 10^{-3}$ | 吐温 80 | 25 | $1.4 \times 10^{-2}$ |
| 月桂酸钾 | 25 | $1.25 \times 10^{-2}$ | 吐温 85 | 25 | $2.3 \times 10^{-2}$ |
| 二异辛基琥珀酰磺酸钠 | 25 | $1.24 \times 10^{-2}$ | Cremophor EL | | $9.0 \times 10^{-2}$ |

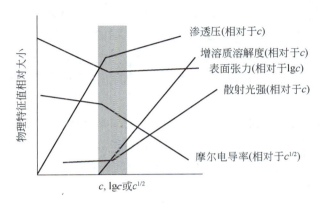

**图 4 - 13　溶液理化性贡与非离子表面活性剂浓度（$C$）的关系**

不同表面活性剂有其各自的 CMC 值，除了与结构和组成有关外，还可随外部条件变化而不同，如温度、溶液的 pH 及电解质等均影响 CMC 的大小。另外，测定方法不同，得到的结果也会有差别。

当聚集数确定，胶束的形态结构也随之确定。当浓度接近 CMC 时，胶束呈球形或类球形结构；当溶液中表面活性剂浓度继续增加，浓度达到 CMC 的 10 倍以上时，由于胶束尺寸或缔合数增加，不能保持球形结构而形成具有缔合体的棒状与板层状；一般表面活性剂浓度增加到 20% 以上时，可以形成圆柱形或六角束状胶束，浓度进一步增加时，则会形成板层状胶束（图 4 - 14），从而使得溶液变得黏稠，具有液晶性质。在板层状胶束结构中，表面活性剂的排列已经接近于双分子层结构。在含高浓度表面活性剂的水溶液中，如加入少量有机溶剂，则可能形成亲水基向内、疏水基朝外的反向胶束。

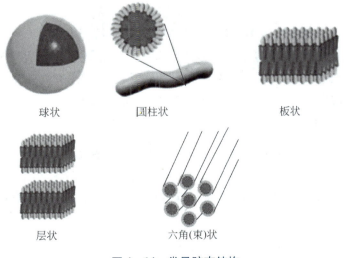

**图 4 - 14　常见胶束结构**

**2. CMC 测定**　当表面活性剂在溶液的浓度达到 CMC 时，除溶液的表面张力外，溶液的多种物理性质，如摩尔电导、黏度、渗透压、密度、光散射等会急剧发生变化。利用这一现象，测定溶液的物理性质，并将该物理性质发生急剧变化时的表面活性剂浓度作为该表面活性剂的 CMC 值。主要测定方法包括：电导法、表面张力法、光散射法、染料法、增溶法以及荧光探针法等。

**3. 影响胶束形成的因素**

（1）表面活性剂分子结构

1）疏水基团　多数表面活性剂的疏水基是由 8~16 个碳组成的碳氢链构成的，其 CMC 随碳原子数的增加而降低；对于具有相同碳原子数疏水基团的表面活性剂，含支链结构的比直链的 CMC 大很多，如二辛基二甲基氯化铵和十六烷基三甲基氯化铵的 CMC 分别为 $2.7 \times 10^{-2}$ mol/L 和 $1.4 \times 10^{-3}$ mol/L。疏水基中引入羟基等极性基团通常会使 CMC 增大，且极性基团的位置越靠近中间，CMC 越大。

2）亲水基团　亲水基团对离子型表面活性剂的影响不大；而对于聚氧乙烯型非离子表面活性剂，聚氧乙烯链增加会使 CMC 的增加。当疏水基的链长与结构相同时，离子表面活性剂比非离子表面活性剂的 CMC 大近两个数量级。

3）表面活性剂的种类　当碳氢链的碳原子相同时，直链离子表面活性剂的 CMC 通常远大于直链非离子表面活性剂。两性离子表面活性剂的 CMC 与相同碳原子数疏水基的离子表面活性剂相近。

4）反离子　对于离子表面活性剂，反离子与胶束的结合或缔合会显著降低离子之间的排斥力，能显著降低 CMC。

（2）其他外在因素

1）外加电解质　对于离子型表面活性剂，无机电解质的加入会导致 CMC 显著降低，且 CMC 的对数与反离子浓度的对数为线性关系；对于非离子型表面活性剂，电解质的加入对 CMC 的影响主要来源于其对疏水基的盐溶或盐析效应，前者导致 CMC 增加，而后者会降低 CMC。

2）氢离子浓度　对于肥皂类表面活性剂，低 pH 条件会降低其 CMC，因为游离脂肪酸在此时较少解离，与水分子的亲和力弱，而自身易于缔合；对于具有强酸型阴离子基团的表面活性剂，如十二烷基硫酸钠，降低 pH 也有助于胶束的形成；对于两性离子和聚乙二醇型表面活性剂，降低 pH 会增加 CMC，前者可能是由于其解离作用主要由阳离子引起，而对于后者，则是由于增加了聚乙二醇基的亲水性（促进醚氧原子形成离子）所致。

3）外加醇　一些多元醇、长链醇、尿素与甘油等会提高 CMC。但在较低浓度时，因醇类会进入胶束内部，增强了胶束的稳定性，导致其提高 CMC 能力被减弱，甚至被逆转；如大量乙醇抑制胶束形成，但少量乙醇能使 CMC 下降。碳原子较多的长链醇能较为显著地降低 CMC。

4）温度　温度对表面活性剂 CMC 的影响较为复杂。对于非离子表面活性剂来说，在一定范围内，温度上升，减少分子水合，降低 CMC，并在 50℃ 左右达最低值。对于离子表面活性剂，温度升高时，由于热振动的影响，胶束的解离增加，分子缔合数下降，CMC 增加。

**（三）表面活性剂的溶解特性**

**1. Krafft 点**　低温时，离子表面活性剂在水溶液中的溶解度随温度升高而缓慢增加，但当温度升至某一值后，溶解度迅速增加，该温度称为 Krafft 点（Krafft point），其对应的表面活性剂的浓度为该温度的 CMC。Krafft 点的大小可用于判断表面活性剂的亲水亲油性，越高亲油性越好，亲水性越差；越低亲油性越差，亲水性越强。

**2. 浊点（昙点）**　对于聚氧乙烯型非离子表面活性剂溶液，进行加热升温时可导致表面活性剂析出（溶解度下降）、出现混浊，甚至产生分层，这种现象称为"起浊"或"起昙"（clouding formation）。此时的温度称浊点或昙点（cloud point）。"起浊"是一种可逆的现象，当温度下降至浊点以下时溶液则复变澄明，起浊实际上是 PEG 类非离子表面活性剂在浊点以上不溶于水和在浊点以下溶于水的表现。

对非离子表面活性剂来说，亲水性取决于醚键的多少，醚与水分子的结合是放热反应。当温度上升，水分子逐渐脱离醚键，而出现混浊现象，此时表面活性剂失去作用。浊点越高，使用的温度范围广。

#### （四）表面活性剂的亲水亲油平衡值

作为双亲性物质，表面活性剂的最重要特征之一是同时具有水溶性与油溶性，主要取决于分子结构中亲水基与亲油基的强弱。表面活性剂分子中亲水和亲油基团对油或水的综合亲和力称为亲水亲油平衡值（hydrophile – lipophile balance，HLB），HLB 值的范围为 1～40。一个好的表面活性剂，在亲水性和亲油性之间应有一种好的均衡关系。因为亲油性主要取决于碳氢链的长短，故可用其重量表示，而亲水基却由于种类繁多，没有适宜的量度。规定不含疏水基的聚乙二醇 HLB 值为 20，无亲水基的石蜡 HLB 值为 0。

HLB 值计算公式为：

$$HLB = \frac{亲水基质量}{亲水基质量 + 亲油基质量} \times 20 \qquad 式（4-5）$$

对于聚乙二醇与多元醇非离子表面活性剂，HLB 值计算公式为：

$$HLB = \frac{聚乙二醇的质量分数 + 多元醇质量分数}{5} \qquad 式（4-6）$$

对于离子表面活性剂，如果把表面活性剂的 HLB 值看成分子中各结构基团的综合，则每个基团对 HLB 值的贡献可通过数值表示，这些数值称为 HLB 基团数，HLB 值计算公式为：

$$HLB = 7 + \sum（亲水基团的 HLB 数）- \sum（疏水基团的 HLB 数） \qquad 式（4-7）$$

非离子表面活性剂 HLB 值具有加和性，计算公式为：

$$HLB = \frac{HLB_a \times W_a + HLB_b \times W_b}{W_a + W_b} \qquad 式（4-8）$$

式中，$W$ 为表面活性剂的重量，$HLB_a$ 和 $HLB_b$ 分别是两种表面活性剂的 HLB 值。

HLB 值的概念在表面活性剂的应用中非常重要，可以根据 HLB 值的大小判断表面活性剂的应用范围（图 4-15）。HLB 值在 1.5～3 的表面活性剂可用作消泡剂，3.5～6 可用为 W/O 型分散体系，7～9 适合用作润湿剂，8～18 可应用于 O/W 型分散体系，13～15 作为去污剂使用，15～18 可用作增溶剂。

由于表面活性剂的性能取决于多方面的因素，HLB 值仅是亲水亲油性质的反映，因此在实际应用时，还需要从其种类、联合使用及用量等多方面考虑（表 4-5）。

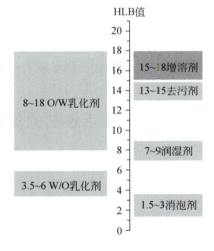

**图 4-15　HLB 值适用范围**

表 4-5　一些常见基团的 HLB 值

| 亲水基团 | HLB 值 | | 疏水基团 | HLB 值 |
| --- | --- | --- | --- | --- |
| —SO₄Na | 38.7 | | —CH₃ | -0.475 |
| —COOK | 21.1 | | —CH₂— | -0.475 |
| —COONa | 19.1 | | ＝CH₂ | -0.475 |
| —SO₃Na | 11.0 | | ＝CH— | -0.475 |
| —N＝ | 0.94 | | | |
| 酯（失水山梨醇环） | 6.8 | | | |
| 酯（游离） | 2.4 | | | |
| —COOH | 2.1 | | | |
| —OH（游离） | 1.9 | | | |
| —O—（醚基） | 1.3 | | | |

续表

| 亲水基团 | HLB 值 | 疏水基团 | HLB 值 |
|---|---|---|---|
| —OH（失水山梨醇环） | 0.5 | | |
| —（$CH_2CH_2O$）— | 0.33 | | |
| —（$CH_2CH_2CH_2O$）— | −0.15 | | |

注：例如，$C_{16}H_{33}OH_{（鲸蜡醇）}$ 的 HLB $= 7 + 1.9 + 16 \times （−0.475） = 1.3$

### （五）表面活性剂的毒性

各种表面活性剂虽然在药物制剂中有广泛应用，但其毒性（包括长毒与急毒）必须被密切关注，因为现有的表面活性剂中不管用于何种给药途径，均不同程度地出现了各种毒性。如聚氧乙烯蓖麻油类表面活性剂用于增溶紫杉醇进行注射给药，会出现过敏反应、肾损害、神经毒性与心脏毒性等严重副作用；大多数表面活性剂用于口服给药相对安全，但长期给药也会出现消化道毒性等。如环孢素微乳制剂连续口服两周后，需要停药一段时间后再给药，主要是因为处方中含有大量表面活性剂会对消化道产生明显的刺激作用。对于外用制剂，表面活性剂，特别是阳离子表面活性剂，长期应用或高浓度使用也会对皮肤或黏膜产生各种损害如脱脂、过敏反应等。

通常不同种类表面活性剂产生的毒性大小也不同，其毒性大小一般遵循以下顺序：阳离子表面活性剂 > 阴离子表面活性剂 > 非离子表面活性剂，两性离子表面活性剂 < 阳离子表面活性剂。离子表面活性剂还有较强的溶血作用，而非离子表面活性剂的溶血作用较轻微。以聚氧乙烯基为亲水基的非离子表面活性剂中，吐温类的溶血作用相对较小，其毒性大小顺序为：聚氧乙烯烷基醚 > 聚氧乙烯芳基醚 > 聚氧乙烯脂肪酸酯 > 吐温类，吐温 20 > 吐温 40 > 吐温 60 > 吐温 80。通常认为吐温 80、聚氧乙烯蓖麻油用于肌内注射等非血管直接给药是相对安全的，但用于静脉注射给药必须慎重，主要是因为其安全应用范围非常窄，浓度的轻微增加就有可能产生严重毒性。诸多表面活性剂中，泊洛沙姆类由于更高的安全性，目前可用于血管直接给药。

## 四、表面活性剂的复配

表面活性剂相互间或与其他化合物的配合使用称为复配，主要包括阴离子 – 阳离子、阴离子 – 非离子、阳离子 – 非离子、阴离子 – 两性离子的混合物。复配通过协同作用或增效作用能显著改善表面活性剂的效能，如增溶、润湿、铺展与乳化等。如在制备 O/W 纳米乳时，两种表面活性剂的配合使用能提高乳剂的稳定性，主要是因为复配作用能使表面活性剂在油/水界面处所形成的界面膜与油滴之间具有更匹配的自然曲率与弯曲刚度，实现了对油滴更为完美的"包裹"。复配体系可分为二元理想混合体系与非理性混合体系。

### （一）二元理想混合体系

对于二组分混合体系，表面活性剂以单体或胶束形式存在时，活度系数均为1。该体系类似于单一表面活性剂体系，当总浓度低时，表面活性剂分子以单体形式存在；当总浓度达到临界值时，形成混合胶束。最为典型的是非离子表面活性剂同系物的混合，许多市售的表面活性剂为该体系，亲水基相同，但亲油的脂肪（烃）链长不同。同系物的表面活性与 CMC 介于两者之间，但更趋于活性高的组分，即长脂肪（烃）链的同系物，复配体系表现出与表面活性高组分的性质。这是一些表面活性剂作为助溶剂使用的理论依据。

### （二）非理想混合体系

对于离子型 – 非离子型表面活性剂与阴离子 – 阳离子表面活性剂混合体系，活度系数不等于 1，组分间存在强烈的相互作用，体系 CMC 比任一组分的 CMC 都要低，有时会低很多，会产生降低 CMC、降低表面张力的效率与效能的协同效应，进而有利于减少表面活性剂的用量。产生这种效应的原因包括：

非离子分子插入离子型分子形成的胶束内部，导致了离子间静电排斥力与电荷密度的降低，使离子型分子进入胶束所需的功减小；阴离子与非离子的醚氧原子形成氧鎓盐；如果离子型表面活性剂分子中含有苯环，将与非离子中的聚氧乙烯链作用，稳定胶束。

与单组分相比，离子－非离子表面活性剂复配体系具有更高的表面活性、表面张力与浊点，具有更优良的洗涤性与润湿性等；非离子表面活性剂与阴离子表面活性剂的相互作用强于阳离子。

在阴离子－阳离子表面活性剂复配体系中，由于正负电荷的强烈吸引与疏水基之间相互吸引导致表面活性剂更容易缔合成胶束、被界面吸附，具有更高的表面活性。该复配体系会同时具备两种活性剂的应用特性，如同时具有乳化、增溶、润湿、起泡、消毒作用等。

## 五、表面活性剂在药剂学中应用

在药物制剂中，如微粒制剂、固体制剂、经皮吸收制剂等，表面活性剂的应用非常广泛，主要应用包括增溶、乳化、润湿、分散、消泡、灭菌等。

### （一）增溶作用

现有的药物中，超过50%的药物存在溶解度低的问题。为了达到治疗所需的药物浓度，利用表面活性剂达到CMC形成胶束的原理，使难溶性活性成分溶解度增加而溶于分散介质的过程称之为增溶，所使用的表面活性剂称为增溶剂。其增溶能力可用最大增溶浓度表示（maximum additive concentration, MAC），达到MAC后继续加入药物，体系将会变成热力学不稳定体系，即变为乳浊液或有沉淀发生。该类表面活性剂的HLB值为15～18。在溶液型气雾剂中，表面活性剂主要用作增溶剂，使药物与抛射剂混溶成均相溶液。此外，难溶性药物如维生素、甾体激素、挥发油等可以通过增溶作用提高在水中的溶解度。如非那雄胺在水中几乎不溶，因此上市非那雄胺片中加入多库酯钠以达到增溶效果。

**1. 增溶位置**　增溶作用是表面活性剂在溶液中达到CMC形成胶束后发生的行为。根据表面活性剂种类、溶剂性质与难溶性活性成分结构等的不同，活性药物通过进入胶束的不同位置进行增溶（图4-16）。

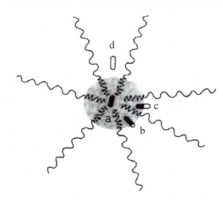

**图4-16　增溶位置示意图**

a. 增溶于胶束内核：完全水不溶性药物；
b/c. 栅栏层（深处）：双亲性药物；d. 亲水层：水溶性药物

**2. 增溶的影响因素**　增溶的影响因素包括表面活性剂、增溶药物的结构与性质，添加剂，加入顺序，溶剂与温度等。

（1）表面活性剂结构与性质　在同系物类表面活性剂中，碳氢链的延长对MAC有明显提高，因此碳氢链越长，CMC越小，胶束越容易形成；正支链结构的存在会阻碍胶束的形成，影响MAC；离子表面活性剂增溶极性有机物如长链醇和硫醇时，其碳氢链长度接近或大于极性有机物时，MAC会被明显降低；不同表面活性剂具有不同HLB值，对烃类与极性有机物的增溶作用不同，主要顺序为：非离子表面活性剂＞阳离子表面活性剂＞阴离子表面活性剂。主要因为非离子表面活性剂CMC小，而离子表面活性剂除了CMC较大以外，形成的胶束结构也较为松散。

（2）增溶药物的结构与性质　同系物的脂肪烃与烷基芳烃，增溶量随链长增加而降低；碳氢链原子数相同的条件下，带环化合物与不饱和化合物的增溶量大于饱和化合物，碳氢链中含支链与直链的存在对化合物的增溶量影响不大。多环化合物的分子量越大，增溶量越小。一般而言，极性小的化合物由于增溶位置在胶束核内，分子难以进入核内，故增溶量较小；极性较大的化合物增溶位置位于胶束栅栏层，有利于增溶量的增加。

（3）添加剂　无机盐的加入会导致离子表面活性剂的 CMC 明显降低，通过中和胶团的电荷，使得胶束聚集数量增加、胶束变大，从而提高增溶效果；然而，无机盐的添加会降低栅栏层之间的排斥力、增加其致密性，从而导致了增溶空间的减少，降低增溶量。对于非离子性表面活性剂，一般认为无机盐的添加对化合物的增溶量影响较小。

烃类非极性有机化合物加入表面活性剂溶液中，胶束会变大，栅栏层变大，有利于极性有机物增溶量的提高；反之，极性有机物的添加也会导致非极性的烃类化合物增溶量的增加。普遍认为，极性有机物碳氢链增加或极性的减弱会导致非极性的烃类化合物的增溶量增加。由于栅栏空间位置的有限性，增溶了一种极性有机物后会导致另一种有机物增溶量的降低。

（4）加入顺序　用聚山梨酯 80 或聚氧乙烯脂肪酸酯等为增溶剂时，对维生素 A 棕榈酸酯进行增溶试验证明，如将增溶剂先溶于水再加入药物，则药物几乎不溶；如先将药物与增溶剂混合，然后再加水稀释则能很好溶解。

（5）温度　温度对增溶存在三方面的影响：胶束的形成、表面活性剂与增溶化合物的溶解。一般认为，温度升高，化合物的增溶量提高会因表面活性剂的浓度加大而增加，当然，其本身溶解度也会因温度升高而增加。

对于离子表面活性剂，温度升高会使极性与非极性有机物的增溶量增加，可能是因为热运动使胶束结构变得疏松。

对于非离子表面活性剂，温度对增溶量的影响与增溶化合物紧密相关。对于非极性增溶物，增溶位置在胶束内核，温度升高会使聚氧乙烯链发生去水化作用，促进胶束的形成，特别是当温度升高至浊点时，胶束的数量明显增多与体积明显增大，进而导致增溶量的显著提高。但是另一方面，温度升高会使聚氧乙烯链脱水，使胶束外壳变紧密，进而导致短链极性增溶物的增溶能力下降。

（二）乳化作用

乳液指的是一相以液滴的形式分散于另一相中的热力学不稳定体系，可分为 O/W 和 W/O 两种类型。体系的稳定存在必须依靠第三种物质的加入，那就是表面活性剂，其 HLB 值决定了乳液的类型。一般来说，HLB 值在 8～18 的表面活性剂可用于稳定 O/W 型分散体系；HLB 值在 3.5～6 的表面活性剂适用于稳定 W/O 型分散体系。表面活性剂对乳液的乳化作用主要包括：降低油/水界面的表面张力、产生静电与位阻排斥效应、产生界面张力梯度与 Gibbs – Marangoni 效应、提高界面黏度、形成液晶相、液滴表面形成刚性界面膜、混合表面活性剂的自稠化效应等。

表面活性剂作为乳化剂在纳米乳（包括微乳）、软膏、栓剂等剂型的制备中有广泛应用，通过乳化技术可以提高药物的效用、降低用药次数，并改善药物的生物利用度，并且在使用时将两种或多种表面活性剂配合使用，可达到更佳的效能。一般认为，离子表面活性剂由于毒性较大主要用于外用乳剂，如软膏剂；两性离子表面活性剂，如磷脂、食物蛋白（如乳球蛋白、乳白蛋白等）、西黄蓍胶等可用于口服乳剂；大部分非离子表面活性剂可用于口服乳剂，部分可用于注射给药乳剂。

自乳化技术（self – emulsifying drug delivery systems，SEDDS）是一种将药物和辅料在水中自发乳化成微小颗粒的技术。SEDDS 能够提高药物的胃内溶解度，抑制药物在胃液中的析出，延长胃肠滞留时间，增加药物在胃肠内的稳定性，并促进药物的淋巴转运和吸收。适合采用 SEDDS 的药物通常具有水溶性差、高亲脂性等特点。通过自乳化技术，环孢素在体内自乳化成微乳，可增加与肠上皮细胞的接触面积，促进药物的吸收。通过 SEDDS 技术，紫杉醇的口服生物利用度显著提高，患者不良反应降低。

在处方设计时，选择合适的乳化剂和助表面活性剂（如中、长链脂肪酸酯、聚山梨酯系列和聚乙二醇系列等）对于提高药物的生物利用度至关重要。这些成分可以改变药物的生物药剂学特性，如降低胃排空速率、增加药物在肠液中的溶解度和诱导高脂溶性药物更易通过淋巴转运。

### （三）润湿作用

促进液体在固体表面铺展或渗透的作用称作润湿作用（wetting），能起润湿作用的表面活性剂叫润湿剂（wetters）。润湿剂 HLB 值通常为 7~9，并应具有一定的溶解度。

润湿的机制主要包括：交换吸附、离子对吸附、氢键形成吸附、π 电子极化吸附、范德华力吸附、疏水吸附等。

润湿剂在片剂、颗粒剂、混悬剂等剂型的制备过程中有着广泛的应用，润湿剂也会影响制剂的体内行为，如溶出与吸收等。如制备复方硫黄洗剂时，由于硫黄颗粒不溶于水，表面的疏水性难以被液体润湿和分散，处方中加入了一定量吐温 80 后，表面活性剂疏水链在疏水表面吸附降低了固－液界面的界面张力和接触角，使固体易被润湿且均匀分散于液体中。又如在片剂制备中，制粒过程中加入一定量的润湿剂，不仅增加了颗粒的流动性，利于片剂的生产；另一方面，当片剂口服并转运到消化道后，润湿剂能促进水分子渗入片芯，使崩解剂易于吸水，促进片剂崩解，即加快了片剂的润湿、崩解和药物溶出的过程。如已上市的硝苯地平缓释片中加入吐温 80 作为润湿剂，改善硝苯地平的润湿性。

### （四）助悬与分散作用

混悬剂是指微纳米级药物颗粒分散于水性介质的非均一体系，如果体系中不加入其他物质，药物颗粒会很快发生聚集与沉降等问题。助悬剂包括低分子助悬剂、高分子助悬剂、硅酸盐类和触变胶等。表面活性剂作为助悬剂加入体系中可以：①在疏水药物颗粒表面形成水化膜（通过水分子－表面活性剂相互作用）并由于微粒表面荷电（图 4－17），降低液/固的表面张力与提高颗粒间的排斥力，从而提高颗粒的润湿性与分散性，减少沉降；②高分子表面活性剂的加入可以进一步提高分散介质的稠度，延缓药物颗粒的沉降。除此之外，助悬剂还具有延效、掩味等作用。

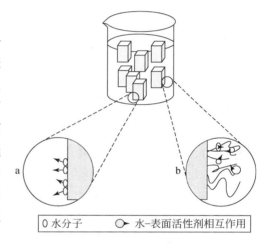

| 〇 水分子 | 〇— 水-表面活性剂相互作用 |

图 4－17　表面活性剂在药物晶体表面的吸附

助悬剂单独使用时效果有限，通常推荐与混悬稳定剂（如润湿剂、絮凝剂与反絮凝剂）搭配使用，以满足混悬剂既要分散细腻，又要不下沉、流动性好、易于倾倒，或虽下沉，但易于再分散的全面质量要求。

### （五）起泡和消泡作用

泡沫是一种气/液分散体系，微米至毫米大小的气泡分散于液体中。泡沫形成时，气/液界面的面积快速增加，界面吸附表面活性剂并形成吸附膜能实现泡沫的稳定存在，这就是表面活性剂的发泡或稳泡作用，能产生泡沫与稳定泡沫存在的表面活性剂称为起泡剂和稳泡剂。表面活性剂稳泡机制主要包括：降低气/液界面张力、形成高强度界面膜、增加表面黏度与电荷、产生表面张力梯度修复液膜等。起泡与稳泡是两个不同的概念，前者指的是表面活性剂产生泡沫的能力，后者指的是泡沫稳定存在的时间。表面活性剂一般都是较好的起泡剂，但稳泡能力不一定强。通常，阴离子表面活性剂的起泡能力强于非离子表面活性剂，助表面活性剂如醇与醇酰胺等具有较好的稳泡能力，因此这两种表面活性剂配合使用能产生稳定性较好的泡沫。在人体腔道给药与皮肤表面给药中，发泡剂和稳泡剂有一定的应用。如在一些外用栓剂中加入起泡剂和稳泡剂后，通过发泡与稳泡作用使药物均匀分布于腔道且不易流失，从而提高治疗作用。

在泡沫中加入某些物质后，使泡沫破灭的物质称为消泡剂，通常包括一些表面活性剂、油与疏水颗粒等。表面活性剂的消泡作用的机制为吸附于气/液界面并取代原有的起泡剂，通过减弱或摧毁 Gibbs - Marangoni 效应使液膜破裂，该类表面活性剂 HLB 值一般为 1.5~3。

### （六）消毒杀菌作用

一些表面活性剂，如含有长碳链的季铵盐类阳离子表面活性剂，对生物膜具有强烈的溶解作用，可以完全溶解包括细菌细胞在内的各种细胞膜。所以该类表面活性剂作为杀菌剂和消毒剂使用。主要应用包括术前皮肤消毒、伤口或黏膜消毒、医疗器械消毒与环境消毒等。该类表面活性剂主要有苯扎氯铵（洁尔灭）、苯扎溴铵（新洁尔灭）、消毒净等。

### （七）洗涤去污作用

洗涤去污指的是表面活性剂通过吸附到固体基底与污垢表面，从而降低污垢与固体表面的黏附作用，在外力如水流与机械力帮助下，使污垢从固体表面分离并被乳化、分散以及增溶的过程，该表面活性剂称为去污剂或洗涤剂，HLB 值一般为 13~15。表面活性剂的洗涤去污作用在日常生活中应用非常广泛。一般非离子表面活性剂去污能力强于阴离子表面活性剂。

## 六、新型表面活性剂

随着合成化学工业的发展，具有各种性能的新型表面活性剂相继问世，使其在制药工业中的应用有了较为迅猛的发展，以下是几种代表性的新型表面活性剂。

**1. 多库酯钠**  多库酯钠是磺酸钠盐型阴离子表面活性剂，化学结构式见图 4-18，主要用于胶囊剂和片剂等固体制剂中的湿润和增溶。多库酯钠固体在室温条件下较稳定，但其水溶液在 pH 低于 1 或高于 10 时易水解；此外电解质溶液如 3% 氯化钠溶液可使多库酯钠的水溶液变混浊。多库酯钠可降低粪便表面张力，促使水和脂肪类物质浸入粪便，具有软化粪便和润滑肠道的双重效果，可作为便秘类型患者的基础治疗药物。

**2. 聚乙烯己内酰胺 - 聚乙酸乙烯酯 - 聚乙二醇接枝共聚物**  商品名为 Soluplus，是一种新型的两亲性非离子表面活性剂，化学结构式见图 4-19，由 13% 聚乙二醇（PEG）6000、57% 乙烯基己内酰胺和 30% 乙酸乙烯酯组成。其具有两亲性，既能溶于水性溶液，又能溶于有机溶剂。可作为增溶剂以提高难溶性药物的溶解度及口服生物利用度。

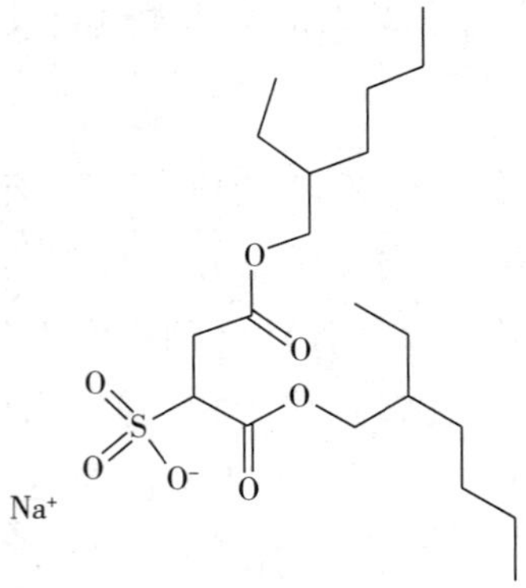

图 4-18  多库酯钠结构式

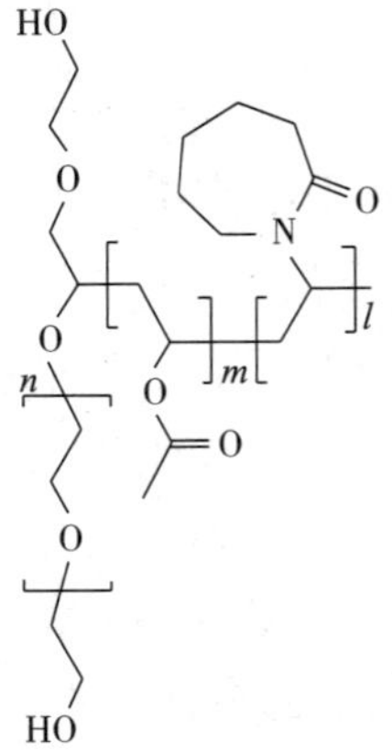

图 4-19  Soluplus 结构式

**3. 烷基糖苷**  烷基糖苷（alkyl polyglucoside，APG）是一种新型的非离子表面活性剂，是指用葡萄糖和脂肪醇合成的烷基糖苷，化学结构式见图 4-20。与其他表面活性剂相比，它具有溶解性好、配伍性强、稳定性高，对皮肤刺激性小、毒性低，生物降解性好等优点。以淀粉为主要原料合成烷基糖苷，不仅成本低，而且无污染，符合现代环境保护的要求。

　　APG 用作外用制剂中的表面活性剂成分具有很多优越性，除乳化性能优越外，还兼有润湿、保湿、柔软和滋润皮肤等功效。如 FDA 批准上市的地西泮鼻腔喷雾剂处方中使用烷基糖苷作为吸收促进剂，以提高地西泮的有效透膜吸收。

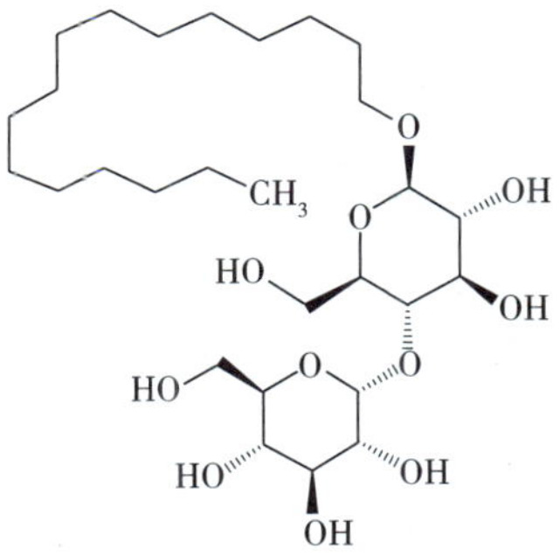

图 4 - 20　APG 结构式

思考题

答案解析

1. 简述表面活性剂的定义、结构特点与分类。
2. 简述 Krafft 点、昙点、亲水亲油平衡值的概念。
3. 简述增溶机制及影响增溶的因素。
4. 简述润湿的概念、机制及在药剂学中的应用。
5. 试述表面活性剂在药剂学中的应用。

（尹莉芳）

书网融合……

微课

题库

本章小结

# 第五章　微粒分散体系

PPT

## 学习目标

1. 通过本章学习，熟悉微粒分散体系的概念、分类、基本特性以及应用；掌握微粒分散体系的测定原理和方法；了解微粒分散体系的主要性质，包括动力学性质、光学性质、电学性质；理解微粒分散体系中常见的不稳定现象、影响稳定性的关键因素及解决方法。

2. 培养学生应用微粒分散体系相关知识解决实际问题的意识和能力，研究微粒分散体系在药物递送系统中的应用、激发学生研究新型药物递送系统的兴趣；培养学生将理论和实践相结合，正确理解和控制药物研发各阶段中涉及药物稳定性的因素。

3. 通过微粒分散体系的学习，培养和提升学生踏实严谨、求实诚信、勇于创新的治学态度和学术精神。

# 第一节　概　述 微课

## 一、基本概念

分散体系（disperse system）是一种或几种物质高度分散在某种介质中所形成的体系。被分散的物质称为分散相（disperse phase），而连续的介质称为分散介质（disperse medium）。

分散体系按分散相粒子的大小可分为如下三类：分子分散系（molecular dispersion system），其粒径<1nm；胶体分散体系（colloidal disperse systems），其粒径在 1 ~ 100nm 范围；粗分散体系（coarse disperse systems），其直径>100nm。通常将粒径在 1nm ~ 100μm 范围的分散相统称为微粒（microparticulates），由微粒构成的分散体系则统称为微粒分散体系（microparticulate disperse systems），参见表 5 – 1。

表 5 – 1　按照分散相质点粒径对分散体系分类

| 类型 | 粒径 | 微粒特点 |
| --- | --- | --- |
| 粗分散体系（悬浮体、乳浊液等） | $>10^{-7}$m | 一般显微镜下可见，不能透过滤纸和半透膜，不扩散 |
| 胶体分散体系（溶胶） | $10^{-9} ~ 10^{-7}$m | 超显微镜如电镜下可见，能透过滤纸，不能通过半透膜，扩散慢 |
| 分子分散体系（溶液） | $<10^{-9}$m | 超显微镜下不可见，能透过滤纸和半透膜，扩散快 |

根据分散相和分散介质之间亲和力不同，过去曾将分散体系分为亲液胶体（lyophilic colloid）和憎液胶体（lyophobic colloid）。高分子溶液被归入亲液胶体；溶胶（sol）是多相分散体系，在介质中不溶，有明显的相界面，归为憎液胶体。高分子溶液有些性质和溶胶类似，但它是均匀分散的真溶液，是热力学稳定、可逆的体系，因此和溶胶有本质的区别。现"亲液胶体"一词已不再使用。

## 二、基本特点

微粒分散体系是不均匀的多相分散体系，它们有如下共同的基本特点。

**1. 分散性**　微粒分散体系的性质和分散度直接相关。例如，胶粒的布朗运动、扩散慢、沉降、不能通过半透膜等性质，皆由微粒分散系特殊的分散度决定，如粒子大小为 $10^{-9} \sim 10^{-7}$ m 才会有 Tyndall 现象（Tyndall phenomenon）和动力学稳定性，分散度较大的粗分散体系则不具备这些特点。

**2. 多相性**　微粒分散体系是不均匀一的，其多相性表现在分散相粒子和介质之间有明显的相界面，而溶液体系是均匀分散的单相体系，二者性质完全不同，多相性是它们之间的根本性区别。

**3. 聚结不稳定性**　高度分散的多相体系有巨大的表面积和表面能。体系有缩小表面积、降低表面能的自发趋势，是热力学不稳定体系。体系中分散相粒子自发聚结的趋势称为聚结不稳定性。

微粒分散体系的分散性、多相性和聚结不稳定性之间是相互关联的，它们是微粒分散体系的基本特点。

### 三、应用与意义

在药剂学中，微粒分散体系被发展成为微粒药物递送系统。属于粗分散体系的微粒药物递送系统主要包括混悬剂、乳剂、微囊、微球等，它们的粒径在 100nm ~ 100μm 范围内；属于胶体分散体系的微粒给药系统主要包括纳米乳、纳米脂质体、纳米粒、纳米囊、纳米胶束等，它们的粒径一般小于 100nm。

微粒分散体系在药剂学中具有重要意义：①由于粒径小，有助于提高药物的溶解速度及溶解度，有利于提高难溶性药物的生物利用度；②有利于提高药物在分散介质中的分散性；③微粒在体内的分布具有一定选择性，如一定大小的微粒在体内容易被网状内皮系统吞噬；④微囊、微球等根据载体性质控制药物的释放速度，延长药物在体内的作用时间，减少剂量，降低毒副作用；⑤改善药物在体内外的稳定性等。由于微粒分散体系具有上述独特的性质，所以在缓控释、靶向制剂的研究及开发中发挥着重要作用。近年来纳米技术的发展，使微粒药物递送系统的研究得到了更广泛的关注。未来几十年内，微粒给药体系的研究必将带来更广阔的应用前景。

## 第二节　微粒分散体系物理化学性质

本节讨论的微粒分散体系的主要物理化学性质包括其动力学性质、光学性质和电学性质等。

### 一、动力学性质

#### （一）Brown 运动

1827 年 Brown 在显微镜下对水中悬浮的花粉进行了观察，发现花粉微粒在不停地无规则移动和转动，并将这种现象命名为 Brown 运动（Brownian motion）。

研究表明，Brown 运动是液体分子热运动撞击微粒的结果。如果微粒较大，如在 10μm 以上时，在某一瞬间液体分子从各个方向对微粒的撞击可以彼此抵消；但如果微粒很小，如在 100nm 以下，某一瞬间液体分子从各个方向对微粒的撞击就不能彼此抵消，某一瞬间在某一方向上获得较大冲量时，微粒就会向此方向作直线运动，在另一瞬间又向另一方向运动，即表现为 Brown 运动。爱因斯坦（Einstein）根据分子运动论导出了 Brown 运动公式：

$$\Delta = \sqrt{\frac{RTt}{L3\pi\eta r}} \qquad\qquad 式（5-1）$$

式中，$\Delta$ 为在 $t$ 时间内粒子在 $x$ 轴方向的平均位移；$\eta$ 为介质的黏度；$r$ 为粒子半径；$L$ 为阿伏伽德罗常数。Brown 运动的本质是质点的热运动。

#### （二）扩散与渗透压

作为 Brown 运动的结果，胶体质点可自发的从高浓度区域向低浓度区域扩散。见图 5-1，扩散速率遵从 Fick 第一定律（Fick's first law）：

$$\frac{\mathrm{d}m}{\mathrm{d}t} = -DA\frac{\mathrm{d}C}{\mathrm{d}x}$$ 式（5-2）

设胶体分散系的浓度梯度为 $\frac{\mathrm{d}C}{\mathrm{d}x}$，沿浓度梯度方向各平行界面的浓度不同，但在任一截面上的浓度是均匀的。设通过截面 $S$ 扩散的胶粒质量为 $m$，扩散速率为 $\frac{\mathrm{d}m}{\mathrm{d}t}$，扩散速率与浓度梯度及 $S$ 截面的面积 $A$ 成正比。$D$ 为扩散系数，是在单位浓度梯度下单位时间通过单位截面积的胶粒质量，单位是 $\mathrm{m}^2/\mathrm{s}$。由于扩散方向与浓度梯度的方向相反，在公式中加上符号以使扩散速率为正值。

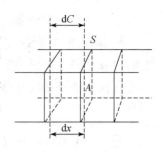

图 5-1 扩散示意图

爱因斯坦导出了 Brown 运动的位移与扩散系数之间的关系：

$$\Delta = \sqrt{2Dt}$$ 式（5-3）

根据式（5-3），可以通过测定 Brown 运动的位移求出扩散系数。

将式（5-1）代入式（5-3）得：

$$D = \frac{RT}{L} \times \frac{1}{6\pi\eta r}$$ 式（5-4）

从式（5-4）可见，粒子的扩散能力和粒子的大小成反比，粒径越大，扩散能力越弱。通过扩散系数的大小，求出质点的粒径。若已知粒子的密度，可求出粒子的摩尔质量。

用只允许溶剂分子通过而不允许溶质分子通过的半透膜的两侧分别放入溶液和纯溶剂，这时纯溶剂侧的溶剂分子通过半透膜扩散到另一溶液侧，这种现象称为渗透（osmosis）。爱因斯坦指出扩散作用和渗透压之间有着密切的联系。如果没有半透膜，溶质分子将从高浓度向低浓度方向扩散，这种扩散力和溶剂分子通过半透膜从低浓度向高浓度方向的渗透力大小相等，方向相反。胶体粒子比溶剂分子大得多，不能通过半透膜，因此在溶胶和纯溶剂之间会产生渗透压（osmotic pressure），渗透压的大小可用稀溶液的渗透压公式计算：

$$\Pi = cRT$$ 式（5-5）

式中，$\Pi$ 为渗透压；$c$ 为溶胶的浓度；$R$ 为气体常数；$T$ 为绝对温度。

由于稳定性的缘故，一般溶胶的浓度较低，其渗透压也很低，一般难以测定。高分子溶液可以配制成高浓度的溶液，因此它的渗透压较大，可以测出来。渗透压法是测定高分子摩尔质量的一个常用方法。

### （三）沉降与沉降平衡

分散体系中的微粒粒子密度如果大于分散介质的密度，就会发生沉降（sedimentation）。如果是粗分散体系，粒子较大，经过一段时间后，粒子会全部沉降到容器的底部。如果粒子比较小，布朗运动明显，粒子一方面受到重力作用而沉降，另一方面由于沉降使上、下部分的浓度发生变化，引起扩散作用，使浓度趋向于均匀。当沉降和扩散这两种方向相反的作用力达到平衡时，体系中的粒子以一定的浓度梯度分布，这种平衡称作沉降平衡（sedimentation equilibrium）。达到平衡后，体系的最下部浓度最大，随高度的上升浓度逐渐减小。

在一个截面积为 $A$ 的圆柱形容器内，见图 5-2，装有某种分散体系，设分散微粒为大小均匀的球形粒子，半径为 $r$，微粒和介质的密度分别为 $\rho$、$\rho_0$，微粒在高度 $h_1$ 和 $h_2$ 处的浓度分别为 $C_1$ 和 $C_2$，微粒在介质中所受的重力为 $\frac{4}{3}\pi r^3(\rho-\rho_0)g$，

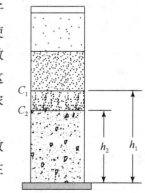

图 5-2 沉降平衡

粒子在分散介质中的扩散力可以用渗透压公式表示。在一个浓度不均匀的溶液中，若任一截面上放置一个半透膜，溶剂分子通过半透膜从低浓度向高浓度方向迁移的渗透力是和溶质分子从高浓度向低浓度迁移的扩散力大小相等、方向相反。在高度为 $dh$ 的体积内粒子所受到的总扩散力：

$$F'_{扩散} = -Ad\pi = -ARTdC$$

粒子总数为：

$$LCdV = LCAdh$$

每一个粒子所受到扩散力为：

$$F'_{扩散} = \frac{-ARTdC}{LCAdh} = \frac{-RT}{LC} \cdot \frac{dC}{dh}$$

达到平衡时，重力和扩散力大小相等，方向相反：

$$F'_{扩散} = \frac{-RT}{LC} \cdot \frac{dC}{dh} = \frac{4}{3}\pi r^3(\rho - \rho_0)g$$

将上式积分，得：

$$\ln\frac{C_2}{C_1} = -\frac{L}{RT} \cdot \frac{4}{3}\pi r^3(\rho - \rho_0)g(h_2 - h_1) \qquad 式（5-6）$$

上式即为高度分布公式，反映了微粒分散体系达到沉降平衡后体系浓度和高度的关系。

Perrin、Westgren 等人观察不同粒子的高度分布，用实验验证了式（5-6）的正确性。由式（5-6）可知，粒子浓度随高度的变化程度和粒子的大小及密度有关，相同物质的微粒分散体系，微粒愈大，浓度随高度的变化越大，不同种类物质的微粒分散体系，物质的密度愈大，浓度随高度的变化越大。

粒径较大的微粒受重力作用，静置时会自然沉降，其沉降速度服从 Stokes 定律（Stokes'law）：

$$V = \frac{2r^2(\rho_1 - \rho_2)g}{9\eta} \qquad 式（5-7）$$

式中，$V$ 为微粒沉降速度，cm/s；$r$ 为微粒半径，cm；$\rho_1$、$\rho_2$ 为分别为微粒和分散介质的密度，g/cm³；$\eta$ 为分散介质的黏度，P（泊）（1P=0.1Pa·s）；g 为重力加速度常数，cm/s²。

由 Stokes 公式可知沉降速度 $V$ 与微粒半径 $r^2$ 成正比，所以减小粒径是防止微粒沉降的最有效方法；同时，$V$ 与黏度 $\eta$ 成反比，即增加介质的黏度 $\eta$，可降低微粒的沉降速度；此外，降低微粒与分散介质的密度差（$\rho_1-\rho_2$）、提高微粒粒径的均匀性、防止晶型的转变、控制温度的变化等都可在一定程度上阻止微粒的沉降。一般实际的沉降速度小于计算值，原因是多分散体系并不完全符合 Stokes 定律的要求，如单分散、浓度无限稀释、微粒间无相互作用等。

沉降速度 $V$ 可用来评价粗分散体系的动力学稳定性，$V$ 越小说明体系越稳定，反之不稳定。

## 二、光学性质

光是一种电磁波，当一束光照射到一个微粒分散体系时，可以出现光的吸收、反射和散射等现象。光的吸收主要由微粒的化学组成与结构所决定；光的反射与散射主要取决于微粒的大小。微粒的粒径小于光的波长，会出现光散射现象，而粒径较大的粗分散体系只有光的反射。微粒大小不同，表现出不同的光学现象，从而可以进行微粒大小的测定。

在暗背景下，当光束通过烟雾时，可以从侧面看到一个光柱，仔细观察，可见到很多的细微亮点移动，这个现象就是 Tyndall 现象（Tyndall phenomenon）。如果有一束光线在暗室内通过纳米分散体系，在其侧面可以观察到明显的乳光，这就是 Tyndall 现象。Tyndall 现象的本质是粒子对光散射。光是一种电磁波，当光照射到不均匀的介质时，电磁波使粒子中分子的外层电子做与入射光相同频率的强迫振动，这使粒子相当于一个新的光源，向各个方向发射与入射光相同的光，这就是光散射。当粒子的直径大于入射光的波长时，主要发生光的反射；当粒子的直径小于入射光的波长时，就会出现光散射现象。在纳米粒分散体系中，可以观察到明显的乳光，乳光是散射光的宏观表现，根据乳光判断纳米粒分散体系是一个简便的方法。同样条件下，粗分散体系以反射光为主，不能观察到 Tyndall 效应；而低分子的真溶液则是以透射光为主，同样也观察不到乳光。

## 三、电学性质

微粒分散系的电学性质主要由微粒表面发生的电离、吸附或摩擦等产生的电荷所表现的性质。

### （一）电泳

如果将两个电极插入微粒分散体系的溶液中，通以电流，则分散于溶液中的微粒可向阴极或阳极移动，这种在电场作用下微粒进行的定向移动就叫电泳（electrophoresis）。

设有一个半径为 $r$ 的球形微粒，表面电荷密度为 $\sigma$，在电场强度为 $E$ 的作用下移动，其恒速运动的速度为 $v$，此时微粒受二种作用力，一种是静电力（$F_e$），另一种是摩擦阻力（$F_s$），恒速运动时这两种力的大小相等，即：

$$F_e = \sigma E \qquad\qquad 式（5-8）$$

$$F_s = 6\pi\eta rv \qquad\qquad 式（5-9）$$

$$\sigma E = 6\pi\eta rv \qquad\qquad 式（5-10）$$

故有：

$$v = \sigma E / 6\pi\eta r \qquad\qquad 式（5-11）$$

可见微粒在电场作用下移动的速度与其粒径大小成反比，其他条件相同时，微粒越小，移动越快。

### （二）双电层结构

当固体粒子混悬于液体中时，固体粒子可以从溶液中选择性吸附某种离子，也可以是其本身发生电离作用而以离子形式进入溶液中，以致使固液两相分别带有不同符号的电荷，在界面上形成了双电层结构。

对于双电层的具体结构，不同学者提出了不同的看法。1879 年 Helmholz 提出平板双电层模型，1910 年 Gouy 和 1913 年 Chapman 修正了平板双电层模型，提出了扩散双电层模型，后来 Stern 又提出了 Stern 模型。

**1. Helmholz 平板双电层模型**　Helmholz 认为固体的表面电荷与溶液中带相反电荷的（即反离子）构成平行的两层，如同一个平板电容器，如图 5-3 所示。双电层之间的距离 $\delta$ 很小，约等于反离子的半径。在双电层内粒子表面电势 $\psi_0$ 直线下降，距离 $\delta$ 处的电势降为 0。在外电场的作用下，带有不同电荷的胶粒和介质分别向不同的电极运动。该模型过于简单，由于离子热运动，反离子不可能形成平板电容器。

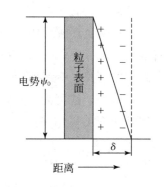

图 5-3　Helmholz 平板双电层模型

**2. Gouy - Chapman 扩散双电层模型**　Gouy 和 Chapman 认为，由于正、负离子静电吸引和热运动两种效应的结果，溶液中的反离子只有一部分紧密地排在固体粒子表面附近，相距约一、二个离子厚度称为紧密层；紧挨着另一层，随着距离增加反离子较少，离子按一定的浓度梯度扩散到溶液主体中，称为扩散层，见图 5-4。在电场中，固液之间发生相对位移时，所移动的切动面为 AB 面。胶粒表面到液体内部的总电势称为表面电势或热动力电势（electrothermodynamic potential），从切动面到液体内部电中性处的电势称为动电势（electrokinetic potential）或 $\zeta$ 电势（zeta potential）。$\zeta$ 电势在固液相之间出现相对位移时才能表现出来，因此称为动电势。热力学电势不受液体中离子浓度的影响，但 ζ 电势会受离子浓度的影响。溶液中离子浓度增加，更多的反离子挤入切动面，使 ζ 电势下降。Gouy – Chapman 扩散双电层模型区分了热动力电势 $\psi_0$ 和 ζ 电势，但没有给出 ζ 电势的明确物理意义，不能解释加入电解质后，有时 ζ 电势会超过表面电势。

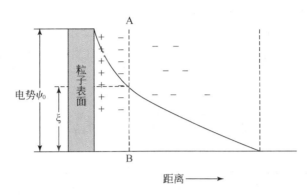

图 5 – 4 Gouy – Chapman 扩散双电层模型

**3. Stern 扩散双电层模型** 1924 年，Stern 对扩散双电层模型进行了进一步修正，他认为吸附在固体表面的反电荷离子形成扩散双电层，即在粒子表面吸附固定层和紧接着可以自由运动的扩散层。固定层称为 Stern 层，在扩散层中反离子电性中心构成的面称为 Stern 面，其他反离子扩散到溶液内部（图 5 – 5A）。Stern 平面的净电势为 $\psi_d$，称为 Stern 电势，固体的表面电势 $\psi_0$。

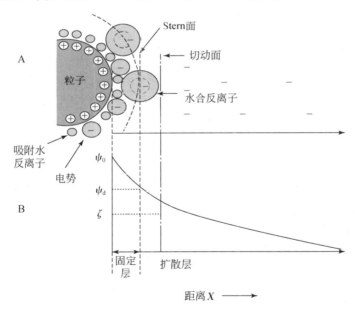

图 5 – 5 微粒的 Stern 双电层结构（A）与 ζ 电位（B）随距离 X 分布示意图

从固体表面至 Stern 面，电势从 $\psi_0$ 直线降低至 $\psi_d$，电势的变化趋势与平板双电层相似。扩散层电势从 $\psi_d$ 一直降为 0，规律与 Gouy – Chapman 扩散双电层相似。

在 Stern 层的反离子与胶粒一起运动，溶液中反离子都是水合离子，这部分水分子在电场中和胶粒与反离子作为一个整体一起运动。因此，切动面的位置在 Stern 面以外，ζ 电势略小于 $\psi_d$，见图 5 – 5B。ζ 电势与电解质浓度有关，电解质浓度越大，扩散层越薄，ζ 电势越小。当电解质浓度足够大时，可使 ζ 电势为零，称为等电态，此时电泳、电渗速度为零，溶胶很容易聚沉。

ζ 电位与微粒的物理稳定性关系密切。ζ 电位除了与介质中电解质的浓度、反离子的水化程度等有关外，也与微粒的大小有关。根据静电学，$\zeta$ 电位与球形微粒的半径 $r$ 之间有如下关系：

$$\zeta = \frac{\sigma \cdot 4\pi r^2}{4\pi\varepsilon a} = \frac{\sigma r^2}{\varepsilon a}$$  式（5-12）

式中，$\sigma$ 为球形微粒带电量；$a$ 为切动面与微粒之间的距离；$r$ 为微粒半径，$\varepsilon$ 为介电常数。

Stern 扩散双电层模型赋予了 $\zeta$ 电势的较为明确的物理意义：$\zeta$ 电势是切动面与溶液内部电中性处的电势差，它是 Stern 电势 $\psi_d$ 的一部分。该模型解释了电解质对 $\zeta$ 电势的影响，并对高价离子和表面活性剂大离子使 $\zeta$ 电势改变或升高现象给予了合理的解释。但是，仍有一些实验事实难以得到解释，双电层理论仍在发展中。

# 第三节　微粒分散体系物理稳定性基础知识

微粒分散体系的物理稳定性直接关系到微粒药物递送系统的应用。在宏观上，微粒分散体系的物理稳定性主要表现为微粒粒径的变化，以及微粒的絮凝、聚结、沉降、乳析和分层等。影响微粒分散体系物理稳定性的因素十分复杂，而研究这些因素将有利于改善微粒分散体系的物理稳定性。

## 一、絮凝与反絮凝

微粒表面带有同种电荷，在一定条件下因相互排斥而稳定。双电层的厚度越大，则相互排斥的作用力就越大，微粒就越稳定。如在体系中加入一定量的某种电解质，可能中和微粒表面的电荷，降低表面带电量、降低双电层的厚度，使微粒间的斥力下降，出现絮状聚集，但振摇后可重新分散均匀。这种现象叫作絮凝（flocculation），加入的电解质叫絮凝剂（flocculant）。

将电解质加入于微粒分散系时，离子被选择性的吸附于微粒表面，中和电荷而影响微粒的带电量及双电层厚度，从而形成絮凝。因此电解质的离子强度、离子价数、离子半径等都会对絮凝产生影响。一般离子价数越高，絮凝作用越强，如化合价为 2、3 价的离子，其絮凝作用分别为 1 价离子的大约 10 倍与 100 倍。当絮凝剂的加入使 $\zeta$ 电位降至 20~25mV 时，形成的絮凝物疏松、不易结块，而且易于分散。

如果在微粒体系中加入某种电解质使微粒表面的 $\zeta$ 电位升高，静电排斥力增加，阻碍了微粒之间的碰撞聚集，这个现象称为反絮凝（deflocculation），加入的电解质称为反絮凝剂（deflocculant）。对粒径较大的微粒粗分散体系，如果出现反絮凝，就不能形成疏松的纤维状结构，微粒之间没有支撑，沉降后易产生严重结块，不能再分散，对物理稳定性是不利的。

同一电解质可因加入量的不同，在微粒分散体系中起絮凝作用（降低 $\zeta$ 电位）或反絮凝作用（升高 $\zeta$ 电位）。如枸橼酸盐或枸橼酸的酸式盐、酒石酸盐或酸式酒石酸盐、磷酸盐和一些氯化物（如三氯化铝）等，既可作絮凝剂又可作反絮凝剂。

絮凝和反絮凝主要应用于微粒分散体系的物理稳定性。如果微粒体系能够呈絮凝状态，或者一直保持反絮凝状态而不沉淀，那么此体系就具有良好的物理稳定性。因此，为了使微粒体系具有最佳的物理稳定性，可以通过以下三种方法：①使用絮凝剂使微粒保持絮凝状态防止出现结块现象；②在系统中加入可溶性高分子材料，使微粒分散于结构化载体体系（structured vehicles），形成反絮凝状态。这里的结构化载体体系一般是指亲水胶体（hydrocolloids），即可溶性高分子溶液。常用的这类高分子材料有甲基纤维素、羧甲纤维素、卡波姆（carbomer）等。这些高分子材料可以改变分散体系的黏度而减小微粒的沉降速度维持微粒的稳定状态；③加入絮凝剂并将微粒体系与结构化载体体系混合，可使整个体系达到最佳稳定状态。

## 二、DLVO 理论

微粒之间普遍存在 van der Waals 吸引作用，但粒子相互接近时又因双电层的重叠而产生排斥作用，微粒的稳定性就取决于微粒之间吸引与排斥作用的相对大小。在 20 世纪 40 年代，Derjauin、Landau、Verwey 和 Overbeek 分别独立提出了溶胶稳定性理论，称为 DLVO 理论。理论提出了两个质点间的相互吸引能和双电层排斥能的计算方法，该理论是目前为止关于胶体稳定性及电解质对稳定性的影响解释得较为完善的理论。

### （一）微粒间的吸引势能

分子之间的 van der Waals 引力（van der Waals universal forces of attraction），指的是以下三种涉及偶极子（dipole）的长程相互作用力：①两个永久偶极之间的相互作用力；②永久偶极与诱导偶极间的相互作用力；③诱导偶极之间的色散力。上述三种相互作用力都是负值，即表现为吸引，其大小与分子间距离的六次方成反比，称为六次率。除了少数的极性分子，色散力在三种作用中占主导地位。

微粒可以看作是大量分子的集合体。Hamaker 假设，微粒间的相互作用等于组成微粒的各分子之间的相互作用的加和，对于同一物质，半径为 $a$、距离很近的两个球形微粒之间的引力势能为：

$$\Phi_A = -\frac{A}{12} \times \frac{a}{H} \qquad\qquad 式（5-13）$$

式中，$H$ 为两球之间的最短距离；$A$ 为 Hamaker 常数，是物质的重要特征常数，与单位体积内的原子数、极化率、分子之间的相互作用有关，其值为 $10^{-19} \sim 10^{-20}$。Hamaker 常数是在真空条件下测得的，如果在分散介质中的微粒，必须用有效 Hamaker 常数代替。

式（5-13）适用于微粒大小比微粒间距离大得多的情形，若微粒非常小，则必须考虑对球半径的校正，所得公式比较复杂，但仍可以得到引力势能和距离之间的关系：

$$\Phi_A \propto \frac{1}{H^2} \qquad\qquad 式（5-14）$$

同物质微粒间的 van der Waals 作用永远是相互吸引，介质的存在能减弱吸引作用，而且介质与微粒的性质越接近，微粒间的相互吸引就越弱。

### （二）双电层的排斥势能

微粒表面双电层的结构如前述。当微粒彼此的双电层尚未接触时，两个带电微粒之间并不存在静电斥力作用，只有当微粒接近到它们的双电层发生重叠，并改变了双电层电势与电荷分布时，才产生排斥作用。计算双电层的排斥作用能的最简便的方法是采用 Langmuir 方程，将排斥力当作是在两球之间双电层重叠之处过剩离子的渗透压所产生，如果是低电势，则两球之间的在单位面积上的排斥能 $\Phi_R$ 可用式（5-15）表达。

$$\Phi_R = \frac{1}{2} \cdot \varepsilon a \psi_0^2 \exp(-kH_0) \qquad\qquad 式（5-15）$$

式中，$\varepsilon$ 为介电常数；$a$ 为微粒半径；$\psi_0$ 为微粒表面电势；$H_0$ 为两粒子球面间的最短距离；$k$ 为波兹曼常数。

式（5-15）表明，微粒之间的排斥能随微粒表面电势 $\psi_0$ 和微粒半径 $a$ 的增加而升高，随离子间距 $H_0$ 的增加呈指数下降。

### （三）微粒间总相互作用势能

微粒间总相互作用能 $\Phi_T = \Phi_A + \Phi_R$。以 $\Phi_T$ 对微粒间距离 $H$ 作图，即得总势能曲线，如图 5-5 所示。从式（5-13）可知，当 $H$ 逐渐减小时，$\Phi_A$ 的绝对值无限增加；当 $H$ 很小时，吸引大于排斥，$\Phi_T$

为负值；当微粒间距离 $H$ 增大时，$\Phi_R$ 和 $\Phi_A$ 都下降，其中 $\Phi_R$ 随距离增加而呈指数下降，因此在 $H$ 很大时，$\Phi_T$ 也是负值；若距离再增加，$\Phi_T$ 趋近于零。在中间地段，即距离与双电层厚度同数量级时，$\Phi_R$ 有可能超过 $\Phi_A$，从而 $\Phi_T - H$ 曲线出现峰值，即势垒（voltage barrier）。若势垒足够高，则可以阻止微粒相互接近，不至于聚沉。然而，$\Phi_R$ 也可能在所有距离上都小于 $\Phi_A$，则微粒的相互接近没有任何阻碍，很快聚沉。还应该指出，虽然在 $H$ 很小时吸引大于排斥，但在微粒间相距很近时，由于电子云的相互作用而产生 Born 排斥能，总势能又急剧上升为正值。因此，$\Phi_T - H$ 曲线的一般形状如图 5 - 6 所

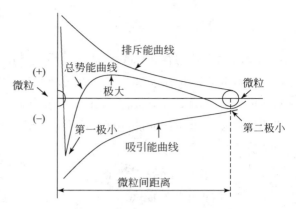

图 5 - 6    DLVO 理论：两个粒子间的势能曲线

示，在距离很小与很大时各有一势能极小值出现，分别称为第一与第二极小值。在中等距离，则可能出现势垒，势垒的大小是微粒能否稳定的关键。

前已述及，增加溶液电解质浓度或离子价数，则可降低排斥能 $\Phi_R$，在总势能曲线中，势垒也随之减小，则体系的稳定性下降。

**（四）临界聚沉浓度**

微粒的物理稳定性取决于总势能曲线上势垒 $\Phi_{max}$（图 5 - 6）的大小，可以将势垒当作判断微粒稳定与否的标准。势垒 $\Phi_{max}$ 随溶液中电解质浓度的加大而降低，当电解质浓度达到某一数值时，势能曲线的最高点恰为零（即 $\Phi_{max} = 0$），此时势垒消失，体系由稳定转为聚沉，这就是临界聚沉状态，这时的电解质浓度即为该微粒分散体系的聚沉值（coagulation value）。由于处于临界聚沉状态的势能曲线在最高处必须满足的两个条件，即：$\Phi_T = \Phi_R + \Phi_A = 0$ 与 $\dfrac{d\Phi_T}{dH} = \dfrac{d\Phi_R}{dH} + \dfrac{d\Phi_A}{dH} = 0$，这样得到：

$$聚沉值 = C \times \frac{\varepsilon^3 (kT)^5 \gamma_0^{\,4}}{A^2 Z^6} \qquad 式（5 - 16）$$

式中，$C$ 为常数；$\varepsilon$ 为介质的介电常数；$Z$ 为离子的价数；$\gamma_0$ 为与微粒表面电势有关的参数；$k$ 为波兹曼常数；$T$ 为热力学温度；$A$ 为 Hamaker 常数。

这是 DLVO 理论得出的关于电解质聚沉作用的重要结果。聚沉值具有如下特征：①在表面电势较高时，聚沉值与反离子价数的六次方成反比；②聚沉值与介质的介电常数的三次方成正比；③当规定零势垒为临界聚沉条件时，聚沉值与微粒大小无关。

通常，在势垒为零或很小时才发生聚沉，微粒凭借动能克服势垒的障碍，一旦越过势垒，微粒间相互作用的势能随彼此接近而降低，最后，在势能曲线的第一极小值处达到平衡位置。如果在微粒之间相互作用的势能曲线有较高的势垒，足以阻止微粒在第一极小值处聚结，但其第二极小值足以抵挡微粒的动能，则微粒可以在第二极小值处聚结。由于此时微粒间相距较远，这样形成的聚集体必定是一个松散的结构，容易破坏和复原，表现出触变性质。习惯上，将第一极小值处发生的聚结称为聚沉（coagulation），而将在第二极小值处发生的聚结叫絮凝（flocculation），聚沉和絮凝均是不稳定的表现。

## 三、空间稳定理论

DLVO 理论的核心是微粒的双电层因重叠而产生排斥作用。但是，在非水介质中双电层的排斥作用已经相当模糊，实验已证明，即使在水体系中，加入一些非离子表面活性剂或高分子能降低微粒的 $\zeta$ 电势，但稳定性反而提高了。这些事实表明，除了双电层的静电作用外，还有其他的稳定因素起作用，即

微粒表面上吸附的大分子从空间阻碍了微粒相互接近，进而阻碍了它们的聚结，因此称这一类稳定作用为空间稳定作用。

空间稳定作用很早以前就得到应用，在我国古代，向墨汁中掺进树胶，可使炭粉不致聚结。现代工业上制造油漆、照相乳剂等，均加入高分子作为稳定剂。这种稳定作用的理论是 20 世纪 60 年代之后才逐渐发展起来的，虽然现在还未发展成统一的定量理论，但其发展很快，已成为近年来微粒稳定性研究的重要课题之一。

### （一）经验规律

**1. 分子稳定剂的结构特点**　作为有效的稳定剂，高分子一方面必须和微粒具有很强的亲和力，以便能牢固地吸附在微粒表面上；另一方面又要与溶剂有良好的亲和性，以便分子链充分伸展，形成厚的吸附层，达到保护微粒不聚结的目的。

**2. 高分子的浓度与分子量的影响**　一般地说，分子量越大，高分子在微粒表面上形成的吸附层越厚，稳定效果越好。许多高分子还有临界分子量，低于此分子量的高分子无保护作用。

高分子浓度的影响比较复杂，吸附的高分子要能覆盖微粒表面才能起到保护作用，即需要在微粒表面上形成一个包围层，再多的高分子并不能增加它的保护作用，但若高分子的浓度过低，微粒表面不能被完全覆盖，则不但起不到保护作用，反而使胶体对电解质的敏感性增加。由于高分子链起了"桥联"作用，把邻近微粒吸附在链节上，促使微粒聚集下沉，称这种作用为敏化作用（sensitization）。

**3. 溶剂的影响**　在良溶剂中高分子链段能伸展，吸附层变厚，稳定作用增强。在不良溶剂中，高分子的稳定作用变差。实验中发现，若在介质中逐渐加入不良溶剂，在介质刚好转变为高分子的不良溶剂时，分散微粒开始聚沉。

### （二）理论基础

与电解质聚沉理论不同，空间稳定理论至今尚未形成成熟的定量关系，主要包括两个理论，即体积限制效应理论和混合效应理论。

**1. 空间稳定理论**

（1）体积限制效应理论（theory for volume restriction effect）　吸附在微粒表面上的高分子长链有多种可能构型。两微粒接近时，彼此的吸附层不能互相穿透，因此，对于每一吸附层都造成了空间限制（图 5 – 7a）从而产生排斥作用。排斥能的大小可以从构型熵随微粒间距离的变化计算得出。

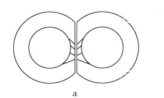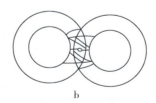

a　　　　　　　　　b

**图 5 – 7　高分子吸附层效应**

a. 体积限制效应（压缩而不穿透）；b. 混合效应（穿透而不压缩）

（2）混合效应理论（theory for mixing effect）　微粒表面上的高分子吸附层可以互相穿透（图 5 – 7b）。吸附层之间的这种交联，可以看作是两种浓度的高分子溶液的混合，其中高分子链段之间及高分子与溶剂之间相互作用发生变化。从高分子溶液理论和统计热力学出发，可以分别计算混合过程的熵变与焓变，从而得出吸附层交联时自由能变化的符号和大小。若自由能变化为正，则微粒互相排斥，起保护作用；若自由能为负，则起絮凝作用，吸附层促使微粒聚结。

**2. 微粒稳定性的判断**　不管排斥作用因何而起，我们总可以将微粒接近时因吸附层相互作用而产

生的自由能的变化 $\Delta G_R$ 分成熵变与焓变两个部分,由热力学定律得到:

$$\Delta G_R = \Delta H_R - T\Delta S_R \qquad \text{式（5-17）}$$

若使胶粒稳定,则 $\Delta G_R > 0$,有如下三种情况:①$\Delta H_R$,$\Delta S_R > 0$,但 $\Delta H_R > T\Delta S_R$,焓变起稳定作用,对此系统进行加热时,随着温度 $T$ 的上升,$\Delta G_R$ 值逐渐变小,当 $\Delta G_R$ 降为负值时,容易聚沉,体系不稳定;②$\Delta H_R$,$\Delta S_R < 0$,但 $|\Delta H_R| < |T\Delta S_R|$,熵起稳定作用,加热时会使体系趋于稳定;③$\Delta H_R > 0$,$\Delta S_R < 0$,无论是焓变还是熵变均不会对体系的稳定性产生影响,即微粒稳定性不受温度影响。

由于空间稳定效应的存在,微粒间相互作用能 $\Phi_T$ 应写成:

$$\Phi_T = \Phi_R + \Phi_A + \Phi_S \qquad \text{式（5-18）}$$

式中,$\Phi_R$ 为静电排斥能;$\Phi_A$ 为吸引能;$\Phi_S$ 为空间稳定效应产生的排斥能。

总势能曲线的形状依然如图 5-6 所示。由于在微粒相距很近时 $\Phi_S$ 趋于无穷大,故在第一极小值处的聚沉不大可能发生,微粒的聚结多表现为较远距离上的絮凝。与双电层排斥作用相比,空间稳定作用受电解质浓度的影响很小,它在水体系及非水体系中均可起作用,能够使很浓的分散体系稳定,这些都是空间稳定作用的特点。

## 四、空缺稳定理论

空缺稳定理论起源于 20 世纪 50 年代,科学研究者发现,高分子没有被吸附于微粒表面时,粒子表面上高分子的浓度低于体系溶液中高分子浓度,形成负吸附,使粒子表面上形成一种空缺表面层。在这种体系中,自由高分子的浓度不同、大小不同可能使胶体聚沉,也可能使胶体稳定,这种使胶体分散体系稳定的理论称为空缺稳定理论（theory of depletion stabilization）,亦称自由高分子稳定理论。

随着高分子溶液浓度降低,自由能曲线下移,当势垒降低到刚使胶体发生聚沉时,相应的浓度称为临界聚沉浓度（critical coagulation concentration,$C_1$）;随着高分子溶液浓度增加,自由能曲线上移,当势垒增加到刚使胶体稳定时相应的浓度称为临界稳定浓度（critical stable concentration,$C_2$）。

由于稳定是在高浓度区出现,而聚沉则是在低浓度区发生,所以 $C_2$ 总是大于 $C_1$。$C_2$ 值越小表示该高分子的稳定能力越强,而 $C_1$ 值越小则表示其聚沉能力越强。所以讨论影响因素实质上是讨论影响 $C_1$ 和 $C_2$ 的因素。

**1. 高分子分子量的影响**　以分子量为 4000～300000 的聚氧乙烯作空缺稳定剂,讨论其分子量对聚苯乙烯乳胶稳定性的影响:①当随分子量增大时,$C_1$ 和 $C_2$ 同时减少。这就是说分子量大的高分子既是良好聚沉剂,又是良好稳定剂;②在任一相同分子量的情况下,$C_2$ 值总是大于 $C_1$ 值,这说明同一高分子在高浓度下发生稳定作用,而在低浓度下发生聚沉作用;③而对较大分子量（比如 $M > 10000$ 时）的高分子来说,$C_1$ 和 $C_2$ 值均与分子量的平方根（$M^{1/2}$）成反比例。

**2. 微粒大小的影响**　以分子量为 10000 的聚氧乙烯作自由高分子为例,随着粒径的增大,$C_1$ 和 $C_2$ 之值同时减少,即粒径较大的微粒在高浓度高分子溶液中呈现较大稳定性,而在低浓度高分子溶液中却呈现出较大的聚沉性。

**3. 溶剂的影响**　溶剂的好坏直接影响高分子的溶解及其分子在溶液中的形状。良好的溶剂与高分子的相互作用力较大,可以使高分子在溶液中充分伸展开来,它们的混合使体系的自由能减少更多;对于不良溶剂,高分子在溶液中呈卷曲状,$C_1$ 和 $C_2$ 值都较大。

## 五、微粒聚结动力学

粒径超过 1μm 的微粒是不稳定的,所谓的稳定与否,是指聚沉速度的相对快慢。因此,聚沉速度是微粒稳定性的定量反映。由 DLVO 理论可知,微粒之所以稳定是由于总势能曲线上势垒的存在。倘若势垒为零，则微粒相互接近时必然导致聚结，若有势垒存在，则只有其中的一部分聚结，这里我们称前者为快聚结，后者为慢聚结。

### （一）快聚结

当微粒间不存在排斥势垒（$\Phi_T = 0$）时，微粒一经碰撞就会聚结，其速度由碰撞速率决定，而碰撞速率又由微粒 Brown 运动所决定，或者说，由微粒的扩散速度所决定，研究快速聚结动力学实际上是研究微粒向另一微粒的扩散。

单分散球形微粒由 Brown 运动的扩散作用控制时，假设初始微粒体系单位体积内粒子数为 $N_0$，微粒的半径相同皆为 $a$，则每个球形微粒都有一作用半径 $r$（$\approx 2a$），若两球的中心距离等于此作用半径，则两球相碰。由 Fick 扩散第一定律得：

$$\frac{dN}{dt} = -DA\frac{dN}{dr} \qquad \text{式（5-19）}$$

式中，$\dfrac{dN}{dt}$ 为在 $dt$ 时间内，扩散入的参考球（半径为 $r$）作用范围内的粒子数；$D$ 为两个微粒间的相对扩散系数（若忽略两微粒间相互作用，当两个微粒大小相同时，则 $D = 2D_1$，$D_1$ 为一个微粒的扩散系数）；$A$ 为参考球表面积，$A = 4\pi r^2$。

根据反应动力学方程处理后可得快聚结的速度常数 $K_r = 8\pi D_1 a$。若用 Einstein 关系式 $D_1 = \dfrac{kT}{6\pi\eta a}$ 代入，即得：

$$K_r = \frac{4kT}{3\eta} \qquad \text{式（5-20）}$$

式中，$\eta$ 为黏度；$k$ 为波兹曼常数；$a$ 为微粒的半径；$T$ 为热力学温度。

快聚结的速度常数 $K_r$ 是反映聚结快慢的重要参数，它受温度和介质黏度的影响，与微粒大小无关，并且不受电解质浓度的影响。

微粒体系进行快聚结时，微粒的数目迅速减少，微粒由初始数目 $N_0$ 减少至一半所需的时间可以用式（5-21）计算：

$$t_{1/2} = \frac{1}{K_r N_0} = \frac{3\eta}{4kTN_0} \qquad \text{式（5-21）}$$

如在 25℃ 水（$\eta = 0.01$）中，对浓度为 0.1%（按体积），半径 $a = 5.0 \times 10^{-8}\,\text{cm}$ 的球形微粒混悬剂，可得 $t_{1/2} \approx 1$ 秒。

### （二）慢聚结

当存在势垒时，由于微粒间的排斥作用，实际聚结速度比用式（5-21）所预测的要小得多。将这个因素考虑进去之后，应对 Fick 扩散第一定律加以修正：

$$\frac{dN}{dt} = -DA\frac{dN}{dr} + 阻力因子 \qquad \text{式（5-22）}$$

阻力因子是指阻止粒子扩散的因素，它与微粒内的位能有关。若用双分子反应的动力学方法处理后，可得到慢聚结的速度常数 $K_s$，如下：

$$\bar{K}_s = \frac{4\pi D_1}{\displaystyle\int_{2a}^{\infty} \exp\left(\frac{\Phi}{kT}\right) r^{-2}\,dr} \qquad \text{式（5-23）}$$

式中，$\Phi$ 为微粒间相互作用势能；$D_1$ 为微粒扩散系数；$k$ 为波兹曼常数；$a$ 为微粒的半径；$T$ 为热力学温度；$r$ 为参考球的半径；$K_s$ 为慢聚结的速度常数，它的大小可反映慢聚结速度的快慢。

比较式（5-20）和式（5-23），可得两者之间的关系为：

$$K_r = K_s \cdot 2a \int_{2a}^{\infty} \exp(\frac{\Phi}{kT}) r^{-2} dr = K_s \cdot \omega \qquad \text{式（5-24）}$$

式中，$\omega$ 称为稳定率（stability ratio），是一个很重要的函数，它具有势垒的物理意义，代表微粒体系的稳定性。当 $\omega = 1$ 时，根据式（5-24）知，慢聚结就是快聚结。从式（5-24）可知：

$$\omega = 2a \int_{2a}^{\infty} \exp(\frac{\Phi}{kT}) r^{-2} dr \qquad \text{式（5-25）}$$

式中，$\Phi$ 为微粒相互作用势能，它是电解质浓度的函数。利用微粒体系的电性质及 DLVO 理论，作近似处理后，即得

$$\lg\omega = -K_1 \lg c + K_2 \qquad \text{式（5-26）}$$

式中，$c$ 是电解质浓度，mmol/L。在一定温度下，$K_1$ 和 $K_2$ 是常数。

上式表明，稳定率 $\omega$ 是电解质浓度 $c$ 的函数，电解质浓度的变化会影响微粒体系的慢聚结速度。

电解质对慢聚结的速度有显著的影响，如将氯化钠溶液的浓度由 1%～2% 稀释至 0.1% 时，聚结速度则降低几十倍至几百倍，其原理为：随着电解质浓度 $c$ 的减少，微粒间相互作势能 $\Phi$ 不断增大，则 $K_s$ 不断增大，因此，聚结速度会降低。

### （三）架桥聚结

虽然都是同样的高分子，但当这些高分子有效地覆盖微粒表面时，它们能够发挥空间结构的保护作用；当被吸附的高分子只覆盖一小部分表面时，它们往往使微粒对电解质的敏感性大大增强，将这种絮凝作用称为敏化（sensitization），因为它可以减少引起絮凝作用所需的电解质的量。敏化的作用机制是在高分子浓度较低时，吸附在微粒表面上的高分子长链可能同时吸附在另一微粒的表面上，通过被吸附的高分子袢上或尾端上的锚基与另一微粒的裸露部分相接触并吸附在上面而形成分子桥。要使这一过程发生，就必须使微粒表面尽可能不被高分子覆盖，使其有足够的裸露部分。倘若溶液中高分子浓度很大，微粒表面已完全被吸附的高分子所覆盖，这时微粒不再会通过搭桥而聚结，此时高分子起保护作用。

---

**知识拓展**

#### 微粒分散体系的新技术与新应用

基于微粒分散体系的基础理论，该领域的研究不断拓展深化，涌现出许多创新技术和应用。例如，智能响应型微粒（如 pH 敏感、温度敏感、氧化还原敏感载体）能够根据疾病微环境精准释药，显著提高治疗效果并降低副作用。生物仿生纳米粒（如细胞膜包被纳米粒、外泌体载体）通过模仿天然生物结构，有效逃避免疫清除并增强靶向性。在核酸药物递送方面，脂质纳米粒（LNP）的成功应用（如 mRNA 疫苗）推动了基因治疗的发展。

工业制备技术也取得重要突破，微流控技术的出现可实现纳米粒的连续化、均一化生产。此外，微粒分散体系在肿瘤免疫治疗（如纳米疫苗）、脑靶向递送（如血脑屏障穿透策略）和抗感染治疗（如抗菌纳米粒）等领域展现出广阔前景。

---

**思考题**

答案解析

1. 简述微粒分散体系的概念、分类和基本特点。
2. 简述沉降与沉降平衡的概念，粒子浓度、粒子大小与密度之间的关系。

3. 简述 Stokes 定律，并说明沉降速度与粒径、黏度之间的关系。

4. 什么是双电层结构？简述双电层结构理论中 Stern 扩散双电层模型的含义。

5. 简述絮凝与反絮凝的概念。

6. 简述 DLVO 理论及其主要观点。

7. 简述空间稳定理论的主要含义。

8. 简述空缺稳定理论的主要含义、影响因素。

9. 简述微粒聚结动力学的主要含义。

（李佩珊　吕万良）

**书网融合……**

微课

题库

本章小结

# 第六章　液体制剂

PPT

## 第一节　概　述 🖥 微课

### 一、液体制剂的概念

　　液体制剂（liquid preparations）是指药物以一定形式分散于液体介质中所制成的供口服（oral administration）或外用（external application）的液体分散体系。经浸出法或经灭菌法制备的液体制剂，分别在现代中药制剂和注射剂等章节中论述。

　　液体制剂的分散相可以是固体，也可以是液体或气体药物。在一定条件下药物分别以颗粒、液滴、胶粒、分子、离子或其混合形式存在于分散介质中，形成混悬剂、乳剂、溶液剂等。药物的分散状态不同，都会对疗效和毒性产生很大影响。

　　液体制剂的分散介质也称溶剂，如水、乙醇、聚乙二醇400、脂肪油或甘油等。不同的分散介质对药物的溶解性能亦不相同，所以在不同程度上影响药物的疗效和毒性。此外，在一些液体制剂中往往加入不同的附加剂以增加药物的分散度或溶解度，提高制剂的稳定性等以保障药物安全性的同时提高药效。液体药剂一般具有吸收快、服用方便等特点，因此应用十分广泛。

### 二、液体制剂的分类

　　液体制剂有多种分类方法，目前常用的分类方法有两种，即按分散体系（disperse system）分类和按给药途径分类。

#### （一）按分散体系分类

　　这种分类方法是把整个液体制剂看作一个分散体系，并按分散粒子或质点的大小将液体制剂分成均相（homogeneous phase）与非均相（heterogeneous phase）液体制剂。在均相液体制剂中，药物以分子、离子形式分散在液体分散介质中，没有相界面的存在，称为溶液（真溶液），其中药物（分散相）相对分子质量小的称低分子溶液（low molecular solution），相对分子质量大的称高分子溶液（macromolecular solution，polymer solutions），它们都属于稳定体系。非均相液体制剂中，药物是以微粒（多分子聚集体）或液滴的形式分散在液体分散介质中，由于其分散相与液体分散介质之间具有相界面，所以均属于不稳定体系（图6-1）。

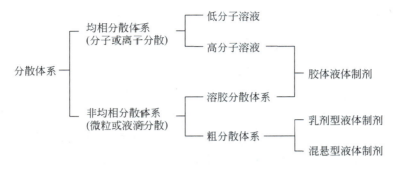

图6-1　分散体系分类

高分子溶液和溶胶分散体系在药剂学中一般统称为胶体液体制剂，因为它们的分散相微粒的大小都在1~100nm，且在性质上有许多共同之处，但前者为真溶液，属均相液体制剂，而后者为微粒分散体系，属非均相液体制剂，分散体系的粒子大小及其特征见表6-1。

表6-1　分散体系的分类

| 类型 | | 分散相粒子大小 | 特征 | 举例 |
|---|---|---|---|---|
| 分子分散体系 | | <1nm | 无界面，均相，热力学稳定体系，扩散快，能透过滤纸和半透膜*，形成真溶液 | 氯化钠水溶液 |
| 胶体分散体系 | 高分子溶液 | 1~100nm | 无界面，均相，热力学稳定体系，形成真溶液，扩散慢，能透过滤纸，不能透过半透膜 | 蛋白质水溶液 |
| | 溶胶 | | 有界面，非均相，热力学不稳定体系，扩散慢，能透过滤纸，不能透过半透膜 | 胶体硫溶胶 |
| 粗分散体系 | | >100nm | 有界面，非均相，热力学不稳定体系，形成混悬剂或乳剂，扩散很慢或不扩散，显微镜下可见 | 棕榈氯霉素混悬剂 |

注：* 半透膜（semipermeable membrane）是一种只给某种分子或离子扩散进出或对不同质点的通过具有选择性的薄膜。半透膜是一种只允许离子和小分子自由通过的膜结构，大分子不能自由通过半透膜，其原因是因为半透膜的孔隙的大小比离子和小分子大，但比大分子小。

**知识拓展**

**纳米技术**

在现代药剂学蓬勃发展的进程中，液体制剂领域不断涌现创新成果，其中纳米技术的引入堪称一大突破性亮点。借助先进的纳米制备工艺，一系列纳米级别的液体制剂应运而生，如纳米混悬液、纳米乳等。以难溶性药物为例，在纳米化处理后，其粒径大幅减小至纳米尺度，比表面积显著增大。这一物理特性的改变，使得药物在体内能与生物膜更充分地接触，从而显著提升了溶解速率，更高效地被人体吸收，极大地改善了药物的溶解度和生物利用度，为提升药物疗效开辟了新路径。

**（二）按给药途径分类**

**1. 内服液体制剂**　常用的内服液体制剂有溶液剂（solutions）、合剂（mixtures）、芳香水剂（aromatic waters）、糖浆剂（syrups）等。

**2. 外用液体制剂**　外用液体制剂按着用药部位可分为：①皮肤用液体制剂，如洗剂（lotions）、搽剂（liniments）等；②五官科用液体制剂，如洗耳剂（ear lotions）、滴鼻剂（nasal drops）、含漱剂（gargarisms）等；③直肠、阴道、尿道用液体制剂，如灌肠剂（enemas）等。

## 三、液体制剂的特点与质量评价

### （一）特点

液体制剂与固体制剂（散剂、片剂、胶囊等）相比具有以下特点。

1. 药物的分散度大，接触面积大，吸收快，能迅速发挥疗效。

2. 给药途径广泛，可用于内服，也可用于皮肤、黏膜和腔道给药。

3. 便于分取剂量，服用方便。

4. 减少某些药物的刺激性。一些易溶性固体药物，如溴化物、碘化物等片剂口服后，因片剂周围局部浓度过高，对胃肠道有刺激性，若口服液体制剂后，可迅速分散于胃液中从而减少刺激性。

但液体制剂尚存在许多需要注意和有待解决的问题，如化学稳定性差，有些药物之间容易发生相互作用而导致减弱或失去原有的药效；以水为溶剂者易发生水解或霉败，而非水溶剂有生理活性且成本高。除此之外还有携带、运输、贮存不便等缺点。

### （二）质量评价

1. 溶液型液体制剂应澄明，乳浊液型或混悬液型制剂要保证其分散相粒子小而均匀，振摇时可均匀分散。

2. 浓度准确、稳定、长期贮存不变化。

3. 分散介质最好用水，其次是乙醇、甘油和植物油等。

4. 制剂应无刺激性。

5. 液体制剂应具有一定的防腐能力。

6. 包装容器大小适宜，便于患者使用。

## 四、液体制剂制备的一般原则

液体制剂的制备方法很多，如溶解法、分散法、稀释法、混合法、浸渍法、渗漉法、溶胀法、分散法、凝聚法、乳化法等，可根据液体制剂的分散状态、质量要求和药物的特性选择合适的制备方法。在制备过程中一般应遵循以下原则。

1. 根据药物的性质和临床需求选择合适的分散溶媒。

2. 根据液体制剂的分散状态、质量要求和药物的特性选择合适的制备方法。

3. 根据药物的稳定性、刺激性选择加入合适的添加剂（如助悬剂、乳化剂、絮凝剂与反絮凝剂、抗氧剂、防腐剂等）。

4. 液体制剂的制备工艺过程中，应遵循溶解度小的药物和抗氧剂先加，易挥发性药物后加的原则；选择合适的液体定量给药装置，保证定量给药的准确性和重现性。

# 第二节　液体制剂的常用溶剂

根据药物性质和临床用途不同，在制备液体制剂时，应选用不同的溶剂。溶剂的选择对制剂的质量和疗效有直接影响。优良溶剂应具备的条件是：①对药物具有较好的溶解性和分散性；②化学性质稳定，不与主药和附加剂发生化学反应；③对药效的发挥不产生负面影响；④不影响含量测定；⑤毒性小、成本低、无臭味且具有防腐性等。但是，同时符合这些条件的溶剂很少，需要在掌握常用溶剂性质的基础上选用适宜溶剂或混合溶剂。

## 一、常用溶剂

### （一）极性溶剂

**1. 水** 水（water）是无色透明的液体，能与乙醇、甘油、丙二醇等极性溶剂任意混合。水能溶解绝大多数无机盐与许多极性有机物。水本身无药理及毒理作用，价廉易得，是液体制剂的制备中最常用的溶剂。缺点是不宜用于易水解或氧化的药物，而且易发生霉变，不宜久贮。当配制普通液体制剂时，要用蒸馏水或去离子水，不能用饮用水。

**2. 乙醇** 乙醇（ethanol）是无色透明的有机极性液体，可与水、甘油、丙二醇等任意混合。《中国药典》规定，无特殊说明时，通常是指95%（V/V）乙醇。乙醇的溶解范围很广，能溶解大部分有机物质和植物中成分。其毒性比其他有机溶剂小，因此是除水以外最常用的溶剂。与水相比乙醇有药理活性，20%以上的乙醇即具有防腐作用。但具有成本高以及易挥发及易燃烧等缺点。

**3. 聚乙二醇类** 聚乙二醇（polyethylene glycol）分子量在1000以下者为液体，如PEG 300、PEG 400、PEG 600等。低聚合度的聚乙二醇，如PEG 300、PEG 400为无色透明液体，能与水任意混合，并能溶解许多水溶性无机盐和水不溶性有机物，毒性小，与水混合可用于内服、外用、注射用溶剂。本品对易水解的药物具有一定的稳定作用，增加皮肤的柔韧性，并具有保湿作用。

**4. 甘油** 甘油（glycerin）为无色黏稠性液体，味甜（为蔗糖甜度的60%）、能与水、乙醇、丙二醇等任意混合。甘油毒性小，可制备内服或外用制剂，其中外用制剂较多。无水甘油有吸水性，对皮肤黏膜有刺激性，但含水10%的甘油无刺激性，且对一些刺激性药物起到缓和作用。在外用液体制剂中，甘油还有防止干燥（作保湿剂）、滋润皮肤、延长药物局部疗效等作用。在内服浸出溶液中含甘油12%（g/ml）以上时，不但使制剂有甜味，且能防止鞣质的析出。

**5. 丙二醇** 药用丙二醇（propylene glycol）一般指1,2-丙二醇，无色透明液体，性质与甘油相近，但黏度较甘油小。本品可与水、乙醇、甘油任意混合，能溶解很多有机药物。丙二醇毒性及刺激性小，可作为内服、外用及肌内注射用溶剂。但丙二醇有辛辣味，因此在口服制剂的应用中受到限制。丙二醇与水的等量混合液延缓某些药物的水解，而且对药物的透皮吸收有一定的促进作用。

**6. 二甲基亚砜** 二甲基亚砜（dimethyl sulfoxide，DMSO）为无色透明液体，具有强极性、强吸湿性，纯品几乎无味，18.5℃时易结晶。能与水、乙醇、甘油、丙二醇等相混合，一般用其40%~60%的水溶液为溶剂，60%水溶液的冰点为-80℃，故有良好的防冻作用。本品溶解范围很广，能溶解许多难溶于水、甘油、乙醇、丙二醇的药物，故有"万能溶剂"之称。本品对皮肤和黏膜的穿透能力很强，但对皮肤有轻度刺激性，高浓度可引起皮肤的烧感、瘙痒及发红，本品妊娠期妇女禁用。

### （二）非极性溶剂

**1. 脂肪油** 脂肪油（fatty oil）指茶油、麻油、豆油、棉籽油和花生油等植物油。本品不能与水、乙醇、甘油等混合，能溶解油溶性药物，如激素、挥发油、游离生物碱等。多用于外用制剂，如洗剂、搽剂、滴鼻剂等。脂肪油易酸败，也易与碱性物质起皂化反应而变质。

**2. 液状石蜡** 液状石蜡（liquid paraffin）为无色透明油状液体，是从石油中所制得的多种液状烃的混合物。根据密度不同可分为轻质和重质两种，前者密度为0.828~0.880g/ml，多用于外用液体制剂，如滴鼻剂、喷雾剂；后者密度为0.845~0.905g/ml，多用于软膏剂及糊剂中。本品化学性质稳定，能溶解生物碱、挥发油等非极性物质，在三氯甲烷、乙醚或挥发油中溶解，在水或乙醇中均不溶。

**3. 乙酸乙酯** 乙酸乙酯（ethyl acetate）为无色油状液体，微臭。相对密度（20℃）为0.897~0.906，具有挥发性和可燃性。在空气中容易氧化并变色，需加入抗氧剂。本品能溶解挥发油、甾体药物及其他油溶性药物。常用作为搽剂的溶剂。

**4. 油酸乙酯**　油酸乙酯（ethyl oleate）为淡黄色或几乎无色易流动的油状液体，为脂肪油的代用品。密度（20℃）为 0.866 ~ 0.874g/ml，黏度 > 0.52mPa·s，酸值 ≤ 0.5，碘值 75 ~ 85，皂化值 177 ~ 188。本品是甾类化合物及其他油溶性药物的常用溶剂，但在空气中暴露易氧化并变色，故常加入抗氧剂使用。

**5. 肉豆蔻酸异丙酯**　肉豆蔻酸异丙酯（isopropyl myristate）系由异丙醇和肉豆蔻酸酯化而得，为透明、无色、流动液体。密度 0.846 ~ 0.854g/ml，黏度（25℃）为 0.7mPa·s，酸值 ≤ 1，皂化值 202 ~ 212，碘值 ≤ 1。本品化学性质稳定，不会酸败，不易氧化和水解。可与液体烃类、蜡、脂肪及脂肪醇等混合，在 20℃时，1 份可溶于 3 份 90% 乙醇中，不溶于水、甘油和丙二醇。本品刺激性低，无过敏性，具有经皮吸收促进作用。

## 二、制药用水

制药用水用于药物生产过程和药物制剂的制备，因其使用的范围不同而分为饮用水、纯化水、注射用水和灭菌注射用水。一般应根据各生产工序或使用目的与要求选用适宜的制药用水。

**（一）制药用水分类与质量要求**

制药用水包括纯化水、注射用水与灭菌注射用水。

**1. 饮用水**　为天然水经净化处理所得，其质量应符合现行中华人民共和国国家标准《生活饮用水卫生标准》。

饮用水可作为药材净制时的漂洗、制药用具的粗洗用水，一般也可以作为饮片的提取溶剂。

**2. 纯化水（purified water）**　为饮用水经蒸馏法、离子交换法、电渗析法、反渗透法或其他适宜的方法制备的制药用水。不含任何附加剂，其质量应符合《中国药典》通则 0261 的规定。

纯化水中可能存在的元素杂质是药品生产中元素杂质的潜在来源之一，必要时，可参考 ICH Q3D 元素杂质指导原则来评估和控制药品中元素杂质。纯化水在制备、储存和分配过程中，应采取适当的措施确保微生物得到充分控制和监测。

纯化水可作为配制普通药物制剂用的溶剂，中药注射剂、眼用制剂等无菌制剂所用饮片的提取溶剂，口服、外用制剂配制用溶剂或稀释剂，非无菌制剂用器具的精洗用水，非无菌制剂所用饮片的提取溶剂等。纯化水不得用于注射剂的配制和稀释。

**3. 注射用水（water for injection）**　为纯化水经蒸馏所得，其质量应符合《中国药典》通则 0261 对于注射用水的规定；或为通过一个等同于蒸馏的纯化工艺制备所得，其制备工艺应符合监管部门有关程序要求，其质量应符合有关规定。不含任何附加剂。

注射用水中可能存在的元素杂质是药品生产中元素杂质的潜在来源之一，必要时，可参考 ICH Q3D 元素杂质指导原则来评估和控制药品中元素杂质。

注射用水在制备、储存和分配过程中，应采取适当的措施确保微生物/细菌内毒素得到充分控制和监测。注射用水的储存方式和储存期限应经过确认/验证，确保水质符合质量要求。

注射用水可作为配制注射剂、眼用制剂等的溶剂或稀释剂，以及容器的精洗等。

**4. 灭菌注射用水（sterile water for injection）**　为注射用水按照注射剂生产工艺制备所得，不含任何添加剂。主要用于注射用灭菌粉末的溶剂或注射剂的稀释剂。其质量应符合《中国药典》通则 0261 附 3 关于灭菌注射用水的规定。

灭菌注射用水主要用于注射用无菌药品粉末的溶剂或注射剂的稀释剂，其灌装规格应与临床需要相适应，避免大规格、多次使用造成的污染。

**（二）《中国药典》对制药用水系统的要求**

制药用水应适合其用途，并符合《中国药典》的质量标准及相关要求。纯化水、注射用水和灭菌注射用水的原水通常为饮用水。

1. 制药用水系统的设计、材质选择、制备过程、储存、分配、使用和维护等均应符合《药品生产质量管理规范》的要求。

2. 制药用水系统应经过确认/验证，并建立日常监控、检测和报告制度，有完善的原始记录备查。

3. 制药用水系统应定期进行清洗与消毒，消毒可以采用热处理或化学处理等方法。采用的清洗与消毒方法，以及化学处理后清洗剂与消毒剂的去除应经过确认/验证。

# 第三节　液体制剂的常用附加剂

## 一、增溶剂

常用的增溶剂为聚山梨酯类（吐温类）和聚山梨坦类（司盘类）等，增溶剂的最适 HLB 值为 15～18。每 1g 增溶剂能增溶药物的克数称为增溶量（solubilizing capacity）。

## 二、助溶剂

常用助溶剂可分为两类：一类是某些有机酸及其盐，如苯甲酸钠、水杨酸钠、对氨基苯甲酸等都是在制剂中应用较多的助溶剂。苯甲酸钠对呋喃西林具有助溶作用，研究显示苯甲酸钠对呋喃西林的助溶效果明显优于吐温 80 和乙醇。另一类是酰胺化合物，如乌拉坦、尿素、乙酰胺等。

## 三、潜溶剂

乙醇、丙二醇、甘油、聚乙二醇等都可与水形成潜溶剂。潜溶剂提高药物溶解度的主要原因是混合溶剂的介电常数、表面张力、分配系数等与溶解相关的特性参数发生变化，使其与溶质的相应参数相近，这仍遵循着"相似者相溶"的原理。

在增溶非极性药物时，常用极性较小的有机溶剂与水混合，使非极性药物更好地与溶剂亲和，增溶规律符合半对数关系：

$$\log SR = S_{\text{total}}/S_{\text{u}} = \sigma_{\text{cosol}} \times F_{\text{cosol}} \qquad\qquad 式（6-1）$$

式中，$SR$ 为溶解度比（solubility ratio），定义为溶质总的溶解度（$S_{\text{total}}$）与分子态药物溶解度（$S_{\text{u}}$）之比；$\sigma_{\text{cosol}}$ 为有机溶媒的极性参数；$F_{\text{cosol}}$ 为有机溶媒的加入比例，以 $F_{\text{cosol}}$ 对 $\log SR$ 作图，斜率为 $\sigma$。理论上，极性越小的药物在极性参数 $\sigma$ 小的有机溶剂中的增溶效果越好。潜溶剂不仅能显著增加某些药物的溶解度，而且可以减少药物的水解反应，增加药物的稳定性。

## 四、抗氧剂

### （一）液体制剂中药物的氧化

制剂的制备或贮藏过程中，经常会发生药物氧化变质，如变色、沉淀、失效甚至产生有毒物质等情况。氧化变质是药物不稳定的主要表现之一，合理选择抗氧剂能有效地防止或延缓药物的氧化变质。通常在药物中易氧化变质的官能团有下列几种：含醛基的药物，如链霉素；含羟基或烯醇结构的药物，如维生素 C；酚类物质，如吗啡；肼类及胺类药物，如异烟肼和盐酸普鲁卡因；硫醇或硫化物，如巯嘌呤和硫辛酸；含碳碳双键及其共轭体系的药物，如维生素 A；杂环吡唑酮类药物，如安乃近等。在自动氧化反应过程可产生有害中间产物，抗氧剂的作用是抑制或消除这两类中间产物，从而阻止药物自动氧化反应的进行。

### （二）影响液体中药物氧化的因素

在液体制剂中药物自动氧化的影响因素主要有以下五个方面。

**1. 氧** 在自动氧化反应过程中，氧的浓度越高，氧化反应速度越快，所以在制备液体制剂时所用到的溶剂应采取措施使之溶解较少的氧气，如水应用新鲜煮沸冷却的水。

**2. pH** 液体制剂的 pH 越低，药物脱氢的难度越大，即 RH→R·+H· 和 RH+O$_2$→R·+HO$_2$· 的反应越不易发生，因此，许多对氧敏感药物只要在不影响溶解性和生理耐受性情况下，可将药物溶液调节至较低的 pH 以增加对氧化作用的抵抗能力，如吗啡溶液酸性越强，吗啡的氧化反应速度越慢。

**3. 温度** 温度升高，液体制剂中所溶解的氧减少，氧化反应速度减慢，但温度升高，氧化反应的速率增加很多，总体说温度升高氧化反应速度增加。所以易氧化药物制剂应低温贮藏。

**4. 金属离子** 金属离子是药物自动氧化反应过程的催化剂，金属离子的催化作用可使药物氧化反应速度增加几十甚至几百倍。所以在药物制剂中要添加金属离子络合剂，使之不能催化氧化反应。常用的金属离子络合剂有 EDTA-2Na、枸橼酸（citric acid）、磺基水杨酸（sulfosalicylic acid）等。

**5. 光** 光照诱发自由基的产生，光照越强，自由基产生的速度越快，氧化反应速度也就越快。所以易氧化药物制剂应避光保存。

### （三）抗氧剂的选择

抗氧剂应根据药物具体情况选择，单一抗氧剂难以满足药物稳定性要求时，复合抗氧剂能充分发挥协同作用，提高抗氧剂的性能。抗氧剂有水溶性和油溶性两种。

**1. 水溶性抗氧剂** 主要用于水溶性药物的抗氧化。常用抗氧剂有：维生素 C（vitamin C）、亚硫酸钠（sodium sulfite）、亚硫酸氢钠（sodium bisulfite）、焦亚硫酸钠（sodium metabisulfite）、硫代硫酸钠（sodium thiosulfate）等。

（1）维生素 C 具有烯醇（enol）结构，具还原性，可清除自由基，同时还因具有羰基和邻位的羟基而可与金属离子发生络合作用，降低金属离子催化自动氧化活性，羟基还具有一定的酸性，可降低 pH 而使氧化反应减慢。

（2）亚硫酸钠 白色结晶性粉末，具有较强的还原性。水溶液呈碱性，主要用于偏碱性药物的抗氧剂。与酸性药物、盐酸硫胺等有配伍禁忌。

（3）亚硫酸氢钠 白色结晶粉末，具有二氧化硫臭味，具有还原性。水溶液呈酸性，主要用于酸性药物的抗氧剂。与碱性药物、钙盐、对羟基衍生物，如肾上腺素等有配伍禁忌。

（4）焦亚硫酸钠 白色结晶性粉末，有二氧化硫臭，味酸咸，具有较强的还原性，水溶液呈酸性，主要用于酸性药物的抗氧剂。

（5）硫代硫酸钠 无色透明结晶或细粉，无臭，味咸。具有强烈的还原性。水溶液呈弱碱性，在酸性溶液中易分解，主要用于偏碱性药物的抗氧剂。与强酸、重金属盐类有配伍禁忌。

**2. 油溶性抗氧剂** 主要用于油溶性药物的抗氧化。常用的抗氧剂有：维生素 E（vitamin E）、叔丁基对羟基茴香醚（butylated hydroxyanisole，BHA）、2,6-二叔丁基羟基甲苯（butylated hydroxytoluene，BHT）等。维生素 E 是天然抗氧剂，一般将维生素 E 和维生素 C 合用，一般维生素 E 中包括四种异构体，其抗氧化活性 α<β<γ<δ。维生素 E 和茶多酚合用，具有良好的协同作用，可用于脂溶性药物的抗氧剂。

## 五、防腐剂

防腐剂（preservatives）系指防止药物制剂由于细菌、酶、霉菌等微生物的污染而产生变质的添加剂。

**（一）加入防腐剂的作用**

液体制剂在制备过程中完全避免微生物污染是很困难的，特别是以水为溶剂的液体制剂，易被微生物污染而发霉变质，尤其是含有糖类、蛋白质等营养物质的液体制剂，更容易引起微生物的滋长和繁殖。从而影响药效，甚至产生毒副作用。加入防腐剂，抑制其生长繁殖，以达到有效的防腐目的。

《中国药典》通则 1107 规定了非无菌化学药品制剂、生物制品制剂和不含药材原粉的中药制剂微生物限度标准要求。用于手术、严重烧伤及严重创伤的局部给药制剂应符合无菌检查法规定。

**（二）防腐的措施**

**1. 控制辅料和原料的质量** 液体制剂常用溶剂为水，必须使用纯化水或蒸馏水，以减少微生物污染。另外，药物原料及常加入的附加剂，如稳定剂、矫味剂、助悬剂或着色剂等也可能带有微生物，所以应当严格控制原辅料的质量。

**2. 防止污染** 加强生产环境的管理、清除周围环境的污染源、加强操作室和操作人员个人卫生管理、用具和设备按规定进行卫生管理和清洁处理等。

**3. 添加防腐剂** 在液体制剂的制备、贮存和使用过程中，完全避免微生物的污染是困难的，因此加入防腐剂可有效抑制微生物的生长和繁殖，达到防腐之目的。

适合于液体制剂的防腐剂应具备下列条件：①在抑菌浓度范围内对人体无害、无刺激性、内服制剂应无特殊臭味；②水中有较大的溶解度，能够达到防腐所需的浓度；③不影响制剂的理化性质和药理作用，不与主药相互作用；④对大多数微生物具有较强的抑制作用；⑤防腐剂本身的理化性质和抗微生物性质稳定，不受温度、pH 的影响；⑥在贮存、使用期间稳定且不与包装材料起作用。

防腐剂的抑菌作用机制：①使微生物蛋白变性；②与微生物酶系统结合；③降低表面张力使微生物细胞膜破裂。

**（三）常用的防腐剂**

**1. 羟苯酯类（parabens）** 主要有对羟基苯甲酸甲酯、乙酯、丙酯、丁酯，商品名为尼泊金。这类抑菌剂的抑菌作用随烷基碳数增加而增强，但溶解度降低，如尼泊金丁酯抗菌力最强，但溶解度最小。尼泊金混合使用具有协同效应。一般乙酯与丙酯合用或乙酯与丁酯合用，浓度均为 0.01% ~ 0.25%。这是一类很有效的防腐剂，在弱酸性和中性介质中抑菌效果好，但在弱碱性溶液中，其酚羟基解离，抑菌作用减弱。对于含有聚山梨酯类或聚乙二醇的液体制剂，可与尼泊金发生络合作用，抑菌作用减弱。另外，本类防腐剂遇铁能变色，遇弱碱、强酸易水解，包装材料为塑料制品时，对其有吸附作用。

**2. 苯甲酸与苯甲酸钠（benzoic acid and sodium benzoate）** 苯甲酸在水中溶解度为 0.29%，在乙醇中为 43%（20℃），用量一般为 0.03% ~ 0.1%。其 $pK_a$ 为 4.2，起防腐作用是未解离的分子，故在酸性溶液中抑菌效果较好，最适 pH 是 4，溶液 pH 增高时解离度增大，防腐效果降低。苯甲酸防发酵能力较尼泊金类强，苯甲酸 0.25% 和尼泊金 0.05% ~ 0.1% 联合应用对防止发霉和发酵最为理想，特别适用于中药液体制剂。苯甲酸钠在酸性溶液中与苯甲酸的防腐能力相当。

**3. 山梨酸（sorbic acid）** 在 30℃水中溶解度为 0.125%，沸水中为 3.8%，对细菌最低抑菌浓度为 0.02% ~ 0.04%（pH < 6.0），对酵母、真菌最低抑菌浓度为 0.8% ~ 1.2%。其 $pK_a$ 为 4.76，起防腐作用是未解离的分子，在 pH 4.5 水溶液中效果较好。山梨酸与其他抗菌剂联合使用产生协同作用。山梨酸钾、山梨酸钙作用与山梨酸相同，水中溶解度更大。需在酸性溶液中使用。

**4. 苯扎溴铵（benzalkonium bromide）** 又称新洁尔灭（bromo geramine），为阳离子表面活性剂。溶于水和乙醇，水溶液呈碱性。本品在酸性和碱性溶液中稳定，耐热压，作为防腐剂的使用浓度为 0.02% ~ 0.2%。

**5. 醋酸氯己定（chlorhexidine acetate）**　又称醋酸洗必泰（hibitane），微溶于水，溶于乙醇、甘油、丙二醇，为广谱杀菌剂，用量为 0.02%～0.05%。

**6. 其他防腐剂**　邻苯基苯酚（o-phenylphenol），微溶于水，使用浓度 0.005%～0.2%；桉叶油（eucalyptus oil）使用浓度为 0.01%～0.05%，桂皮油（cassia bark oil）为 0.01%，薄荷油（mint oil）为 0.05%。

## 六、矫味剂

为掩盖和矫正药物制剂的不良臭味而加到制剂中的物质称为矫味剂（flavoring agents）。

### （一）甜味剂

甜味剂（sweetening agent）有天然的，也有合成的。蔗糖和单糖浆是天然来源的甜味剂，应用广泛，具有芳香味的橙皮糖浆、枸橼糖浆及桂皮糖浆等不仅能矫味，也能矫臭。

甜菊苷（stevioside）甜菊苷是从甜叶菊中提取的一种天然甜味剂，其甜度为蔗糖的 180～200 倍，带有轻微的薄荷醇苦味及一定程度的涩味。甜菊 A 苷的甜度为蔗糖的 250～450 倍，甜味特征比甜菊更接近于蔗糖。

阿司帕坦（aspartame）是由 L-苯丙氨酸（或 L-甲基苯丙氨酸酯）与 L-天冬氨酸以化学或酶催化反应制得。甜味接近蔗糖，甜度为蔗糖的 150～200 倍，不致龋齿，可降低热量，适用于糖尿病患者、肥胖症患者。

另外，甘油、山梨醇、甘露醇等也可作甜味剂。

### （二）芳香剂

在制剂中添加少量香料和香精可改善制剂的气味，这些香料与香精称为芳香剂（flavouring agent）。天然香料包括芳香性挥发油，如柠檬（lemon）、樱桃（cherry）、茴香（fennel）、薄荷（mint）等挥发油。香精是由人工香料添加一定量的溶剂调和而成，如苹果香精（apple fragrance）、香蕉香精（banana fragrance）等。

### （三）胶浆剂

胶浆剂（mucilage）可以干扰味蕾的味觉而能矫味，如琼脂、明胶、海藻酸钠、阿拉伯胶、羧甲纤维素钠、甲基纤维素等胶浆。若添加甜菊苷等甜味剂，增加其矫味效果。

### （四）泡腾剂

泡腾剂（effervescent agents）遇水后由于产生大量二氧化碳，能麻痹味蕾而起矫味作用。对盐类的苦味、涩味、咸味有所改善。

## 七、着色剂

着色剂（colorants）能改善制剂的外观颜色，用来识别制剂的浓度，改善制剂的外观，减少患者对服药的厌恶感。着色剂与矫味剂配合协调，易为患者所接受。

### （一）天然色素

一般为植物性色素，红色的有苏木素（hematoxylin）、紫草根（root of redroot gromwell）、茜草根（India madder root）、甜菜红（beet red）、胭脂虫红（cochineal）等；黄色的有姜黄（curcumin）、山栀子（gardenia）、胡萝卜素（carotene）等；蓝色的有松叶兰（psilotum nudum）、乌饭树叶（leaves of vaccinium bracteatum thunb）等；绿色的有叶绿酸铜钠盐（sodium copper chlorophyllin）；棕色的有焦糖（caramel）等。矿物性色素有氧化铁（棕红色）。

## （二）合成色素

人工合成色素的特点是色泽鲜艳，价格低廉，但大多数毒性比较大，用量不宜过多。我国批准的内服合成色素有苋菜红（amaranth）、柠檬黄（tartrarine）、胭脂红（cochineal red A）、靛蓝（indigo）。通常配成1%贮备液使用，用量不得超过万分之一。外用色素有伊红（eosin）、品红（fuchsine）等。

# 第四节　液体制剂的过滤

过滤是利用过滤介质截留液体中悬浮的固体颗粒而达到固液分离的操作。通常，将过滤介质称为滤材；待过滤液体称为滤浆；被截留于过滤介质的固体为滤饼或滤渣；通过截留介质的液体称为滤液。

过滤基本原理：在压力差的作用下，悬浮液中的液体透过可渗性介质（过滤介质），固体颗粒为介质所截留，从而实现液体和固体的分离。

## 一、过滤机制及影响过滤的因素

### （一）过滤机制

根据固体粒子在滤材中被截留的方式不同，将过滤过程分为介质过滤和滤饼过滤。介质过滤又分为表面过滤和深层过滤。

**1. 介质过滤**　介质过滤是指靠介质的拦截作用进行固–液分离的操作。介质过滤根据截留方式的不同分为表面过滤和深层过滤。

（1）表面过滤　过滤时将粒子截留在介质表面的过滤。此时，液体中混悬的固体粒子的粒径大于过滤介质的孔径，过滤介质起了一种筛网的筛析作用，见图6–2a。这种过滤分离度高，常用于分离溶液中含有少量固体粒子的杂质，以及分离要求很高的液体制剂的制备中。常用的过滤介质有微孔滤膜、超滤膜和反渗滤膜等。

（2）深层过滤　粒子的截留发生在介质的"内部"的过滤方式，此时固体粒子小于过滤介质的孔径。其过滤机制是：粒子在过滤过程中通过介质内部的不规则孔道时可能由于惯性、重力、扩散等作用而沉寂在空隙内部形成"架桥"，也可能由于静电力或范德华力而被吸附在空隙内部，见图6–2b、图6–2c。深层过滤必须保证介质层的足够深度，从而使小于介质孔径的粒子通过介质层的概率足够小。砂滤棒、垂熔玻璃漏斗、多孔陶瓷、石棉过滤板等遵循深层截留的作用机制。

介质过滤的过滤速度与阻力主要由过滤介质决定。药液中固体粒子的含量少于1%时属于介质过滤，多数是以收集澄清的滤液为主要目的而进行的过滤，如注射液的过滤、除菌过滤等。

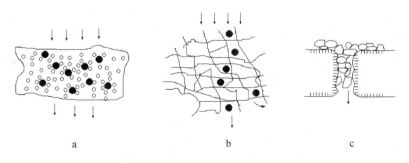

**图6–2　表面过滤、深层过滤和架桥现象示意图**

a. 表面过滤；b. 深层截留；c. 架桥现象

**2. 滤饼过滤**　被截留的固体粒子聚集在过滤介质表面上形成滤饼，过滤的拦截作用主要由滤饼产生，过滤介质只起到支撑滤饼的作用。若药液中固体粒子含量在 3% ~ 20% 时易产生滤饼过滤。在过滤初期部分粒子进入介质层形成深层过滤，部分粒子在介质表面形成初始滤饼层，随着过滤过程的进行滤饼逐渐增厚，滤饼的拦截作用更加明显。

滤饼过滤的过滤速度和阻力主要受滤饼的影响，如药物的重结晶，药材浸出液的过滤等属于滤饼过滤。过滤的目标物是滤饼层或滤液，也可能两者都是。

### （二）影响过滤的因素

过滤速度是指单位时间通过单位面积的滤液量。假定滤液流过致密滤渣层的间隙为均匀的毛细管管束，此时液体的流动遵循 Poiseuille 公式：

$$V = P\pi r^4 t/8\eta L \qquad\qquad 式（6-2）$$

式中，$V$ 为单位面积上的过滤容量；$P$ 为操作压力；$r$ 为介质层中毛细管半径；$L$ 为毛细管长度；$\eta$ 为液体黏度。$V/t$ 为过滤速度，由此可知影响过滤速度的因素有：

①过滤的操作压力：压力越大，过滤越快（假定滤渣层在一定压力范围内不可压实）；②孔隙大小：孔隙越窄，阻力越大，过滤越慢；③滤液黏度：黏度越大，滤速越慢；④滤速与毛细管长度成反比，沉积的滤饼量越多，滤速越慢。

因此，增加滤速的方法有：①介质上方加压或介质下方减压以提高压力差；②升高滤液温度以降低黏度；③先进行预滤以减少滤饼厚度；④设法使颗粒变粗以减少滤饼阻力等。此外，为提高单位时间通过量，可增加过滤的截面积。

## 二、过滤介质与助滤剂

过滤介质亦称滤材，为滤渣的支持物，常用的过滤介质如下。

（1）滤纸　分为普通滤纸和分析用滤纸，其致密性与孔径大小相差较大。

（2）脱脂棉　过滤用的脱脂棉应为长纤维，否则纤维易脱落，影响滤液的澄清度与液体制剂的过滤。

（3）织物介质　包括棉织品纱布、帆布等，常用于精滤前的预滤。

（4）烧结金属过滤介质　系将金属粉末烧结成多孔过滤介质，用于过滤较细的微粒。

（5）多孔塑料过滤介质。

（6）垂熔玻璃过滤介质　系将中性硬质玻璃烧结而成的孔隙错综交叉的多孔型滤材。广泛用于注射剂的过滤。

（7）多孔陶瓷　用白陶土或硅藻土等烧结而成的筒式滤材，有多种规格，主要用于注射剂的精滤。

（8）微孔滤膜　是高分子薄膜过滤材料，厚度为 0.12 ~ 0.15nm；孔径从 0.01 ~ 0.14μm，有多种规格。包括醋酸纤维素膜、硝酸纤维素酯膜、醋酸纤维酯和硝酸纤维酯的混合膜、聚氯乙烯膜、聚酰胺膜、聚碳酸酯膜和聚四氟乙烯膜等。微孔滤膜主要用于注射剂的精滤和除菌过滤，特别适用于一些不耐热产品。此外还可用于无菌检查，灵敏度高，效果可靠。

常用的助滤剂如下。

（1）硅藻土　主要成分为二氧化硅，有较高的惰性和不溶性，是最常用的助滤剂。

（2）活性炭　常用于注射剂的过滤，有较强的吸附热原、微生物的能力，并具有脱色作用。但它能吸附生物碱类药物，应用时应注意其对药物的吸附作用。

（3）滑石粉　吸附性小，能吸附溶液中过量不溶性的挥发油和色素，适用于含黏液、树胶较多的液体。在制备挥发油芳香水剂时，常用滑石粉作助滤剂。但滑石粉很细，不易滤清。

（4）纸浆　有助滤和脱色作用，中药注射剂生产中应用较多，特别适用于处理某些难以滤清的药液。

### 三、常见的过滤方式

注射剂的过滤通常采用粗滤和精滤二级过滤，以保证产品的澄清度。粗滤多采用砂滤棒或垂熔滤器，精滤多采用微孔膜滤器。常见的过滤方式有高位静压滤过、减压滤过及加压滤过等方法，具体装置有以下几种。

**1. 高位静压滤过装置**　此种装置适用于生产量不大、缺乏加压或减压设备的情况，特别在有楼房时，药液在楼上配制，通过管道滤过到楼下进行灌封。此法压力稳定，质量好，但滤速稍慢。

**2. 减压滤过装置**　此法适应于各种滤器，设备要求简单，但压力不够稳定，操作不当，易使滤层松动，影响质量。一般先经滤棒和垂熔玻璃滤球预滤，再经膜滤器精滤，此装置可以进行连续滤过，整个系统都处在密闭状态，药液不易污染。但进入系统中的空气必须经过滤过。

**3. 加压滤过装置**　加压滤过多用于药厂大量生产，压力稳定，滤速快、质量好、产量高。由于全部装置保持正压，如果滤过时中途停顿，对滤层影响也较小，同时外界空气不易漏入滤过系统。但此法需要离心泵和压滤器等耐压设备，适于配液、滤过及灌封工序在同一平面的情况。无菌滤过宜采用此法，有利于防止污染。

## 第五节　真溶液型液体制剂

### 一、概述

真溶液型液体制剂又称低分子溶液剂，系指小分子药物以分子或离子状态分散在溶剂中形成的均相可供内服或外用的液体制剂。包括溶液剂、芳香水剂、糖浆剂、甘油剂、酊剂、涂剂、醑剂等。真溶液型液体制剂为澄明液体，药物的分散度大，吸收速度快。

### 二、溶液剂

溶液剂（solutions）系指药物以分子或离子状态均匀分散于溶剂中所形成的澄明液体制剂，可以口服，也可外用。溶液剂的溶质（solute）一般为不挥发性的化学药物，溶剂多为水，也有用乙醇或油为溶剂，溶液剂中根据需要加入抗氧剂、矫味剂、着色剂等。

溶液剂的制法分溶解法和稀释法两种。

#### （一）溶解法

溶解法（dissolution method）的制备过程比较简单，包括药物称量、溶解、滤过、质量检查、包装。具体方法是：取处方总量 1/2～3/4 量的溶剂，加入称好的药物，搅拌使其溶解。处方中如有附加剂或溶解度较小的药物，应先溶解于溶剂中，再加入其他药物溶解。根据药物性质，必要时可将固体药物先行粉碎或加热。难溶性药物可加适当的助溶剂使其溶解。制备的溶液应滤过，通过滤器后，加溶剂至全量，滤过可用普通滤器、垂熔玻璃滤器及砂滤棒等，滤过后的药液应进行质量检查。如处方中含有糖浆、甘油等液体时，应用少量水稀释后加入溶液剂中。如使用非水溶剂，容器应干燥。制得的药物溶液应及时分装、密封、贴标签及进行外包装。

**例 6－1　复方碘溶液**

【处方】碘 50g，碘化钾 100g，蒸馏水加至 1000ml。

【制法】取碘和碘化钾，加蒸馏水 100ml 溶解，加蒸馏水至 1000ml，即得。

处方中碘化钾为助溶剂。本品内服时可用水稀释 5～10 倍，以减少其对黏膜的刺激性。

### （二）稀释法

稀释法（dilution method）系先将药物制成高浓度溶液或将易溶性药物制成贮备液，再用溶剂稀释至规定浓度。

应注意的问题有：将药物先粉碎，在溶解过程中应采用搅拌、加热等措施，以利于药物的溶解；易氧化的药物宜将溶剂加热，放冷后加入药物进行溶解，同时应加适量的抗氧剂；易挥发性药物应在最后加入。

## 三、糖浆剂

糖浆剂（syrups）系指含药物或芳香物质的浓蔗糖水溶液。纯蔗糖的近饱和水溶液称为单糖浆，浓度为 85%（g/ml）或 64.7%（g/g），可用作矫味剂、助悬剂等。

糖浆剂的特点：蔗糖和芳香剂能掩盖某些药物的苦味、咸味及其他不适臭味，易于服用，尤其受儿童欢迎；低浓度的糖浆剂易被微生物污染而变质，需加防腐剂，如苯甲酸、尼泊金类等；糖浆剂中蔗糖浓度高时，渗透压大，微生物的生长繁殖受到抑制。

糖浆剂的质量要求：糖浆剂含糖量应符合规定（含糖量≥45%，g/ml），制剂应澄清，在贮存期间不得有酸败、异臭、产生气体或其他变质现象。含药材提取物的糖浆剂，允许含少量轻摇即可再分散的沉淀。

### （一）糖浆剂的制备

**1. 热溶法**　将蔗糖加入沸蒸馏水中，继续加热使其全溶，降温后加入其他药物，搅拌溶解、过滤，再通过滤器加蒸馏水至全量，分装，即得。不加药物可制成单糖浆（simple syrup）。热溶法具有蔗糖溶解速度快，趁热容易滤过，可以杀灭微生物等优点。但加热过久或超过 100℃ 时，转化糖的含量增加，糖浆剂颜色变深。热溶法适合于对热稳定的药物。

**2. 冷溶法**　将蔗糖溶于冷蒸馏水或含药的溶液中制成糖浆剂。适用于热不稳定或挥发性药物，但所需时间较长并容易污染微生物。

例 6-2　磷酸可待因糖浆

【处方】磷酸可待因 5g，蒸馏水 15ml，单糖浆加至 1000ml。

【制法】取磷酸可待因溶于蒸馏水中，加单糖浆至全量，即得。

**3. 混合法**　将药物溶液与糖浆均匀混合制备糖浆剂的方法。这种方法适合于制备含药糖浆。混合法的优点是方法简便、灵活，可大量配制也可小量配制。含药糖浆的含糖量较低，要特别注意防腐。

### （二）注意事项

**1. 药物的加入方法**　水溶性固体药物，可先取少量蒸馏水溶解再与单糖浆混合；水中溶解度小的药物可酌加少量其他适宜的溶剂使药物溶解，然后加入单糖浆中，搅匀，即得；药物为可溶性液体或药物的液体溶液时，可将其直接加入单糖浆中，必要时滤过；药物为含乙醇的液体制剂时，与单糖浆混合常产生浑浊，可加入适量甘油辅助溶解；药物为水性浸出制剂时，需纯化后再加到单糖浆中。

**2. 附加剂**　必要时可加适量的乙醇、甘油或其他多元醇作稳定剂；需要时可加入色素。如需加入防腐剂，除另有规定外，制剂处方的抑菌效力应符合《中国药典》通则 1121 的规定。

**3. 环境与器具**　制备糖浆剂应在避菌环境中进行，各种用具、容器应进行洁净或灭菌处理，并及时灌装；应选择药用白砂糖；生产中宜用蒸汽夹层锅加热，温度和时间应严格控制；应在 30℃ 以下密闭储存。

### 四、芳香水剂

芳香水剂（aromatic water）系指挥发油或挥发性药物的饱和或近饱和水溶液。

用混合溶剂制成的含大量挥发油的溶液，称为浓芳香水剂（strong aromatic water）。

芳香水剂应澄明，具有与原有药物相同的气味，不得有异臭、沉淀和杂质。芳香水剂一般可用于矫味、矫臭以及作分散剂使用，也有祛痰止咳、平喘和解热镇痛等治疗作用。纯挥发油多用溶解法和稀释法制备；含挥发性成分的药材多用蒸馏法提取，先制成浓芳香水剂，临用时加以稀释。芳香水剂不宜大量配制或久贮。

### 五、醑剂

醑剂（spirits）系指挥发性药物制成的浓乙醇溶液。可供内服或外用。醑剂中的药物浓度一般为5%～10%，亦有20%者，乙醇的浓度一般为60%～90%。醑剂可用溶解法和蒸馏法制备。醑剂可用于治疗，也可用作芳香矫味剂。醑剂中的药物容易挥发和氧化，应贮于密闭容器中，置冷暗处保存，但贮存时间不宜过长。

### 六、甘油剂

甘油剂（glycerins）系指药物溶于甘油中制成的专供外用的溶液剂。甘油具有黏稠性、吸湿性和防腐性，对皮肤、黏膜有滋润和保护作用，黏附于皮肤、黏膜能使药物滞留患处而延长药物局部疗效。因而甘油剂常用于口腔科、耳鼻喉科。对刺激性药物有一定的缓和作用，制成的甘油剂也较稳定。甘油吸湿性大，应密闭保存。常用的有硼酸甘油、苯酚甘油、碘甘油等。

甘油剂的制备可用溶解法，如苯酚甘油的制备；化学反应法，如硼酸甘油的制备。

**例 6 - 3　碘甘油**

【处方】碘 1.0g，碘化钾 1.0g，蒸馏水 1.0ml，甘油加至 100.0ml。

【制备】取碘化钾加水溶解后，加碘，搅拌使之溶解，再加甘油使成 100.0ml，搅匀即得。

【注解】碘甘油用于口腔黏膜感染、牙龈炎、牙周炎、冠周炎及牙周炎治疗后龈袋消炎。①甘油作为碘的溶剂可缓和碘对黏膜的刺激性，甘油易附着于皮肤或黏膜上，使药物滞留患处，而起延效作用；②本品不宜用水稀释，必要时用甘油稀释以免增加刺激性；③碘在甘油中溶解度约1%（g/g），加碘化钾助溶，可增加碘的稳定性；④配制时，要控制水量，以免增加对黏膜的刺激性。

## 第六节　胶体溶液型制剂

### 一、高分子溶液剂

高分子溶液剂与溶胶剂均属于胶体分散体系，其分散体系的质点在 1～100nm 范围内，但两者存在着较大的区别。高分子溶液剂是以单分子状态分散的体系，表现出均相体系的各种特征，属于热力学稳定体系。溶胶剂是疏水性物质，以纳米尺度的颗粒形式（多分子聚集体）分散于介质中形成的非均相体系，属于热力学不稳定体系。

#### （一）高分子溶液剂的概念

高分子溶液剂（polymer solutions）系指高分子化合物溶解于溶剂中制成的均匀分散的液体制剂。高分子溶液剂以水为溶剂时，称为亲水性高分子溶液剂（hydrophilic polymer solutions）；以疏水性溶剂制备的高分子溶液剂，称为疏水性高分子溶液剂（hydrophobic polymer solutions）。

### （二）高分子溶液剂的性质

**1. 荷电性** 高分子水溶液带有电荷，带正电荷的有：琼脂、血红蛋白、明胶、血浆蛋白等；带负电荷的有：淀粉、阿拉伯胶、海藻酸钠等；高分子电解质如蛋白质水溶液随 pH 不同可带正电或负电，在等电点时不带电荷，这时溶液的黏度、渗透压、溶解度、电导性等都变为最小值。用电泳法可测出电荷的种类。

**2. 渗透压** 亲水性高分子溶液渗透压的大小与高分子溶液的浓度有关。相对分子质量在 50000 左右的高分子溶液的渗透压可用下式表示：

$$\pi/C_g = RT/M + BC_g \qquad \text{式（6-3）}$$

式中，$\pi$ 为渗透压；$C_g$ 为 1L 溶液中溶质的克数；$R$ 为气体常数；$T$ 为绝对温度；$M$ 为分子量；$B$ 为特定常数，由溶质和溶剂相互作用的大小决定。可见 $\pi/C_g$ 对 $C_g$ 呈直线关系。

**3. 黏度与分子量** 高分子溶液是黏稠性流动液体，黏稠性大小用黏度表示。根据式（6-4），可以通过测定特性黏度来测定高分子化合物的相对分子质量。

$$\eta = KM^{\alpha} \qquad \text{式（6-4）}$$

式中，$K$、$\alpha$ 分别为特定高分子化合物与溶剂之间的特有常数。

**4. 高分子溶液的聚结** 高分子化合物含有大量亲水基团，能与水形成牢固的水化膜，可阻止高分子化合物分子之间的相互凝聚，这是高分子化合物稳定的主要原因。若向溶液中加入大量的电解质，则由于电解质的强烈水化作用，破坏了水化膜，使高分子化合物凝结而沉淀，这一过程称为盐析（salting out）。在高分子溶液中加入脱水剂，如乙醇、丙酮等，可因脱水而析出沉淀。高分子溶液在放置过程中也会自发地凝结而沉淀，称为陈化（ageing）现象。由于盐类、pH、絮凝剂等的影响，使高分子化合物聚结（coalescence），称为絮凝（flocculation）现象。带相反电荷的两种高分子溶液混合时，由于相反电荷中和而会产生凝结沉淀，如阿拉伯胶和明胶，用复凝聚法制备微囊就是基于这一原理。

**5. 胶凝作用** 一些亲水性高分子溶液，如明胶水溶液、琼脂水溶液，当温度降低时，高分子溶液就形成网状结构，水被全部包含在网状结构中，形成不流动的半固体状物，称为凝胶（gel），如软胶囊的囊壳就是这种凝胶，形成凝胶的过程称为胶凝（gelatinization）。凝胶失去网状结构中的水分时，体积缩小，形成干燥固体称为干胶（dried gel）。

### （三）高分子溶液剂的制备

制备高分子溶液首先要经过溶胀过程。溶胀是指水分子渗入到高分子化合物的分子间空隙中，与亲水基团发生水化作用而使高分子化合物体积膨胀，分子空隙间充满了水分子的过程，这一过程称为有限溶胀（finite swelling）。

由于分子空隙间存在大量水分子，降低了高分子化合物的分子间作用力（范德华力），溶胀过程继续进行直到高分子化合物完全分散在水中而形成高分子溶液，这一过程称为无限溶胀（infinite swelling）。

无限溶胀过程，常需搅拌或加热等步骤才能完成。形成高分子溶液的这一过程称为胶溶（peptization）。如制备明胶溶液时，先将明胶放置于水中泡浸 3~4 小时，使其吸水达到有限溶胀后加热并搅拌使其形成明胶溶液。琼脂、阿拉伯胶、西黄蓍胶等在水中均存在类似过程。甲基纤维素则在冷水中完成这一过程。淀粉遇水立即膨胀，但无限溶胀过程必须在加热至 60~70℃ 才能完成。胃蛋白酶、蛋白银等可将其撒于水面，待其自然溶胀后再搅拌即可形成溶液。

**例 6 - 4　胃蛋白酶合剂**

【处方】胃蛋白酶 2.0g，稀盐酸 2.0ml，橙皮酊 2.0ml，单糖浆 10.0ml，5% 羟苯乙酯乙醇液 1.0ml，蒸馏水加至 100.0ml。

【制备】①将稀盐酸、单糖浆加入于约 80ml 蒸馏水中，搅匀；②再将胃蛋白酶撒在液面上，待自然溶胀、溶解；③将橙皮酊缓缓加入溶液中；④另取约 10ml 蒸馏水溶解羟苯乙酯乙醇液后，将其缓缓加入到上述溶液中；⑤再加蒸馏水至全量、搅匀，即得。

【注解】①影响胃蛋白酶活性的主要因素是 pH，一般 pH 1.5 ~ 2.5。含盐酸的量不可超过 0.5%，否则使胃蛋白酶失活，在配制时，先将稀盐酸用适量蒸馏水稀释；②须将胃蛋白酶撒在液面上，待溶胀后，缓缓搅匀，不得加热以免失去活性；③本品一般不宜过滤，这是因为胃蛋白酶的等电点为 pH 2.75 ~ 3.00，在该液中 pH 小于等电点，胃蛋白酶带正电荷，而润湿的滤纸或棉花带负电荷，过滤时会吸附胃蛋白酶。必须要过滤时，先将滤材润湿后，用稀盐酸少许冲洗以中和滤材表面电荷，以消除吸附；④胃蛋白酶的消化力应为 1：3000，即 1g 胃蛋白酶能消化凝固的卵蛋白 3000g；⑤本品不宜与胰酶、氯化钠、碘、鞣酸、浓乙醇、碱以及重金属配伍，因能降低活性。

## 二、溶胶剂

### （一）溶胶剂的概念

溶胶剂（sols）系指固体药物以纳米粒（1 ~ 100nm）分散在水中形成的非均相液体制剂。溶胶亦称疏水胶体，分散的纳米粒称胶粒。胶粒是多分子聚集体，具有极大的分散度，属热力学不稳定体系。胶体氯化银、蛋白银是典型的溶胶。目前溶胶剂很少使用，但其性质在药剂学中却十分重要。

### （二）溶胶剂的性质

**1. 光学性质**　当光线通过溶胶剂时，从侧面可见到圆锥形光束，称为 Tyndall 效应。这是由于胶粒小于光波波长所产生的光散射。溶胶剂的颜色与光线的吸收和散射有密切关系。

**2. 电学性质**　溶胶剂中胶体粒子带有电荷，在外电场的作用下带电胶粒会在介质中做定向运动，这种现象称为电泳（electrophoresis）。除了能观察到带电胶粒的移动，在电场中，还可以观察到液体向所带电荷相反电性的电极移动，这种现象称为电渗（electroosmosis）。在外力作用下，液体沿固体表面流动而产生的电势称为流动电势（streaming potential），因为固体胶粒和液体接触时，由于吸附等原因会带电荷，当外力迫使液体流动时，就会在液体和固体表面之间产生电势差。当分散相胶粒在分散介质中快速沉降时，液体的表面和底层之间出现电势差，成为沉降电势（sedimentation potential）。电泳、电渗、流动电势和沉降电势统称为电动现象（electrokinetic phenomenon），前两者是在外电场的作用下固、液两相之间发生相对移动，后两者是由于两相之间的相对移动而产生电场。

由于胶粒电荷之间排斥作用和胶粒水化膜的存在，可阻止胶粒碰撞时发生聚结，增加溶胶的聚结稳定性。$\zeta$ 电位愈高斥力愈大，溶胶也就愈稳定。$\zeta$ 电位降低至 20 ~ 25mV 以下时，溶胶聚集速度增大，溶胶产生聚结而影响其稳定性。

**3. 布朗运动**　溶胶剂中的胶粒在分散介质中有不规则的运动，这种运动称为布朗运动（Brownian motion）。这种运动是由于胶粒受溶剂水分子不规则地撞击产生的。溶胶粒子的扩散速度、沉降速度及分散介质的黏度等都与溶胶的动力学性质有关。

**4. 稳定性**　溶胶剂属热力学不稳定体系，主要表现为有热力学不稳定性和动力学不稳定性。但由于胶粒表面电荷产生静电斥力，以及胶粒荷电形成水化膜，增加了溶胶剂的聚结稳定性。重力作用虽使胶粒产生沉降，但由于胶粒的布朗运动又使其沉降速度变得极慢，增加了动力稳定性。

溶胶剂的稳定性受很多因素的影响，主要有：①电解质的作用：加入的电解质中和胶粒的电荷，使

ζ 电位降低，同时也因电荷的减弱而使水化层变薄，使溶胶剂产生凝聚而沉淀；②溶胶的相互作用：将带相反电荷的溶胶剂混合，也会产生沉淀。如果当两种溶胶的用量比，刚好使相反电荷的胶粒所带的电荷量相等时，完全沉淀；否则可能部分沉淀，或不会沉淀；③保护胶的作用：向溶胶剂中加入亲水性高分子溶液，使溶胶剂具有亲水胶体的性质而增加稳定性，这种胶体称为保护胶体（protective colloid）。如制备氧化银胶体时，加入血浆蛋白作为保护胶而制成稳定的蛋白银溶胶。

### （三）溶胶剂的制备

**1. 分散法**　分散法系将药物的粗粒子分散成溶胶粒子大小范围的过程。

（1）机械分散法　多采用胶体磨进行制备。

（2）胶溶法　将聚集而成的粗粒子重新分散成溶胶粒子的方法。

（3）超声波分散法　采用 20kHz 以上超声波所产生的能量，使粗粒分散成溶胶粒子的方法。

**2. 凝聚法**

（1）物理凝聚法　通过改变分散介质，使溶解的药物在不良溶剂中析出微晶而制备溶胶剂的方法。如将硫黄溶于乙醇中制成饱和溶液，过滤，滤液细流在搅拌下流入水中。由于硫黄在水中的溶解度小，迅速析出形成胶粒而分散于水中。

（2）化学凝聚法　借助氧化、还原、水解及复分解等化学反应制备溶胶剂的方法。如硫代硫酸钠溶液与稀盐酸作用，生成新生态硫分散于水中，形成溶胶。

# 第七节　混悬剂

## 一、概述

混悬剂（suspensions）系指难溶性固体药物以微粒状态分散于分散介质中形成的非均匀分散的液体制剂。混悬微粒一般在 $0.5 \sim 10\mu m$，最大甚至可达 $50\mu m$ 以上。混悬剂属于热力学不稳定的粗分散体系，所用溶剂大多数为水，少数为植物油。为安全起见，毒剧药或剂量小的药物不适合制成混悬剂。

混悬剂的质量要求是：药物本身的化学性质应稳定；微粒大小根据用途不同而有不同要求；粒子的沉降速度应很慢，沉降后不应有结块现象，轻摇后应迅速均匀分散；混悬剂应有一定的黏度要求；外用混悬剂应容易涂布。

《中国药典》二部收载有阿奇霉素干混悬剂，将药物制成粉末状或颗粒状制剂（粒度符合混悬剂要求），使用时加水后迅速分散成混悬剂。这样做有利于解决混悬剂在保存过程中稳定性差的问题。在药物剂型中，合剂、搽剂、洗剂、滴眼剂、气雾剂、软膏剂和栓剂等都有混悬型制剂。

## 二、混悬剂的物理稳定性

混悬剂中药物微粒分散于介质中，①微粒与分散介质之间存在密度差；②微粒分散度大，具有较高的表面自由能。因此混悬剂处于不稳定状态。

### （一）混悬微粒沉降速度

混悬剂中的微粒由受重力作用，静置时会自然沉降，沉降速度服从 Stokes 定律：

$$V = \frac{2r^2(\rho_1 - \rho_2)g}{9\eta} \qquad\qquad 式（6-5）$$

式中，$V$ 为沉降速度，cm/s；$r$ 为微粒半径，cm；$\rho_1$、$\rho_2$ 为分别为微粒和介质的密度；g/ml；$g$ 为重力加速度，cm/s²；$\eta$ 为分散介质的黏度，mPa·s。

根据 Stokes 定律要求，混悬剂中的微粒浓度应在 2g/100ml 以下。实际上大多数混悬剂中药物微粒浓度都在该值以上，加之微粒荷电，在沉降过程中微粒间产生相互作用力，阻碍了微粒的沉降，按 Stokes 定律计算的沉降速度，要比实际沉降速度大得多。由 Stokes 公式可见，微粒沉降速度与微粒半径平方、微粒与分散介质的密度差成正比，与分散介质的黏度成反比。为了减小混悬微粒的沉降速度，药物粉碎得愈细愈好。另外，向混悬剂中加入高分子助悬剂，不仅可增加分散介质的黏度，也减小了微粒与分散介质之间的密度差，同时使微粒吸附助悬剂分子而增加亲水性。混悬剂中大的微粒总是迅速沉降，细小微粒沉降速度很慢，细小微粒由于布朗运动，可长时间悬浮在介质中，使混悬剂长时间保持混悬状态。

### （二）微粒的荷电与水化

混悬剂中微粒具有双电层结构，即有 $\zeta$ 电位。微粒荷电使微粒间产生排斥作用，加之有水化膜的存在，阻止了微粒间的相互聚结，使混悬剂稳定。加入一定量的电解质，可以改变双电层的构造和厚度，会影响混悬剂的聚结稳定性并产生絮凝。疏水性药物混悬剂的微粒水化作用很弱，对电解质更敏感。亲水性药物混悬剂中的微粒除带电之外，还具有水化作用，因此受电解质的影响较小。

### （三）絮凝与反絮凝

由于混悬剂微粒带电，电荷的排斥力阻碍了微粒的聚集。若加入适当的电解质，使 $\zeta$ 电位降低，可减小微粒间的电荷排斥力。$\zeta$ 电位降低到一定程度后，混悬剂中的微粒形成疏松的絮状聚集体，使混悬剂处于稳定状态。形成絮状聚集体的过程称为絮凝（flocculation），加入的电解质称为絮凝剂（flocculants）。为了得到稳定的混悬剂，一般控制 $\zeta$ 电位在 20~25mV 范围内，使其恰好能产生絮凝作用。与非絮凝状态比较，絮凝状态具有如下特点：沉降速度快，有明显的沉降面，沉降体积大，经振摇后能迅速恢复均匀的混悬状态。

向絮凝状态的混悬剂中加入电解质，使絮凝状态变为非絮凝状态的过程称为反絮凝（deflocculation），加入的电解质称为反絮凝剂（deflocculant），反絮凝剂所用的电解质与絮凝剂相同。

### （四）结晶微粒的长大

混悬剂在放置过程中，小微粒不断减小，大微粒不断增加，使微粒的沉降速度加快，结果必然影响混悬剂的稳定性。当药物微粒处于纳米级大小时，药物小粒子的溶解度就会大于大粒子的溶解度。这一规律可用 Ostwald - Freundlich 方程式表示：

$$\lg \frac{S_2}{S_1} = \frac{2\sigma M}{\rho RT}\left(\frac{1}{r_2} - \frac{1}{r_1}\right) \qquad \text{式（6-6）}$$

式中，$S_1$、$S_2$ 分别为半径为 $r_1$、$r_2$ 的药物粒子的溶解度；$\sigma$ 为表面张力；$\rho$ 为固体药物的密度；$M$ 为药物的分子量；$R$ 为气体常数；$T$ 为绝对温度。

根据式（6-6）可知，当药物处于微粉状态时，若 $r_2 < r_1$，$r_2$ 的溶解度大于 $r_1$ 溶解度。混悬剂中溶液在宏观上处于饱和状态，但在微观上小粒子不饱和而不断溶解，大粒子过饱和而不断长大，从而大粒子沉降而不稳定。在这种情况下必须加入抑制剂以阻止结晶的溶解和生长，以保持混悬剂的物理稳定性。

## 三、混悬剂的稳定剂

混悬剂的稳定剂包括助悬剂（suspending agent）、润湿剂（wetting agent）、絮凝剂（flocculant）和反絮凝剂（deflocculant）等，用于提高混悬剂的物理稳定性。

### （一）助悬剂

助悬剂系指能增加分散介质的黏度，以降低微粒的沉降速度或增加微粒亲水性的附加剂。

**1. 低分子助悬剂**　甘油、糖浆等可增加分散介质的黏度和微粒的亲水性，如复方硫黄洗剂中加入甘油作为助悬剂。糖浆除可助悬外，还有矫味作用。

**2. 高分子助悬剂**

（1）天然高分子助悬剂　有阿拉伯胶、西黄蓍胶、桃胶等。阿拉伯胶可用其粉末或胶浆，用量为5%～15%。植物多糖类助悬剂有海藻酸钠、琼脂、淀粉等。

（2）合成或半合成高分子助悬剂　有甲基纤维素、羧甲纤维素钠、羟丙纤维素、羟丙甲纤维素、乙基纤维素、卡波普、聚维酮、葡聚糖、丙烯酸钠等。

（3）触变胶　利用触变胶（thixotropic gel）的触变性，即凝胶与溶胶恒温转变的性质，使静置时形成凝胶防止微粒沉降，振摇后变为溶胶有利于混悬剂的使用。单硬脂酸铝溶解于植物油中可形成典型的触变胶。有些塑性流动和假塑性流动的高分子水溶液具有触变性，可选择使用。

（4）硅藻土（diatomite）　一般是由统称为硅藻的单细胞藻类死亡后形成的硅酸盐，其本质是含水的非晶质 $SiO_2$。天然的含水硅酸铝硅藻土为灰黄色或乳白色极细粉末，直径为 1～150μm，不溶于水或酸，但在水中膨胀，体积增加 10 倍，形成高黏度并具有触变性和假塑性的凝胶，在 pH > 7 时，膨胀性更大，黏度更高，助悬效果更好。

### （二）润湿剂

润湿剂系指能使疏水性药物微粒被水湿润的附加剂。许多疏水性药物，如硫黄、甾醇类、非那西丁等，可加入 HLB 值在 7～11 的润湿剂，如聚山梨酯类、聚氧乙烯蓖麻油类、磷脂类、泊洛沙姆等，以增加药物的亲水性。

### （三）絮凝剂与反絮凝剂

使混悬剂产生絮凝作用的附加剂称为絮凝剂，而产生反絮凝作用的附加剂称为反絮凝剂。制备混悬剂时常需加入絮凝剂，使混悬剂处于絮凝状态，以增加混悬剂的稳定性。

## 四、混悬剂的制备

### （一）机械分散法

机械分散法又称研磨分散法，是将药物的粗颗粒研磨成符合混悬剂微粒要求的粒径大小，再分散于分散介质中制备混悬剂的方法。小量制备可用乳钵，大量生产可用乳匀机、胶体磨等机械。对于亲水性药物如氧化锌等，可先将药物粉碎到一定细度，再加入适量处方中液体，研磨到所需分散度后，加入处方中液体至全量。而对于疏水性药物如硫黄，必须先加入一定量的润湿剂与药物混匀后，再加液体研磨混匀才能达到较好的分散效果。固体药物在粉碎时，1 份药物可加 0.4～0.6 份液体研磨，可使药物粉碎得更细，微粒可达到 0.1～0.5μm，这种方法称为加液研磨法。

对于质重、硬度大的药物，可采用中药制药的"水飞法"，其原理是利用粗细粉末在水中悬浮或沉降速度不同的性质，在水中将极细粉分离的方法。即将药物适当破碎，置乳钵或其他容器中，加入适量清水，研磨成糊状，再加多量水搅拌，静置时粗粒即下沉，倾出细粒混悬液，下沉的粗粒再研磨，如此反复操作，至研细为止。

有些药物粉末表面吸附有空气，使药物漂浮于水面上，加少量的表面活性剂，可驱逐微粒表面的空气。疏水性药物与水的接触角 > 90°时，必须加一定量的润湿剂。

**例 6 - 5　复方氢氧化铝混悬液**

【处方】氢氧化铝 4.0g，三硅酸镁 8.0g，羧甲纤维素钠 0.16g，微晶纤维素（Avicel RC 591）1.0g，苯甲酸钠 0.2g，羟苯甲酯 0.15g，柠檬香精 0.4ml，蒸馏水加至 100ml。

**【制法】** 将苯甲酸钠、羟苯甲酯溶于蒸馏水中，再加入羧甲纤维素钠，使充分溶胀后制成胶浆，将氢氧化铝、三硅酸镁加入于羧甲纤维素钠胶浆中研磨，加柠檬香精，加蒸馏水至全量混匀即得。

### （二）凝聚法

**1. 物理凝聚法** 将药物溶解于可溶性溶剂中制成饱和溶液，然后在搅拌下加入药物的不良溶剂中，快速析出结晶，可形成 $10\mu m$ 以下微粒，再将微粒分散于适宜介质中制成混悬剂。醋酸可的松滴眼剂就是用本法制备的。

**2. 化学凝聚法** 两种或两种以上物质通过化学反应生成一种难溶性的药物微粒，再混悬于分散介质中制成混悬剂。如胃肠道透视用 $BaSO_4$ 混悬剂就是用此法制成的。

## 五、混悬剂的质量评价

### （一）微粒大小的测定

混悬剂中微粒大小关系到混悬剂的质量和稳定性，是影响混悬剂药效和生物利用度的重要指标，可用显微镜法、库尔特计数法、浊度法、光散射法、漫反射法等多种方法测定。

### （二）沉降体积比的测定

沉降体积比（sedimentation volume ratio）是指沉降物的体积与沉降前混悬剂的体积之比。测定方法为：将混悬剂置于量筒中，混匀，测定混悬剂的总体积 $V_0$，静置一定时间后，观察沉降面不再改变时沉降物的体积 $V_U$，其沉降体积比 $F$ 为：

$$F = \frac{V_U}{V_0} = \frac{H_U}{H_0} \qquad 式（6-7）$$

若用高度表示，$H_0$ 为沉降前混悬液的高度，$H_U$ 为沉降后沉降面的高度。$F$ 值为 $0\sim1$，$F$ 值愈大，混悬剂愈稳定，《中国药典》通则 0123 规定沉降体积比应不低于 0.9。沉降体积比 $F$ 是时间的函数，以 $F$ 为纵坐标，沉降时间 $t$ 为横坐标作图，可得沉降曲线，曲线的起点为最高点，以后缓慢降低并与横坐标平行。沉降曲线若平和缓慢降低可认为处方设计优良。

### （三）絮凝度的测定

絮凝度（flocculation degree）是比较混悬剂絮凝程度的重要参数，用下式表示：

$$\beta = \frac{F}{F_\infty} = \frac{V_U/V_0}{V_\infty/V_0} = \frac{V_U}{V_\infty} \qquad 式（6-8）$$

式中，$F$ 为絮凝混悬剂的沉降体积比；$F_\infty$ 为无絮凝混悬剂的沉降容积比；$\beta$ 为由于絮凝所产生的沉降物体积增加的倍数。$\beta$ 值愈大，絮凝效果愈好。用絮凝度可评价絮凝剂的效果、从而筛选絮凝剂或预测混悬剂的稳定性。

### （四）重新分散试验

优良的混悬剂经过贮存后再振摇，沉降物应能很快重新分散，这样才能保证服用时的均匀性和分剂量的准确性。试验方法：将混悬剂置于 100ml 量筒内，以 20r/min 的速度转动一定时间，量筒底部的沉降物应能重新均匀分散，说明混悬剂再分散性良好。

### （五）流变学测定

主要是用旋转黏度计测定混悬液的流动特性曲线，由流动曲线的形状，确定混悬液的流动类型，以评价混悬液的流变学性质。

### （六）$\zeta$ 电位的测定

$\zeta$ 电位的大小可以表明混悬剂存在状态。一般 $\zeta$ 电位在 25mV 以下，混悬剂呈絮凝状态；$\zeta$ 电位在 $50\sim60$mV 时，混悬剂呈反絮凝状态。

# 第八节　乳　剂

## 一、概述

乳剂（emulsions）系指互不相溶的两相液体混合，其中一相液体以液滴状态分散于另一相液体中形成的非均匀分散的液体制剂。形成液滴的液体称为分散相（disperse phase）、内相（internal phase）或非连续相（discontinuous phase），另一相液体则称为分散介质（disperse medium）、外相（external phase）或连续相（continuous phase）。

### （一）乳剂的基本组成

乳剂由水相（用 W 表示）、油相（用 O 表示）和乳化剂组成，三者缺一不可。根据乳化剂的种类、性质及相体积比（$\phi$）形成水包油（O/W）或油包水（W/O）型。也可制备成复乳（multiple emulsions），如 W/O/W 或 O/W/O 型。O/W 与 W/O 型乳剂的鉴别方法见表6-2。

表6-2　水包油（O/W）型与油包水（W/O）型乳剂的简易鉴别法

| 鉴别方法 | 水包油（O/W）型 | 油包水（W/O）型 |
| --- | --- | --- |
| 外观 | 通常为乳白色 | 接近油的颜色 |
| 稀释性 | 可用水稀释 | 可用油稀释 |
| 导电性 | 导电 | 不导电或几乎不导电 |
| 水溶性染料 | 外相染色 | 内相染色 |
| 油溶性染料 | 内相染色 | 外相染色 |

### （二）乳剂的分类

根据乳滴的大小，乳剂可分为普通乳剂、亚微乳、纳米乳。

**1. 普通乳剂**　普通乳剂液滴大小一般在 1～100μm，普通乳剂一般为乳白色、不透明的液体。

**2. 亚微乳（submicron emulsions）**　亚微乳的粒径大小一般在0.1～1.0μm，常用作非胃肠道给药的载体。如静脉注射用亚微乳的粒径一般控制在0.25～0.4μm 范围。

**3. 纳米乳（nano emulsions）**　纳米乳的粒径大小一般在 10～100nm。当乳滴粒子小于 100nm 时，其粒径小于可见光波长（380～780nm），纳米乳剂处于胶体分散系粒径范围内，此时光线通过纳米乳时不产生折射而是透过，用肉眼观察纳米乳为透明液体。有些文献将纳米乳表达为微乳（microemulsions）或毫微乳。

乳剂的液滴具有很大的分散度，其总表面积大，表面自由能高，属热力学不稳定体系。

### （三）乳剂的特点

乳剂中液滴的分散度大，药物吸收和药效的发挥很快，生物利用度高；油性药物制成乳剂能保证剂量准确；水包油型乳剂可掩盖药物不良臭味；外用乳剂能改善对皮肤、黏膜的渗透性，减少刺激性；静脉注射乳剂注射后分布较快，具有靶向性。

## 二、乳化剂

一类能使互不相溶的液体形成稳定乳状液的化合物称为乳化剂（emulsifiers）。它们都是具有表面活性的物质，能降低液体间的界面张力。乳化剂的作用主要有：①乳化剂被吸附在乳滴的界面，使乳滴在形成过程中有效地降低表面张力或表面自由能，有利于形成和扩大新的界面；②使乳剂保持一定的分散度和稳定性，同时在乳剂制备过程中不必消耗更大的能量，常用搅拌的方法就能制备成稳定的乳剂。

乳化剂应具备的条件：①应有较强的乳化能力，并能在乳滴周围形成牢固的乳化膜；②应具备一定的生理适应能力，乳化剂不应对机体产生毒副作用，包括刺激性；③乳化剂对不同的 pH 及乳剂贮存温度的变化应有一定的耐受能力。

### （一）乳化剂的类型

**1. 表面活性剂类**　表面活性剂类分子中具有较强的亲水基团和亲油基团，乳化能力强，性质稳定，易在乳滴周围形成单分子乳化膜。

（1）阴离子型乳化剂　如硬脂酸钠、硬脂酸钾、十二烷基硫酸钠、十六烷基硫酸化蓖麻油等。

（2）非离子型乳化剂　W/O 型非离子型乳化剂常用的有山梨坦脂肪酸酯类（Span，司盘），如山梨坦单月桂酸酯（司盘 20）、山梨坦单棕榈酸酯（司盘 40）、山梨坦单硬脂酸酯（司盘 60）、山梨坦单油酸酯（司盘 80）、山梨坦三油酸酯（司盘 85）等；O/W 型非离子型乳化剂有聚山梨酯类（Tween，吐温），如聚山梨酯 20（吐温 20）、聚山梨酯 40（吐温 40）、聚山梨酯 60（吐温 60）、聚山梨酯 80（吐温 80）、聚氧乙烯脂肪酸酯（Myrij，卖泽，O/W 型）、聚氧乙烯脂肪醇醚（Brij，苄泽，O/W 型）和泊洛沙姆等。

**2. 天然乳化剂**　天然乳化剂亲水性较强，可制备 O/W 型乳剂。有较大的黏度，能形成多分子乳化膜，增加乳剂的稳定性。使用这类乳化剂需加入防腐剂。

（1）阿拉伯胶（arabic gum）　是阿拉伯酸的钠、钙、镁盐的混合物，可形成 O/W 型乳剂。本品适用于制备植物油、挥发油的乳剂。可供内服乳剂使用。使用浓度为 10%～15%，在 pH 4～10 范围内乳剂稳定。阿拉伯胶使用前应在 80℃ 加热以破坏氧化酶。阿拉伯胶乳化能力较弱，常与西黄蓍胶、果胶、琼脂等混合使用。

（2）西黄蓍胶（tragacanth）　可形成 O/W 型乳剂，其水溶液具有较高的黏度，pH 5 时溶液黏度最大，0.1% 溶液为稀胶浆，0.2%～2% 溶液则呈现凝胶状。乳化能力弱，常与阿拉伯胶合并使用。

（3）明胶（gelatin）　O/W 型乳化剂，用量为油量的 1%～2%。易受溶液的 pH 及电解质的影响产生凝聚作用。使用时需加防腐剂，常与阿拉伯胶合用。

（4）卵磷脂（egg lecithin）　为强 O/W 型乳化剂，可供内服。1g 卵磷脂相当于 10g 阿拉伯胶的乳化能力，可乳化脂肪油 80～100g、挥发油 40～50g。受稀酸、盐及糖浆等影响小，使用时应加防腐剂。

（5）杏树胶（apricot gum）　为杏树分泌的胶汁，凝结后呈棕色块状物，用量为 2%～4%，可作为阿拉伯胶的代用品。

**3. 固体粉末乳化剂**　一些溶解度小的无机物固体粉末可用作乳化剂，乳化时，固体粉末可被吸附于油水界面，形成固体粉末乳化膜。形成的乳剂类型由固体粉末的接触角 $\theta$ 所决定：当 $\theta < 90°$，易被水润湿，形成 O/W 型乳剂，如氢氧化镁、氢氧化铝、二氧化硅、皂土等；$\theta > 90°$，易被油润湿，形成 W/O 型乳剂，如氢氧化钙、氢氧化锌、硬脂酸镁等。

**4. 辅助乳化剂**　辅助乳化剂（auxiliary emulsifiers）主要是指与乳化剂合并使用能增加乳剂稳定性的乳化剂。它能提高乳剂的黏度，并能增强乳化膜的强度，防止乳滴合并。

（1）增加水相黏度的辅助乳化剂　如甲基纤维素、羧甲纤维素钠、羟丙甲纤维素、西黄蓍胶、阿拉伯胶、黄原胶、瓜耳胶等。

（2）增加油相黏度的辅助乳化剂　如鲸蜡醇、蜂蜡、单硬脂酸甘油酯、硬脂酸、硬脂醇等。

### （二）乳化剂的选择

乳化剂应根据乳剂的使用目的、药物的性质、处方的组成、欲制备乳剂的类型、乳化方法等综合考虑，适当选择。

**1. 根据乳剂的类型选择** 在设计乳剂处方时应先确定欲制备乳剂的类型，根据乳剂类型选择乳化剂。乳化剂的 HLB 值为这种选择提供了重要的依据。一般地，O/W 型乳剂应选择 O/W 型乳化剂，W/O 型乳剂应选择 W/O 型乳化剂。

**2. 根据乳剂给药途径选择** 口服给药的乳剂，应选择无毒的天然乳化剂或某些亲水性高分子乳化剂等；外用乳剂应选择无局部刺激性的乳化剂，长期使用无毒性；注射用乳剂应选择磷脂、泊洛沙姆等无毒、无刺激性乳化剂。

**3. 根据乳化剂性能选择** 乳化剂的种类很多，应选择乳化性能强、性质稳定、受外界因素影响小、无毒无刺激性的乳化剂。

**4. 混合乳化剂的选择** 乳化剂混合使用有许多优点，可改变 HLB 值，以改变乳化剂的亲油亲水性，使其有更大的适应性，还可增加乳化膜的牢固性。乳化剂混合使用时，必须符合油相对 HLB 值的要求，混合乳化剂 HLB 值的计算公式为：

$$HLB = \frac{HLB_A \cdot W_A + HLB_B \cdot W_B}{W_A + W_B} \qquad 式（6-9）$$

式中，HLB 为混合乳化剂的 HLB 值；$HLB_A$、$HLB_B$ 分别为 A、B 乳化剂的 HLB 值；$W_A$、$W_B$ 分别为 A、B 乳化剂的重量。

由式（6-9）可知，混合乳化剂的 HLB 值是各乳化剂 HLB 值的加权平均值。

## 三、乳剂的形成理论

要制成符合要求的稳定乳剂，首先必须提供足够的能量，使分散相能够分散成微小的乳滴，其次是提供使乳剂稳定的必要条件。

### （一）降低表面张力

两相液体形成乳剂的过程，也是两相液体间形成新界面的过程。乳滴愈细，新增加的界面就愈大，界面自由能愈大。乳剂有很大的降低界面自由能的趋势，此趋势促使乳滴合并、变大甚至分层。为保持乳剂的分散状态和稳定性，乳剂粒子本身自然形成球体，因为体积相同时以球体表面积最小。加入乳化剂可降低两相液体的界面张力，最大限度地降低表面自由能，使乳剂保持一定的分散状态和稳定性。

### （二）形成牢固的乳化膜

乳化剂在降低油-水之间界面张力的同时被吸附于乳滴的界面上，在乳滴周围有规律地定向排列形成乳化剂的膜，称为乳化膜（emulsifyingmembrane）。在体系中加入乳化剂后，在降低界面张力的同时，表面活性剂必然在界面发生吸附，形成一层界面膜，即乳化膜。该膜对分散相液滴具有保护作用，使其在布朗运动中相互碰撞的液滴不易聚结，而液滴的聚结是以界面膜的破裂为前提，因此，界面膜的机械强度是决定乳状液稳定的主要因素之一。

当乳化剂浓度较低时，界面上吸附的分子较少，界面膜的强度较弱，形成的乳状液不稳定。乳化剂浓度增高至一定程度后，界面膜则由比较紧密排列的定向吸附的分子组成，形成的界面膜强度高，大大提高乳状液的稳定性。事实说明，要有足够量的乳化剂才能有良好的乳化效果，而且，直链结构的乳化剂的乳化效果一般优于支链结构的乳化剂。这是因为高强度的界面膜是乳状液稳定的主要原因之一。如果使用适当的混合乳化剂有可能形成更致密的"界面复合膜"，甚至形成带电膜，从而增加乳状液的稳定性。

乳化膜有如下三种类型。

**1. 单分子乳化膜** 表面活性剂类乳化剂形成的膜称为单分子乳化膜，可使乳剂稳定。如果乳化膜带电荷，电荷互相排斥，阻止乳滴合并，会使乳剂更加稳定。

**2. 多分子乳化膜** 亲水性高分子化合物类乳化剂所形成的乳化膜称为多分子乳化膜。强亲水性多分子乳化膜不仅阻止乳滴的合并，也可增加分散介质的黏度，使乳剂更稳定。

**3. 固体粉末乳化膜** 固体粉末对水相和油相有不同的亲和力，在乳化过程中固体粉末被吸附于乳滴表面，排列成固体粉末的乳化膜，防止乳滴合并，增加乳剂的稳定性。

### （三）影响乳剂类型的因素

决定乳剂类型的因素，主要是乳化剂的性质（乳化剂的 HLB 值），其次是形成乳化膜的牢固性、相体积比、温度、制备方法等。

**1. 乳化剂** 乳化剂分子中若亲水基大于亲油基，可形成 O/W 型乳剂；若亲油基大于亲水基形成 W/O 型乳剂。如天然的或合成的亲水性高分子乳化剂亲水基特别大，所以形成 O/W 型乳剂。所以乳化剂的亲油亲水性是决定乳剂类型的主要因素。

**2. 相体积比** 分散相体积与乳剂总体积的百分比称为相体积比（phase volume ratio）。一般地说，体积较大的液体易成为外相，但由于电屏障的缘故，体积较大的液体也可以成为内相，如 O/W 型乳剂可以具有较高相体积比。但是，W/O 型乳剂不具有电屏障，因此 W/O 型乳剂的相体积比不会很大，如果很大，则容易转型。一般，乳剂相体积比在 40% ~ 60% 较为稳定，小于 25% 容易分层。

## 四、乳剂的稳定性

乳剂属热力学不稳定的非均匀相分散体系，乳剂常发生下列变化：分层、絮凝、转相、合并等现象，见图 6 – 3。

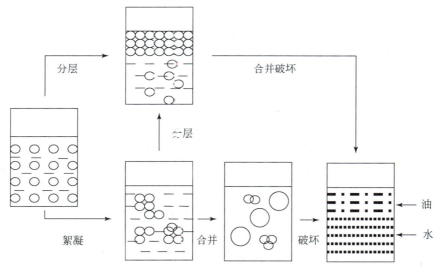

**图 6 – 3 乳剂的变化示意图**

### （一）分层

乳剂的分层（delamination）系指乳剂放置后出现分散相乳滴上浮或下沉的现象，又称乳析（creaming）。分层主要是油水两相密度差造成的。乳滴的粒子愈小，上浮或下沉的速度就愈慢。减小分散相和分散介质之间的密度差，增加分散介质的黏度，均可以减小乳剂分层的速度。乳剂分层也与分散相的相体积比有关，通常分层速度与相体积比成反比，相容积比低于 25% 时乳剂很快分层，达 50% 时就能明显减小分层速度。分层的乳剂经振摇后仍能恢复均匀性。

### （二）絮凝

乳剂中分散相的乳滴发生可逆的聚集现象称为絮凝。乳剂的 $\zeta$ 电位降低，乳滴产生聚集而絮凝。絮凝状态仍保持乳滴及其乳化膜的完整性。乳剂中的电解质和离子型乳化剂的存在是产生絮凝的主要原因，同时絮凝与乳剂的黏度、相体积比以及流变性质有密切关系。絮凝状态进一步变化也会引起乳滴的合并。

### （三）转相

乳剂由于某些条件的变化而改变乳剂的类型称为转相（phase inversion），即由 O/W 型转变为 W/O 型或由 W/O 型转变为 O/W 型。转相主要是由于乳化剂的性质改变而引起的，如油酸钠是 O/W 型乳化剂，遇氯化钙后生成油酸钙，变为 W/O 型乳化剂，乳剂则由 O/W 型变为 W/O 型。向乳剂中加入相反类型的乳化剂也可使乳剂转相，转相时两种乳化剂的量比称为转相临界点（phase inversion critical point）。在转相临界点上乳剂不属于任何类型，可随时转相。

### （四）合并和破乳

乳剂中的乳滴周围由乳化膜包围，乳化膜破坏则导致乳滴合并变大，称为合并（coalescence），合并进一步发展使乳剂分为油、水两相称为破乳（demulsification）。为使乳剂稳定，制备乳剂时应尽可能保持乳滴大小的均一性。此外增加分散介质的黏度，减少乳滴的接触机会，降低乳滴合并的速度。由乳化剂形成的乳化膜愈牢固，就愈能防止乳滴的合并和破乳。外界因素及微生物均可使油相或乳化剂变质，引起乳剂破坏。

### （五）酸败

乳剂受外界因素及微生物的影响，使油相或乳化剂等发生变质的现象称为酸败（rancidification）。通常在乳剂中需加入适宜的抗氧剂和防腐剂，防止氧化或酸败。

## 五、乳剂的制备

### （一）乳剂的制备方法

**1. 乳化剂加于油相法**　该法先将乳化剂加入于油相中均匀混合后，再加水制备乳剂，如以阿拉伯胶用作乳化剂制备乳剂时，先将阿拉伯胶分散于油中，研匀，按比例加水，用力研磨制成初乳，再加水稀释至全量，混匀，即得 O/W 型乳剂。因为乳化剂是天然胶类，因此亦称干胶法。本法特点是先制备初乳，初乳中油、水、胶（乳化剂）的参考比例如下：若油相为植物油，则比例为 4:2:1；若油相为挥发油，则其比例为 2:2:1；若其油相为液状石蜡，则其比例为 3:2:1。

**2. 乳化剂加于水相法**　该法先将乳化剂分散于水中混合均匀后，加入油相，搅拌使成初乳，再加水将初乳稀释至全量，混匀，即得 O/W 型乳剂。如果乳化剂为天然亲水性胶类时，亦称湿胶法。初乳中油、水、乳化剂的比例与上法相同。

**3. 机械法**　该法是将油相、水相、乳化剂混合后用乳化机械制成乳剂的方法。乳化机械主要有以下四种。

（1）**搅拌乳化设备**　制备小量乳剂时可用乳钵，大量制备可用搅拌机，分为低速搅拌乳化装置和高速搅拌乳化装置。如组织捣碎机和高速匀浆机属高速搅拌乳化装置。

（2）**乳匀机**　乳匀机（high pressure homogenizer）借助强大推动力将两相液体通过乳匀机的细孔高速喷出并冲击分散形成乳剂，制备时先用其他方法初步乳化，再用乳匀机乳化效果较好。用乳匀机制备的乳剂均匀，粒径小。

（3）**胶体磨**　胶体磨（colloid mill）利用高速旋转的转子和定子间的缝隙产生强大剪切力使液体乳

化，对要求不高的乳剂可用本法制备。

（4）超声波乳化装置 超声波乳化器（ultrasonic homogenizer）利用 10～50kHz 高频振动来制备乳剂。可制备 W/O 和 W/O 型乳剂，但黏度大的乳剂不宜用本法制备。

**4. 新生皂法** 将油水两相混合时，在两相界面上生成的新生皂类产生乳化的方法。植物油中含有硬脂酸、油酸等有机酸，加入氢氧化钠、氢氧化钙、三乙醇胺等，在高温下（70℃以上）生成的新生皂为乳化剂，经搅拌即形成乳剂。生成的一价皂为 O/W 型，二价皂为 W/O 型乳化剂。本方法适用于乳膏剂的制备。

**5. 复合乳剂的制备** 采用二步乳化法制备，第一步先将水、油、乳化剂制成一级乳再以一级乳为分散相与含有乳化剂的水或油乳化制成二级乳，如图 6-4 所示。

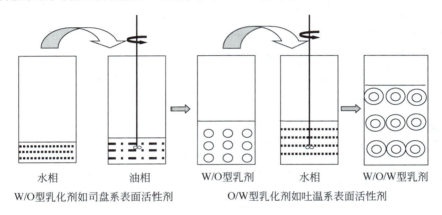

水相　　　　　油相　　　　W/O 型乳剂　　　　水相　　　　W/O/W 型乳剂

W/O 型乳化剂如司盘系表面活性剂　　　　O/W 型乳化剂如吐温系表面活性剂

**图 6-4 复合乳剂制备过程示意图**

如制备 O/W/O 型复合乳剂，先选择亲水性乳化剂制成 O/W 型一级乳剂，再选择亲油性乳化剂分散于油相中，在搅拌下将一级乳加于油相中，充分分散即得 O/W/O 型乳剂。

**6. 纳米乳的制备** 纳米乳除含有油相、水相和乳化剂外，还含有辅助乳化剂。制备纳米乳主要是用 HLB 值在 15～18 范围内的聚山梨酯 60 和聚山梨酯 80 等乳化剂和辅助乳化剂。乳化剂和辅助成分应占乳剂的 12%～25%。制备时取 1 份油加 5 份乳化剂混合均匀，然后加于水中。如不能形成透明乳剂，可增加乳化剂的用量，如能很容易形成透明乳剂可减少乳化剂的用量。

### （二）乳剂中药物的加入方法

乳剂制备过程中可根据药物溶解性质不同采用不同的药物加入方法。

1. 若药物溶解于油相，可先将药物溶解于油相再制成乳剂。

2. 若药物溶解于水相，可先将药物溶解于水后再制成乳剂。

3. 若药物不溶于油相也不溶于水相，可用亲和性大的液相研磨药物，再将其制成乳剂，也可将药物用已制成的少量乳剂研磨至细，再与剩余乳剂混合均匀。

### （三）乳剂的举例

**例 6-6 鱼肝油乳剂**

【处方】鱼肝油 500ml，西黄蓍胶细粉 9g，阿拉伯胶细粉 125g，杏仁油香精 1ml，糖精钠 0.1g，羟苯乙酯 0.5g，蒸馏水加至 1000ml。

【制备】将阿拉伯胶与鱼肝油研匀，一次加入 250ml 蒸馏水，用力沿同一方向研磨制成初乳，加糖精钠水溶液、杏仁油香精、羟苯乙酯乙醇液，再缓缓加入西黄蓍胶胶浆，加蒸馏水至全量，搅匀即得。

【注解】本品用作治疗维生素 A 与维生素 D 缺乏症。本品中鱼肝油为药物兼油相，采用阿拉伯胶为乳化剂，西黄蓍胶是辅助乳化剂，糖精钠、杏仁油香精为矫味剂，羟苯乙酯为防腐剂。本品是 O/W 型乳剂。

## 六、乳剂的质量评价

### （一）粒径

乳剂中乳滴的粒径大小是衡量乳剂质量的重要指标，其测定方法有以下几种。

**1. 显微镜法**　用光学显微镜测定，通过下式计算几何平均粒径 $D_m$：

$$D_m = \sqrt[3]{\sum n_i d_i^{\,3}/n} \qquad\qquad 式（6-10）$$

式中，$n_i$ 为粒径为 $d_i$ 的粒子数；$n$ 为总粒子数。本法测定粒子数应不少于 600 个。

**2. 库尔特计数器法**　库尔特计数器（Coulter counter）可测定粒径大小和粒度分布，方法简便、速度快，可自动记录并绘制分布图。

**3. 激光散射光谱法**　激光散射光谱法（photon correlation spectroscopy，PCS）的测定速度快，可测定 0.01~2μm 范围的粒子。最适合测定静脉乳剂的粒径。激光粒度分析仪，根据动态光散射的光子相关技术，可测定纳米粒的粒度与 Zeta 电位。

**4. 透射电镜法**　不仅可以观察粒子形态，而且可以测定粒子的大小与分布，测定范围为 0.01~20μm。

### （二）分层现象

乳剂放置后，粒径变大，进而产生分层现象。这一过程的快慢是衡量乳剂稳定性的重要指标。为了在短时间内观察乳剂的分层，可用离心法加速分层。用 4000r/min 离心 15 分钟；如不分层可认为乳剂稳定。在半径为 10cm 离心机中 3750r/min 离心 5 小时，相当于 1 年的自然分层的效果。若用加速试验法，将乳剂放于 5℃、35℃ 温度下，12 小时改变一次温度，共 12 天进行比较观察，结果可用于评价乳剂的稳定性。

### （三）乳滴的合并速度

乳滴合并速度（coalescence rate）符合一级动力学规律，其直线方程为：

$$\lg N = \lg N_0 - kt/2.303 \qquad\qquad 式（6-11）$$

式中，$N$、$N_0$ 分别为时间 $t$、$t_0$ 时的乳滴数；$k$ 为合并速度常数。

测定随时间变化的乳滴数 $N$，求出合并速度常数 $k$，可估计乳滴合并速度，以评价乳剂稳定性。

### （四）稳定常数

乳剂离心前后吸光度变化的百分率称为稳定常数，其表达式如下：

$$K_e = (A_0 - A)/A_0 \times 100\% \qquad\qquad 式（6-12）$$

式中，$K_e$ 为稳定常数；$A_0$ 为未离心乳剂稀释液的吸光度；$A$ 为离心后乳剂稀释液的吸光度。

测定方法：取乳剂适量于离心管中，以一定速度离心一定时间，从离心管底部取出少量乳剂，稀释一定倍数，以蒸馏水为对照，用比色法在可见光波长下测定吸光度 $A$，同法测定原乳剂稀释液吸光度 $A_0$，代入公式计算 $K_e$，$K_e$ 值愈小乳剂愈稳定。本法是研究乳剂稳定性的定量方法。

# 第九节　其他液体制剂

## 一、合剂

合剂（mixtures）系指饮片用水或其他溶剂，采用适宜的方法提取制成的口服液体制剂。合剂主要以水为溶剂，有时为了溶解药物可加少量的乙醇。合剂中可加入甜味剂、调色剂、香精等。以水为溶剂的合剂需加入防腐剂，必要时也可加入稳定剂。合剂可以是溶液型、混悬型、乳剂型的液体制剂。

单剂量灌装的合剂称为口服液，目前应用较多，口服液应是澄清溶液，或含有极少量的沉淀物，振摇即可分散。

## 二、洗剂

洗剂（lotions）系指专供涂抹、敷于皮肤的外用液体制剂。洗剂一般轻轻涂于皮肤或用纱布蘸取敷于皮肤上。洗剂的分散介质为水和乙醇。洗剂有消毒、消炎、止痒、收敛、保护等局部作用。洗剂可为溶液型、混悬型、乳剂型以及混合型液体制剂，其中混悬型居多。混悬型洗剂中常加入甘油和其他助悬剂，如炉甘石洗剂处方为：每 1000ml 含炉甘石 150g、氧化锌 50g、甘油 50ml，辅料为纯化水。该制剂为粉色的混悬液，放置后能沉淀，但经振摇后，应成为均匀的混悬液。炉甘石洗剂还可加入 3%（W/W）西黄蓍胶、0.3%（W/W）羧甲纤维素钠作为助悬剂，延缓药物的沉降。本品为皮肤科用药类非处方药品，所含炉甘石和氧化锌具有收敛、保护作用，也有较弱的防腐作用，用于急性瘙痒性皮肤病，如荨麻疹和痱子。本品为局部外用，用时摇匀，取适量涂于患处，每日 2~3 次。

## 三、搽剂

搽剂（liniments）系指专供揉搽皮肤表面用的液体制剂，用乙醇和油作分散剂，起镇痛、收敛、消炎、杀菌、抗刺激等作用。起镇痛、抗刺激作用的搽剂，多用乙醇为分散剂，使用时用力揉搽，可增加药物的渗透性。搽剂可为溶液型、混悬型、乳剂型液体制剂，如复方地塞米松搽剂。

## 四、滴耳剂

滴耳剂（ear drops）系指供滴入耳腔内的外用液体制剂。主要以水、乙醇、甘油为溶剂，也可用丙二醇、聚乙二醇等。乙醇为溶剂虽然有渗透性和杀菌作用，但有刺激性。以甘油为溶剂作用缓和、药效持久，有吸湿性，但渗透性较差。滴耳剂有消毒、止痒、收敛、消炎、润滑作用。外耳道有炎症时，pH 在 7.1~7.8 之间，所以外耳用滴耳剂最好为弱酸性，如复方硼酸滴耳液。

## 五、滴鼻剂

滴鼻剂（nasal drops）系指专供滴入鼻腔内使用的液体制剂，滴鼻剂以水、丙二醇、液状石蜡、植物油为溶剂，多制成溶液剂，但也有制成混悬剂或乳剂。为促进吸收、防止黏膜水肿，应适当调节渗透压、pH 和黏度。油溶液刺激性小，作用持久，但不与鼻腔黏液混合。滴鼻剂 pH 应为 5.5~7.5，应与鼻黏液等渗，不影响纤毛运动和分泌液离子组成，如复方泼尼松龙滴鼻剂。

## 六、含漱剂

含漱剂（gargles）系指用于咽喉、口腔清洗的液体制剂，起清洗、防腐、收敛和消炎作用。一般用药物的水溶液，也可含少量甘油和乙醇。溶液中常加适量着色剂，以示外用漱口，不可咽下。含漱剂要求微碱性，有利于除去口腔中的微酸性分泌物，溶解黏液蛋白，如复方硼酸钠溶液。

## 七、灌肠剂

灌肠剂（enemas）系指经肛门灌入直肠使用的液体制剂。

**1. 泻下灌肠剂**　是以清除粪便、降低肠压、使肠道恢复正常功能为目的的液体制剂，如 5% 软肥皂溶液。

**2. 含药灌肠剂** 是指起局部作用或发挥全身作用的液体制剂。局部可起收敛作用，吸收可产生兴奋或镇静作用。药物在胃内易被破坏、对胃有刺激性、因恶心吐呕不能口服给药的患者可用灌肠给药，如 10% 水合氯醛。

**3. 营养灌肠剂** 是指患者不能经口摄取营养而应用的含有营养成分的液体制剂。这类制剂须在直肠保留较长时间以利于药物吸收，可以是溶液剂，也可以是乳剂。

## 八、滴牙剂

滴牙剂（drop dentifrices）系指用于局部牙孔的液体制剂。其特点是药物浓度大，往往是不用溶剂或用少量溶剂稀释。因其刺激性、毒性很大，应用时不宜直接接触黏膜。通常滴牙剂须由医护人员直接用于患者的牙病治疗。

## 九、涂剂

涂剂（paints）系指含药物的水性或油性溶液、乳状液、混悬液，供临用前用纱布或棉花蘸取或涂于皮肤或口腔后部黏膜的液体制剂。涂剂大多为消毒或消炎药物的甘油液，也可用乙醇、植物油为溶剂制备。甘油能使药物滞留于口腔、喉部的黏膜，具有滋润作用，对喉头炎、扁桃体炎等起辅助治疗作用，如复方碘涂剂。

## 十、冲洗剂

冲洗剂（rinse）是广泛用于皮肤、黏膜、腔道和创面的一类液体制剂，通常以水为溶剂制备，如创面冲洗剂、鼻腔冲洗剂、阴道冲洗剂等。

**思考题**

答案解析

1. 不同给药途径（如口服、外用、注射等）对液体制剂常用溶剂的特性需求有何不同？请举例说明。

2. 结合实际案例，分析液体制剂中某一类常用附加剂（如增溶剂、助溶剂等）在改善药物性质方面的作用机制。

3. 基于微生物生长特性，设计一套针对液体制剂的全面防腐方案，并说明选用特定防腐剂的理由。

4. 假设你要研发一款新型混悬剂药品，从质量要求设定到质量评价方法选择，应遵循怎样的流程与原则？

5. 在开发一款新型乳剂药物时，如何依据药物特性及预期用途精准选择合适的乳化剂？请说明决策过程。

（鲁　莹）

书网融合……

微课　　　　　　　　　题库　　　　　　　　　本章小结

# 第七章　注射剂

PPT

📖 **学习目标** ┄┄┄┄┄┄┄┄┄┄┄┄┄┄┄┄┄┄┄┄┄┄┄┄┄┄┄┄┄┄┄┄┄┄┄┄┄┄┄

　　1. 通过本章学习，掌握注射剂的概念、种类、特点、处方组成，注射剂质量要求，灭菌和无菌操作方法，热原、等渗与等张的概念，输液和注射用无菌粉末的制备工艺与质量要求；熟悉注射剂给药途径，注射剂常用溶剂及附加剂，冷冻干燥的原理；了解容器的基本要求与处理方法，输液的类型。

　　2. 具有从事注射剂研究与开发、生产、质量控制等药剂学工作的基本技能，具有综合运用理论知识分析及解决注射剂相关研发生产和质量控制工作中的实际问题的能力。

　　3. 树立较强的社会责任感、良好的职业道德和严谨的工作作风，遵纪守法，遵循职业行为规范。

## 第一节　概　　述

　　注射剂（injections）系指原料药物或与适宜的辅料制成的供注入体内的无菌制剂。它是临床应用最广泛、最重要的剂型之一，具有不可替代的地位，在危重患者抢救时尤为重要。1867 年，《英国药典》（BP）收录第一个注射剂，即吗啡注射剂。1916 年，《美国药典》（USP）中出现灭菌（sterilization）的概念。至今，《美国药典》收载超过 500 种注射剂产品。《中国药典》收载 500 余种注射剂，包括化学药物、生物技术药物以及中药等。

### 一、分类与给药途径

#### （一）分类

**1. 按分散体系分类**

　　（1）溶液型注射剂　包括水溶液和油溶液。原则上，可溶于水且在水溶液中稳定的药物应制成水溶液型注射剂，如盐酸吗啡注射液、维生素 C 注射液、硫酸镁注射液、磷酸可待因注射液和盐酸利多卡因注射液等。另外，根据药物溶解情况，可加入非水溶剂，如乙醇、聚乙二醇。溶于油性介质的药物应制成油溶液型注射剂，如苯丙酸诺龙注射液。

　　（2）混悬型注射剂　包括水性混悬剂和油性混悬剂。水难溶性或注射后要求延长药效的药物，可制成水性或油性混悬剂，如醋酸可的松注射液、鱼精蛋白胰岛素注射液等。这类注射剂一般仅供肌内注射。中药注射剂一般不宜制成混悬型注射剂。

　　（3）乳剂型注射剂　包括 O/W 和 W/O 型乳剂。根据需要，将水不溶性药物溶解或分散在油性溶剂中，再分散于水相，制成 O/W 乳剂型注射剂，如营养脂肪乳静脉注射剂、依托咪酯脂肪乳注射剂等，某些疫苗也采用乳剂型注射剂。

　　（4）注射用无菌粉末　俗称"粉针"，系指原料药物或与适宜辅料制成的供临用前用无菌溶液配制成注射液的无菌粉末或无菌块状物，临用前可用适宜的注射用溶剂配制后注射，也可用静脉输液配制后静脉滴注。以冷冻干燥法制备的注射用无菌粉末，也可称为注射用冻干制剂。常用于在水中不稳定的药物，如青霉素、阿奇霉素、苯妥英钠、盐酸阿霉素等。另外，蛋白、多肽等生物大分子药物也通常制备成注射用无菌粉末。

**2. 按注射体积分类**

（1）小容量注射剂（small volumeinjection）　俗称"水针"，每次注射体积在 1 ~ 50ml，常规为 1ml、2ml、5ml、10ml、20ml。

（2）大容量注射液（large volumeinjection）　即输液（infusion），每次注射体积在 100ml 至数千毫升之间，常用规格为 100ml、250ml、500ml，生物制品一般不小于 50ml。

**3. 按剂型的物态分类**　《中国药典》将注射剂分为注射液、注射用无菌粉末、注射用浓溶液。

（1）注射液　系指原料药物或与适宜的辅料制成的供注入体内的无菌液体制剂，包括溶液型、乳剂型和混悬型等注射液。

（2）注射用无菌粉末　同上述注射用无菌粉末。

（3）注射用浓溶液　指原料药物与适宜辅料制成的供临用前稀释后静脉滴注用的无菌浓溶液。

### （二）给药途径

根据临床治疗的需要，注射剂可以通过皮内、皮下、肌内、静脉、动脉、脊椎腔和关节腔等多种途径给药。途径不同，对制剂的质量要求也不同，作用特点也存在差异。

**1. 皮内注射（intracutaneous injection）**　注射于表皮与真皮之间，注射部位一般在前臂，一次注射剂量在 0.2ml 以内。常用于过敏性试验或疾病诊断，如青霉素皮试、白喉毒素诊断等。

**2. 皮下注射（subcutaneous injection）**　注射于真皮与肌肉之间的松软组织内，注射部位多在上臂外侧，一般用量为 1 ~ 2ml。皮下注射剂主要是药物水溶液，但药物吸收速度稍慢。由于皮下感知比肌肉敏感，故具有刺激性的药物及油或水的混悬型注射剂，一般不宜皮下注射。药物由血管末梢进入静脉，最后分布于全身循环系统。与肌内注射相比，吸收速度较慢，但作用持久。

**3. 肌内注射（intramuscular injection）**　注射于肌肉组织中，注射部位大多在上臂三角肌或者臀部肌肉。注射剂量一般为 1 ~ 5ml。以水溶液为主，也可是油溶液、混悬液、乳剂。与静脉注射相比，肌内注射后药物吸收较慢，但持续时间较长。

**4. 静脉注射（intravenous injection）**　分静脉推注（intravenous bolus）和静脉滴注（intravenous infusion）。前者属于快速给药，用量小，一般 5 ~ 50ml；后者属于持续性给药，用量大，几十毫升至数千毫升。药物直接注入静脉，发挥药效最快，常用于急救、补充体液和提供营养。静脉注射剂的质量要求高，特别是对热原的控制非常严格。凡能导致红细胞溶解或使蛋白质沉淀的药物均不宜静脉注射，且药物溶液必须调节至与血浆等渗或略高渗状态，并不得加抑菌剂。

**5. 动脉内注射（intra – arterial injection）**　注入靶区动脉末端，如诊断用动脉造影剂、肝动脉栓塞剂等。

**6. 脊椎腔注射（intraspinal injection）**　由于脊椎神经组织分布较为稠密且脊髓液循环较慢，因此，单次注射量应小于 10ml，且只能注射水溶液型注射剂，pH 一般为 5 ~ 8，渗透压必须与脊髓液相等，不得加抑菌剂。

**7. 其他**　包括心内注射、关节腔内注射、滑膜腔内注射和穴位注射等。

给药途径的简化示意图见图 7 – 1。

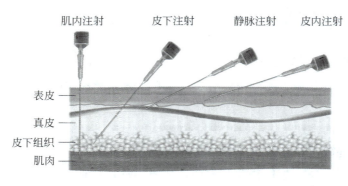

**图 7 - 1 肌内、静脉、皮下、皮内注射示意图**

## 二、吸收速度与程度

一般而言，静脉（或动脉）注射药物直接入血，起效最快，生物利用度为100%，其他注射途径给药的生物利用度一般都小于100%。皮下注射和肌内注射后，药物多沿结缔组织迅速扩散，再经毛细血管及淋巴管的内皮细胞间隙迅速吸收进入体循环，也能够迅速发挥治疗效果。肌内注射给药时，油性注射液在肌肉中吸收缓慢，发挥延效作用；乳状液的吸收速度快于油溶液，且具有一定的淋巴靶向性。影响药物吸收的因素还包括产品的流变学特性、药物浓度、药物粒径大小、溶剂性质、渗透压和注射体积。药物吸收也受在注射部位的堆积状态影响，堆积程度越少，扩散越多，释放越快，吸收则越快。

## 三、特点

### （一）优点

**1. 药效迅速** 由于直接注射入组织或血管内，吸收快，作用迅速。特别是静脉注射，药物可直接进入血液循环，更适合于抢救危重患者。

**2. 作用可靠** 注射剂不经过胃肠道，不受消化液和食物等因素的影响，剂量准确，作用可靠。

**3. 适用于不宜口服的药物** 某些药物不易被胃肠道吸收，或具有刺激性，或易被消化液破坏，需要制成注射剂。如紫杉醇、阿霉素等。

**4. 适合于不能口服的患者** 对于吞咽困难、术后禁食或处于昏迷状态的患者，宜采用注射给药。

**5. 可产生长效作用** 某些长效注射剂，可在注射部位形成药物储库，缓慢释放药物达数天、数周或数月之久。如油溶液、混悬型注射剂、微球、植入剂等。

**6. 局部定位给药** 可准确定位，如盐酸普鲁卡因注射液的局部麻醉作用，消痔灵注射液的痔核注射等。

### （二）缺点

**1. 依从性较差** 注射疼痛，使用不便，需专业人员及相应的注射器具和设备。

**2. 质量要求高** 注射剂直接进入血液和机体组织，质量要求比其他剂型更为严格。

**3. 其他** 制造过程复杂，生产成本高。

## 四、质量要求

除满足常规制剂的一般要求外，还必须符合下列各项质量要求。

**1. 无菌** 制剂中不得含有任何活的微生物与芽孢。

**2. 无热原** 特别是供静脉注射或脊椎腔注射的注射剂，以及一次用量超过5ml的注射液，必须进行热原检查。

**3. 渗透压** 渗透压应和血浆的渗透压相等或相近，其中脊椎腔注射液必须等渗。供静脉注射用的大容量注射液要求等渗或者稍高渗，还应注意等张。由于机体的耐受性和血液的稀释作用，其他注射剂对渗透压的要求可适当放宽。

**4. pH** 应与血液或组织的 pH 值相等或相近，一般注射剂要求 pH 4 ~ 9，脊椎腔用注射剂要求 pH 5 ~ 8。

**5. 稳定性** 具有一定的物理、化学稳定性和生物学稳定性，以确保产品在贮存期内安全有效。

**6. 可见异物和不溶性微粒** 应符合《中国药典》规定。

**7. 安全性** 注射剂安全性检查包括异常毒性、细菌内毒素（或热原）、降压物质（包括组胺类物质）、过敏反应、溶血与凝聚等项。根据处方、工艺、用法及用量等设定相应的检查项目并进行适用性研究。其中，细菌内毒素检查与热原检查项目间、降压物质检查与组胺类物质检查项目间，可以根据适用性研究结果相互替代，选择两者之一作为检查项目。有些注射液如复方氨基酸注射液，其降压物质必须符合规定，确保安全。青霉素、头孢类药物制剂中可能含有聚合物而产生过敏问题。

---

**知识拓展**

**化学药品注射剂配伍稳定性药学研究技术指导原则（试行）（2024 年）**

根据药品特性与临床使用情况开展配伍稳定性研究。上市注册申报配伍稳定性试验的样品应具有代表性。配伍稳定性药液的浓度应涵盖临床使用中的最高和最低浓度，考察时间应不短于说明书中允许时限，研究时应尽可能模拟药物临床使用中的实际情况。稀释后药物浓度降低可能导致杂质无法准确检出，或配伍后可能产生新杂质，应注意评估分析方法的适用性。

新药可根据药品特性、临床需要、临床使用条件（时间、温度、光照等）等合理设计试验，参照本指导原则开展配伍稳定性研究，对配伍稳定性中出现的新杂质应按杂质研究相关指导原则进行归属研究，必要时进行安全性研究或提供其他安全性依据。根据研究结果在说明书中明确药品的配制方法、保存条件和允许时限等相关内容。

仿制药应参照参比制剂说明书进行临床配伍稳定性研究。参比制剂说明书中配伍相关信息不明确的，建议参照本指导原则新药要求开展配伍稳定性研究，并与参比制剂进行对比研究。

---

# 第二节 注射剂的组成

一般而言，注射剂由主药（活性成分）、溶剂和附加剂（包括 pH 调节剂、抗氧剂、络合剂等）组成。注射剂所用成分包括原辅料，都应为注射用规格，符合《中国药典》或相应的国家药品及辅料质量标准。

## 一、活性成分

发挥治疗作用的成分，来源于化学合成、生物合成、天然提取物等。

注射用原料药与口服制剂的原料药相比，其质量要求更高。除了对杂质和重金属的限量更严格外，还对微生物以及热原等有严格的规定，如要求无菌、无热原。配制注射剂时，必须使用注射用规格的原料药，必要时可对原料药进行精制，使其达到注射用质量要求。为了制备安全且稳定的注射剂，需要对活性成分（或者药物）的各种性质进行全面评价，如溶解度、溶解速度、晶型、粒径、pH 等。

## 二、溶剂

### （一）注射用水

注射用水（water for injection）是应用最广泛的注射用溶剂。《中国药典》规定注射用水为纯化水经蒸馏所得，且无热原。由于水中常含有异物颗粒、微生物、无机物、有机物等，因此需要采用膜过滤或者深层过滤除去颗粒物；通过蒸馏、反渗透、电渗析，或者联合这些方法除去无机物；活性炭床除去有机物。以过滤、冷却、加热，或者水再循环方法降低微生物生长，或者阻止热原生成。一般情况下应当在制备后 12 小时内使用。如需储存的，可以在 80℃以上保温或 70℃以上保温循环或 4℃以下的状态下存放。有关注射用水的制备和质量要求请参见上一章相关内容。

### （二）非水溶剂

非水溶剂用于溶解水中难溶或者不溶的药物，以提高药物溶解度，如地高辛（水中难溶）；或者提高药物的稳定性，如巴比妥类（极易水解）。非水溶剂必须仔细筛选，确保所选择的溶剂具有良好的生物相容性，与其他辅料没有相互作用，且无药理活性、无刺激性、无毒。常见的非水溶剂包括植物油及与水可混合的溶剂，如乙醇、甘油、丙二醇、聚乙二醇等，也可采用混合溶剂。同一混合溶剂对某一药物具有增加溶解度和（或）提高稳定性作用，但对其他药物不一定有此效果。另外，混合溶剂系统有可能存在刺激性或者增加毒性，尤其是大剂量或高浓度使用时，这些问题更需注意。

**1. 注射用油（oil for injection）**　常用的注射用油为大豆油、玉米油、橄榄油、麻油、茶油等植物油。

《中国药典》规定注射用油的质量要求包括：①淡黄色的澄明液体；②无异臭，或几乎无臭；③相对密度为 0.916~0.922；④酸值应不大于 0.1；⑤皂化值应为 188~195；⑥碘值为 126~140。酸值、皂化值、碘值是评价注射用油质量的重要指标。酸值高表明油脂酸败严重，影响药物稳定性，且有刺激作用。皂化值表示游离脂肪酸与结合成酯的脂肪酸总量，过低表明油脂中脂肪酸分子量较大或含不皂化物（如胆固醇等），杂质较多。碘值反映油脂中不饱和键的多少，碘值过高，则含不饱和键多，易氧化酸败。注射用油只限于肌内注射，不能静脉注射。

**2. 其他注射用溶剂**

（1）乙醇（alcohol）　本品与水、甘油可任意混溶，可供静脉或肌内注射。小鼠静脉注射与皮下注射的半数致死量（$LD_{50}$）分别为 1.97g/kg 和 8.28g/kg。制剂中的乙醇浓度可达 50%，注射给药时需要控制乙醇浓度，如果超过 10%，则可能会有溶血作用或疼痛感。尼莫地平注射液、氢化可的松注射液中均含一定量的乙醇。

（2）甘油（glycerin）　本品与水、乙醇可任意混溶，但在挥发油和脂肪油中不溶。小鼠皮下注射与肌内注射的 $LD_{50}$ 分别为 10ml/kg 和 6ml/kg。甘油的黏度和刺激性较大，不单独作为注射溶剂使用，常用浓度为 1%~50%，但大剂量注射会导致惊厥、麻痹、溶血，常与乙醇、丙二醇、水等组成复合溶剂，如普鲁卡因注射液的溶剂为乙醇（20%）、甘油（20%）与注射用水（60%）。

（3）丙二醇（propylene glycol，PG）　本品与水、乙醇和甘油相混溶，可供静脉或肌内注射。小鼠静脉注射、腹腔注射和皮下注射的 $LD_{50}$ 分别为 5~8g/kg、9.7g/kg 和 18.5g/kg。能溶解多种挥发油和水不溶性药物，已广泛用于注射剂中，如苯妥英钠注射液含 40% 丙二醇。复合注射用溶剂中其常用含量为 10%~60%，如地西泮注射液采用丙二醇（40%）与乙醇（10%）作为复合注射用溶剂。

（4）聚乙二醇（polyethylene glycol，PEG）　本品与水、乙醇相混溶，化学性质稳定，PEG 300、PEG 400 均可作注射用溶剂。如塞替哌注射液以 PEG 400 为注射溶剂。有报道 PEG 300 的降解产物可能会导致肾病变，因此 PEG 400 更为常用。小鼠腹腔注射和皮下注射 PEG 400 的 $LD_{50}$ 分别为 4.2g/kg 和 10g/kg。

（5）二甲基乙酰胺（dimethylacetamide，DMA）　本品为澄明中性溶液，对药物的溶解范围大，并可与水和乙醇任意混溶。小鼠腹腔注射的 $LD_{50}$ 为 3.266g/kg，连续使用时，应注意其慢性毒性。如氯霉素常用 50% DMA 作溶剂，利血平注射液用 10% DMA、50% PEG 400 作溶剂。

## 三、附加剂

注射剂中除主药外，还可根据制备及医疗的需要添加其他物质，以增加注射剂的有效性、安全性与稳定性，这类物质统称为注射剂附加剂（additives for injection）。

附加剂主要用于以下几个方面：①增加药物溶解度；②提高药物稳定性；③调节渗透压；④调节pH；⑤抑菌；⑥减轻疼痛或刺激。根据作用不同，附加剂可分为增溶剂、缓冲剂、助悬剂、抗氧剂、金属离子螯合剂、抑菌剂、局麻剂、等渗调节剂、填充剂与保护剂等。选择的附加剂及其用量应对机体无毒性，与主药无配伍禁忌，不影响主药的疗效与含量测定。常用附加剂及用量见表 7 - 1。

表 7 - 1　注射剂常用的附加剂

| 种类 | 名称 | 常用浓度（%） | 种类 | 名称 | 常用浓度（%） |
|---|---|---|---|---|---|
| 抗氧剂 | 抗坏血酸 | 0.05~0.2 | 增溶剂、润湿剂或乳化剂 | 聚氧乙烯蓖麻油 EL | 1~65 |
| | 半胱氨酸 | 0.01~0.5 | | 卵磷脂 | 0.5~2.3 |
| | 亚硫酸钠 | 0.1~0.2 | | 脱氧胆酸钠 | 0.2 |
| | 硫代硫酸钠 | 0.1~0.2 | | 聚维酮 | 0.2~1.0 |
| | 焦亚硫酸钠 | 0.1~0.2 | | 乙醇 | 1~50 |
| | 亚硫酸氢钠 | 0.1~0.2 | | 甘油 | 1~50 |
| | 维生素 E | 0.05~0.5 | | 丙二醇 | 1~50 |
| 金属离子螯合剂 | EDTA·2Na | 0.01~0.05 | | 聚乙二醇 | 1~50 |
| 缓冲剂 | 醋酸，醋酸钠 | 1~2 | 抑菌剂 | 苯酚 | 0.25~0.5 |
| | 枸橼酸，枸橼酸钠 | 1~5 | | 氯甲酚 | 0.05~0.2 |
| | 磷酸盐 | 0.8~2.0 | | 苯甲醇 | 1~3 |
| | 乳酸 | 0.1 | | 三氯叔丁醇 | 0.25~0.5 |
| | 酒石酸、酒石酸钠 | 0.65，1.2 | | 羟苯酯类 | 0.01~0.015 |
| | 磷酸氢二钠、磷酸二氢钠 | 1.7，0.71 | 局麻剂（止痛剂） | 盐酸普鲁卡因 | 0.5~2 |
| | 碳酸氢钠、碳酸钠 | 0.005，0.06 | | 利多卡因 | 0.5~1.0 |
| 助悬剂 | 羧甲纤维素 | 0.05~0.75 | 等渗调节剂 | 氯化钠 | 0.5~0.9 |
| | 明胶 | 2.0 | | 葡萄糖 | 4~5 |
| | 果胶 | 0.2 | | 甘油 | 2.25 |
| 稳定剂 | 肌酐 | 0.5~0.8 | 粉针填充剂 | 乳糖 | 1~8 |
| | 甘氨酸 | 1.5~2.25 | | 甘露醇 | 1~10 |
| | 烟酰胺 | 1.25~2.5 | | 山梨醇 | 1~10 |
| | 辛酸钠 | 0.4 | | 甘氨酸 | 1~10 |
| 增溶剂、润湿剂或乳化剂 | 普朗尼克 F - 68 | 0.2 | 蛋白质药物保护剂 | 乳糖 | 2~5 |
| | 聚山梨酯 20（吐温 20） | 0.01 | | 蔗糖 | 2~5 |
| | 聚山梨酯 40（吐温 40） | 0.05 | | 麦芽糖 | 2~5 |
| | 聚山梨酯 80（吐温 80） | 0.04~4.0 | | 人血白蛋白 | 0.2~2 |
| | 聚氧乙烯氢化蓖麻油 RH 40 | 7.0~11.5 | | | |

# 第三节 注射剂的制备 ⓔ微课

## 一、概述

注射剂生产过程包括容器的预处理、洗涤、干燥、灭菌和冷却，原辅料及注射用水的准备，注射剂的配制、过滤、灌装、灭菌、质量检查，印字、贴签和包装等步骤。注射剂的制备工艺流程与环境区域划分见图 7-2。由于各工艺过程对生产环境要求不同，因此需要根据工艺要求对注射剂生产区域进行相对明确的划分，如洁净区、控制区、一般生产区等。

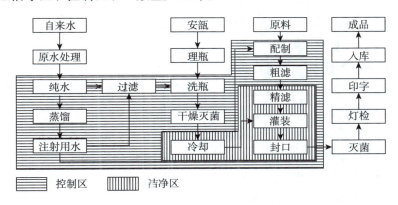

图 7-2 注射剂生产环境区域划分和工艺流程

## 二、生产车间的基本要求

为合理控制环境的洁净度，车间内部布局以物流方向设计生产线，人流和物流严格分开。

### （一）洁净室的净化标准

洁净室是指应用空气净化技术，使室内达到不同的洁净级别，供不同目的使用的操作室。洁净室（区）的设计必须符合相应的洁净度要求，包括达到"静态"和"动态"的标准。无菌生产所需的洁净区分为A、B、C、D四个级别。A级：高风险操作区，如灌装区、放置胶塞桶和与无菌制剂直接接触的敞口包装容器的区域及无菌装配或连接操作的区域，通常用单向流操作台（罩）维持该区的环境状态，单向流系统在其工作区域必须均匀送风，风速为 0.36~0.54m/s（指导值）。B级：指无菌配制和灌装等高风险操作A级洁净区所处的背景区域。C级和D级：指无菌药品生产过程中重要程度较低操作步骤的洁净区。不同制备工艺过程对环境的洁净度有不同的要求。为了控制无菌操作区的微生物状况，我国GMP引入了动态连续监测，即在生产过程中实时在线检测悬浮粒子和浮游菌（表7-2、表7-3）。

表7-2 各洁净级别空气悬浮粒子标准

| 洁净度级别 | 悬浮粒子最大允许数（m³） | | | |
|---|---|---|---|---|
| | 静态 | | 动态 | |
| | ≥0.5μm | ≥5.0μm | ≥0.5μm | ≥5.0μm |
| A 级 | 3520 | 20 | 3520 | 20 |
| B 级 | 3520 | 29 | 352000 | 2900 |
| C 级 | 352000 | 2900 | 3520000 | 29000 |
| D 级 | 3520000 | 29000 | 不作规定 | 不作规定 |

表 7 - 3 　各洁净级别环境微生物监测的动态标准

| 洁净度级别 | 浮游菌 (CFU/m³) | 表面微生物 | | |
| --- | --- | --- | --- | --- |
| | | 沉降菌 (90mm) (CFU/4h) | 接触碟 (55mm) (CFU/碟) | 5 指手套 (CFU/手套) |
| A 级 | <1 | <1 | <1 | <1 |
| B 级 | 10 | 5 | 5 | 5 |
| C 级 | 100 | 50 | 25 | — |
| D 级 | 200 | 100 | 50 | — |

## (二) 空气净化技术

《药品生产质量管理规范 (2010 年修订)》中明确规定"应当根据药品品种、生产操作要求及外部环境状况等配置空调净化系统,使生产区有效通风,并有温度、湿度控制和空气净化过滤,保证药品的生产环境符合要求"。空气净化技术是一项综合性措施。为了获得良好的洁净结果,不仅应采取合理的空气净化措施,而且必须要求建筑、工艺和其他专业采取相应的措施和严格的维护管理。

**1. 空气过滤法的原理**　空气过滤法是空气净化主要方法,指含尘空气通过多孔的滤过介质时尘粒被孔壁吸附或截留与空气分离的方法。表面过滤指粒子截留在介质表面上,粒子大小必须大于过滤介质的孔径。常用的表面过滤介质有醋酸纤维素或硝酸纤维素制成的微孔滤膜。此法主要用于要求高的无尘、无菌洁净室的末级滤过。深层滤过指尘粒的滤过发生在滤过介质内部,尘粒的粒径可小于介质的孔径。常用的深层过滤介质有玻璃纤维、天然纤维、合成纤维、粒状活性炭、发泡性滤材及薄层滤纸等。

以常用的过滤介质纤维素为例,其过滤机制是非常复杂的,主要包括以下几种作用类型。①拦截作用:当随空气通过纤维的尘粒粒径大于纤维间的间隙时被纤维截留。②静电作用:当尘粒随空气通过纤维时,由于摩擦产生的静电使尘粒被附着。③惯性作用:尘粒随空气流通过纤维层的弯曲通道时,由于颗粒运动的惯性较大,可脱离弯曲的运动路线与纤维碰撞而附着,气流速度越大,粒径越大,这一作用越明显;④扩散作用:尘粒随空气在纤维介质周围做布朗运动时,因扩散作用与纤维接触而附着于其上,尘粒越小,过滤速度越慢,这一作用越明显;⑤分子间范德华作用力:尘粒与纤维之间的分子间范德华力也能使其被附着于纤维之间。在实际的过滤装置中可能多种机制同时作用,但有一种或两种机制起主要作用。

**2. 空气过滤影响因素**　尘粒粒径:一般而言,粒径越大,惯性、拦截和重力沉降作用越大;粒径越小,扩散作用越明显;而中间粒径可能过滤效率最低。因此可用中间粒径的尘粒检测高效过滤器的过滤效果,如用 0.3μm 的尘粒来检测深层过滤器的过滤效果。

(1) 过滤风速　风速越大,惯性作用越强,但风速过大可将已附着的尘粒重新吹出,且过滤阻力增大;风速小,扩散作用强,能捕集小的尘粒,且过滤阻力小。常用极小的过滤风速来捕集更小的尘粒。

(2) 纤维直径和密实性　纤维越细、越密实,则接触面积越大,惯性作用与拦截作用越强;但纤维过于密实则阻力增大,扩散作用减弱。

(3) 附尘作用　随着过滤的进行,纤维表面沉积的尘粒可增强拦截效果,但到一定程度后尘粒可能再次飞散,因此必须定期清洗。

**3. 空气过滤器**　目前主要采用空气过滤器对空气进行净化。污染空气中所含尘粒的粒度范围非常广,不宜只用一个过滤器同时除掉所有粒度范围的尘粒,因此在洁净技术中通常使用三级过滤,即粗效过滤、中效过滤、高效过滤。

空气过滤器分为粗效、中效、高中效、亚高效和高效等多种类型,常用的有粗效、中效和高效过滤器。

初效过滤器也称粗效过滤器、预过滤器，主要用于滤除粒径 >5μm 的大粒子，同时防止中、高效过滤器被大粒子堵塞，延长中、高效过滤器的寿命。初效过滤器一般采用易于拆卸的平板型或袋型。

中效过滤器一般置于高效过滤器之前，主要用于滤除 1~5μm 的尘粒，以保护高效过滤器。中效过滤器的外形结构大体与初效过滤器相似，主要区别是滤材的不同。

高效过滤器（high efficiency particulate air filter，HEPA）的特点是效率高、阻力大、不能再生，且安装方向固定。主要用于滤除 <1μm 的尘埃，对小于 0.3mm 尘粒的过滤效率在 99.97% 以上，一般装在系统的末端，构造上主要是折叠式过滤器。

过滤器的组合方式使空气由初效到高效通过，逐步净化。组合的过滤器级别不同，得到不同的净化效果。洁净度为 A 级的空气净化系统称高效空气净化系统，此时末级过滤器必须是高效过滤器；洁净度为 B 级的空气净化处理，末级也可采用高效或亚高效过滤器；对 C 级的空气净化处理，末级过滤器应采用中效过滤器。洁净室的造价高，而且室内操作人员的动作无法彻底消除人为造成的污染，为此经常采用局部净化环境的措施解决这一问题。A 级洁净度的局部工作区域安装在 B 级洁净室内，以确保洁净的要求。超净工作台是最常用的局部净化装置，其工作原理是使通过高效过滤器的洁净空气在操作台内形成低速层流气流，直接覆盖整个操作台面，以获得局部 A 级洁净环境。超净工作台设备费用少，可移动，对操作人员的要求条件相对较少。

## 三、容器种类及安瓿的处理方法

### （一）容器种类

注射剂容器（container for injection）一般是指由硬质中性玻璃制成的安瓿或西林瓶，亦有塑料容器。

#### 1. 玻璃容器

（1）质量要求　注射剂玻璃容器的质量直接关系到注射剂稳定性，另外，注射剂玻璃容器在制造过程中需耐受高温灭菌。因此，应满足以下质量要求：①应清洁透明，以利于检查药液的可见异物、杂质以及变质情况，一般药物应选用无色玻璃。当药物有避光要求时，可选择棕色透明玻璃，不宜选择其他颜色的玻璃，但棕色安瓿中含有氧化铁，可能有痕量的氧化铁进入药液，如果药液中含有的成分能被铁离子催化降解，则不能使用棕色玻璃容器。②应具有较好的热稳定性，保证高温灭菌或冷冻干燥中不破裂。③应有足够的机械强度，能耐受热压灭菌时产生的较高压力差，并避免在生产、运输和贮存过程中所造成的破损。④应具有良好的临床使用性，如安瓿折断力应符合标准规定。⑤应有一定的化学稳定性，不与药品发生影响药品质量的物质交换，如不发生玻璃脱片、不引起药液 pH 变化等。此外，注射剂玻璃容器应不得有气泡、麻点及砂粒。

药品生产企业应根据药物的物理、化学性质以及相容性试验研究结果选择适合的药用玻璃容器。对生物制品、偏酸偏碱及对 pH 敏感的注射剂，应选择 121°C 玻璃颗粒耐水性为 1 级及内表面耐水性为 HC1 级的药用玻璃容器或其他适宜的包装材料。玻璃容器与药物的相容性研究应主要关注玻璃成分中金属离子向药液中的迁移，玻璃容器中有害物质的浸出量不得超过安全值，各种离子的浸出量不得影响药品的质量，如碱金属离子的浸出不应导致药液的 pH 变化；药物对玻璃包装的作用应考察玻璃表面的侵蚀程度，以及药液中玻璃屑和玻璃脱片等，评估玻璃脱片及非肉眼可见和肉眼可见玻璃颗粒可能产生的危险程度。玻璃容器应能承受所包装药物的作用，药品贮藏的过程中玻璃容器的内表面结构不被破坏。

（2）安瓿（ampoule）　安瓿的玻璃材质从氧化硼含量上来区分主要分为中性硼硅玻璃安瓿、低硼硅玻璃安瓿和高硼硅玻璃安瓿。安瓿的玻璃材质应熔点低，易于熔封。一般而言，玻璃材质的安瓿可分为曲颈安瓿与粉末安瓿。水针剂一般使用曲颈易折安瓿。曲颈安瓿的容积通常为 1ml、2ml、5ml、10ml、

20ml 等几种规格。为避免折断安瓿瓶颈时造成玻璃屑、微粒进入安瓿而污染药液，国家药品监督管理局已强制推行曲颈易折安瓿。粉末安瓿系供分装注射用粉末或结晶性药物之用，为便于装入药物，其瓶身与颈同粗，在颈与身的连接处吹有沟槽，用时锯开，灌入溶剂溶解后注射。粉末安瓿近年来已逐渐被淘汰，取而代之的是更易用、更安全的包装形式。近年来开发了一种可同时盛装粉末与溶剂的注射容器（西林瓶），容器分为两室，下隔室装无菌药物粉末，上隔室盛装溶剂，中间用特制的隔膜分开，用时将顶部的塞子压下，隔膜打开，溶剂流入下隔室，将药物溶解后使用。此种注射用容器特别适用于在溶液中不稳定且临床需要急用的药物。

（3）卡式瓶　又称笔式注射器玻璃套筒。卡式瓶为两端开口的管状筒，其中瓶口用胶塞和铝盖密封，底部用橡胶活塞密封，类似没有推杆的注射器（图7-3）。注射时，用卡式瓶包装的注射剂需与可重复使用的卡式注射架、卡式半自动注射笔、卡式全自动注射笔等注射器械结合使用。卡式瓶可装注射液，也可装无菌粉末。卡式瓶注射操作简单，适用于某些长期慢性病患者发病时的自救，更适合于需常年用药的患者（如糖尿病患者）自行给药治疗。

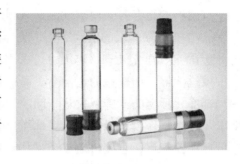

图7-3　卡式瓶

（4）预填充注射器（prefilled syringe，PFS）　本品系采用一定的工艺将药液预先灌装于注射器中，以方便医护人员或患者随时注射药物的一种"药械合一"的给药形式，同时具有贮存和注射药物的功能（图7-4）。与普通注射液相比，PFS 具有明显的优势：①操作方便；②剂量准确；③可由患者自行注射，特别适用于一些需长期治疗的疾病（如糖尿病患者使用的预填充式胰岛素注射笔）；④防止药物配制、混合过程中的污染；⑤减少医护人员配药时的剂量差错；⑥避免从小瓶（西林瓶）里抽取药液时产生的浓度不均情况，确保疗效；⑦药液利用率高，无需过量

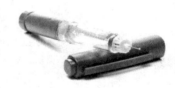

图7-4　预填充注射剂

灌注（普通注射剂过量灌装5%~25%），节约成本。另外，预填充注射器避免了传统空注射器在抽取配制好的药液时产生 pH 变化的问题，适合于稳定性受 pH 影响较大的药物，如肽类和蛋白质类药物。将一些剂量极小的生物药品（含疫苗）加工成预填充注射剂，既可以避免繁琐的配液规程，节约时间，又可避免由于医院方面先将生物药品稀释后再计算剂量所可能出现的错误，安全便捷。然而，预填充注射器也存在一些不足，如玻璃针管生产过程中钨的引入，以及针管硅化过程中硅油的引入，都有可能引起相容性和安全性问题。另外，预填充注射器价高也是当前制约其应用的主要因素之一。

目前，应用预填充注射器的药品约有几十种，包括多肽、疫苗、促红细胞生成素、干扰素和抗类风湿关节炎药等，如司美格鲁肽注射液、法瑞西单抗注射液。

**2. 聚丙烯容器**　聚丙烯容器系由医用级聚丙烯颗粒塑料制成，无增塑剂，稳定性好，与药液不发生化学反应，可保证药液长期稳定。此外，聚丙烯塑料容器还具有如下优点：①强度高，不易破碎；②质量轻；③不会产生碎屑；④易操作、安全性高；⑤生产方法简便，对药物稳定性影响小；⑥商标可以通过模具注塑在聚丙烯容器瓶上，具有防伪作用；⑦造型多样，规格各异，装量范围广（0.1~1000ml）。

玻璃容器与聚丙烯容器的性能比较见表7-4。

表 7 - 4　玻璃容器和聚丙烯容器的性能比较

| 类型\项目 | 玻璃容器 | 聚丙烯容器 |
|---|---|---|
| 材质组成 | 主成分为氧化硅、氧化硼、氧化铝<br>添加剂多为钠、钾、镁、钙、锂等元素的氧化物<br>透明、光洁、易清洗 | 主成分为聚丙烯<br>含有抗氧剂等多种类型添加剂<br>透光性相对较差 |
| 物化性能 | 耐受 121℃ 高温灭菌<br>密封性好<br>可能形成玻璃脱片<br>可能析出无机盐离子，其中铝离子寻性大 | 耐受 121℃ 高温灭菌<br>密封性差，半通透性<br>无玻璃脱片<br>可能析出添加剂，如抗氧剂等 |
| 药物相容性 | 对高 pH、含有缓冲盐成分的药物，不相容的风险大<br>绝对密封，适用于易氧化的药物 | 对高 pH、含有缓冲盐成分的药物，不相容的风险相对较小<br>密封性差，不适用于易氧化药物 |
| 染菌风险 | 用于非终端灭菌注射剂的生产时，染菌风险大 | 无论终端灭菌或非终端灭菌注射剂，使用 BFS 技术，无菌保证水平高 |
| 临床使用 | 打开时，易产生玻屑而污染药物，注入人体内，导致血管堵塞；易扎手，增加医护人员感染风险 | 药液抽取方便，无玻屑污染、玻璃扎手的风险 |
| 贮存运输 | 易碎、重量大，运输贮存均不方便 | 不易碎、重量轻，易于运输贮存 |
| 环境影响 | 回收利用价值小 | 易于回收利用 |

聚丙烯安瓿采用"吹塑制瓶""灌装""密封"三合一技术（blow - fill - seal，BFS）生产，设备安装在 C 级洁净环境中，且设备本身自带 A 级无菌空气过滤系统，外界空气在设备内部形成局部 A 级区域，生产全程自动化，避免污染，确保产品质量。

三合一技术（BFS）生产聚丙烯注射剂产品的示意图见图 7 - 5。

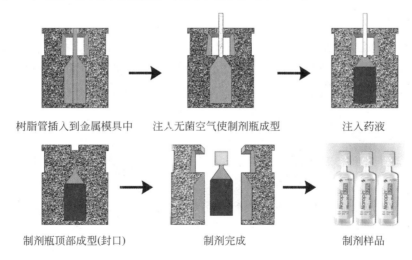

树脂管插入到金属模具中　　　注入无菌空气使制剂瓶成型　　　注入药液

制剂瓶顶部成型(封口)　　　　制剂完成　　　　制剂样品

图 7 - 5　BFS 生产聚丙烯注射剂产品的示意图

## （二）安瓿的处理方法

**1. 安瓿的检查**　为了保证注射剂的质量，安瓿必须按《中国药典》要求进行一系列的检查，包括物理和化学检查。物理检查主要包括：安瓿外观、尺寸、应力、清洁度、热稳定性等；化学检查主要有容器的耐酸性、耐碱性和中性检查等。装药试验主要是检查安瓿与药液的相容性，证明无影响后方能使用。

**2. 洗涤** 目前国内药厂使用较多的洗涤方法有加压喷射气水洗涤法、甩水洗涤法和超声波洗涤法。

（1）加压喷射气水洗涤法 是将经过加压的去离子水或蒸馏水与洁净的压缩空气，由针头交替喷入安瓿内，靠洗涤水与压缩空气交替数次强烈冲洗。冲洗的顺序为：气、水、气、水、气，一般 4～8 次。最后一次洗涤用水，应采用通过微孔滤膜精滤过的注射用水。加压喷气水洗涤法是目前生产上认为有效的洗瓶方法，特别适用于大安瓿的洗涤。

（2）甩水洗涤法 先用灌水机将安瓿灌满去离子水或蒸馏水，然后用甩水机将水甩出，如此反复 3 次，以达到清洗的目的。如安瓿需热处理，在安瓿灌满水后，送入灭菌柜中，加热蒸煮，趁热将安瓿内水甩干。甩水洗涤法一般适用于 5ml 以下的安瓿。

（3）超声波洗涤法 将安瓿浸没在超声波清洗槽中，利用水与玻璃接触面的空化作用而洗除表面的污渍。不仅保证安瓿内部无尘、无菌，也可使外壁洁净。

近来，市面上还出现了一些免洗涤的安瓿，这些安瓿在严格控制污染的车间里生产，采用严密的包装，使用时只需洁净空气吹洗即可，这为注射剂的高速自动化生产创造了有利条件。还有一种密封安瓿，临用时在净化空气下用火焰开口后直接灌封，免去洗瓶、干燥、灭菌等工序。

**3. 安瓿的干燥与灭菌** 安瓿洗涤后，一般置于 120～140℃烘箱内干燥。用于盛装无菌分装药物或低温灭菌药物的安瓿则必须在 170～180℃干热灭菌 1 小时以上。大生产时多采用隧道式烘箱，此设备主要由红外线发射装置和安瓿传送装置组成，温度可达 200℃左右，安瓿干燥时间可缩短为 20 分钟左右，有利于安瓿的烘干、灭菌连续化操作，具有效率高、质量好、干燥速度快和节约能源等特点。

近年来，远红外线隧道式自动干燥灭菌机因具有效率高、质量好、干燥速率快和节约能源等特点而引起关注，其温度可达 250～350℃，一般 350℃、5 分钟即能达到安瓿干燥灭菌的目的。为了防止污染，可在电热红外线隧道式自动干燥灭菌机中附带局部层流装置，安瓿在连续的层流洁净空气的保护下极为洁净。灭菌好的空安瓿存放柜应有净化空气保护，安瓿存放时间不应超过 24 小时。

## 四、药液的配制

**1. 投料计算** 配制前，应正确计算原料的用量。对于在制备过程中（如灭菌后）或在贮存过程中含量易发生下降的药物，应酌情增加投料量。含结晶水的药物应注意其换算。投料量可按下式计算：

$$原料（附加剂）用量 = 实际配液量 \times 成品含量\%$$

$$实际配液量 = 实际灌注量 + 实际灌注时损耗量$$

**2. 配液用具的选择与处理** 药物的配液操作一般在带有搅拌器的夹层锅中进行，以便加热或冷却。配制用具的材料有：玻璃、耐酸碱搪瓷、不锈钢、聚乙烯等。配制用具使用前要用硫酸清洁液或其他洗涤剂洗净，并用新鲜注射用水荡洗或灭菌后备用。

**3. 配液方法** 药物溶液的配制有浓配法和稀配法两种：①浓配法系指将全部药物用处方量的部分溶剂配成浓溶液，加热或冷藏后过滤，然后稀释至所需浓度的方法，此法优点是可滤除溶解度小的一些杂质；②稀配法系指将全部药物用处方量的全部溶剂溶解，配成所需浓度的方法，此法可用于优质原料。

注意事项：①配制注射液时应在洁净的环境中进行，所用器具、原料和附加剂尽可能无菌，以减少污染。②配制剧毒药注射液时，严格称量与校核，并谨防交叉污染。③对不稳定的药物应注意调配顺序，先加稳定剂或通惰性气体等，有时要控制温度和（或）采取避光操作。④对于不易滤清的药液可加 0.1%～0.3% 活性炭处理，小量注射液可用纸浆混合炭处理。活性炭需用酸碱处理并活化后才能使用。使用活性炭时还应注意其对药物的吸附作用。

配制油性注射液，常将注射用油先经 150℃干热灭菌 1～2 小时，冷却至适宜温度（一般在主药熔点以下 20~30℃），趁热配制、过滤（一般在 60℃以下）。温度不宜过低，否则黏度增大，不易过滤。

## 五、灌装和封口

**1. 注射液的滤过**　配制好的注射液在灌装前需要过滤，以除去各种不溶性微粒。过滤器的材质、类型、过滤的方式和装置等均会影响过滤的效果。

注射剂滤过工艺一般采用预滤（粗滤）与精滤相结合的方式。最常用的组合是砂滤棒→垂熔玻璃滤器→微孔膜滤器。所需的滤过动力可通过高位静压、减压或加压等方法来实现。加压滤过装置适用于药厂的大量生产，目前应用最多，无菌滤过宜采用此法。加压滤过装置需要经常检查其严密性，我国 GMP 已将滤膜使用前后做严密性检查列入有关规定。目前，注射剂制备工艺中的滤过工艺一般采用微孔膜滤器串联使用的方式，滤过装置可通过滤过装置间的不同组合，达到满意效果，以保证注射剂的质量。

**2. 注射液的灌封**　灌封包括灌装注射液和封口两步，灌注后应立即封口，以免污染。药液的灌封要求做到剂量准确，药液不沾瓶口。注入容器的量要比标示量稍多，以补偿在给药时由于瓶壁黏附和注射器及针头的吸留而造成的损失，保证用药剂量。易流动液体可减少增加补偿量，黏稠性药液宜多些增加。《中国药典》规定的注射剂的增加装量见表 7-5。

**表7-5　注射液的增加装量表**

| 标示装量（ml） | 0.5 | 1 | 2 | 5 | 10 | 20 | 50 |
|---|---|---|---|---|---|---|---|
| 易流动液（ml） | 0.10 | 0.10 | 0.15 | 0.30 | 0.50 | 0.60 | 1.0 |
| 黏稠液（ml） | 0.12 | 0.15 | 0.25 | 0.50 | 0.70 | 0.90 | 1.5 |

封口方法有拉封和顶封两种。拉封封口比较严密，是目前常用的封口方法。

工业化生产多采用全自动灌封机，灌封机上的灌注药液由五个动作协调完成：①移动齿档送安瓿；②灌注针头下降；③灌注药液入安瓿；④灌注针头上升后，安瓿离开灌注工位，进入封口工位，同时灌注器吸入药液；⑤灌好药液的安瓿在封口工位进行熔封。上述五个动作必须按顺序协调进行。

灌装药液时应注意：①剂量准确，可按药典要求适当增加药液量，以保证注射用量不低于标示量；②药液不沾瓶口，为防止灌注器针头"挂水"，活塞中心常设有毛细孔，可使针头挂的水滴缩回。同时要调节灌装速度，速度过快时药液易溅至瓶壁；③通惰性气体时既不使药液溅至瓶颈，又要使安瓿空间的空气除尽，可先将空安瓿中充入惰性气体再灌装药液，如果再充一次惰性气体，则效果会更好。

在安瓿灌封过程中，可能出现的问题包括剂量不准、封口不严（毛细孔），以及大头、焦头、瘪头、爆头等，其中焦头是常见问题。灌装时给药太急、溅起药液或针头安装不正等，都会导致颈部黏药，在熔封时炭化以致焦头产生。

## 六、灭菌

灭菌与无菌操作是注射剂、输液、滴眼剂等灭菌或无菌制剂用药安全性的重要保证，也是制备这些制剂必不可少的单元操作。微生物的种类不同、灭菌方法不同，灭菌效果也不同。细菌的芽孢具有较强的抗热能力，因此灭菌效果常以杀灭芽孢为准。灭菌过程并不能使物料绝对无菌。在实际生产中，以无菌保证水平（sterility assurance level，SAL）表示，最终无菌产品的微生物存活率不得高于 $10^{-6}$。对微生物的要求不同可采取不同措施，如灭菌、消毒、防腐等。

### （一）灭菌和无菌

**1. 无菌（asepsis）**　系指在物品中不含任何活的微生物。无菌操作技术（aseptic processing）系指在无菌环境中制备无菌制剂的整个操作过程和方法技术。对于任何一批无菌物品而言，绝对无菌既无法保证也无法用试验来证实。只能相对地通过物品中活微生物的概率低至某个可接受的水平来表达，即非无菌概率（probability of a nonsterile unit，PNSU）或无菌保证水平。

**2. 灭菌（sterilization）** 系指用适当的物理或化学手段将物品中活的微生物杀灭或除去的过程。通过灭菌，使物品残存活微生物的概率下降至预期的非无菌概率。最终灭菌物品的非无菌概率不得高于 $10^{-6}$。已灭菌物品达到的灭菌保证水平可通过验证确定。本法适用于制剂、原料、辅料及医疗器械等物品。

**3. 防腐（antisepsis）** 系指用物理或化学方法抑制微生物生长与繁殖的手段，亦称抑菌。对微生物生长与繁殖具有抑制作用的物质称抑菌剂或防腐剂。

**4. 消毒（disinfection）** 指用物理或化学方法杀灭或除去除芽孢以外的病原微生物的手段。对病原微生物具有杀灭或除去作用的物质称消毒剂。

药物制剂中规定的无菌制剂包括：注射用制剂，如注射剂、输液、注射粉针等；眼用制剂，如滴眼剂、眼用膜剂、软膏剂和凝胶剂等；植入型制剂，如植入片等；创面用制剂，如溃疡、烧伤及外伤用溶液、软膏剂和气雾剂等；手术用制剂，如止血海绵剂和骨蜡等。

### （二）物理灭菌法

利用蛋白质与核酸具有遇热、射线不稳定的特性，采用加热、射线和过滤方法，杀灭或除去微生物的技术称为物理灭菌法（physicalsterilization），亦称物理灭菌技术。该技术包括干热灭菌法、湿热灭菌法、过滤除菌法和射线灭菌法。

**1. 干热灭菌法（dry heatsterilization）** 系指将物品置于干热灭菌柜、隧道灭菌器等设备中，利用干热空气达到杀灭微生物或消除热原物质的方法。

（1）火焰灭菌法 系指用火焰直接灼烧灭菌的方法。该法灭菌迅速、可靠、简便，适用于耐火焰材质（如金属、玻璃及瓷器等）的物品与用具的灭菌，不适合药品的灭菌。

（2）干热空气灭菌法 系指用高温干热空气灭菌的方法。该法适用于耐高温的玻璃和金属制品以及不允许湿气穿透的油脂类（如油性软膏基质、注射用油等）和耐高温的粉末化学药品的灭菌，不适于橡胶、塑料及大部分药品的灭菌。

在干燥状态下，由于热穿透力较差，微生物的耐热性较强，必须长时间受高热作用才能达到灭菌的目的。因此，干热空气灭菌法采用的温度一般比湿热灭菌法高。为了确保灭菌效果，一般规定为：135～145℃灭菌 3～5 小时；160～170℃灭菌 2～4 小时；180～200℃灭菌 0.5～1 小时。

**2. 湿热灭菌法（moist heatsterilization）** 系指将物品置于灭菌设备内，利用饱和蒸汽、蒸汽-空气混合物、蒸汽-空气-水混合物、过热水等手段使微生物菌体中的蛋白质、核酸发生变性而杀灭微生物的方法。该法是热力灭菌法中最有效、应用最广泛的一种方法，具有穿透力强、传导快、灭菌能力强等特点。湿热灭菌法可分类为：热压灭菌法、流通蒸气灭菌法、煮沸灭菌法和低温间歇灭菌法。

（1）热压灭菌法 本法一般公认为最可靠的湿热灭菌法。系指用高压饱和水蒸气加热杀灭微生物的方法。该法具有很强的灭菌效果，能杀灭所有细菌繁殖体和芽孢，适用于耐高温和耐高压蒸气的所有药物制剂，玻璃容器、金属容器、瓷器、橡胶塞、滤膜过滤器等。

在一般情况下，热压灭菌法所需的温度（蒸气表压）与时间的关系为：115℃（67kPa）、30 分钟；121℃（97kPa）、20 分钟；126℃（139kPa）、15 分钟。在特殊情况下，可通过实验确认合适的灭菌温度和时间。

热压灭菌用的灭菌器种类很多，但其基本结构大同小异。热压灭菌器密闭耐压，有排气口安全阀、压力表和温度计等部件。卧式热压灭菌柜是一种大型灭菌器，全部用坚固的合金制成，带有夹套的灭菌柜内备有带轨道的格车，分为若干格。灭菌柜顶部装有两只压力表，一只指示蒸气夹套内的压力，另一只指示柜内室的压力。两压力表的中间为温度表，灭菌柜底部装有排气口，在排气管上装有温度探头。国内现已生产一种有冷却水喷淋装置，灭菌温度与时间采用程序控制的新型热压灭菌器。

热压灭菌器使用时应注意的问题：①灭菌器的构造、被灭菌物体积、数量、排布均对灭菌的温度有一定影响，故应先进行灭菌条件实验，确保灭菌效果。②必须将灭菌器内的空气排出。如果灭菌器内有空气存在，则压力表上所表示的压力是器内蒸气和空气二者的总压而非单纯的蒸气压力，结果压力虽到达预定的水平，但温度达不到。③灭菌时间必须由全部药液温度达到所要求的温度时算起。④灭菌完毕后，停止加热，一般必须使压力表所指示的压力逐渐下降到零，才能放出锅内蒸气，使锅内压力与大气压相等后，稍稍打开灭菌锅待 10~15 分钟，再全部打开。这样可避免内外压力差太大而使物品冲出锅外和使玻璃瓶炸裂，以免发生工伤事故。

（2）流通蒸气灭菌法　系指在常压下，采用 100℃ 流通蒸气加热杀灭微生物的方法。灭菌时间通常为 30~60 分钟。该法适用于消毒及不耐高热制剂的灭菌。但不能保证杀灭所有的芽孢，是非可靠的灭菌法。

（3）煮沸灭菌法　系指将待灭菌物置沸水中加热灭菌的方法。煮沸时间通常为 30~60 分钟。该法灭菌效果较差，常用于注射器等器皿的消毒。必要时可加入适量的抑菌剂，如三氯叔丁醇、甲酚、氯甲酚等，以提高灭菌效果。

（4）低温间歇灭菌法　系指将待灭菌物置 60~80℃ 的水或流通蒸气中加热 60 分钟，杀灭微生物繁殖体后，在室温条件下放置 24 小时，让待灭菌物中的芽孢发育成繁殖体，再次加热灭菌、放置，反复多次，直至杀灭所有芽孢。该法适合于不耐高温、热敏感物料和制剂的灭菌。其缺点是费时、工效低、灭菌效果差，加入适量抑菌剂可提高灭菌效率。

**3. 过滤除菌法（filtration sterilization）**　系指采用物理截留去除气体或液体中微生物的方法。常用于气体、热不稳定的药品溶液或原料的除菌。近年来广泛采用微孔薄膜作灭菌滤器。为了有效地除尽微生物，滤器孔径必须小于芽孢体积（≤0.5μm）。常用的除菌过滤器有：0.22μm 的微孔滤膜滤器和 G₆ 号垂熔玻璃滤器。此外，孔径 0.8~1.8μm 的石棉板滤器、孔径 1.5~1.7μm 的白陶土滤柱，也可作滤过细菌用，但由于存在一些缺点，因此实际使用不多。过滤灭菌应在无菌条件下进行操作，为了保证产品的无菌，必须对过滤过程进行无菌检测。过滤除菌法将许多微生物有效地截留在过滤介质中，但无法将病毒、支原体和热原全部滤除，因此并非可靠的灭菌方法，有时需要采用其他处理方法来弥补除菌过滤的不足。

**4. 射线灭菌法（ray sterilization）**　系指采用辐射、微波和紫外线杀灭微生物和芽孢的方法。

（1）辐射灭菌法（radiation sterilization）　系指利用电离辐射杀灭微生物的方法。

该法适合于热敏物料和制剂的灭菌，常用于维生素、抗生素、激素、生物制品、中药材和中药制剂、医疗器械、药用包装材料及药用高分子材料等物质的灭菌。其特点是：不升高产品温度，穿透力强，灭菌效率高；但设备费用较高，对操作人员存在潜在的危险性，对某些药物（特别是溶液型）可能产生药效降低或产生毒性物质和发热物质等。

（2）微波灭菌法（microwave sterilization）　采用微波照射产生的热能杀灭微生物的方法。

该法适合液态和固体物料的灭菌，且对固体物料具有干燥作用。微波是指频率为 300MHz~300GHz 的电磁波，水可强烈地吸收微波，使极性分子转动，由于分子间的摩擦而生热。其特点是：微波能穿透到介质和物料的深部，可使介质和物料表里一致地加热；且具有低温、常压、高效、快速（一般为 2~3 分钟）、低能耗、无污染、易操作、易维护等特点。

微波灭菌机是利用微波的热效应和非热效应（生物效应）相结合实现灭菌目的的设备，热效应使微生物体内蛋白质变性而失活，非热效应干扰了微生物正常的新陈代谢，破坏微生物生长条件。微波的生物效应使得该技术在低温（70~80℃）时即可杀灭微生物，而不影响药物的稳定性，对热压灭菌不稳定的药物制剂（如维生素 C、阿司匹林等），采用微波灭菌则较稳定，其分解程度降低，降解产物减少。

（3）紫外线灭菌法（ultraviolet sterilization）　系指用紫外线（能量）照射杀灭微生物的方法。用于紫外灭菌的波长一般为 200~300nm，灭菌力最强的波长为 254nm。该方法属于表面灭菌。

紫外线不仅能使核酸蛋白变性，而且能使空气中氧气产生微量臭氧，而达到共同杀菌作用。该法适合于照射物表面灭菌、无菌室空气及蒸馏水的灭菌；不适合于药液的灭菌及固体物料深部的灭菌。紫外线是以直线传播，其强度与距离平方成比例地减弱，可被不同的表面反射或吸收，其穿透作用微弱，但较易穿透清洁空气及纯净的水，其中悬浮物或水中盐类增多时，则穿透程度显著下降。普通玻璃可吸收紫外线，因此装于容器中的药物不能用紫外线灭菌。紫外线对人体有害，照射过久易发生结膜炎、红斑及皮肤烧灼等伤害，故一般在操作前开启 1~2 小时，操作时关闭；必须在操作过程中照射时，对操作者的皮肤和眼睛应采用适当的防护措施。

### （三）化学灭菌法

化学灭菌法（chemical sterilization）系指用化学药品直接作用于微生物而将其杀灭的方法。对微生物具有触杀作用的化学药品称杀菌剂，杀菌剂仅对微生物繁殖体有效，不能杀灭芽孢。化学杀菌剂的杀灭效果主要取决于微生物的种类与数量、物体表面光洁度或多孔性以及杀菌剂的性质等。

**1. 气体灭菌法**　系指采用化学杀菌剂形成的气体杀灭微生物的方法。采用气体灭菌法时，应注意灭菌气体的可燃可爆炸性、致畸性和残留毒性。该法适用于不耐高温、不耐辐射物品的灭菌，如医疗器械、塑料制品和药品包装材料等。干粉类产品不建议采用本法灭菌。

本法多用环氧乙烷（ethylene oxide），一般与 80%~90% 的惰性气体混合使用，在充有灭菌气体的高压腔室内进行，含氯物品以及能吸附环氧乙烷的物品不宜采用本法灭菌。其他常用的灭菌剂还有臭氧、气态过氧化氢、甲醛等。

**2. 液体灭菌法**　常用的有 0.1%~0.2% 苯扎溴铵溶液（新洁尔灭）、2% 左右的甲酚皂溶液、75% 乙醇等。主要用于物体表面包括无菌设备、无菌室的地面、台面、墙面等的消毒。

### （四）无菌操作法

无菌操作法（aseptic processing）系指整个过程控制在无菌条件下进行的一种操作方法。该法适合一些不耐热药物的注射剂、眼用制剂和创伤制剂的制备。按无菌操作法制备的产品，一般不再灭菌，但某些特殊（耐热）品种亦可进行再灭菌（如青霉素 G 等）。

无菌操作室或无菌操作所用的一切用具、材料以及环境，均须应用上述灭菌法灭菌，操作须在无菌操作室或无菌操作柜内进行。

**1. 无菌操作室的灭菌**　常采用紫外线、液体和气体灭菌法对无菌操作室环境进行灭菌。无菌操作的空气灭菌可应用甲醛、丙二醇等。药厂大型无菌操作，常用甲醛溶液加热熏蒸进行空气灭菌。

（1）甲醛溶液加热熏蒸法　该方法灭菌较彻底，是无菌操作室常用的灭菌方法。甲醛溶液在蒸气夹层加热锅中加热，甲醛蒸气经气出口送入总进风道，由鼓风机吹入无菌操作室，连续 3 小时后，一般即可将鼓风机关闭。室温应保持 25℃以上，以免室温过低甲醛蒸气聚集而附着于冷表面，湿度应保持 60% 以上，密闭熏蒸 12~24 小时以后，再将 25% 氨水加热（每 1m³ 用 8~10ml），从总风道送入氨气约 15 分钟，以吸收甲醛蒸气，然后开启总出口排风，并通入经处理过的无菌空气直至室内排尽甲醛。

（2）臭氧灭菌法　该法将臭氧发生器安装在中央空调净化系统送、回风总管道中，与被控制的洁净区采用循环形式灭菌。臭氧灭菌法的特点是：①不需增加室内消毒设备；②可以使臭氧迅速扩散到洁净室的每个角落，臭氧浓度分布均匀，因而对空气中的浮游菌及设备、建筑物表面的沉降菌落都能消毒；③对空气净化过滤系统滋生的霉菌和杂菌起到了杀灭作用；④灭菌的时间短（一般只需 1 小时）、操作简便、效果好。

除定期用上述方法进行较彻底的灭菌外，还应在每天工作前 1 小时开启紫外灯灭菌。室内的用具（设备、桌椅等）、地面、墙壁等，定期用 2% 甲酚皂溶液、0.1% ~ 0.2% 苯扎溴铵溶液、1% 聚维酮碘溶液或 75% 乙醇等喷洒或擦拭。其他用具尽量采用热压灭菌法或干热灭菌法灭菌。

**2. 无菌操作**　无菌操作室、层流洁净工作台和无菌操作柜是无菌操作的主要场所，无菌操作所用的一切物品、器具及环境，均需按前述灭菌法灭菌，如安瓿应在 150 ~ 180℃、2 ~ 3 小时干热灭菌，橡皮塞应在 121℃、1 小时热压灭菌等。操作人员进入无菌操作室前应洗澡，并更换已灭菌的工作服和清洁的鞋子，不得外露头发和内衣，以免污染。小量无菌制剂的制备，也可在无菌操作柜或层流洁净工作台中进行。

### （五）灭菌参数

研究发现在一般灭菌条件下，产品中还有存在极微量微生物的可能性，而现行的无菌检验方法往往难以检出被检品中的极微量微生物。为了保证产品的无菌，有必要对灭菌方法的可靠性进行验证，$F$ 与 $F_0$ 值即可作为验证灭菌可靠性的参数。

#### 1. $D$ 值与 $Z$ 值

（1）$D$ 值（$D$ value）　即在一定温度下，杀灭 90% 微生物（或残存率为 10%）所需的灭菌时间。杀灭微生物符合一级动力学过程，即：

$$\frac{\mathrm{d}N}{\mathrm{d}t} = -kt \qquad \text{式（7-1）}$$

或

$$\lg N_0 - \lg N_t = \frac{kt}{2.303} \qquad \text{式（7-2）}$$

式中，$N_t$ 为灭菌时间为 $t$ 时残存的微生物数；$N_0$ 为原有微生物数；$k$ 为灭菌常数。

$$D = t = \frac{2.303}{k}(\lg 100 - \lg 10) \qquad \text{式（7-3）}$$

由此可知，$D$ 值即为降低被灭菌物品中微生物数至原来的 1/10 或降低一个对数单位（如 lg100 降低至 lg10）所需的时间，即 $\lg N_0 - \lg N_t = \lg 100 - \lg 10 = 1$ 时的 $t$ 值。在一定灭菌条件下，不同微生物具有不同的 $D$ 值；同一微生物在不同灭菌条件下，$D$ 值亦不相同（如含嗜热脂肪芽孢杆菌的 5% 葡萄糖水溶液，121℃ 蒸气灭菌的 $D$ 值为 2.4 分钟，105℃ 的 $D$ 值为 87.8 分钟）。因此，$D$ 值随微生物的种类、环境和灭菌温度变化而异。

（2）$Z$ 值（$Z$ value）　降低一个 $\lg D$ 值所需升高的温度，即灭菌时间减少到原来的 1/10 所需升高的温度或在相同灭菌时间内，杀灭 99% 的微生物所需提高的温度。

$$Z = \frac{T_2 - T_1}{\lg D_2 - \lg D_1} \qquad \text{式（7-4）}$$

即

$$\frac{D_2}{D_1} = 10^{\frac{T_2 - T_1}{Z}} \qquad \text{式（7-5）}$$

若 $Z = 10℃$，$T_1 = 110℃$，$T_2 = 121℃$，则 $D_2 = 0.079 D_1$。即 110℃ 灭菌 1 分钟与 121℃ 灭菌 0.079 分钟的灭菌效果相当。

若 $Z = 10℃$，灭菌温度每升高 1℃，则 $D_2 = 0.794 D_1$。即温度每升高 1℃，达到相同的灭菌效率的灭菌时间将减少 20.6%。

#### 2. $F$ 值与 $F_0$ 值

灭菌温度多系测量灭菌器内的温度，不是灭菌物体内的温度，同时无菌检验方法也存在局限性。在检品存在微量的微生物时，往往难以用现行的无菌检验法检出。因此，人们认识到对灭菌方法的可靠性进行验证是很必要的。$F$（或 $F_0$）值可作为验证灭菌可靠性的参数。

（1）$F$ 值（$F$ value）　在一定灭菌温度（$T$）下给定的 $Z$ 值所产生的灭菌效果与在参比温度（$T_0$）下给定的 $Z$ 值所产生的灭菌效果相同时所相当的时间（min）。$F$ 值常用于干热灭菌，以分钟（min）为单位，其数学表达式为：

$$F = \Delta t \Sigma\, 10^{\frac{T-T_0}{Z}} \qquad\qquad 式（7-6）$$

（2）$F_0$ 值（$F_0$ value）　在一定灭菌温度（$T$）、$Z$ 值为 10℃ 所产生的灭菌效果与 121℃、$Z$ 值为 10℃ 所产生的灭菌效果相同时所相当的时间（min）。$F_0$ 值目前仅限于热压灭菌。物理 $F_0$ 值的数学表达式为：

$$F_0 = \Delta t \Sigma\, 10^{\frac{T-121}{Z}} \qquad\qquad 式（7-7）$$

根据式（7-7），在灭菌过程中，仅需记录被灭菌物的温度与时间，即可计算 $F_0$ 值。由于 $F_0$ 值是将不同灭菌温度计算到相当于 121℃ 热压灭菌时的灭菌效力，故可作为灭菌过程的比较参数，对灭菌过程的设计及验证灭菌效果极为有用。鉴于 $F_0$ 值体现了灭菌温度与时间对灭菌效果的统一，该数值更为精确、实用。

生物 $F_0$ 值的数学表达式为：

$$F_0 = D_{121℃} \times (\lg N_0 - \lg N_t) \qquad\qquad 式（7-8）$$

即生物 $F_0$ 值可看作 $D_{121℃}$ 与微生物数目的对数降低值的乘积。式中 $N_t$ 为灭菌后预计达到的微生物残存数，即染菌度概率（probability of nonsterility），当 $N_t$ 达到 $10^{-6}$ 时（原有菌数的百万分之一），可认为灭菌效果较可靠。因此，生物 $F_0$ 值可认为是以相当于 121℃ 热压灭菌时，杀灭容器中全部微生物所需要的时间。

影响 $F_0$ 值的因素主要有：①容器大小、形状及热穿透性等；②灭菌产品溶液性质、充填量等；③容器在灭菌器内的数量及分布等，该项因素在生产过程中影响最大，故必须注意灭菌器内各层、四角、中间位置热分布是否均匀，并根据实际测定数据，进行合理排布。设置 $F_0$ 值时，应适当考虑增加安全因素，一般增加理论值的 50%，即规定 $F_0$ 值为 8 分钟，实际操作应控制在 12 分钟。

### （六）注射液的灭菌

注射液在灌封后应尽快进行灭菌，以确保产品的无菌。一般从配制到灭菌不应超过 12 小时，具体时间根据药液的性质经生产工艺验证后再确定。在选择灭菌方法时，应综合考虑灭菌效果和药液稳定性两个要素，根据具体品种的性质，选择不同的灭菌方法和时间，可采用几种灭菌方法联合使用。凡稳定性好耐高温的注射剂，能满足终端灭菌条件的注射剂，常采用热压灭菌法，常用的灭菌条件为 121℃、15 分钟或 116℃、40 分钟。

## 七、检漏

灭菌后应立即对安瓿的漏气情况进行检查，常用几种检查方法如下。

（1）灭菌后将压力降至常压，开锅门，放进冷水淋洗降温，然后关紧锅门抽气（抽出漏气安瓿内气体）。抽气完毕后，开启色水阀，使色液（0.05% 曙红或亚甲蓝）进入锅内直至淹没安瓿为止，开启气阀使锅内压力恢复常压，此时色液被吸入漏气瓶中，再将色液抽回贮器，开启锅门、用水淋洗安瓿后，清晰可见带色的漏气安瓿，便可剔除。

（2）灭菌后，趁热立即放颜色水于灭菌锅内，安瓿遇冷，内部液体和空气收缩而形成低压，颜色水即从漏气的毛细孔进入，检出染色安瓿。

（3）深色注射液的检漏，可将安瓿倒置进行热压灭菌，灭菌时安瓿内气体膨胀，将药液从漏气的细孔挤出，使药液减少或成空安瓿而被剔除。

# 第四节 注射剂的质量控制

## 一、热原检查

### (一) 热原的定义及组成

热原（pyrogen）系指能够引起人体特殊致热反应的物质，是细菌等微生物产生的一种内毒素（endotoxin），以革兰阴性杆菌和霉菌所产热原的致热能力最强。

热原存在于细菌的细胞膜和固体膜之间，是由磷脂、脂多糖和蛋白质组成的复合物，其中脂多糖（lipopolysaccharide）是内毒素的主要成分，具有特别强的致热活性，因而一般可以认为内毒素＝热原＝脂多糖。脂多糖的化学组成因菌种不同而异，从大肠埃希菌分离出来的脂多糖中含有68%～69%的糖（葡萄糖、半乳糖、庚糖、氨基葡萄糖、鼠李糖等）、12%～13%的类脂化合物、7%的有机磷和其他一些成分。热原的分子量一般为$10^6$Da左右，分子量越大，致热作用越强。含有热原的注射液，特别是输液输入人体后会引起热原反应。注入人体后约半小时，就会出现发冷、寒战、发烧、疼痛、出汗、恶心、呕吐等不良反应，严重者体温可升高至42℃，并出现昏迷、虚脱，甚至危及生命。出现热原反应时，一般先有一个短的潜伏期，温度稍稍上升，然后又略微下降，接着温度快速上升，并出现高峰。

### (二) 热原的性质

**1. 耐热性** 一般情况下，热原在60℃加热1小时不受影响，100℃加热1小时也不会发生降解。高温可以破坏热原，如120℃加热4小时能破坏约98%，180～200℃干热2小时、250℃干热45分钟或650℃干热1分钟可彻底破坏热原。显然，通常注射剂灭菌的条件下，往往不足以使热原破坏。

**2. 滤过性** 热原体积小，约1～5nm，可通过一般的滤器，微孔滤膜也不能截留热原。

**3. 吸附性** 多孔性活性炭可吸附热原。

**4. 水溶性** 由于脂多糖结构上有多糖，故热原易溶于水。

**5. 不挥发性** 热原的主要成分为脂多糖，无挥发性，故可用蒸馏法制备注射用水。但在蒸馏时，热原可随水蒸气中雾滴带入蒸馏水中，因此需在蒸馏水器蒸发室上部设隔膜装置，以分离蒸汽和雾滴。

**6. 其他** 热原能被强酸、强碱和强氧化剂所破坏，如高锰酸钾或过氧化氢可使其氧化，超声波及某些表面活性剂（如去氧胆酸钠）也能使之失活。

### (三) 热原污染的途径

**1. 注射用水** 这是注射剂出现热原的主要原因。蒸馏器结构不合理，操作不当，注射用水贮藏时间过长都会被热原污染，故应使用新鲜注射用水。《中国药典》规定注射用水应在制备后12小时内使用，最好随蒸随用。

**2. 原辅料** 特别是用生物方法制备的药物和辅料易滋长微生物，如右旋糖酐、水解蛋白或抗生素等药物，葡萄糖、乳糖等辅料，在贮藏过程中因包装损坏而易被污染。

**3. 生产过程** 室内卫生条件差，操作时间长，装置不密闭，操作不当等均会增加细菌污染的机会。

**4. 容器、用具、管道和装置** 未按GMP要求认真清洗处理，易导致热原的污染。

**5. 输液器具** 有时输液本身不含热原，但仍发生热原反应，这往往是由于输液器具（输液瓶、输液管、针头与针筒等）污染所致。

### （四）除去热原的方法

**1. 除去药液中热原**

（1）凝胶过滤法 利用分子量的差异除热原。但当两者相对分子质量相差不大时，不宜使用。

（2）吸附法 配液时加入 0.1%~0.5% 针用一级药用炭，煮沸并搅拌 15 分钟，即能除去大部分热原。此外，药用活性炭还有脱色、助滤、除臭作用。但药用活性炭也会对生物碱、黄酮等有吸附作用。故若使用活性炭，应适当酌加过量投料，但对于药物含量低的注射剂则不宜使用活性炭。此外，活性炭的加入可能增加药液中氯化物、硫酸盐、金属等杂质，甚至造成不溶性微粒不合格等问题。因此，应通过控制原料药物和辅料、设备管道、生产环境等来控制产品的热原水平。

（3）超滤法 超滤膜的孔径仅为 3~15nm，最小可达 1nm，可截留细菌和热原。

（4）离子交换法 热原在水溶液中带负电荷，可被阴离子交换树脂交换，但树脂易饱和，需经常再生。

**2. 除去器具上热原的方法**

（1）高温法 由于热原具有热不稳定性，因此可用高温法除去热原。对于注射用的针筒或其他玻璃器皿，在洗涤干燥后，于 250℃ 加热 30 分钟以上，可以破坏热原。

（2）酸碱法 热原能被强酸、强碱和强氧化剂破坏，因此玻璃容器等器具用重铬酸钾硫酸清洗液或稀氢氧化钠处理，可破坏热原。

**3. 除去溶剂中热原的方法**

（1）蒸馏法 利用热原的不挥发性，在多效蒸馏水器内，将纯化水蒸馏，热原留在水中而被除去。

（2）反渗透法 利用醋酸纤维素膜和聚酰胺膜的机械过筛作用制备注射用水，可去除热原，现已得到广泛应用。

### （五）热原检查

2025 年版《中国药典》规定静脉用注射剂需进行热原或细菌内毒素检查。热原检查采用家兔法，内毒素检查采用鲎试剂法。

**1. 家兔法** 本法为经典的热原检查方法，属于体内检查方法。本法系将一定剂量的供试品，静脉注入家兔体内，在规定的时间内，观察家兔体温升高的情况，以判定供试品中所含热原的限度是否符合规定。由于家兔对热原的反应与人体相同，目前各国药典法定的方法仍为家兔法，详见《中国药典》通则 1142。

**2. 鲎试剂法** 属于体外法，系利用鲎的变形细胞溶解物与内毒素之间的胶凝反应，对细菌内毒素进行检查的方法。该方法避免了家兔法操作繁琐、费时的问题，具有灵敏度高、快速的特点，非常适合过程监控。另外，也特别适用于一些放射性制剂、抗肿瘤药物制剂，这些制剂有细胞毒性，不适合用家兔进行试验。该方法由于检测的高灵敏性常出现假阳性，且对革兰阴性菌以外的内毒素不够灵敏，故尚不能完全取代家兔法。细菌内毒素检查包括两种方法，即凝胶检测技术和光度检测技术，具体操作详见《中国药典》通则 1143。

## 二、无菌检查

任何注射剂在灭菌操作完成后，均应抽取一定数量的样品进行无菌试验，以确保制品的灭菌质量。通过无菌操作制备的成品更应注意无菌检查。具体参照《中国药典》通则 1101 检查，应符合规定。

## 三、可见异物检查

可见异物系指存在于注射剂、眼用液体制剂和无菌原料药中，在规定条件下目视可以观测到的不溶性物质，其粒径或长度通常大于 50μm。主要是检查注射液中有无微粒、小白点、纤维、玻屑等异物。可见异物检查法有灯检法和光散射法，按照《中国药典》进行检查，应符合规定。

## 四、其他检查

**1. pH**　一般允许范围在 4.0~9.0，具体品种按其质量要求检查 pH。同一品种的 pH 差异范围不能超过 ±1.0。

**2. 注射剂装量检查**　按照《中国药典》规定进行。此外，视品种不同，有的尚需进行有关物质、降压物质、异常毒性、刺激性、过敏试验及抽针试验等检查。

## 五、印字与包装

**1. 印字**　在注射剂瓶的侧面印上产品的名称、规格、批号、厂名等。

**2. 包装**　包装对保证注射剂在运输和贮存过程中的质量具有重要作用。经印字后的安瓿即可放入纸盒内，盒外应贴标签，标明注射剂名称、内装支数、每支装量及主药含量、批号、制造日期与失效日期、制造厂家名称和商标、卫生主管部门批准文号、应用范围、用量、禁忌、贮藏方法等。盒内应附详细说明书，以方便使用者及时参考。

## 六、混悬型注射剂和乳剂型注射剂

### （一）混悬型注射剂

混悬液是一种固体粒子分散于液体的分散体系，凡不溶于水也无合适溶剂可溶解的药物，采取增溶、助溶等方法仍不能制得治疗所需浓度的药物，在水中不稳定或需要制成某种缓控释或靶向制剂注射给药的药物均可制成混悬型注射剂。

**1. 混悬型注射剂的质量要求**　除溶液型注射剂的某些基本要求如无菌、pH、安全性、稳定性等与之相同外，根据混悬型注射剂的质量要求，颗粒粒径大小应适宜，一般应小于 15μm，15~20μm（间有个别 20~50μm）者不应超过 10%；若有可见沉淀，振摇时应容易分散均匀。混悬型注射剂不得用于静脉注射或椎管注射。

**2. 混悬型注射剂的制备方法**

（1）分散法　采用球磨机、流能磨、喷雾干燥、冷冻干燥等方法制得符合注射混悬液要求的无菌原料，然后将其分散于含各种附加剂的灭菌溶剂中，如普鲁卡因青霉素混悬液。

（2）结晶法　将药物溶液在一定条件下（温度、搅拌速率、溶剂加入速率）通过溶剂转换作用，使之析出微细结晶，然后去除有机溶剂、灭菌、过滤，再将所得结晶加溶剂至所需要量，如睾酮混悬液。

**3. 混悬型注射剂的制备注意事项**　混悬型注射剂制备中应选用合适的晶型。晶型不仅与稳定性有关，而且影响生物利用度。例如，醋酸可的松有 5 种晶型，晶型 I、III 在干燥状态下都是稳定的，但在水中特别在温热的混悬液中，能迅速转变为含结晶水的晶型 V，如果静止不动，则可结成饼块。在混悬液生产过程中，常常出现晶型的转变，因此要设法加以防止，其方法是选择适宜的助悬剂与表面活性剂。在混悬型注射剂中常用的助悬剂有羧甲纤维素钠、甲基纤维素、海藻酸钠等，用量一般为 0.5%~1%。还有用单硬脂酸铝作助悬剂，如油制普鲁卡因青霉素注射液。另外处方中常加入 0.1%~0.2% 聚山梨酯 80 作润湿剂。

### （二）乳剂型注射剂

油溶性药物除了可选用注射用油制备成油注射液外，还可以将其制备成 O/W 或 W/O/W 型的乳剂供注射用。乳剂型注射液可增加油相的表面积，使其在体内的吸收加快；同时 O/W 型乳剂可与体液互溶，使油性药物静脉注射成为可能；乳剂型注射液还可使药物具有一定器官靶向性。乳剂型注射剂不得用于椎管注射。

**1. 乳剂型注射剂的质量要求**　除应符合注射剂的一般规定外，乳剂型注射剂应稳定，不得有相分离现象；静脉用乳剂型注射液中乳滴的粒度 90% 应在 $1\mu m$ 以下，不得有大于 $5\mu m$ 的乳滴，应能耐受热压灭菌，在灭菌和储存期间应能保持各成分稳定不变，粒子大小不得超限。

**2. 乳剂型注射剂的制备方法**　常用的乳化设备有胶体磨、高速组织捣碎机、高压均质机、超声波发生器等。小量制备一般可用组织捣碎机制得稳定的浓缩乳剂，然后稀释成乳剂；也可先用高速组织捣碎机制备初乳，然后进行超声处理；或将油相、水相和乳化剂通过胶体磨反复匀化处理。

**3. 乳剂型注射液的稳定性**　包括物理稳定性和化学稳定性。物理稳定性包括分层、破裂、转相、絮凝等。此外，由于乳剂制备中多用磷脂为乳化剂，磷脂对光、热、氧均不稳定，影响乳剂的化学稳定性。稳定性是乳剂型注射液突出的问题，提高乳剂稳定性的方法有改变乳化剂的种类与浓度、油相的种类与比例，选择不同的助乳化剂以及制备方法等。

# 第五节　注射剂举例

### 例 7 - 1　维生素 C 注射液

可用于治疗坏血病及各种急慢性传染性疾病、紫癜等的辅助治疗。

【处方】维生素 C 104g，依地酸二钠 0.05g，碳酸氢钠 49g，亚硫酸氢钠 2g，注射用水加至 1000ml。

【制备】在配制容器中，加处方量 80% 的注射用水，通二氧化碳饱和，加维生素 C 溶解后，分次缓缓加入碳酸氢钠，搅拌使完全溶解，加入预先配制好的依地酸二钠溶液和亚硫酸氢钠溶液，搅拌均匀，调节药液 pH 6.0 ~ 6.2，添加二氧化碳饱和的注射用水至足量。用垂熔玻璃漏斗与膜滤器过滤，溶液中通二氧化碳，并在二氧化碳或氮气流下灌封，最后用 100℃ 流通蒸汽灭菌 15 分钟。

【处方及制备工艺分析】①维生素 C 分子中有烯二醇式结构，显强酸性。注射时刺激性大，产生疼痛，故加入碳酸氢钠（或碳酸钠），使部分维生素 C 中和成钠盐，以避免疼痛，同时碳酸氢钠起调节 pH 的作用，可增强本品的稳定性。②维生素 C 易氧化水解而失效。维生素 C 注射液常常出现变黄的问题，其原因可能是自身氧化水解生成的或由原料带入的呋喃甲醛在空气中继续氧化聚合而呈黄色。③影响本品稳定性的因素还有空气中的氧、溶液的 pH 和金属离子，特别是铜离子。因此，生产上采取充填惰性气体、调节药液 pH、加抗氧剂与金属离子络合剂等措施。④本品稳定性与温度有关。研究证明，用 100℃ 流通蒸汽灭菌 30 分钟，含量减少 3%，而 100℃ 流通蒸汽灭菌 15 分钟含量只减少 2%，故以 100℃ 流通蒸汽灭菌 15 分钟为宜。但目前认为 100℃ 流通蒸汽 15 分钟或 30 分钟均难以杀灭芽孢，不能保证灭菌效果，因此操作过程应尽量在无菌条件下进行，或先进行除菌过滤，以防污染。

### 例 7 - 2　柴胡注射液

本品为柴胡挥发油的灭菌溶液，临床上肌内注射，用于流行性感冒的解热止痛。

【处方】北柴胡 1000g，氯化钠 85g，聚山梨酯 80 10ml，注射用水加至 1000ml。

【制备】取柴胡（饮片或粗粉）1000g 加 10 倍量水，加热回流 6 小时，蒸馏并收集初蒸馏液 6000ml。将初蒸馏液进一步重蒸馏至 1000ml，测定含量，加氯化钠和聚山梨酯 80，使全部溶解，然后过滤、灌封，100℃ 灭菌 30 分钟。

【处方及制备工艺分析】①本品的原料为伞形科柴胡属植物柴胡（*Bupleurum chinense*）的干燥根，含微量挥发油并含脂肪酸（约 2%），挥发油为柴胡醇。产地来源不同，其挥发油含量存在差异。②柴胡中挥发油用一般蒸馏法很难提取完全，故采取先加热回流 6 小时后二次蒸馏提取，使得组织细胞中的挥发油在沸腾状态下溶于水中。同时，重蒸馏后的残液可套用于下批药材的提取，从而提高其挥发油的提取率。③聚山梨酯 80 为非离子表面活性剂，起增溶剂作用，氯化钠用于调节注射剂的渗透压。

### 例 7-3　二巯丙醇注射液

本品肌内注射，主要用于治疗砷、汞和金中毒，与依地酸钙钠合用治疗儿童急性铅脑病。

【处方】 二巯丙醇 100g，苯甲酸苄酯 192g，注射用油加至 1000ml。

【制备】 取注射用油于不锈钢配液桶中，加热至 150℃灭菌 1 小时，放冷备用。另取苯甲酸苄酯加二巯丙醇搅拌混合均匀，然后加入上述放冷的油中搅拌均匀。待温度低于 60℃时，用垂熔玻璃过滤器过滤，灌装并通氮气，熔封，100℃流通蒸汽灭菌 30 分钟。

【处方及制备工艺分析】 ①二巯丙醇为无色或几乎无色易流动的液体，有类似葱蒜的特臭，露置空气中慢慢氧化而含量降低。本品能在水中溶解（1:3），但药物在水溶液中极易降解失效，故只能制成油溶液。②由于二巯丙醇在油溶液中不溶，故采用苯甲酸苄酯溶解后，再加入注射用油稀释混合。苯甲酸苄酯不仅作为二巯丙醇的助溶剂，且能增加其稳定性。苯甲酸苄酯在低温时易析出结晶，故必要时置烘箱中微热熔化成液体备用。③在配制中不得接触铁器或生锈容器以防止药液变色。④为保证产品灭菌效果，操作过程应尽量在无菌条件下进行，或先进行除菌过滤，以防污染。⑤由于是油溶液，故所用器具须充分干燥，注射用油所含的水分也应符合规定，否则药液浑浊。

### 例 7-4　盐酸罗哌卡因注射液

本品为局部麻醉药，用于外科手术麻醉或急性疼痛控制。

【处方及制备工艺分析】 盐酸左旋罗哌卡因注射液有四种浓度，分别为 0.2%、0.5%、0.75% 和 1%（g/ml）。本制剂中除了盐酸罗哌卡因外，还包括氯化钠、盐酸/氢氧化钠和注射用水，其中氯化钠为渗透压调节剂，盐酸/氢氧化钠为 pH 调节剂。本品为聚丙烯塑料瓶注射液（图 7-6）。

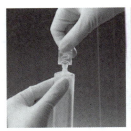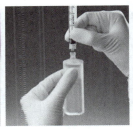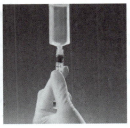

图 7-6　聚丙烯塑料瓶注射液抽取药液示意图

### 例 7-5　醋酸可的松注射液

本品利用其药理作用治疗包括自身免疫性疾病、过敏性疾病、器官移植排异反应、炎症性疾患、血液病等多种疾病。

【处方】 醋酸可的松微晶 25g，硫柳汞 0.01g，氯化钠 3g，聚山梨酯 80 1.5g，羧甲纤维素钠（30~60cPa·s）5g，注射用水加至 1000ml。

【处方及制备工艺分析】 ①硫柳汞加于 50% 的注射用水中，加羧甲纤维素钠，搅匀，过夜溶解后用200 目尼龙布滤过，密闭备用。②氯化钠溶于适量注射用水中，经 4 号垂熔漏斗滤过。③将①溶液置水浴中加热，加②溶液及聚山梨酯 80 搅匀，水浴沸腾，加醋酸可的松，搅匀，继续加热 30 分钟。取出冷至室温，加注射用水至全量，用 200 目尼龙布过筛两次，于搅拌下分装、封口。在 100℃、30 分钟振摇下灭菌。④本处方中羧甲纤维素钠为助悬剂，聚山梨酯 80 作为润湿剂，硫柳汞为抑菌剂，氯化钠用于调节渗透压。

例 7 - 6　丙泊酚注射液

本品是适用于诱导和维持全身麻醉的短效静脉麻醉药。

【处方】丙泊酚 20g，注射用大豆油 200g，注射用卵磷脂 24g，注射用甘油 45g，氢氧化钠适量，注射用水加至 2000ml。

【处方及制备工艺分析】①水相的制备：向配料罐中放入 85% 的注射用水，加入处方量的甘油，搅拌均匀，煮沸 15 分钟，边充氮边降温至 50~60℃，并于 50~60℃ 充氮保温备用。②油相的制备：向配料桶中加入处方量的大豆油，充氮加热至 50~60℃，加入处方量的卵磷脂、丙泊酚，在搅拌下溶解备用。③将油相在搅拌下转移至水相罐中制成初乳，并用 0.1mol/L 氢氧化钠溶液调节 pH 至 7.5~9.5。④将制成的初乳用经一级压力 1000Pa、二级压力 5000Pa 连续均质 5 次，120Pa 低压匀化一次，检查乳粒。⑤取药液测定含量、pH，合格后用 1μm 的滤器滤过，通氮气灌封于 20ml 安瓿中，115℃ 热压灭菌 30 分钟，检验即得。⑥本品为乳剂型注射剂，甘油在处方中调节渗透压，卵磷脂作为乳化剂，大豆油作为油相。

# 第六节　大容量注射液

大容量注射液（large volume injection），又称输液（infusion），直接由静脉滴注输入体内的灭菌液体制剂，通常一次给药 100ml 以上，生物制品的输液一般不小于 50ml。通过输液向患者体内快速输注药物或补充营养，维护机体水、电解质与酸碱平衡，在危重患者抢救中更具有不可替代的作用。

## 一、分类与质量要求

### （一）分类

按照临床用途，大容量注射液可分为 5 类：体液平衡用输液、营养用输液、胶体输液、含药输液。临床上经常使用的腹膜透析液、血液滤过置换液等，由于其生产工艺和质量要求与大容量注射液相同，目前亦属此类。

**1. 体液平衡用输液**　包括电解质输液和酸碱平衡输液。

（1）电解质输液（electrolyte infusion）　主要用于纠正患者体内水和电解质代谢紊乱，维持体液渗透压和恢复人体的正常生理功能。近年来，电解质输液已从单一电解质，如氯化钠注射液逐步过渡到复方电解质，如复方氯化钠注射液、乳酸林格液或各种浓度的含糖复方电解质输液。

（2）酸碱平衡输液（acid-base balance infusion）　主要用于纠正体液的酸碱平衡。典型代表为碳酸氢钠注射液和乳酸钠注射液，其中碳酸氢钠注射液是纠正代谢性酸中毒最常用输液，具有作用迅速、疗效确切的特点。现临床多将乳酸钠或醋酸钠与复方电解质组成平衡输液，在体内代谢为碳酸氢盐而起到碱性药物作用。

**2. 营养用输液（nutritional infusion）**　用于不能口服吸收营养的患者，包括碳水化合物（糖类）输液、脂肪乳输液、氨基酸输液、维生素和微量元素输液。

（1）糖类输液（sugar infusion）　主要是提供机体代谢所需的热能和生物合成所需的碳原子，包括葡萄糖、果糖、麦芽糖、山梨醇、木糖醇、混合糖输液等。

（2）脂肪乳输液（lipid emulsion infusion）　临床上用于严重烧伤或术后大量热能补充，为机体提供能量和必需的脂肪酸。目前临床除传统的长链、中长链脂肪乳外，出现了由大豆油、中链甘油三酸酯、橄榄油、鱼油（soya oil，medium chain triglycerides，olive oil，fish oil）混合的新型脂肪乳，即 SMOF 脂肪乳。新型脂肪乳剂除了具有传统长链、中长链脂肪乳的基本功能外，还在支持机体正常免疫功能、抑制炎症反应、保护心血管、抗氧化应激等方面表现更优。

（3）**氨基酸输液**（amino acid infusion）　主要用于提供机体合成蛋白质所需氮源，一般由 14～22 种氨基酸组成。

**3. 胶体输液（colloid infusion）**　又称为血容量扩张用输液，或者代血浆，用于调节胶体渗透压。血容量扩充剂用于治疗低血容量性休克，输注后帮助患者恢复血容量、稳定血流动力学、维持组织灌流。胶体输液有糖类、明胶类、羟乙基淀粉类等。

**4. 含药输液（drug-containing infusion）**　即含有治疗药物的输液。包括抗感染药输液、心血管系统药输液、抗肿瘤药输液、泌尿系统药输液以及中草药提取物所制成的输液。

**5. 透析类输液（dialysis infusion）**　透析类输液主要用于需要进行血液净化治疗的患者，该类输液主要有腹膜透析液、血液滤过置换液等。

### （二）渗透压调节技术

等渗溶液是指渗透压与血浆相等的溶液。可通过等渗调节剂如氯化钠、葡萄糖调节大容量注射剂的渗透压，小容量注射剂可不必调节渗透压。渗透压可用人造的理想半透膜以物理化学实验方法求得，因而等渗是个物理化学概念。然而，根据这个概念计算出某些药物如盐酸普鲁卡因、丙二醇、硼酸、尿素、甘油等的等渗浓度，配制成等渗溶液，结果有时也会发生不同程度的溶血，因而提出等张溶液的概念。等张溶液是指与红细胞张力相等的溶液。在等张溶液中既不发生红细胞体积改变，也不发生溶血，所以等张是个生物学概念。红细胞膜对于许多药物的水溶液来说可视为理想的半透膜，即它只能让溶剂分子出入，而不让溶质分子通过，因此，许多药物的等渗浓度与等张浓度相同或相近。如 0.9% 氯化钠溶液既是等渗溶液，又是等张溶液。但还有些药物如上述盐酸普鲁卡因、甘油、硼酸、尿素等，红细胞就不是理想的半透膜，这些溶质能自由地通过细胞膜，促使细胞膜外水分也进入细胞，使红细胞胀大，甚至破裂而引起溶血。这些药物一般加入适量氯化钠或葡萄糖后即可避免溶血。药物的等张浓度，可用溶血法测定。将人的红细胞放入各种不同浓度（0.36%～0.45%）的氯化钠溶液中，则出现不同程度的溶血。同样，将人的红细胞液放入某种药物不同浓度的溶液中，也将出现不同程度的溶血。将两种溶液的溶血情况比较，溶血情况相同者认为它们的渗透压也相同，可得到该药物相当于氯化钠溶液浓度的等张浓度。

渗透压的计算调节方法有以下三种。

**1. 根据定义调节**　根据依数性的概念，渗透压只与溶液中溶质的浓度有关，所以渗透压的计算可以用溶质的浓度表示。临床上用渗量（Osm）或毫渗量（mOsm）作为体液渗透压的单位。$1000mOsm = 1Osm$。1mmol 分子（非电解质）或 1mmol 离子（电解质）可以产生 1mOsm 的渗透压。体液（包括血浆）渗透压的平均值为 298mOsm/L，正常范围为 230～310mOsm/L，即要调节等渗溶液就需要 298mmol/L 的非电解质分子或 298mmol/L 的电解质离子。根据这样的标准可以计算出调节等渗所需的物质量。

例：制备等渗氯化钠注射液 1000ml，需要多少克的氯化钠？

解：1mmol/L 的 NaCl 可产生 1mmol/L 的 $Na^+$ 和 1mmol/L 的 $Cl^-$，即 1mmol/L 的 NaCl 可产生 2mOsm/L 的渗透压。

设需要 $x$ mmol/L 的 NaCl 可以产生 298mOsm/L 的渗透压；

则 1mmol/L：2mOsm/L = $x$ mmol/L：298mOsm/L

$x = 149mmol/L$

所需 NaCl 的重量 = 149mmol × 58.5g/mol = 9g

因此临床上常用氯化钠等渗溶液的浓度就是 0.9%。

**2. 氯化钠等渗当量法**　所谓氯化钠等渗当量就是指 1g 某物质与多少克氯化钠产生的渗透压相当。

氯化钠等渗当量经查表可知,并进一步计算出调节等渗所需的物质量。

例:0.5%硫酸锌溶液100ml要调节至等渗需要加入多少克硼酸?

解:经查表可知,硫酸锌的氯化钠等渗当量为0.15,硼酸的氯化钠等渗当量为0.48。100ml中需要氯化钠0.9g,可成为等渗溶液。100ml中0.5%硫酸锌相当于氯化钠$0.15 \times 0.5$g,设还需加入硼酸$x$ g,使下式成立:$0.15 \times 0.5 + 0.48x = 0.9$。

故$x = 1.71$g,即100ml中还需加入硼酸1.71g可获得等渗溶液。

**3. 冰点降低法** 冰点降低与渗透压一样都属于溶液的依数性,即都与溶液的浓度有关。如果某溶液的冰点降低值与体液相等,则表明此溶液中溶质的数量与体液是一致的,故渗透压也应一样,此溶液应为等渗溶液。试验证明,血浆或泪液等体液的冰点为$-0.52℃$,因此,只要将溶液的冰点降低值调节为$-0.52℃$,则该溶液就是等渗溶液。冰点降低法的公式为:

$$W = (0.52 - a)/b \qquad \text{式(7-9)}$$

式中,$W$为使溶液等渗,在100ml溶液中需加入的物质的克数;$a$为调节前溶液的冰点降低值;$b$为待加入物质的1%溶液具有的冰点降低值。

例:配制100ml 1%盐酸普鲁卡因溶液,需要加多少克氯化钠,使之成为等渗溶液?

解:查得$a = 0.12℃$,$b = 0.58℃$,代入冰点降低法的公式中得:

$$W = (0.52 - 0.12)/0.58 = 0.69g$$

即100ml需增加0.69g氯化钠,可使1%的盐酸普鲁卡因溶液成为等渗溶液。

对于成分不明或查不到冰点降低数据的注射液,可通过实验测定冰点降低数据,再依上法计算。

### (三) 质量要求

输液的质量要求与注射剂基本一致,但由于这类产品直接进入人体血液循环且注射量大,对无菌、热原、不溶性微粒、可见异物这四项要求更加严格。此外,还应注意以下质量要求:①应在保证疗效和药品稳定性的基础上,力求接近人体血液的pH,过低或过高都会引起酸碱中毒;②应为等渗或偏高渗、不能低渗;③不得添加任何抑菌剂,并在贮存过程中保持质量稳定;④不能含有降压物质及引起过敏反应的异性蛋白。

### (四) 大容量注射剂与小容量注射剂的主要区别

大容量注射剂与小容量注射剂的区别如表7-6所示。

表7-6 大容量注射剂与小容量注射剂的主要区别

| 类别 | 小容量注射剂 | 大容量注射剂 |
| --- | --- | --- |
| 规格 | ≤50ml | ≥100ml |
| 给药途径 | 皮下注射、皮内注射、肌内注射、静脉注射、静脉滴注、鞘内注射、椎管内注射等 | 静脉滴注 |
| 分散状态 | 水溶液、油溶液、水或油混悬液、乳状液 | 一般为水溶液或乳状液 |
| 附加剂 | 除静脉给药到脑池内、硬膜外、椎管内用的注射液均不得加抑菌剂,其他可视情况添加合适的附加剂 | 不得加入抑菌剂 |
| 制备过程 | 从配制到灭菌,必须尽快完成,一般控制在12小时内 | 从配制到灭菌的生产周期尽量缩短,以不超过4小时为宜 |
| 灭菌方法 | 首选终端灭菌,必要时采用无菌生产工艺 | 首选过度杀灭法,其次为残存概率法 |
| 不溶性微粒 | 除另有规定外,每个供试品容器(份)中含10μm以上的微粒不得超过6000粒,含25μm以上的微粒不得超过600粒 | 除另有规定外,1ml中含10μm以上的微粒不得超过25粒,含25μm以上的微粒不得超过3粒 |

## 二、生产工艺

### （一）工艺流程

输液的生产过程和注射剂大致相近，包括水处理、输液容器处理、原辅料的称量、药液的配制、过滤、灌封、成品的灭菌与检漏以及包装，但对环境的要求更高。盛装输液的容器有玻璃瓶、塑料瓶和塑料软袋等，制备工艺大致相同，只是在包装材料的处理方面有所区别。

**1. 玻璃瓶输液生产工艺流程**　玻璃瓶输液生产工艺流程如图 7 - 7 所示。

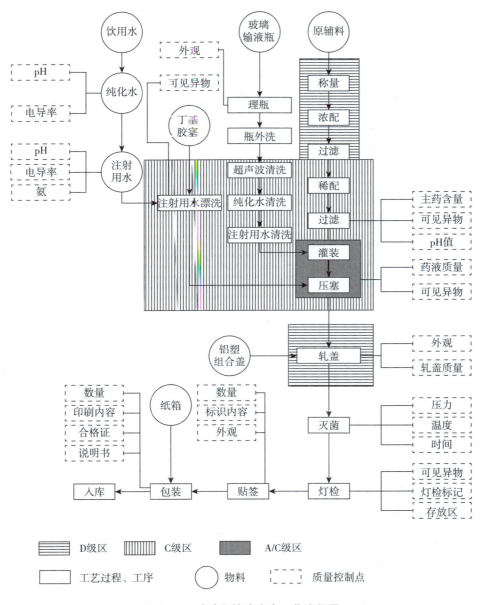

图 7 - 7　玻璃瓶输液生产工艺流程图

**2. 塑料瓶输液生产工艺流程**　塑料瓶输液生产工艺流程如图 7 - 8 所示。

**3. 塑料软袋输液生产工艺流程**　塑料软袋输液生产工艺流程图 7 - 9 所示。

### （二）生产环境、原辅料质量要求

**1. 生产环境的基本要求**　大容量注射剂为最终灭菌的无菌制剂产品，生产环境的洁净水平应符合

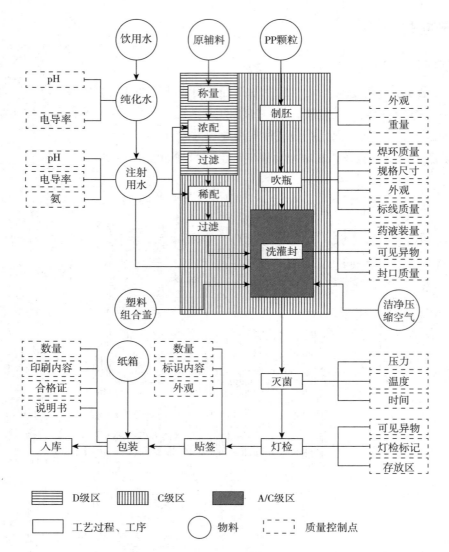

图 7-8　塑料瓶输液生产工艺流程图

《药品生产质量管理规范（2010 年修订）》要求。大容量注射剂的配制工序，通常浓配设在 D 级区，稀配设在 C 级区；过滤、灌封和盖胶塞等关键操作，应在 C 级条件下的局部 A 级进行。为防止污染和保证质量，洁净区与非洁净区之间、不同级别洁净区之间的压差应当不低于 10Pa，必要时，相同洁净度级别的不同功能区域（操作间）之间也应当保持适当的压差梯度。在静态条件下，此环境的悬浮粒子和微生物应达到标准。

**2. 原辅料的质量要求**　大容量注射液所用原料必须符合现行版《中国药典》的质量标准，重点关注原料的纯度、微生物、热原（或者细菌内毒素）等关键项目，加强对原料的质量把关。

大输液用辅料系指生产输液时的附加剂，是除活性成分外，在安全性方面已进行合理的评估，并包含在药物制剂中的物质。它的辅助功能有：溶解、吸附、增溶、助溶、抗氧化、pH 调节、乳化、金属络合等。大输液用辅料应符合注射剂要求，细菌内毒素应符合要求，微生物限度和控制菌应符合要求。

应采用供注射用活性炭，除按现行版《中国药典》规定项目检查外，应重点对影响药液质量的铁盐和锌盐等金属离子进行检测。

**（三）大容量注射液的容器**

传统的输液瓶采用玻璃瓶。随着材料工业和制药装备的发展，塑料瓶输液和塑料软袋输液生产得到

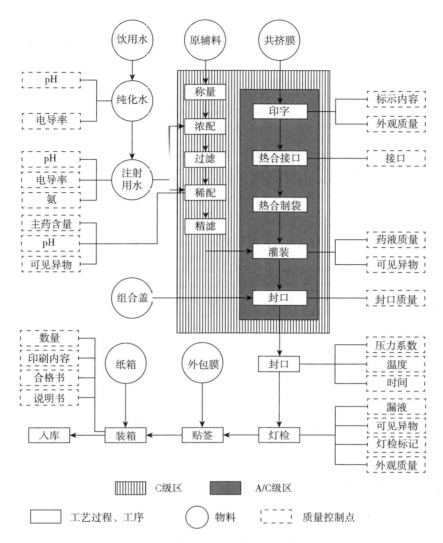

图 7 – 9　塑料（非 PVC）软袋输液生产工艺流程图

了快速发展。

**1. 输液容器及处理方法**

（1）**玻璃瓶**　是最传统的输液容器，其质量应符合国家相关标准。一般采用硬质中性玻璃制成，具有透明、热稳定性好、耐热、耐压、瓶体不变形等优点，但存在口部密封性差、易碎、不利于运输等缺点。

清洗玻璃瓶一般有直接水洗、酸洗、碱洗等方法，如制瓶车间的洁净度较高，瓶子出炉后立即密封的情况下，只需用注射用水冲洗即可。在一般情况下，用硫酸重铬酸钾清洁液洗涤效果较好。因为它既有强力的消灭微生物及热原的作用，还能对瓶壁游离碱起中和作用。但其主要缺点是对设备腐蚀性大。碱洗法是用 50～60℃ 的 2% 氢氧化钠溶液冲洗，也可用 1%～3% 碳酸钠溶液。由于碱对玻璃有腐蚀作用，故碱液与玻璃接触时间不宜过长（数秒钟内）。

（2）**塑料瓶**　一次性医用聚丙烯塑料瓶（亦称 PP 瓶）已广泛使用，此种输液瓶耐水耐腐蚀，具有无毒、质轻、可热压灭菌、机械强度高、化学稳定性好等优点，此外还具有口部密封性好、无脱落物、在生产过程中受污染的概率减少、节约能源、保护环境、使用方便等优点。目前生产上已将制瓶、灌装、密封三位一体化，在无菌条件下完成自动化生产。但塑料瓶仍然属于半开放输液方式，还不能完全避免输液过程中药液受污染。

（3）塑料软袋　主要采用无毒的聚氯乙烯（PVC）袋及非 PVC 袋，由于容器的柔软性，输注时避免了外界空气进入瓶内，又由于制袋后立即灌装药液，可提高工效，减少污染，具有重量轻、运输方便、不易破损、耐压等优点，但在使用中发现，PVC 材料中未经聚合的氯乙烯单体（VCM）和增塑剂邻苯二甲酸-2-乙基己酯（DEHP）会逐渐迁移进入输液，对人体产生毒害。为此，国内外均已禁用。非 PVC 输液软袋是由聚丙烯（PP）、聚乙烯（PE）等多层共挤膜组成，具有高阻湿性、阻氧性，透气性极低，可在 121℃灭菌，适合绝大多数药物的包装。国内外已研制出集制瓶（袋）、灌装、封口、转送等工序在一台机器中自动完成的生产设备，实现全封闭式生产，产品不易污染，有利于产品质量的控制。

**2. 输液容器密封件及处理方法**　不同形式的输液容器所用的密封件也不相同。如玻璃瓶通常使用涤纶薄膜覆盖胶塞的形式；塑料瓶使用密封垫加内盖的方式；软袋通常使用管和塞或者口管和口盖的形式，口盖内含有橡胶塞作为密封。总之橡胶塞目前还是主要的密封材料，对输液的质量影响很大，因此有严格的质量要求：①富有弹性及柔软性；②针头刺入和拔出后应立即闭合，能耐受多次穿刺而无碎屑脱落；③具有耐溶性，不会增加药液中的杂质；④可耐受高温灭菌；⑤有高度的化学稳定性；⑥对药物或附加剂的作用应达最低限度；⑦无毒性，无溶血作用。橡胶塞有天然橡胶塞（目前已被淘汰）和合成橡胶塞。我国规定使用合成橡胶塞，如丁基橡胶塞，其质量应符合《中华人民共和国药品管理法》与其他有关规定。其具备诸多优异的物理和化学性能：低透气性，低吸水性；易针刺，不掉屑；色泽稳定；优良的密封性和再密封性；优良的消毒性能；低的萃取性，无活性物质析出；无毒等。可不用隔离膜，使用前一般用注射用水进行多次漂洗即可。丁基橡胶塞洗涤可直接用蒸馏水动态漂洗，需用注射用水漂洗或再用二甲硅油处理胶塞表面，防止硅胶中的内容物脱落，最后用温度不超过 121℃热空气吹干。

要注意的是，一些活性比较强的药物与胶塞发生反应，如吸附、浸出、渗透等，出现相容性问题，比较突出的是头孢菌素类药物以及中药注射剂等。因此目前国内外进一步改进采用覆膜丁基胶塞，隔离膜使用目的是将药液和橡胶塞隔离，可明显改善与药物的相容性。国内主要使用涤纶膜。

**（四）大容量注射剂的生产过程**

通常分为配制、过滤、灌封、灭菌、包装等工序。

**1. 配制**　根据原料药物与辅料的质量不同，输液的配制可多采用浓配法，其操作方法与小容量注射剂的制备方法相同。

**2. 过滤**　大容量注射剂的过滤方法、过滤装置等与普通注射剂基本相同，过滤多采用加压过滤法。过滤时可先进行预滤，然后用微孔滤膜精滤。过滤过程中，不宜中断或搅动滤层，以免冲垮滤层，影响过滤质量。一般采用多级阶梯过滤设计，即采用三级或四级孔径递减的方式。第一级一般用钛棒，孔径可选择 $30\mu m$、$10\mu m$、$5\mu m$ 或 $3\mu m$；第二级一般用聚醚砜或聚丙烯材质微孔滤膜，孔径可选择 $0.6\mu m$、$0.45\mu m$ 或 $0.22\mu m$；第三级一般用聚醚砜材质微孔滤膜，孔径可选择 $0.22\mu m$。还可以微孔滤膜过滤后再进行超滤，大大提高输液的质量。在选配过滤系统时必须针对具体的药品生产工艺要求选配过滤系统的组成器件。在此基础上，分别确定每级过滤器使用的材质和孔径大小。

**3. 灌封**　灌封是制备输液的重要环节，步骤分为药液的灌注和封口，目前生产多采用自动灌装、加塞的一体机完成整个灌封过程。

**4. 灭菌**　灭菌对确保用药安全极为重要，要求输液配制灌装后应尽快灭菌，一般从配液到灭菌不超过 4 小时。灭菌原则是优先采用过度杀灭法，即 $F_0 \geq 12$，灭菌参数一般为 121℃、15 分钟；其次采用残存概率法，即 $F_0 \geq 8$，灭菌参数一般为 115℃、30 分钟或 121℃、8 分钟。采用其 $F_0 < 8$ 的终端灭菌条件的工艺，原则上不予认可。多采用水浴灭菌柜。

**5. 包装**　产品经灭菌、灯检合格后，进行装箱并标识电子监管码入库保存。包装要便于贮存和运输。

### 三、质量检查

#### （一）质量检查

**1. 无菌与细菌内毒素或热原检查**　无菌与细菌内毒素或热原检查都非常重要，必须按现行版《中国药典》有关规定方法进行检查。细菌内毒素的限度一般根据具体药品的用法和用量制定。

**2. 可见异物与不溶性微粒检查**　可见异物指在规定的条件下目视可以观测到的不溶性物质，其粒径或长度通常大于 $50\mu m$，按现行版《中国药典》有关规定方法检查，应符合规定。不溶性微粒检测是用来检测药品中 $10\mu m$ 和 $25\mu m$ 以上肉眼不可见的粒子，检查方法参见现行版《中国药典》。

**3. pH 值、渗透压**　按现行版《中国药典》有关规定进行。

#### （二）存在的主要问题及解决办法

当前输液生产中主要存在三个问题，即可见异物与不溶性微粒、染菌和热原反应。

**1. 可见异物与不溶性微粒的问题**　注射液中常出现的微粒有炭黑、碳酸钙、氧化锌、玻璃屑、塑料屑、纤维和结晶等。

产生不溶性微粒的原因及解决办法如下。

（1）原辅料质量　常用于渗透压调节剂的氯化钠中含有少量的钙盐、镁盐和硫酸盐等杂质；其他附加剂中含有的杂质或脱色用活性炭等可使输液出现乳光、小白点、浑浊等现象。因此，必须严格控制原辅料的质量。

（2）输液容器与附件质量　输液中发现的小白点主要是钙、镁、铁、硅酸盐、纤维等物质，这些物质主要来自橡胶塞和输液容器。解决办法是严格控制相关质量。

（3）生产工艺及操作　车间洁净度差，容器及工具洗涤不净，滤器的选择不恰当，过滤与灌封操作不合要求，工序安排不合理等都会增加不合格率。解决的办法为加强工艺过程管理、严格执行操作规范。

**2. 染菌问题**　有些输液染菌后出现霉团、云雾状、浑浊、产气等现象，也有含菌数很多，但外观上没有任何变化的输液。如果使用这种输液，将引起脓毒症、败血病、内毒素中毒等，甚至死亡。

输液染菌的主要原因是：生产过程受到严重污染，灭菌不彻底，密封不严等。在输液的生产过程中染菌越严重，耐热芽孢菌类污染的机会就越多，对灭菌造成很大压力。另外，输液多为营养物质，细菌易于滋长繁殖，即使经过了灭菌，大量细菌尸体的存在也会引起热原反应。因此，最根本的办法是尽量减少生产过程中的污染，同时还要严格灭菌，严密包装。

**3. 热原反应**　在临床实践中，输液器和输液管路的污染是引起热原反应的潜在风险之一。因此，加强生产过程控制的同时，更应重视使用过程中的污染。

### 四、举例

#### 例 7-7　葡萄糖注射液

| 【处方】 | 5% | 10% | 25% | 50% |
|---|---|---|---|---|
| 葡萄糖 | 50g | 100g | 250g | 500g |
| 1% 盐酸 | 适量 | 适量 | 适量 | 适量 |
| 注射用水加至 | 1000ml | 1000ml | 1000ml | 1000ml |

**【制备】**　称取处方量的葡萄糖加入煮沸的适量注射用水中，制成 50%～60% 的浓溶液，加盐酸适量，同时加浓溶液量的 0.1%（g/ml）的针剂用活性炭，混匀，加热煮沸约 15 分钟，趁热滤过脱炭，滤液中加注射用水稀释至处方总量，测定 pH 及含量，合格后，反复过滤至澄明，灌装封口，115℃、热压

灭菌 30 分钟。

**【处方及制备工艺分析】** 葡萄糖输液不稳定的表现为易于发生颜色变黄和 pH 下降，另外高温条件下发生降解，致使灭菌后含量稍有下降。可能的原因是葡萄糖在酸性溶液中，首先脱水形成无色的 5 - 羟甲基呋喃甲醛，再分解为乙酰丙酸和甲酸，同时形成一种有色物质。有色物质一般认为是 5 - 羟甲基呋喃甲醛的聚合物。由于生成酸性物质，因此灭菌后 pH 下降。影响稳定性的主要因素是灭菌温度和溶液的 pH。因此，为避免溶液变色，要严格控制灭菌温度与时间，同时要调节溶液的 pH 在 3.8 ~ 4.0 范围内。

**例 7 - 8　复方氯化钠注射液**

**【处方】** 氯化钠 8.6g，氯化钾 0.3g，氯化钙（含两份结晶水）0.33g，注射用水加至 1000ml。

**【制备】** 称取氯化钠、氯化钾溶于处方总量约 10% 的注射用水中，加入 0.1%（g/ml）的活性炭，以浓盐酸调节 pH 至 3.5 ~ 6.5，煮沸 5 ~ 10 分钟，再加入氯化钙溶解后，停止加热，过滤除炭，加新鲜注射用水至全量，再加入少量活性炭，粗滤，精滤，经含量及 pH 测定合格后灌封，116℃ 热压灭菌 40 分钟。

**【处方及制备工艺分析】** ①制备过程中，待药液煮沸充分除去溶在水中的二氧化碳后，再加入氯化钙，以避免水中的碳酸根离子与其生成碳酸钙沉淀，减少生成沉淀的机会；②制备过程中采用加大活性炭用量，并分两次加入的方法，使杂质吸附更完全，从而提高药液的澄明度。③采用 $F_0 \geq 12$ 的过度杀灭法确保无菌控制水平。

**例 7 - 9　复方氨基酸注射液**

**【处方】** L - 脯氨酸 1.00g，L - 丝氨酸 1.00g，L - 丙氨酸 2.00g，L - 异亮氨酸 3.52g，L - 亮氨酸 4.90g，L - 门冬氨酸 2.50g，L - 酪氨酸 0.25g，L - 谷氨酸 0.75g，L - 盐酸精氨酸 5.00g，L - 苯丙氨酸 5.33g，L - 盐酸赖氨酸 4.30g，L - 缬氨酸 3.60g，L - 苏氨酸 2.50g，L - 盐酸组氨酸 2.50g，L - 色氨酸 0.90g，L - 甲硫氨酸 2.25g，L - 胱氨酸 0.10g，甘氨酸 7.60g，山梨醇 50.00g，亚硫酸氢钠 0.50g，注射用水加至 1000ml。

此品种为 18 种氨基酸注射液，按总氨基酸计，50ml：12.5g，pH 5.0 ~ 7.0。

**【制备】** 向浓配罐中加入总批量约 50% 的新鲜注射用水，通入氮气，加入一定量氢氧化钠溶解，加入处方量的胱氨酸，搅拌使其溶解。再依次加入处方量的抗氧剂亚硫酸氢钠、各种氨基酸及山梨醇，搅拌使全溶。加 0.05% 的活性炭，保温吸附后，在氮气流下滤过。氮气保护下，转移至稀配罐中，加注射用水至全量，并调节 pH 至 6.0 左右。在氮气保护下经 5μm、0.45μm、0.2μm 滤芯过滤后，灌装封口，121℃ 灭菌 8 分钟。

**【处方及制备工艺分析】** ①胱氨酸极难溶于水，可溶于稀酸和碱溶液，本品处方工艺中，通过加入氢氧化钠来溶解胱氨酸。②可见异物问题中原料纯度是关键，一般需反复精制并要严格控制质量。③产品灭菌后会出现含量下降和色泽变深，其中以变色最为明显。主要是色氨酸含量下降较明显。色泽变深，通常是由色氨酸、苯丙氨酸、异亮氨酸氧化所致，应通过实验选择合适抗氧剂，有些抗氧剂会使产品变浑浊。通常为了提高稳定性，灌装时应通氮气，调节 pH，加入抗氧剂，避免金属离子混入，药液避光保存。

**例 7 - 10　中/长链脂肪乳注射液（$C_{8 \sim 24}$）**

**【处方】** 注射用大豆油 100g，注射用中链甘油三酸酯 100g，注射用卵磷脂 12g，注射用甘油 25g，油酸钠适量，氢氧化钠适量，注射用水加至 1000ml。

**【制备】** ①水相的制备：加入一定量的热注射用水，然后加入处方量甘油、适量油酸钠，搅拌，制备成水相。②油相的制备：在氮气保护下，向油相罐中加入处方量大豆油、中链甘油三酸酯，通过罐体夹层的热水加热，加入处方量的卵磷脂，高速剪切使其分散，制备成油相。③初乳的制备：在氮气保护下，将油相罐中的油相转移至水相中，加入注射用水至全量，开启剪切机高速搅拌，制成初乳。④均质：在密闭容器和氮气保护下，将制得的初乳移入高压均质机进行多次均质至粒度符合要求（一般小于1μm），待乳液温度冷却。⑤灌装：经滤芯过滤后灌装，加塞密封。⑥灭菌：经121℃充氮灭菌15分钟，$F_0$值应大于12，冲热水逐渐冷却。在4~10℃下贮存。

【处方及制备工艺分析】本品是一种以油相、乳化剂、水相制成的水包油型（O/W）乳剂，属于亚微乳，是热力学不稳定体系，容易表现出各种不稳定的现象，如聚集、絮凝等，制备工艺中灭菌等工艺过程均可能会导致脂肪乳剂粒径增大，稳定性降低。制备粒径小而均匀的分散系，是保证脂肪乳剂物理稳定性的基础。

（1）制备此乳剂的关键是乳化工序的控制。除使用合格的乳化剂卵磷脂外，还要通过剪切、均质等多个工艺步骤才能得到乳粒分布均匀的乳剂。

（2）注射用乳剂除应符合注射剂项下各规定外，还应符合以下要求：①90%的乳滴粒子粒径应小于1μm，不得大于5μm。一般粒径控制在0.2~0.5μm，且粒度分布均匀。②本品易被氧化，在工艺过程各工序需通入氮气保护，通过甲氧基苯胺值的测定对产品的氧化程度进行控制。

# 第七节 注射用无菌粉末

## 一、概述

注射用无菌粉末（sterile powder for injection）系指原料药物或与适宜辅料制成的供临用前用无菌溶液配制成注射液的无菌粉末或无菌块状物，可用适宜的注射用溶剂配制后注射，也可用静脉输液配制后静脉滴注。在水溶液中不稳定的药物，特别是对湿热敏感的某些抗生素（如青霉素G、头孢霉素类等）和生物制品（胰蛋白、辅酶A等），适于制成注射用无菌粉末供临床使用。依据生产工艺不同，可分为注射用无菌粉末直接分装制品和注射用冻干无菌粉末制品。前者是将已经用结晶法或喷雾干燥法精制而得的无菌药物粉末在无菌条件下分装而得，常见于抗生素药品；后者是将灌装了药液的安瓿或者西林瓶进行冷冻干燥后封口而得，常见于生物制品。

## 二、质量要求

除应符合《中国药典》对注射用原料药物的各项规定外，还应符合下列要求：①无菌、无热原；②粉末无异物，配成溶液后可见异物检查合格；③粉末细度或结晶度应适宜，便于分装。

多数情况下，制成粉针的药物由于稳定性较差，无灭菌过程而是采用无菌工艺，因此，对无菌操作有较严格的要求，特别是在除菌、灌封等关键工序上，必须采用层流洁净措施，以保证操作环境的洁净度。

## 三、注射用无菌粉末直接分装制品

注射用无菌分装制品是将符合注射用要求的药物粉末在无菌操作条件下直接分装于洁净并已灭菌的西林瓶或安瓿中密封而成。在确定生产工艺前，应先调研药物的一些相关物理化学性质如热稳定性、临界相对湿度、粉末的晶型与堆密度等。

### （一）生产工艺流程

无菌粉末→分装→加塞→封铝盖→质量检查→贴签包装。

## （二）生产工艺

**1. 原料与包装材料的准备**  注射用无菌分装制品多用西林瓶作为容器。西林瓶、胶塞按注射剂要求进行洗涤，并进行灭菌处理。西林瓶可于180℃干热灭菌1.5小时。胶塞洗净后可用硅油进行硅化处理，再125℃干热灭菌2.5小时。灭菌完成的空瓶应在净化空气下存放，且存放时间一般不超过24小时。

**2. 分装**  分装必须在洁净环境中按无菌操作法进行。目前使用的分装机械主要有插管分装机、螺旋分装机或真空吸粉分装机。分装好的小瓶通过传送装置依次送至加塞装置、加铝盖和密封装置，自动完成加塞和封铝盖工作。不同产品最好有专门的分装线，防止交叉污染。

**3. 灭菌和异物检查**  对于耐热药物，一般可按照180℃干热灭菌1.5小时进行补充灭菌，以确保无菌水平。对于不耐热的药物，须严格执行无菌操作，产品不能再加热灭菌。异物检查一般在传送带上用目检视。

**4. 贴签和包装**

## （三）无菌分装工艺中常见的问题及解决方法

**1. 无菌问题**  由于产品系无菌操作法制备，稍有不慎有可能在局部受到污染。微生物在固体粉末中繁殖较慢，不易察觉。解决无菌分装过程中的微生物污染问题的方法主要是严格控制生产的各个环节，严格按规程进行操作。

**2. 装量差异**  影响无菌粉末装量差异的因素较多。无菌粉末可因吸潮而导致流动性下降，造成装量差异。因此，应预先测定无菌粉末的临界相对湿度，并使分装室的相对湿度保持在无菌粉末的临界相对湿度以下。药物粉末的物理性质，如结晶、粒度、堆密度和分装机械的性能等因素也影响装量差异。

**3. 可见异物和不溶性微粒**  无菌分装的药物粉末由于未经配液及滤过，污染概率增加。有时溶解后出现毛毛、小白点等，致使可见异物检查、不溶性微粒不符合注射剂要求。因此应从原料的处理开始严格控制无菌分装制品的全生产过程，控制环境与设备的洁净度，严格防止污染。

**4. 吸潮变质**  吸潮首先影响分装过程的顺利进行，此外，无菌分装产品一般在水中不稳定，吸潮后将导致产品产生分解等变化。因此，要控制环境的相对湿度，选择性能好的橡胶塞，并通过干燥灭菌控制与无菌粉末直接接触的瓶子和胶塞中的水分。

# 四、注射用冻干无菌粉末制品

## （一）冷冻干燥

冷冻干燥（freeze-drying）技术是把含有大量水分的物料预先进行降温，冻结成冰点以下的固体，在真空条件下使冰直接升华，从而去除水分得到干燥产品的一种技术。因为是利用升华达到除水分的目的，故而也可称作升华干燥。凡是对热敏感，且在水溶液中不稳定的药物，都可采用冻干法制备干燥粉末（块状物）。

**1. 冷冻干燥原理**  冷冻干燥的原理可用水的三相图加以说明，如图7-10所示。图中OA是冰-水蒸气平衡曲线，OB为冰-水平衡曲线，OC为水-水蒸气平衡曲线，O点为冰、水、气的三相平衡点。从图中可以看出，当压力小于O点时，不管温度如何变化，水只能以固态和气态两相存在。固态（冰）吸热后不经液相直接变为气态，而气态放热后直接转变为固态。升高温度或降低压力都可打破气、固两相平衡，使整个系统朝冰转化为气的方向进行，

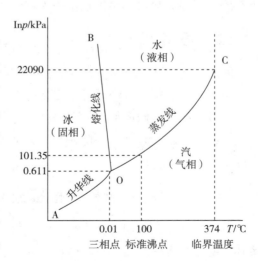

图 7-10　水的三相平衡图

最终完成干燥。

**2. 冷冻干燥的特点**

优点：①避免药品因高温而分解，如蛋白质、多肽、酶类；②所得产品质地疏松多孔，加水后迅速溶解恢复药液原有的特性；③含水量低，一般在1%~3%范围内，且在真空状态下进行干燥，药物不易氧化，有利于产品长期贮存；④产品中微粒较少。

缺点：本法需特殊设备，耗时较长，成本较高，溶剂选择范围窄，某些产品冻干后溶解性能下降，重新溶解时出现浑浊等。

**3. 冷冻干燥曲线** 在冷冻干燥时，产品温度与板温随时间变化的曲线称为冷冻干燥曲线，如图7-11所示。先将待冻干样品进行降温（预冻），然后减压（抽真空），并结合加热除去水分。冷冻干燥时可分为升华和再干燥阶段，升华阶段进行第一步加热，使冰大量升华，此时产品温度不宜超过共熔点。在干燥阶段进行第二步加热，以提高干燥程度，此时板温一般控制在30℃左右，直到产品温度与板温重合即达终点。不同产品应采用不同干燥曲线，同一产品采用不同曲线时，产品质量也不同。冻干曲线还与冻干设备的性能有关。因此产品、冻干设备不同时，冻干曲线亦不相同。

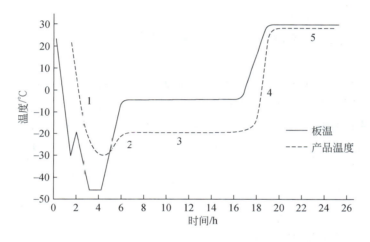

**图7-11 冷冻干燥曲线**
1. 降温阶段；2. 第一阶段升温；3. 维持阶段；4. 第二阶段升温；5. 最后维持阶段

**4. 冷冻干燥设备** 冷冻真空干燥机简称冻干机。冻干机按系统分，由制冷系统、真空系统、加热系统和控制系统四个主要部分组成；按结构分，由冻干箱、冷凝器、冷冻机、真空泵、阀门和电器控制元件组成。冻干箱是形成真空的密闭容器，箱内设有若干层隔板，隔板内置冷冻管和加热管。冷凝器内装有螺旋冷冻管数组，其操作温度应低于冻干箱内的温度，工作温度可达-60~-45℃，其作用是将来自干燥箱中升华的水分进行冷凝，以保证冻干过程顺利进行。

**（二）制备工艺**

由冷冻干燥原理可知，冻干粉末的制备工艺可以分为预冻、减压、升华、干燥等几个过程。此外，药液在冻干前需经过滤、灌装等处理过程。

**1. 制备工艺流程** 无菌配液→过滤→分装（安瓿或小瓶）→装入冻干箱→预冻→减压（升华干燥）→加温→再干燥。

**2. 冻干工艺**

（1）预冻 预冻是恒压降温过程。药液随温度的下降冻结成固体，温度一般应降至产品共熔点以下10~20℃以保证冷冻完全。若预冻不完全，在减压过程中可能产生沸腾喷瓶的现象，使制品表面不平整。

（2）升华干燥 首先是恒温减压，然后是在抽气（减压）条件下，恒压升温，使固态水升华逸去。升华干燥法包括"一次升华法"和"反复冷冻升华法"两种。

1）一次升华法 首先将制品预冻后减压，待真空度达到一定数值后，启动加热系统缓缓加热，使制品中的冰升华，升华温度约为 $-20℃$，药液中的水分可基本除尽。适用于共熔点为 $-10 \sim -20℃$ 的制品，且溶液黏度不大。

2）反复冷冻升华法 减压和加热升华过程与一次升华法相同，只是预冻过程须在共熔点与共熔点以下 20℃ 之间反复进行升温和降温。通过反复的升降温处理，使制品的晶体结构发生改变，由致密变为疏松，有利于水分的升华。本法常用于结构较复杂、稠度较大及熔点较低的制品，如蜂蜜、蜂王浆等。

（3）再干燥 升华完成后，温度继续升高至 0℃ 或室温（根据产品性质确定，必要时，可达到 40℃），并保持一段时间，可使已升华的水蒸气或残留的水分被除尽。再干燥可保证冻干制品含水量 <1%，并有防止吸潮作用。

### （三）问题及处理方法

**1. 喷瓶** 预冻不完全，或在升华干燥阶段中供热太快、受热不匀，导致升华过程中制品部分液化，在真空减压条件下产生喷瓶。为防止喷瓶，必须控制预冻温度在共熔点以下 $10 \sim 20℃$，加热升华时，温度不宜超过共熔点。

**2. 含水量偏高** 装入容器的药液过厚，升华干燥过程中供热不足，冷凝器温度偏高或真空度不够，均可能导致含水量偏高。可采用旋转冷冻机和其他相应的措施来解决。

**3. 产品外形不饱满或萎缩** 由于一些黏稠药液的结构过于致密，在冻干过程中内部水蒸气逸出不完全，冻干结束后，制品因潮解而萎缩。可在处方中加入适量甘露醇等填充剂，并采取反复预冻法，以改善制品的通气性，产品外观即可得到改善。

## 五、举例

**例 7-11　注射用辅酶 A 的无菌冻干制剂**

【处方】辅酶 A 56.1 单位，水解明胶 5mg，甘露醇 10mg，葡萄糖酸钙 1mg，半胱氨酸 0.5mg。

【制备】将上述各成分用适量注射用水溶解后，无菌过滤，分装于安瓿中，每支 0.5mg，冷冻干燥后封口，漏气检查即得。

【处方及制备工艺分析】①水解明胶、甘露醇、葡萄糖酸钙为填充剂；②辅酶 A 易被空气氧化成无活性二硫化物，故在制剂中加入半胱氨酸作为抗氧剂；③辅酶 A 在冻干工艺中易丢失效价，投料量应酌情增加。

答案解析

### 思考题

盐酸普鲁卡因注射液的处方组成如下：盐酸普鲁卡因 5.0g，氯化钠 8.0g，0.1mol/L 盐酸适量，注射用水加至 1000ml。盐酸普鲁卡因结构式如下：

1. 简述盐酸普鲁卡因注射液的制备方法及工艺。

2. 根据盐酸普鲁卡因结构式,简述影响本品稳定性的因素及制备注意事项。

3. 氯化钠在本注射剂中起哪些作用?

4. 根据盐酸普鲁卡因的稳定性,为保证产品灭菌效果,本品在灭菌时应该注意什么?

（黄　园　周　洲）

书网融合……

微课　　　　　　题库　　　　　本章小结

# 第八章　特殊注射剂

PPT

　　我国现有法规和指南尚未对特殊注射剂或者复杂注射剂进行明确且统一的定义。2020 年 5 月 14 日颁布的《化学药品注射剂（特殊注射剂）仿制药质量和疗效一致性评价技术要求》中提到：特殊注射剂是指与普通注射剂相比，特殊注射剂的质量及其活性成分的体内行为受处方和工艺的影响较大，可能进一步影响制剂在体内的安全性和有效性，例如脂质体、静脉注射乳剂、微球、混悬型注射剂、油溶液、胶束等。美国 FDA 分类的"复杂产品"中涉及的注射剂有脂质体、混悬型注射剂、长效植入剂、自注射复杂药械组合产品等。复杂注射剂之所以"复杂"，是因为其处方组成中的关键物料属性（critical material attributes，CMA）和生产过程中的关键工艺参数（critical process parameters，CPP）会影响产品的关键质量属性（critical quality attributions，CQA），并影响活性成分在体内的有效性和安全性。特殊注射剂的开发旨在实现更高的临床价值、更优的安全性和更强的有效性，从而有效满足未被满足的临床需求。鉴于此，复杂注射剂需要有明确的临床优势，包括但不限于"六性"：提高药物的有效性、靶向性、安全性和可控性，改善和优化患者的依从性和可及性。具体而言，复杂注射剂的药物制剂技术包括纳米粒、脂质体、乳剂、微球、胶束、油溶液以及包合物等多种形式。

# 第一节　纳米粒

## 一、概述

　　**1. 纳米粒的概念**　　纳米粒（nanoparticles）是指粒径在 1~100nm 的粒子。药剂学中所指的药物纳米粒一般是指 10~1000nm 的含药粒子。药物纳米粒主要包括药物纳米晶和载药纳米粒两类。药物纳米晶（drug nanocrystals）是将药物直接制备成纳米尺度的药物晶体并制备成适宜制剂，供临床使用。载药纳米粒（drug-loaded nanoparticles）是将药物溶解、分散、吸附或包裹于适宜的载体材料中形成纳米粒，然后将载药纳米粒制备成适宜的剂型，供临床使用。已报道的载药纳米粒包括聚合物纳米囊与纳米球、脂质纳米粒、纳米乳和聚合物胶束等。制备药物纳米粒的载体材料主要有两大类：①天然来源的材料，如蛋白质、脂类等。②人工合成的材料，如聚乳酸（polylactic acid，PLA）和聚乳酸-羟基乙酸共聚物（polylactic-co-glycolic acid，PLGA）等。目前，美国 FDA 批准可用于注射给药的载体材料主要为 PLA 和 PLGA 及其衍生物。

　　**2. 可注射药物纳米粒的特点**　　可注射药物纳米粒的特点主要有以下五方面。

（1）改善药物的体内分布 药物分子在体内的分布主要受到药物本身理化性质的影响，如分子量、亲脂性等。纳米粒在体内的分布展现出与药物分子完全不同的特性，主要受到如纳米粒的尺寸、表面性质等的影响。如选择亲脂性材料或对纳米粒进行表面亲脂性修饰有利于淋巴系统靶向给药；表面连有单克隆抗体和免疫配体的纳米粒可以增强病变部位的靶向性；将多柔比星包封入脂质体中能够显著降低药物在心肌细胞内的分布，降低药物的心脏毒性。

（2）延长药物体内循环时间 利用亲水性高分子材料，如聚乙二醇衍生物对纳米粒表面修饰后，该纳米粒在体内能够逃避网状内皮系统快速捕获，有利于延长药物在体循环中的暴露时间。

（3）提高药物的稳定性 将稳定性较差的药物包封入纳米粒中能够隔绝药物与外界环境的接触，提高药物在贮存及递送过程中的稳定性。如 LNP 可作为 mRNA 的载体，实现 mRNA 疫苗的临床应用。

（4）提高制剂的安全性 将难溶性药物包封入纳米粒中能够减少制剂中有害辅料应用，提高制剂的安全性。如将紫杉醇包封入白蛋白纳米粒中能够在不使用有机溶剂和表面活性剂的情况下实现注射给药，极大降低由辅料导致的毒副作用。

（5）延长药物的作用时间 通常药物分子需从粒子中释放以产生相应的药理活性。因此，相对于药物以分子型存在的溶液型注射剂而言，以粒子形式给药后能够实现较长时间的药物释放及吸收，延长药物的作用时间。

纳米粒在特殊注射剂中极富发展潜力，但由于生物组织相容性好、可生物降解的载体材料来源有限，同时对这些载体材料的体内代谢动力学缺乏系统的研究，未来仍需在多个方面付出更多努力，主要集中于以下几个方向：合成和发现新的生物相容性好、可生物降解的载体材料；对纳米粒进行表面修饰，以提高药物靶向性、稳定性、载药量并实现可控释放；探讨药物作用机制以及载体材料体内外监测和生物学效应；优化纳米药物制备技术和加工工艺，推动其工业化生产。

## 二、制备工艺

### （一）药物纳米晶的制备

药物纳米晶的制备方法大体上可分为两类：①将大颗粒的药物结晶分散成纳米尺寸的结晶，又称为自上而下法（top-down method），如研磨法、高压均质法等；②将药物溶液利用结晶技术制备成纳米尺寸的药物结晶，又称为自下而上法（bottom-up method），如沉淀法。为了制备稳定的纳米晶，通常需要加入稳定剂，常用的稳定剂有表面活性剂、高分子聚合物、缓冲液、盐、多元醇等。自下而上法在制备过程中使用了有机溶剂，可能导致有机溶剂残留，在去除有机溶剂过程中可能导致纳米晶粒径的变化。同时该方法的控制过程复杂，重复性差且易发生药物重结晶。目前为止，还未有自下而上法制备的药物纳米晶药品上市。目前国外获批的纳米晶注射剂包括帕利哌酮棕榈酸酯、阿立哌唑月桂酸酯、丹曲林钠、美洛昔康、复方卡替拉韦利匹韦林等。

**1. 自上而下法** 自上而下法常用的有研磨法（milling）和高压均质法（high-pressure homogenization）。研磨法是利用专用研磨机使药物粒子在研磨介质之间、研磨介质和器壁之间发生猛烈撞击和研磨，从而粉碎得到纳米结晶的方法。根据研磨过程中是否加入溶剂，研磨法可分为干法研磨和湿法研磨。干法研磨耗时长、产热高、损失多，应用受到一定限制。湿法研磨制备过程简单、温度可控、可在低温下操作、易于工业化生产，适用于水或有机溶剂中溶解度低的药物。应注意研磨法制备药物纳米晶过程中可能会出现研磨介质的溶蚀、脱落等情况，影响产品质量。高压均质法是先将药物微粉化制成混悬液，然后在高压均质机的高压泵作用下，高速通过均化阀的狭缝，制得纳米混悬液的方法。本法除具有生产效率高、周期短、重现性好、工艺成熟、易于工业化放大的优点外，还适于制备注射用的无菌纳米混悬剂。

**2. 自下而上法** 目前，自下而上法制备纳米粒的方法主要有沉淀法（precipitation）。沉淀法是先将药物溶解于适宜的良溶剂中形成溶液，然后将药物溶液加入到另一不良溶剂中而析出结晶的方法。通过结晶条件的控制使晶核快速形成，抑制结晶生长，最终可以得到药物纳米晶。本法制备过程简单，但是很难精确控制药物微粒的粒径大小；另外由于制备过程中使用了有机溶剂，很难完全除去，应用范围存在一定的限制。

### （二）载药纳米粒的制备

载药纳米粒的制备方法主要有乳化模板法、凝聚法和共沉淀法等。这些制备方法的主要区别在于纳米粒的固化方式：乳化模板法是通过先制备乳滴模板，然后利用改变温度或去除内相的方式实现载体材料和药物的固化，形成药物扩散屏障；凝聚法多通过加热变性、化学交联等方式使载体材料凝聚；共沉淀法是利用药物和载体材料在不同溶剂溶解性质的差异，先将药物与载体材料溶于良溶剂中，通过迅速与不良溶剂的混合使药物与载体材料以纳米粒的形式析出。

**1. 乳化模板法** 乳化模板法首先利用机械搅拌、超声、高压均质、高速剪切等方式制备乳剂，然后通过改变温度或去除内相的方式使骨架辅料固化成纳米粒。纳米粒粒径取决于乳滴的直径、分散相中载体辅料和药物的浓度。

**2. 凝聚法** 凝聚法是指采用加热变性、化学交联、离子交联以及盐析脱水而使载体材料凝聚，形成药物扩散控释屏障的方法。

白蛋白结合型紫杉醇的制备首先通过将药物溶于有机溶剂并与白蛋白水溶液混合，形成 O/W 型乳剂。利用高剪切力生成的空化效应，导致白蛋白中巯基氧化或白蛋白分子内二硫键断裂，形成新的二硫键，组成壳结构。去除有机溶剂后最终得到直径 100 ~ 200nm 的纳米粒。

**3. 共沉淀法** 共沉淀法通常将药物与辅料溶解于良溶剂（一般为与水互溶的有机溶剂）中，在搅拌下将药物溶液与不良溶剂混合（一般为含有表面活性剂的水溶液），使药物与辅料以纳米粒的形式迅速析出。

此外，纳米粒制备方法还包括超临界流体技术。该法将药物和聚合物溶解在超临界流体中，超临界流体在喷雾过程中迅速挥发，溶质析出，形成纳米粒。这样可避免普通制备方法的溶剂残留、制备中药物容易降解等缺点。但这种技术对设备要求较高，需要高压，且强极性物质很难溶解在超临界二氧化碳中。

## 三、纳米粒的表面功能化

根据修饰的目的不同，现有纳米粒的表面功能化大致可分为以下两方面。

**1. 长循环纳米粒** 纳米粒给药后易被单核吞噬细胞系统摄取，很快分布于肝、脾等器官。有研究表明，用 PEG 修饰的纳米粒不易被单核吞噬细胞系统识别，可延长纳米粒在血液系统中的循环时间。其作用机制可能与改变纳米粒表面的疏水性及形成特定的空间结构有关。

**2. 靶向纳米粒** 靶向纳米粒采用抗体或配体对纳米粒进行修饰，通过抗体 - 抗原或配体 - 受体的特异识别作用改变纳米粒的体内分布，从而实现主动靶向效果。

## 四、影响纳米粒性质的因素

制备纳米粒时，应根据材料和药物性质以及使用的要求，选择合适的制备方法和制备工艺。主要考察的指标包括粒径和形态、包封率、载药量、释药特性、收率（又分为纳米粒收率和纳米粒中药物收率）、稳定性、水中分散性、粉体学性质、吸湿性等。

**1. 处方** 纳米粒子的处方中通常含有载体材料、稳定剂等。这些辅料的种类和用量对制得的纳米粒性质有较大的影响。如采用带正电荷载体材料制备的纳米粒子通常表面带正电荷；采用不同的乳化剂得到的乳化模板尺寸不同，最终获得的纳米粒子尺寸也不同。

**2. 制备方法**　不同的制备方法也会对纳米粒子的性质产生较大的影响。如采用乳化模板法制备纳米粒时，纳米粒的粒径主要受到乳化及固化方式的影响。通常采用高压均质法得到的乳滴粒径较机械搅拌法小且均匀；溶剂扩散速率对粒子结构及表面形态有影响。不同的凝聚方式得到的纳米粒子具有不同的粒径及粒度分布。通常共沉淀法较乳化模板法能够获得更小尺寸的纳米粒子。

**3. 制备工艺**　不同的制备工艺也会对纳米粒子的性质产生影响。如采用高压均质法制备乳滴模板时，通常获得的乳滴尺寸与均质压力呈负相关，而乳滴尺寸的均匀性与均质循环次数呈正相关。如采用化学交联法制备纳米粒时，温度过高会导致反应速度加快，容易引起乳滴之间的聚合，得到的纳米粒粒径变大且粒度分布变宽。

## 五、质量评价

纳米粒的质量要求基本上与微球、脂质体制剂一致，采用《中国药典》指导原则9014，其中说明了控制质量应检查的项目。现根据纳米粒粒径较小及其贮存和应用的特点，提出以下内容。

**1. 形态和粒度分布**　形态通常采用扫描电镜和透射电镜观察，应为球形或类球形，无粘连。粒度分布通常采用动态光散射粒度分析，或电镜图片经软件处理后绘制直方图或粒度分布图，亦可用跨距表示。平均粒径和粒度分布应符合其使用要求。

**2. 再分散性**　纳米粒制剂一般为冻干品，其外观应为细腻疏松的块状物，色泽均匀；加一定量水振摇，应立即均匀分散成几乎澄清或半透明的胶体或混悬液。再分散性可以用纳米粒介质的浊度变化表示。浊度与介质中纳米粒的量基本上呈线性关系，说明能再分散，直线回归的相关系数越接近1，表示再分散性越好。

**3. 包封率与泄漏率**　分别测定系统中总药量和纳米粒中所含的药量，然后计算出纳米粒中包载的药量占系统总药量的百分率，即包封率。贮存一定时间后再同法测定包封率，即可计算贮存后的泄漏率，即最初药物的包封率和贮存一段时间后包封率的差值。

**4. 突释效应**　纳米粒在最初0.5小时内的释放量，应低于包封药物总量的40%。

**5. 有机溶剂残留**　在制备纳米粒过程中若采用有机溶剂，需检查其残留量，残留量应符合《中国药典》（通则0861）所规定的要求。

**6. 其他**　纳米粒除应符合以上要求外，还应分别符合有关制剂（如注射用、眼用、鼻用、经皮用、吸入用等制剂）的相关要求。

# 第二节　静脉注射乳剂

静脉注射乳剂（intravenous emulsion，IE）在制剂学上属于亚微乳体系。根据《中国药典》指导原则9014微粒制剂指导原则，亚微乳是指动植物来源的甘油三酯经磷脂乳化后分散于水相中形成的O/W型微粒分散体系，其粒径范围为100~600nm。当粒径进一步缩小至50~100nm时，称为纳米乳。亚微乳或纳米乳可通过冷冻干燥等技术制备为固态制剂，临用时以适宜稀释剂水化或分散，复原为均匀的亚微乳或纳米乳，这种固态制剂被称为干乳剂。

静脉注射乳剂依据其治疗用途可分为两类：一类是不含药物的营养型脂肪乳，另一类是含有药物的治疗型载药脂肪乳。营养型脂肪乳在临床上主要用作高能量肠外营养液，为无法通过正常饮食摄取足够营养的患者（如术后恢复期、大面积烧伤或肿瘤患者）提供必要的能量和必需脂肪酸。治疗型载药脂肪乳则是一种以脂肪乳作为载体的药物递送系统，该系统在提高难溶性药物的溶解度与稳定性、实现靶向递送、减少毒副作用以及增强疗效等方面展现出显著优势，具有广阔的应用前景。

## 一、营养型脂肪乳

营养型脂肪乳的研究历史可追溯至 1678 年，当时英国自然学家 William Courten 首次尝试以静脉注射的方式将橄榄油注入狗的体内，但不幸导致了狗的肺栓塞。历经曲折，1962 年，瑞典批准了由 10% 大豆油和 1.2% 蛋黄卵磷脂组成的脂肪乳（Intralipid）用于临床，标志着脂肪乳正式进入了医疗领域，并为其后续发展奠定了重要基础。经过 14 年在欧洲的临床实践，1975 年 Intralipid 获得美国 FDA 的批准。营养型脂肪乳不仅能为人体提供必需脂肪酸，有效治疗脂肪酸缺乏症，还能作为非糖源热量来源，避免纯葡萄糖能量液可能引发的血糖过高和肝功能障碍等副作用。此外，营养型脂肪乳的代谢特性显示其能够减少体内蛋白质的分解，因此在胃肠外营养支持领域得到了广泛应用。

**1. 分类** 营养型脂肪乳主要依据脂肪酸的种类进行分类。根据脂肪酸碳链长度的不同，分为长链（LCT）脂肪乳和中/长链（MCT/LCT）脂肪乳。根据脂肪酸与甘油三酯键的结合方式，中/长链脂肪乳可进一步分为物理混合型中/长链脂肪乳和结构（STG）中/长链脂肪乳。此外，根据油的来源，营养型脂肪乳可分为大豆油脂肪乳、橄榄油脂肪乳、鱼油脂肪乳等多种类型。近年来，为满足日益增长的临床需求，市场上还出现了多油混合型脂肪乳。

（1）**长链（LCT）脂肪乳** 是一种采用长链脂肪酸甘油酯（long-chain triglyceride，LCT，常用大豆油）为油相制备的脂肪乳剂。长链脂肪酸的碳链长度通常为 14～24 个碳原子。长链脂肪乳（以大豆油为基础）是最早问世的脂肪乳剂，在临床营养支持领域具有重要地位。与传统的肠外营养补充液（如氨基酸葡萄糖注射液）相比，长链脂肪乳能够有效降低高葡萄糖摄入可能引发的副作用，同时提供人体所需的能量、必需脂肪酸（essential fatty acid，EFA）以及部分脂溶性维生素，在临床上应用广泛。然而，需要注意的是，大豆油中含有的 ω-6 多不饱和脂肪酸（如亚油酸），可能抑制免疫反应，促进炎症介质生成，增加肝组织损伤风险，甚至还可能加重急性或慢性炎症疾病的病情。

（2）**中/长链（MCT/LCT）脂肪乳** 是指由中链脂肪酸甘油酯（middle-chain triglyceride，MCT）和 LCT 按 1∶1 比例物理混合后作为油相制备的脂肪乳剂。其中，中链脂肪酸一般含有 6～12 个碳原子。与 LCT 相比，MCT 具有更强的抗过氧化能力，且促炎作用较弱。由于 MCT 在体内代谢完全，不易在肝脏和脂肪组织中蓄积，因此对肝功能的影响较小。此外，MCT 分子中的脂肪酸为饱和脂肪酸，代谢过程无需依赖肉碱转运系统将脂肪酸转运至线粒体，故其血液清除和氧化速率均显著高于 LCT，能够快速为人体提供能量。然而，MCT 中必需脂肪酸（EFA）的含量较低，单独使用无法满足人体对 EFA 的需求，因此 MCT 不适合单独作为脂肪来源，需与 LCT 组合使用，以实现营养功能的互补与平衡。

（3）**结构（STG）脂肪乳** 是一种以人工合成的结构脂肪酸甘油酯（structured triglyceride，STG）为油相制备的脂肪乳剂。STG 的制备过程包括：将长链和中链脂肪酸甘油酯水解成长链脂肪酸、中链脂肪酸和甘油，然后通过随机的再酯化作用，使长链和中链脂肪酸结合到同一个甘油分子上。与 MCT/LCT 混合型脂肪乳相比，STG 脂肪乳具有更快的代谢清除速率，能够更显著改善氮平衡。此外，与 MCT/LCT 混合型脂肪乳不同，STG 作为单一化合物，不会因为 MCT 的快速分解而引发体内 LCT 的积累。

（4）**橄榄油（OO）脂肪乳** 是由 80% 的橄榄油和 20% 的大豆油为油相制备的脂肪乳剂。橄榄油中不仅富含 ω-9 单不饱和脂肪酸（油酸），还含有 α-生育酚、角鲨烯、植物甾醇、三萜和酚类化合物等有益成分。橄榄油脂肪乳的脂肪酸组成为 73% 的 ω-9 单不饱和脂肪酸、11% 的多不饱和脂肪酸和 16% 的饱和脂肪酸，长期使用不会引起必需脂肪酸（EFA）缺乏。橄榄油脂肪乳具有温和的抗炎作用，适用于免疫抑制或免疫缺陷患者。此外，橄榄油中富含 α-生育酚，能有效清除体内自由基，降低氧化应激反应。

（5）鱼油（FO）脂肪乳 是一种以鱼油为主要成分的脂肪乳剂。鱼油中富含 $\omega$-3 多不饱和脂肪酸，相较于长链脂肪乳和橄榄油脂肪乳，鱼油脂肪乳的抗氧化应激能力更强，并兼具有抗炎、免疫调节作用。由于鱼油脂肪乳中不含植物甾醇，故可减少肿瘤坏死因子（TNF-$\alpha$）的产生，降低肝功能的损害，减轻胆汁排泄障碍，对肠衰竭相关疾病患者的肝功能具有保护作用。鱼油脂肪乳在体内主要转化为二十二碳六烯酸（docosahexaenoic acid，DHA）和二十碳五烯酸（eicosapentaenoic acid，EPA），它们在抑制血小板聚集、调节血脂代谢、调控炎症反应和提高组织胰岛素敏感性等方面均有积极作用。然而，鱼油脂肪乳中 $\omega$-6 与 $\omega$-3 脂肪酸的比值为 1：7.6，远低于人体理想比值（2：1～4：1）。因此，其 $\omega$-6 系列必需脂肪酸（EFA）含量不足，不能单独作为肠外营养的脂肪来源，需与其他脂肪乳配合使用。

（6）多种油脂肪乳 是指三种或更多种类的油按特定比例组合作为油相制备的脂肪乳剂，是一种新型的均衡型脂肪乳。这类脂肪乳配方多样，其中 SMOF 脂肪乳是较早开发且被广泛应用的代表之一，配方中含有 30% 大豆油、30% 椰子油、25% 橄榄油、15% 鱼油，以及维生素 E 等抗氧剂，具有良好的脂肪酸平衡，其 $\omega$-6 脂肪酸与 $\omega$-3 脂肪酸的比例为 2.5：1，有助于维持机体的抗氧化状态，防止脂质过氧化，同时具有免疫调节及抗炎作用。随着临床研究的深入和对营养需求认识的提高，未来可能引入更多种类的油相，如沙棘籽油、紫苏子油等，进一步拓展脂肪乳的功能和应用场景。

脂肪乳是肠外营养的重要组成部分，在临床实践中具有不可替代的作用。临床应用中需了解其理化特性、药理特点、适应证以及与其他营养素的相互作用等。为确保临床用药的安全性和有效性，应该严格遵循《成人肠外营养脂肪乳注射液临床应用指南（2023 版）》的指导，合理用药。

**2. 处方组成** Intralipid 作为全球首款上市的脂肪乳制剂，其处方非常经典，由油相、乳化剂、渗透压调节剂、pH 调节剂和水相组成。值得注意的是，Intralipid 的三种产品中，大豆油的用量比例分别为 10%、20% 和 30%；蛋黄卵磷脂的用量均为 1.2%；甘油的用量略有差异，分别为 2.2%、2.2%、1.67%，所有产品的 pH 均在 6～8 范围内。

随后开发出的多种营养型脂肪乳，均是以 Intralipid 处方为基础，主要是油相种类发生了变化。从单一的大豆油扩展到中链脂肪酸甘油酯、橄榄油、鱼油、结构甘油三酯和脂溶性维生素等多种成分。由于不同来源的卵磷脂在乳化特性上存在差异，部分产品在处方中添加了辅助乳化剂油酸钠，以进一步提升乳化效果。此外，针对大豆油和磷脂等成分的易氧化性，一些产品处方中还添加了抗氧剂 $\alpha$-生育酚，以提高产品的稳定性。

## 二、载药脂肪乳

载药脂肪乳是指将药物包裹于乳滴中形成的可供静脉注射的含药乳剂，粒径一般在 100～300nm。载药脂肪乳具有多种优点：①提高难溶性药物的溶解度。难溶性药物通常具有一定的亲脂性，将其溶解或增溶于适宜的油相中制成载药脂肪乳，可显著改善其溶解性能；②增加药物的稳定性。在载药脂肪乳中，药物主要分布在油相或油水界面，避免了与水的直接接触，为易水解或 pH 敏感药物提供了"隔离屏障"，从而增加了药物的稳定性。③降低不良反应。静脉注射用脂肪乳剂不含或仅含少量有机溶剂，对血管刺激性较小；此外，由于外水相中药物浓度较低，可有效减少静脉炎等不良反应，提高患者的治疗依从性。④缓释与延效作用。药物从油相中扩散释放的过程具有一定缓释特性，能够延长药物在体内的作用时间。⑤靶向作用。载药脂肪乳具有显著的淋巴系统和单核细胞吞噬系统（MPS）靶向性，药物能够被动靶向至淋巴及富含 MPS 的器官组织，从而增强疗效并减少毒副作用。此外，较高的淋巴药物浓度有助于防止癌细胞通过淋巴途径转移。乳滴还可被中性粒细胞、单核细胞等吞噬，这些细胞能够自发迁移到炎症部位，使得载抗炎药物的乳剂在静脉注射后更易浓集于炎症部位，提高抗炎效果。通过在乳滴表面连接特定抗体或配体，还可实现对靶细胞分子水平的识别和精准靶向。⑥制备工艺成熟，产品质量稳定，适于工业化生产。此外，辅料种类的不断丰富为载药静脉注射乳剂的开发和生产提供了更多可能性。

目前已经有多款载药脂肪乳产品上市，包括地西泮、丙泊酚、依托咪酯、前列地尔、地塞米松棕榈酸酯等静脉注射乳剂。这些产品在麻醉镇痛、心血管疾病和抗癌治疗等领域应用广泛。

**1. 处方组成**

（1）药物 药物的脂溶性是影响其在脂肪乳内分布的关键因素。一般情况下，脂溶性较高的药物更易包裹在脂肪乳内部的油相中；脂溶性较低的药物则主要分布在磷脂层中。

（2）油 载药脂肪乳所使用的油主要包括长链油或中链油。长链油（如大豆油、红花油、橄榄油、芝麻油和蓖麻油）可根据具体需求单独或组合使用。例如，采用20%大豆油和80%橄榄油的组合，既能满足人体对必需脂肪酸（EFA）的需求，又能降低单独使用大豆油可能引起的肝组织损伤和炎症风险。中链油（如椰子油、辛酸甘油三酯、癸酸甘油酸酯）则具有良好的抗氧化稳定性和对药物的溶解性，且不易引起血脂水平升高。

（3）乳化剂 静脉注射乳剂常用的乳化剂包括磷脂、泊洛沙姆（Pluronic F68）和聚山梨酯80等，有时也会使用聚氧乙烯蓖麻油、氢化蓖麻油、乙酸单甘油酯。其中，磷脂属于天然乳化剂，具有较高的安全性和良好的乳化性，已成为静脉注射乳剂的首选乳化剂。泊洛沙姆和聚山梨酯80等合成乳化剂也具有良好的乳化性能，需要注意的是，聚山梨酯80具有轻微的溶血作用。

磷脂按来源可分为大豆卵磷脂和蛋黄卵磷脂，大豆卵磷脂中磷脂酰肌醇（PI）含量较高，可能导致以其为乳化剂制备的脂肪乳产生不良反应。此外，从质量标准来看，大豆卵磷脂对溶血性磷脂酰胆碱的限度高于蛋黄卵磷脂，存在一定的安全性风险。目前，国外市场上使用大豆卵磷脂的脂肪乳产品均已撤市，转而采用蛋黄卵磷脂作为乳化剂。根据磷脂酰胆碱的纯度，蛋黄卵磷脂可分为两种：一种磷脂酰胆碱纯度超过96%，磷脂酰乙醇胺含量低于0.4%，该类蛋黄卵磷脂仅用在前列地尔脂肪乳中；另一种是《中国药典》收载的蛋黄卵磷脂（供注射用），磷脂酰胆碱含量超过68%，磷脂酰乙醇胺含量低于20%，两者总量超过80%，该类蛋黄卵磷脂广泛应用于营养型脂肪乳和绝大多数载药脂肪乳中。

（4）水相 水相中通常含有等渗调节剂、pH调节剂。常用的等渗调节剂为甘油，常用的pH调节剂为氢氧化钠和盐酸。由于缓冲液可能影响乳剂的物理稳定性，所以很少使用。目前仅在氟比洛芬酯注射液中使用过缓冲液，用于减缓药物的水解。

**2. 一般制备工艺流程** 载药脂肪乳的制备工艺主要包括剪切乳化、高压均质及热压灭菌等关键环节，其中剪切乳化和高压均质也是其他微粒制剂的常用技术。剪切乳化用于制备初乳，高压均质用于降低初乳的粒径。除了使用高压均质机，还可采用高压微射流仪或胶体磨来实现粒径的降低。为了确保乳剂在灭菌过程中受热均匀，避免破乳，通常采用旋转灭菌柜进行灭菌，该设备既适用于脂肪乳的高温灭菌，也适用于一些容易发生起昙现象的胶束制剂灭菌。对于不适合高温灭菌的乳剂，可选择过滤除菌。

当药物在油和水中的溶解度均较低时，可采用SolEmul技术来提高包封率和载药量。SolEmul技术是将难溶性药物以微粉或纳米晶形式，与表面活性剂溶液共同加入到空白乳剂中，经过多次高压均质处理，使难溶性药物结合到脂肪乳的亲脂核内或嵌入到油水界面的乳化膜中，达到载药脂肪乳的制备目的。

**3. 质量要求** 载药脂肪乳除需满足注射剂的一般要求外，还应该符合《中国药典》指导原则9014中关于微粒制剂的质量要求。具体检查项目包括：乳滴的形态、粒径及粒度分布、载药量和包封率、药物的突释效应或渗漏率、磷脂与植物油的氧化程度等，此外还需对乳剂的靶向性和稳定性进行系统评价。特别需要注意的是，乳滴的粒径90%应小于1μm，且不得含有大于5μm的乳滴。

**4. 实例**

**例 8-1　前列地尔注射液**

【处方】前列地尔 10mg，油酸 4.8g，大豆油 200g，精制蛋黄卵磷脂 36g，HCl 或 NaOH（调节 pH 至 6.0），甘油（注射用）50g，注射用水加至 2000ml。

【制法】①称取处方量的甘油，加入一定量的注射用水，搅拌至完全溶解，制成甘油水溶液，作为水相，备用；②分别称取处方量的油酸和大豆油，于 80℃下搅拌 15 分钟，过滤至溶液澄明，备用；③将处方量的前列地尔与②混合，搅拌至完全溶解，形成均一溶液，作为油相；④将①、③、处方量的卵磷脂及适量注射用水混合，使用均质机快速剪切，直至形成均匀的初乳；⑤向初乳中补加注射用水至全量，调节 pH 至 6.0 左右，混合均匀后，90MPa 压力下高压均质 3 次，制得粒径均一、平均粒径小于 400nm 的乳状液，过滤；⑥将制得的乳状液分装至适宜容器中、充入氮气后灌封。在 121℃下灭菌 15 分钟，随后质检、贴签和装箱。

【注解】①本品为前列地尔静脉注射用乳剂，乳剂的包裹作用可有效防止前列地尔失活。此外，该制剂具有靶向受损血管部位的特性，能够有效发挥扩张血管、抑制血小板聚集的作用。②在制备过程中，首先制成的是 W/O 型初乳，然后通过转相，制成 O/W 型乳剂。转相过程有助于获得更小的乳滴粒径。③该处方源自 1988 年日本大正药业的前列地尔注射液，其保质期仅为 12 个月，主要因为处方中的辅助乳化剂油酸会引起前列地尔降解。为了提高稳定性，国内将其改良为冻干乳，并将储藏条件调整为 20℃以下，但有效期仍为 12 个月。日本则通过用微量磷脂酰甘油替代油酸，将产品在 4~8℃下的有效期延长至 24 个月。（原处方中 4.8g 油酸替换为 0.36mg 磷脂酰甘油；36mg 蛋黄卵磷脂调整为 35.64mg）

尽管静脉注射乳剂具有许多潜在优势，但获批产品数量仍然有限，其应用的主要障碍包括：①监管机构批准的 LCT 和 MCT 并不一定是亲脂性药物的良好溶剂。②即使药物在油相中具有合理的溶解度，但由于乳剂体系中的油相比例通常不超过 30%，对高剂量药物的载药提出了挑战。此外，开发能够提高药物溶解度的新型油需要进行广泛的毒性研究。③乳剂中添加的药物增加了配方设计的复杂性，可能影响其储存稳定性。④对于注射乳剂的液滴大小，法规要求极为严格。⑤经批准的安全乳化剂种类有限，限制了配方设计的灵活性。

# 第三节　脂质体

## 一、概述

脂质体（liposomes）是一种由类脂双分子层构成的微小囊泡（vesicles）。这一独特的囊泡结构最早由英国科学家 Alec D. Bangham 于 1964 年发现，他将磷脂分散于水中，观察到了类似洋葱的多层封闭囊泡结构，并将其初步命名为"Banghasomes"，1968 年，更名为"liposomes"，并沿用至今。

脂质体的分类主要包括单室脂质体、多室脂质体和多囊脂质体，不同脂质体的结构示意图见图 8-1。脂质体中既可以包封水溶性药物，又可以包封亲脂性药物。水溶性药物通常被包封在脂质体的水性隔室中，亲脂性药物主要嵌入脂质双分子层内部。

目前应用于临床治疗的脂质体有近 20 种，包括用于皮肤病治疗的益康唑脂质体凝胶，抗真菌感染的两性霉素 B 脂质体、阿米卡星脂质体，肿瘤治疗的多柔比星脂质体、阿糖胞苷脂质体、米伐木肽脂质体、硫酸长春新碱脂质体、伊立替康脂质体、柔红霉素/阿糖胞苷复方脂质体，术后镇痛的布比卡因脂质体以及治疗视网膜病变的维替泊芬脂质体等，涵盖了皮肤外用、静脉注射、肺部吸入等多种给药途径，适用于皮肤病、肿瘤、真菌感染、疼痛等多方面治疗。

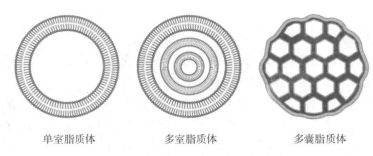

单室脂质体　　　　多室脂质体　　　　多囊脂质体

图 8 - 1　脂质体囊泡结构示意图

与此同时，我国在脂质体技术的发展进程中也作出了重要贡献。在 20 世纪 80 年代，沈阳药科大学顾学裘教授带队研发了一种特殊的脂质体——多相脂质体，并成功实现了商业化生产，用于多种癌症的临床治疗。这种脂质体采用熔融法制备，避免了有机溶剂的使用，并成功解决了当时脂质体技术面临的包封率低和无法耐受热灭菌两大技术难题。多相脂质体制备技术在国际上属于首创，相关产品的上市时间比国外首款脂质体产品（益康唑脂质体凝胶）还早两年。

## 二、脂质体的膜材料

制备脂质体的膜材料主要为类脂成分，包括磷脂和胆固醇等，主要的膜材料如下。

**1. 中性磷脂**　磷脂酰胆碱（phosphatidylcholine，PC）是最常见的中性磷脂，也是脂质体的重要组成成分。磷脂酰胆碱包括天然和合成两种来源，其中天然来源的磷脂酰胆碱主要从蛋黄和大豆等植物中提取，是一种混合物。其包含多种不同长度、不同饱和度的脂肪链，具有较高的生物相容性。相比之下，人工合成的磷脂酰胆碱衍生物则具有单一的化学结构，性质更为稳定。常见的衍生物包括二棕榈酰磷脂酰胆碱（dipalmitoyl phosphatidyl choline，DPPC）、二硬脂酰磷脂酰胆碱（distearoyl phosphatidyl choline，DSPC）、二肉豆蔻酰磷脂酰胆碱（dimyristoyl phosphatidyl choline，DMPC）等。除了磷脂酰胆碱，其他中性磷脂还包括鞘磷脂（sphingomyelin，SM）和磷脂酰乙醇胺（phosphatidylethanolamine，PE）。

**2. 负电性磷脂**　负电性磷脂又称为酸性磷脂，也是脂质体研究中常用的一类磷脂。常见的负电性磷脂包括磷脂酸（phosphatidic acid，PA）、磷脂酰甘油（phosphatidyl glycerol，PG）、磷脂酰肌醇（phosphatidylinositol，PI）和磷脂酰丝氨酸（phosphatidyl serine，PS）。这些负电性磷脂可通过空间位阻、氢键和静电荷三种力量共同调节双分子层膜头部基团的相互作用，进而调节脂质体对药物的包封率和稳定性。

**3. 正电性脂质**　正电性脂质是脂质体制备中常见的阳离子材料，均为人工合成的化合物。常用的正电性脂质（positively-charged lipids）包括：①硬脂酰胺（stearamide）；②油酰基脂肪胺衍生物，例如 $N - [1 - (2,3 - 二油酰基)丙基 - ] - N,N,N - 三甲基氯化铵（N - [1 - (2,3 - dioleyloxy) propyl] - N,N,N - trimethylammonium chloride，DOTMA）和 $N - [1 - (2,3 - 二油酰氧基)丙基] - N - (2 - （精氨酸基酰胺）乙基) - N,N - 二甲基三氟乙酸铵（N - [1 - (2,3 - dioleyloxy) propyl] - N - (2 - (sperminecarboxamido) ethyl) - N,N - dimethylammonium trifluoroacetate，DOSPA）；③胆固醇衍生物，例如 $3\beta - [N - (N',N' - 二甲基胺乙烷) - 氨基甲酰基]胆固醇盐酸盐(3\beta - [N - (N',N' - dimethylaminoethane) - carbamoyl]cholesterol hydrochloride，DC - Chol)等。这些正电性脂质因具有与核酸结合的特性,广泛用于基因转染脂质体的制备。

**4. 胆固醇**　胆固醇（cholesterol，Chol）是生物膜的重要成分之一，属于中性脂质，同时具有两亲性，但其亲油性显著高于亲水性，结构式见图 8 - 2。由于胆固醇的相聚合能量较高，使它较难与蛋白质直接结合，主要通过与磷脂的相互作用来防止磷脂凝集成晶体。胆固醇在磷脂双分子层中的作用类似于"缓冲剂"，通过调节膜结构的"流动性"，来维持膜的稳定性。胆固醇本身无法单独形成脂质双分子层，但它能以高浓度掺入磷脂膜中，其羟基朝向亲水层，脂肪酸链朝向并平行于磷脂双分子层中心的烃链，见图 8 - 3。研究表明，当胆固醇在磷脂双分子层中的摩尔比约为 50% 时，能够显著改变膜的流动性。

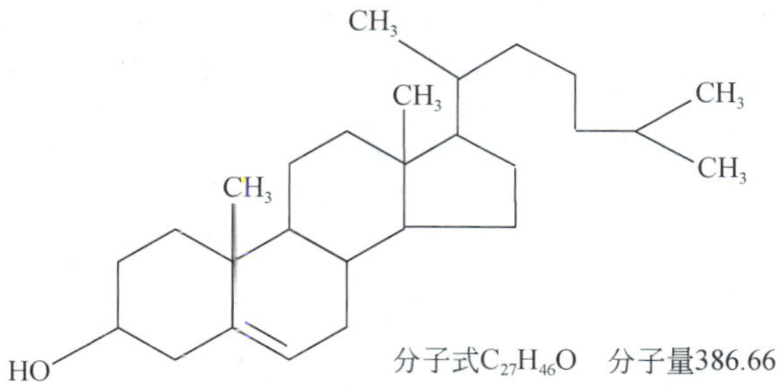

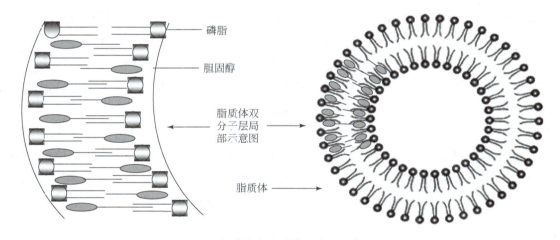

分子式 $C_{27}H_{46}O$　分子量 386.66

图 8 - 2　胆固醇的结构

磷脂

胆固醇

脂质体双分子层局部示意图

脂质体

图 8 - 3　胆固醇与磷脂在脂质体双分子层中的排列示意图

## 三、脂质体的理化性质

**1. 相变温度**　脂质体膜的物理特性与介质温度密切相关，当温度升高时，脂质双分子层中酰基侧链从有序排列变为无序排列，导致膜由"胶晶"态转变为"液晶"态。这一转变伴随着膜横截面积的增加和双分子层厚度的减小，使膜流动性增加。发生这种转变时的温度称为相变温度（phase transition temperature，$T_c$）。所有磷脂都具有特定的 $T_c$ 值，其大小取决于极性基团的性质、酰基链的长度以及不饱和度。一般酰基链越长或饱和度越高，相变温度越高；反之，链越短或饱和度越低，相变温度越低。当磷脂达到相变温度时，可能会出现液态、液晶态和胶晶态共存的现象，导致相分离。此时，膜的流动性显著增加，内容物易于泄漏。脂质体膜的相变温度可通过差示扫描量热法（differential scanning calorimertry，DSC）和电子自旋共振光谱法（electron spinning resonance，ESR）等技术进行测定。

**2. 膜的通透性**　脂质体膜具有半通透性，不同离子和分子跨膜扩散速率存在显著差异。对于在水和有机溶剂中均具有较高溶解度的分子，易于穿透磷脂膜。极性分子的跨膜速度较慢，电中性小分子（如水和尿素）的跨膜速度则非常快。荷电离子的跨膜通透性也有很大差异，钠离子和钾离子的跨膜速度较慢，氢离子和氢氧根离子的跨膜速度则相对较快，这可能与水分子间的氢键作用有关。

**3. 膜的流动性** 膜的流动性是脂质体的重要物理特性之一，直接影响脂质体的稳定性及药物的释放行为。当脂质体达到相变温度时，膜的流动性显著增加，被包裹药物的释放速率加快。胆固醇具有调节膜流动性的作用，在低于相变温度时，胆固醇通过降低磷脂膜分子排列的有序性来增加膜的流动性；在高于相变温度时，胆固醇则通过增加膜的有序性来降低膜的流动性。

**4. 脂质体的荷电性** 脂质体的荷电性不仅影响其包封率和稳定性，还会影响它们在靶器官中的分布以及与靶细胞的相互作用。脂质体的荷电性取决于所含脂质的种类：含有酸性脂质（如磷脂酸 PA 和磷脂酰丝氨酸 PS）的脂质体通常荷负电，含有碱性脂质（如氨基）的脂质体通常荷正电，不含离子化脂质的脂质体则呈电中性。脂质体的荷电性可通过多种方法测定，包括显微电泳法、荧光法及动态光散射法等。

## 四、脂质体的分类

### （一）按脂质体的结构类型分类

**1. 单室脂质体** 单室脂质体也称单层脂质体（unilamellar vesicles），是由一层脂质双分子膜构成的囊泡。根据尺寸大小，单室脂质体又可进一步分为小单室脂质体（small unilamellar vesicles，SUVs）和大单室脂质体（large unilamellar vesicles，LUVs）。SUVs 的最小直径约为 20nm；LUVs 的直径一般大于 100nm。与 SUVs 相比，LUVs 对水溶性药物的包封率更高、包封体积更大。市售的大多数脂质体制剂都属于 LUVs，如多柔比星脂质体、两性霉素脂质体等。

**2. 多室脂质体** 多室脂质体也称多层脂质体（multilamellar vesicles，MLVs），是一种由多层脂质双分子膜与水交替形成的囊泡，具有类似洋葱的层状结构，直径一般在 100nm ~ 5μm。当囊泡的同心层较少（如 2 ~ 4 层）时，又称为寡室脂质体（oligolamellar vesicles，OLVs）。多室脂质体的多层结构不仅增强了药物的稳定性，还延缓了药物的释放速度。代表性的 MLVs 上市制剂为米伐木肽脂质体，主要用于骨肉瘤患者的治疗。

**3. 多囊脂质体** 多囊脂质体（multivesicular liposomes，MVLs）是一种特殊的脂质体，它具有多个被脂质双分子层隔开的非同心水性腔室，似蜂窝状。这种结构赋予多囊脂质体更高的药物包封效率和更多样化的尺寸选择。由于多囊脂质体内部腔室的多孔性和稳定性，使其能够显著延缓药物的释放，从而延长药物在体内的作用时间。目前已有多款多囊脂质体产品上市，包括阿糖胞苷脂质体、吗啡脂质体及布比卡因脂质体。其中布比卡因脂质体是美国食品药品管理局（FDA）批准的唯一一种脂质体形式的局部麻醉剂，该制剂在给药后可实现长达 5 天的药物缓慢释放，提供持久的镇痛效果。

### （二）按脂质体的性能分类

**1. 普通脂质体** 普通脂质体是指由一般脂质组成的脂质体，包括上述的小单室脂质体、大单室脂质体和多室脂质体。

**2. 长循环脂质体** 长循环脂质体（long circulation liposomes）也称为隐形脂质体（stealth liposomes）或空间稳定脂质体（sterically stabilized liposomes，SSLs），其表面通常被修饰以亲水性聚合物，如聚乙二醇（PEG）或神经节苷脂（GM1），形成一层致密的构象云。这种构象云能够有效减少脂质体被血液中调理素（opsonin）的识别，降低单核吞噬细胞系统（MPS）对脂质体的快速吞噬或摄取，显著延长脂质体在血液中的循环时间，进而延长药物的作用时间。这种立体保护作用主要依赖于聚合物的柔性、空间位阻及亲水性。1995 年获得 FDA 批准上市的多柔比星脂质体就是一款经典的长循环脂质体，在该脂质体处方中 PEG 的修饰密度为 5%（摩尔百分比）。

**3. 特殊功能脂质体**　特殊功能脂质体是一类利用特定的脂质材料，赋予脂质体某些独特性能的脂质体。

（1）配体修饰脂质体　是指表面修饰有特定配体的脂质体，其配体的修饰可以通过物理掺入或化学偶联的方式实现。配体修饰脂质体可以利用配体－受体之间的特异性结合，实现药物向靶组织、靶细胞或靶细胞器的精准递送，从而显著提高药物的靶向性、治疗效果和安全性。

（2）免疫脂质体　是指表面修饰有抗体或抗体片段的脂质体，该类脂质体能够通过抗体与靶细胞表面抗原的特异性结合，实现药物的主动靶向递送，达到增效减毒的目的。

（3）热敏脂质体　是指由相变温度（$Tc$）略高于体温的脂质组成的脂质体，其药物释放速度具有温度敏感性，可通过局部升温触发药物的快速释放，从而实现精准的时空控制。这种特性使其在热疗联合药物递送中具有重要的应用价值。

（4）pH 敏感脂质体　是指由对 pH（尤其是低 pH）敏感的脂质组成的脂质体。例如，由 DOPE/PC/Chol 组成的脂质体在 pH<6.0 时，脂质膜中的 DOPE 发生质子化，膜稳定性下降，药物快速释放。

（5）光敏脂质体　是指内部包封光敏物质的脂质体，具有光响应特性。在特定波长光的照射下会发生结构转化，实现药物释放的时空控制。

（6）磁性脂质体　是指内部包封磁性物质（如四氧化三铁、三氧化二铁）的脂质体，具有磁响应性。在外加磁场的导向作用下，可将脂质体靶向至特定部位。

### （三）按脂质体荷电性分类

脂质体的荷电性由磷脂分子头部基团的电荷性质决定。由正电性脂质构成的脂质体称为正电性脂质体或阳离子脂质体；由负电性脂质构成的脂质体称为负电性脂质体或阴离子脂质体；由中性脂质构成的脂质体称为中性脂质体。

## 五、脂质体的功能特点

脂质体作为药物载体具有以下功能特点。

**1. 被动靶向性**　脂质体的被动靶向性主要依赖于其物理化学特性和机体特定的生理环境。例如，脂质体的纳米尺度使其在注射后易被肝、脾等器官的巨噬细胞识别并吞噬，因此对这些器官具有天然的靶向性。此外，在实体瘤、感染或炎症部位，病变导致毛细血管通透性增加，具有增强渗透和滞留（enhanced permeability and retention，EPR）效应，脂质体能够利用这一效应在病变部位实现药物的富集。特别是长循环脂质体，由于其在体内循环时间较长，在病变部位的富集量更高。

**2. 主动靶向性**　通过在脂质体表面修饰特定的配体或抗体，可以赋予其主动靶向功能。脂质体的主动靶向性主要依赖于表面修饰的配体或抗体与靶细胞表面的受体或抗原的特异性结合。这种机制能够显著提高药物在靶细胞或组织中的浓度，同时减少对非靶细胞或组织的毒性，实现精准治疗。

**3. 淋巴系统趋向性**　脂质体具有淋巴系统趋向性，这与其纳米尺寸和结构特征密切相关。脂质体的纳米级别尺寸，使其可以通过淋巴管内皮细胞间隙或淋巴管旁细胞转运途径被动靶向进入淋巴系统。此外，通过表面修饰，脂质体还可以通过跨细胞转运途径或被抗原提呈细胞（如树突状细胞）摄入后主动靶向进入淋巴系统。将抗癌药物包封于特定粒径、特殊修饰的脂质体中，可以通过增加药物对淋巴系统的趋向性，降低药物对正常细胞和组织的损害或抑制作用，提高治疗的安全性和有效性。

**4. 物理化学靶向性**　物理化学靶向性是指在脂质体中掺入特定功能性脂质或包载响应性物质（如光敏剂、磁性材料等），使其对特定的物理化学条件（如 pH、温度、光照、磁场等）产生响应。常见的具有物理化学靶向性的脂质体包括 pH 敏感脂质体、热敏脂质体、光敏脂质体、磁性脂质体等。

## 六、脂质体的制备方法

脂质体的制备方法多样，以下是常见的脂质体制备方法。

**1. 薄膜分散法** 薄膜分散法最早由 Bamgham 提出，至今仍是脂质体制备中常用的方法之一。其基本过程为：将磷脂等膜材溶于适量的三氯甲烷或其他有机溶剂，然后通过减压旋转蒸发除去溶剂，使脂质在容器壁上形成均匀薄膜。向其中加入预热的水性缓冲液并机械振荡，即得粒径为 $1 \sim 5 \mu m$ 的多室脂质体（MLVs）。在制备过程中，脂溶性药物可直接溶解于有机溶剂中，水溶性药物则加入水相中。

由于上述简单水化过程制备的脂质体通常粒径较大且分布不均匀，因此常需进一步处理以获得粒径更小且均一的脂质体。常用的技术包括超声法、挤出法、高压均质法、微射流法及 French 挤压法等。此外，微流控技术作为一种新兴方法，能够通过精确控制有机相与水相的混合速度和比例，直接制备出粒径小且分布均匀的小单室脂质体（SUVs）或大单室脂质体（LUVs）。

**2. 注入法** 注入法是一种经典的脂质体制备方法，其基本过程为：将磷脂等膜材溶解于乙醇或乙醚等有机溶剂中作为油相，磷酸盐等缓冲液作为水相。把油相匀速注入到预热的水相中，搅拌一段时间后，通过减压蒸发、氮气吹扫或切向流等方式除去有机溶剂，即得多室脂质体（MLVs）。同薄膜分散法一样，可通过高压乳匀机或超声处理等方式，进一步获得小单室脂质体（SUVs）或大单室脂质体（LUVs）。

乙醇注入法因操作简单、可控性强，被广泛应用于工业化生产，但是它对水溶性药物的包封率较低，且需要注意有机溶剂的残留问题。

**3. 逆相蒸发法** 逆相蒸发法（reverse-phase evaporation vesicles，REVs）最初由 Szoka 提出，是一种通过乳液相转变实现脂质体自组装的经典技术。其基本过程为：将磷脂等膜材溶于三氯甲烷或乙醚等有机溶剂中，然后加入待包封药物的水溶液（水相：有机相的体积比为 $1:3 \sim 1:6$），短时超声处理形成 W/O 型乳剂。减压旋转蒸发除去有机溶剂，形成黏性凝胶。然后，向凝胶中加入更多的水溶液，继续减压旋转蒸发，直至凝胶充分水化形成脂质体混悬液。最后，可以通过膜挤压法或超声处理等技术，降低脂质体的粒径和粒度分布。

**4. 冷冻干燥法** 冷冻干燥法是一种适用于制备无菌、无热原脂质体的方法，也可以实现脂质体的长期贮存。其基本过程为：将磷脂等膜材溶解于叔丁醇等低残留有机溶剂中，通过冷冻干燥机去除溶剂，待冻干后加入适当的水性缓冲液使脂质再水化，形成脂质体混悬液，最后可通过超声、均质等方式进一步降低脂质体的粒径和粒度分布。

若将该方法应用于脂质体的长期贮存，则需在冻干前应向其中加入蔗糖、甘露糖、海藻糖等冻干保护剂，以防止冻干过程中药物的泄漏。

**5. 超临界流体法** 超临界流体法是一种新兴的脂质体制备技术，具有显著的环保优势。其基本过程为：将磷脂等膜材与脂溶性药物共同溶解于超临界流体中（通常为 $CO_2$），加入水性介质，调控体系压力和温度，使超临界流体的溶解性下降，并从脂质-水混合物中逸出，促使脂质体形成。超临界流体法的优点在于减少或避免有机溶剂的使用，操作条件温和，适用于热敏性药物，并能够精准地控制脂质体的粒径和包封率。此外，该方法还具有较好的可重复性和规模放大的潜力。

**6. 化学梯度法** 化学梯度法是一种主动载药策略，其核心机制是利用脂质体内外水相化学环境的差异驱动药物主动跨膜，实现高效包封。该方法主要适用于弱碱和弱酸性药物，对于弱碱性药物来说，常采用 pH 梯度法、硫酸铵梯度法等；对于弱酸性药物来说，常采用醋酸钙梯度法等。 微课 1

（1）pH 梯度法　pH 梯度法主要是利用脂质膜内外水相的 pH 差异，以及弱碱性药物在不同 pH 环境中解离状态不同来实现药物的装载。其基本过程为：以枸橼酸等酸性溶液为水化介质制备空白脂质体，使用碳酸氢钠等碱性物质调节外水相的 pH 来建立 pH 梯度，随后在适宜温度下与弱碱性药物共孵育实现药物的装载。pH 梯度法的核心载药机制为：弱碱性药物在外水相中以分子形式存在，可快速跨膜进入脂质体内部，在脂质体内酸性的环境下离子化，并与水化介质的阴离子形成难溶性盐，跨膜能力降低，蓄积在脂质体的内部。

（2）硫酸铵梯度法　硫酸铵梯度法是 pH 梯度法的一种特殊形式，适用于弱碱性药物的包封。其基本过程为：以硫酸铵为水化介质制备空白脂质体，通过透析、超滤或其他方法除去外水相的硫酸铵，形成跨膜硫酸铵梯度。此时，脂质体内水相中的 $NH_4^+$ 会可逆地分解成 $NH_3$ 和 $H^+$，脂溶性 $NH_3$ 易于穿透脂质双分子膜逸出到外水相，而 $H^+$ 则被困在内水相，导致内水相 pH 显著降低，形成酸性环境，建立梯度。其余载药过程同 pH 梯度法。

（3）醋酸钙梯度法　醋酸钙梯度法也是一种特殊形式的 pH 梯度法，适用于弱酸性药物的包封。其基本原理为：以醋酸钙为水化介质制备空白脂质体，通过透析、超滤或离子交换等方法除去外水相的醋酸钙，形成跨膜醋酸钙梯度。内水相的醋酸钙电离为醋酸根（$AC^-$）和钙（$Ca^{2+}$），醋酸的跨膜能力远大于钙离子，大量的醋酸分子携带着氢离子从内水相扩散到外水相，形成"内碱外酸"的跨膜 pH 梯度，可使弱酸性药物进入脂质体后转变为离子形式并累积。

**7. 其他制备方法**　制备脂质体的方法还有很多，如钙融合法（$Ca^{2+}$-induced fusion）。其一般制备过程为：向磷脂酰丝氨酸（phosphatidylserine，PS）等带负电荷的磷脂中加入 $Ca^{2+}$，通过静电作用诱导磷脂小泡相互融合，形成类似蜗牛壳的螺旋状多层结构。向其中加入络合剂 EDTA，除去 $Ca^{2+}$，破坏磷脂间的静电桥联作用，最终形成单室脂质体。该方法的特点在于制备条件温和，无需高温、高压或有机溶剂，适用于包封 DNA、RNA 和酶等生物大分子。

## 七、质量评价

脂质体属于微粒制剂的一种，其质量评价应符合微粒制剂的质量要求，参见《中国药典》指导原则 9014 微粒制剂指导原则。

**1. 包封率与载药量**

（1）包封率　脂质体的包封率（encapsulation efficiency，EE）是指包入脂质体内的药物量与投料量的重量百分比。包封率测定时需先将载药脂质体和游离药物分离，计算公式为：

$$EE = \frac{W_e}{W_t} \times 100\%$$

式（8-1）

式中，EE 为药物包封率；$W_e$ 为包封于脂质体的药量；$W_t$ 为药物投料量。

（2）载药量　载药量（loading efficiency，LE）是指脂质体中所包封药物的重量百分率，计算公式为：

$$LE = \frac{W_e}{W_m} \times 100\%$$

式（8-2）

式中，LE 为脂质体中药物的载药量百分率；$W_e$ 为包封于脂质体内的药量；$W_m$ 为载药脂质体的总重量。载药量可以明确制剂中药物的百分含量，对脂质体工业化生产具有实用价值。

**2. 形态与粒径**　脂质体的形态和粒径的测定方法主要包括光学显微镜法、电子显微镜法和动态光散射法几种。光学显微镜法受放大倍数的限制，仅适于粒径为 0.5μm 以上脂质体的测定；电子显微镜法是直接测定粒径的精确方法，包括负染和冰冻蚀刻两种制样技术，均适用于小粒径脂质体的测定。其中，负染技术操作简便，冰冻蚀刻技术可以观察到脂质体蚀刻面的形态及内部结构（如药物结晶）。动态光散射法（dynamic light scattering，DLS）又称为光子相关光谱法（photon correlation spectroscopy，PCS）或激光散射法，可以快速简单地测定脂质体的平均粒径和粒度分布，但需要确保样品溶液中无其他颗粒性物质。

**3. 表面电性**　脂质体表面电性可以通过测定 Zeta 电位来表征，Zeta 电位是胶体分散体系稳定性的重要指标，也是反映脂质体颗粒表面带电性质的重要参数。测定脂质体表面电荷的方法包括显微电泳法（electrophoretic light scattering，ELS）和荧光法等。

显微电泳法是将脂质体混悬液放入电泳装置样品池内，在显微镜监视下测量粒子在外加电场强度中的泳动速度。荷负电的脂质体会向正极迁移，荷正电的脂质体向负极迁移。通过测定粒子在电场中的迁移速率，计算淌度 $u = V/E$，并进一步根据公式 $Zeta = 6\pi\eta u/\varepsilon$ 来求算 Zeta 电位，式中 $\eta$ 为脂质体混悬液的黏度，$\varepsilon$ 为介电常数，$V$ 是泳动速度，$E$ 是电场强度。Zeta 电位（mV）的大小随着脂质体表面电荷的增加而增加。

荧光法的测定原理是基于脂质体与荷电荧光探针的结合量与脂质体表面电性和电荷量相关而设计。二者荷电性相反，结合多，荧光强度增加；二者荷电性相同，结合少，荧光强度减弱。增加或减弱强度与带电脂质的比例有关。

**4. 泄漏率**　脂质体中药物的泄漏率可反映出脂质体在贮存期间包封率的变化，是衡量脂质体稳定性的重要指标，可用下式表述：

$$泄漏率 = \frac{贮存后泄漏到介质中的药量}{贮存前包封的药量} \times 100\% \qquad 式（8-3）$$

**5. 磷脂的氧化程度**　磷脂容易被氧化，在含有不饱和脂肪酸的脂质体混合物中，磷脂的氧化分为三个阶段：单个双键的氧化偶合、氧化产物的生成、乙醛的形成及键的断裂。由于每个阶段产生的氧化产物不同，因此很难用单一的实验方法来全面评估磷脂的氧化程度。

（1）氧化指数的测定　氧化指数是检测双键偶合的指标。氧化偶合后的磷脂在 233nm 波长处具有紫外吸收峰，因而有别于未氧化的磷脂。测定时，将磷脂溶于无水乙醇，配制成一定浓度的澄明溶液，分别测定其在 233nm 及 215nm 波长处的吸光度，按下式计算氧化指数：

$$氧化指数 = \frac{A_{233nm}}{A_{215nm}} \qquad 式（8-4）$$

磷脂的氧化指数一般应低于 0.2。

（2）氧化产物的测定　卵磷脂在氧化过程中会产生丙二醛（MDA）和溶血磷脂。MDA 在酸性条件下能与硫巴比妥酸（TBA）反应，生成红色的 TBA 色素。该色素在波长 535nm 处具有特定的吸收峰，其吸光度可直接反映磷脂氧化程度。实验数据显示，当每毫升含卵磷脂的 0.9% 氯化钠溶液中 MDA 含量超过 2.3μg 时，样品在 37℃ 下放置 1~2 小时即可引发溶血。此外，液相色谱-质谱联用技术可用于检测氧化过程中不饱和脂肪酸链的断裂或缩短情况。

# 第四节　混悬型注射剂

## 一、概述

混悬型注射剂（suspension for injection）系指药物与适宜的分散介质制成的，供注入体内的混悬液及供临用前配制成混悬液的粉末，为无菌制剂，包括水性混悬剂和油性混悬剂。水难溶性或注射后要求延长药效的药物，可制成水性或油性混悬液，如醋酸可的松注射液、鱼精蛋白胰岛素注射液等。这类注射剂一般仅供肌内或皮下注射。相对于普通注射剂，混悬型注射剂可产生长效作用。某些长效注射剂，可在注射部位形成药物储库，缓慢释放药物达数天、数周或数月之久。同时，混悬型注射剂通常制造过程复杂，生产成本高。影响混悬型注射剂中药物吸收的因素包括产品的流变学特性、药物浓度、药物粒径大小、分散介质的性质、渗透压、注射体积、注射部位、粒子堆积状态等。

## 二、混悬型注射剂的制备

混悬型注射剂的制备方法与药物纳米晶的制备方法类似，可分为两大类：第一类是利用机械力将大颗粒的药物分散为小颗粒并分散于分散介质中，得到混悬型注射剂；另一类是将药物溶液利用结晶技术制备为小颗粒并分散于分散介质中，得到混悬型注射剂。目前常用的方法包括介质研磨法、高压均质法、沉淀法等。

**1. 介质研磨法**　介质研磨法是一种被广泛应用于制备药物微粒的方法，根据研磨过程中是否加入溶剂，介质研磨可分为干法介质研磨和湿法介质研磨。干法介质研磨耗时长、产热高、损失多，其应用受到了一定限制。湿法介质研磨法是将药物与含有稳定剂的水/有机溶剂溶液混合后，置于研磨设备中，在研磨介质（瓷球、玻璃球、氧化锆珠或钢球）的作用下，经剪切、碰撞、摩擦和离心等作用，获得药物微粒的方法。湿法介质研磨法制备过程简单、温度可控、可在低温下操作、易于工业化生产，批次间质量差异小，适用于水和有机溶剂均不溶的药物。但是在研磨过程中可能出现研磨介质的溶蚀、脱落，影响产品质量。

**2. 高压均质法**　高压均质技术是将药物和稳定剂分散在水或非水介质中，利用机械力使样品迅速通过均质阀体和阀座之间的狭缝，导致液体动态压力升高，静态压力减小，当静态压力低于液体的蒸气压时，狭缝内液体沸腾，形成大量气泡，当气泡离开狭缝时迅速破裂，产生巨大的冲击波即空穴效应。药物颗粒在剪切、碰撞和空穴作用下，被分散为小粒子。高压均质法生产效率高、周期短、重现性好、工艺成熟、易于工业化放大。

**3. 沉淀法**　沉淀法是将药物溶解在与水互溶的有机溶剂中，将所得含药溶液注入药物的非溶剂（如水）中，形成过饱和体系，药物沉淀析出。通过控制温度、搅拌速度和时间等工艺参数，或者调节稳定剂种类及浓度等处方参数，可得到不同粒径大小的混悬液。沉淀法制备过程简单，但是很难精确控制药物微粒的粒径大小。另外由于制备过程中使用了有机溶剂，很难完全除去，存在一定的安全隐患。

**4. 联用技术**　介质研磨法、高压均质法和沉淀法是药物混悬液的三种主要制备方法，但是单独使用一种方法很难有效降低药物微粒的粒径，达到预期要求。将多种方法联合应用能够有效降低药物粒径，提高体系的分散均一性和稳定性。

（1）微沉淀 - 高压均质法　通过沉淀法得到药物的粗混悬液，随后迅速经高压均质作用获得预期尺寸的药物混悬液。

（2）喷雾干燥/冷冻干燥 - 高压均质法　将药物溶于有机溶剂，经喷雾干燥或冷冻干燥（或者在药物合成时，使用喷雾干燥或冷冻干燥代替重结晶），得到药物粉末，再分散至含有稳定剂的水相中，进行高压均质。该方法所需均质次数少，生产效率高。

（3）研磨 - 高压均质法　将药物预先研磨，初步降低粒径后，经高压均质进一步降低粒径。

## 三、质量评价

混悬型注射剂除应符合注射剂的基本要求，如无菌、pH、安全性、稳定性等，还应符合其特殊要求。混悬型注射剂中原料药粒径应控制在 $15\mu m$ 以下，含 $15\sim20\mu m$（兼有个别 $20\sim50\mu m$）者，不应超过 10%；颗粒大小要均匀；要具有良好的通针性和再分散性；若有可见沉淀，摇匀时应容易分散均匀。

## 四、实例

### 例8-2 棕榈酸帕利哌酮混悬型注射液

棕榈酸帕利哌酮（paliperidone palmitate）化学结构式见图8-4。

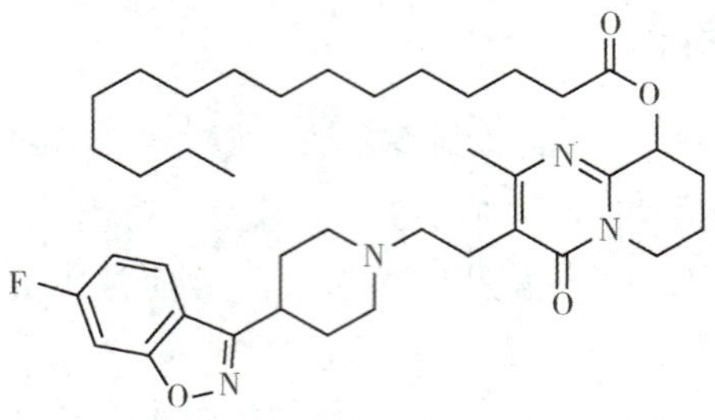

图8-4 棕榈酸帕立哌酮的的化学结构式

该产品系采用纳米晶体技术（Nanocrystal technology）制备的混悬型注射液，其主要辅料包括聚山梨酯20（12mg/ml），聚乙二醇4000（30mg/ml），枸橼酸一水合物（5mg/ml），另外还有无水磷酸氢二钠、磷酸二氢钠一水合物、氢氧化钠和注射用水。

①本品为预填充注射剂（prefilled syringes），五种规格制剂中含有帕利哌酮棕榈酸酯分别为39mg（0.25ml）、78mg（0.5ml）、117mg（0.75ml）、156mg（1.0ml）、234mg（1.5ml），帕利哌酮棕榈酸酯水解后生成25mg、50mg、75mg、100mg、150mg帕利哌酮。②采用湿磨法制成的大小微粒混合的混悬液。注射后，开始以小微粒释放为主，很快达到较高的药物浓度，后期则以大微粒释放为主，使其具有快速、持久的药效特点。

# 第五节 微球与植入剂

## 一、微球 🅔 微课2

### （一）概述

微球（microspheres）是指药物分散或被吸附在高分子聚合物基质中形成的微小球状实体，其粒径一般在1~250μm。微球为制剂过程中的一种中间体，可根据需要制备成各种剂型，如注射剂、片剂、胶囊、散剂、混悬剂等。目前微球制剂体外释放度的考察方法没有统一的规定，且体内外相关性建立比较困难。需建立微球制剂的"结构-体外释放-体内药动学行为"三者间的构效关系。

注射用微球制剂有如下特点：①缓释与长效性，微球制剂具备缓释制剂类似的优点，如减少给药频次，降低血药浓度峰谷波动等。②栓塞性，微球直接经动脉管导入可阻塞肿瘤血管，阻断肿瘤给养并释放药物抑杀肿瘤细胞。目前，微球制剂仍存在载药量有限、生产工艺复杂、体内外相关性建立难、质量标准较难明确等问题。

微球制剂已有部分产品上市，如载有亮丙瑞林（leuprorelin）、曲普瑞林（triptorelin）、戈舍瑞林（goserelin）等微球，多采用聚乳酸-羟基乙酸共聚物（polylactic-co-glycolic acid，PLGA）为载体材料，可实现缓慢释药1~6个月。

### （二）载体材料

用于制备微球的材料应满足的基本要求包括：①性质稳定；②有适宜的释药速率；③无毒、无刺激性；④能与药物配伍，不影响药物的药理作用及含量测定；⑤有一定强度、弹性及可塑性；⑥具有符合要求的黏度、渗透性、亲水性、溶解性等。

常用的载体材料可分为天然高分子材料、半合成高分子材料和合成高分子材料。

**1. 天然高分子材料**

（1）明胶（gelatin） 系从动物的皮、白色结缔组织和骨中获得胶原经部分水解而得到的产品，可口服和注射。明胶是由 18 种氨基酸交联形成的聚合物，通常是平均分子量在 15000~25000Da 的混合物，不溶于冷水，能溶于热水形成澄明溶液，冷却后则成为凝胶。根据制备时水解方法的不同，分为 A 型和 B 型，A 型明胶是酸水解产物，其等电点为 7~9；B 型明胶是碱水解产物，其等电点为 4.7~5.0。两者在体内可生物降解，通常可依据药物对 pH 的要求选用 A 型或 B 型。

（2）阿拉伯胶（acacia gum） 系一种天然植物胶，取自一种名为 Acacia 的树，由树的汁液凝结而成。阿拉伯胶由多糖和蛋白质组成，多糖占多数（>70%）。多糖是以共价键与蛋白质肽链中的氨基酸相结合，与蛋白质相连接的多糖是酸性多糖，主要有半乳糖、阿拉伯糖、葡萄糖醛酸、鼠李糖等。在阿拉伯胶主链中半乳糖通过糖苷键相连接。阿拉伯胶不溶于乙醇，在室温下可用于 2 倍量的水中，溶液呈酸性，带有负电荷。阿拉伯胶中含有过氧化酶，易与氨基比林及生物碱等起变色反应。一般常与明胶等量配合使用，用量为 20~100g/L。亦可与白蛋白配合作复合材料。

（3）海藻酸盐 系多糖类化合物，常用稀碱从褐藻中提取而得。海藻酸钠可溶于不同温度的水中，不溶于乙醇、乙醚及其他有机溶剂，不同产品的黏度有差异。海藻酸钠在水中与 $CaCl_2$ 反应生成不溶于水的海藻酸钙，通常用此法制备微球。应注意，此类材料高温灭菌（120℃、20 分钟）可使其 10g/L 溶液的黏度降低 64%，低温加热（80℃、30 分钟）可促使海藻酸盐断键，用环氧乙烷灭菌也引起黏度降低和断键，膜过滤除菌的产物黏度和平均分子量都不变。

（4）蛋白类 常用的有白蛋白（如人血白蛋白、小牛血清白蛋白）、玉米蛋白、鸡蛋白等，可生物降解，无明显抗原性。常用不同温度加热交联固化或化学交联剂（加甲醛、戊二醛等）固化，通常用量为 300g/L 以上。

（5）壳聚糖 壳聚糖（chitosan）是由甲壳素（chintin）经去乙酰化制得的一种天然聚阳离子多糖，在水及有机溶剂中均难溶解，但可溶于酸性水溶液，在体内能被葡萄糖苷酶或溶菌酶等酶解，具有优良的生物降解性和成球性，在体内可溶胀成水凝胶。

（6）淀粉 常用玉米淀粉，因其杂质少，色泽好，取材方便，价格低廉，普遍被用作制剂辅料。淀粉无毒、无抗原性，在体内可由淀粉酶降解，因其不溶于水，故淀粉微球常用作动脉栓塞微球来暂时阻塞小动脉血管。

**2. 半合成高分子材料**

（1）羧甲纤维素钠（sodium carboxylmethyl cellulose，CMC-Na） 属阴离子型的高分子电解质，遇水溶胀，体积可增大 10 倍，在酸性液中不溶。水溶液黏度大，有抗盐能力和一定的热稳定性，不会发酵。

（2）邻苯二甲酸醋酸纤维素（cellulose acetate phthalate，CAP） 在强酸中不溶解，可溶于 pH>6 的水溶液，分子中含游离羧基，其相对含量决定其水溶液的 pH 及 CAP 溶解性。用作成球材料时可单独使用，用量一般在 30g/L 左右。

（3）乙基纤维素（ethyl cellulose，EC） 乙基纤维素的化学稳定性高，不溶于水、甘油和丙二醇，可溶于乙醇，遇强酸易水解，故对强酸性药物不适宜。

（4）甲基纤维素（methyl cellulose，MC） 在水中溶胀成澄清或微浑浊的胶体溶液；在无水乙醇、三氯甲烷或乙醚中不溶。用作成球材料的用量为 10~30g/L，亦可与明胶、羧甲纤维素、聚乙烯吡咯烷酮（PVP）等配合作复合成球材料。

（5）羟丙甲纤维素（hydroxylpropylmethyl cellulose，HPMC） 溶于水及大多数极性和适当比例的乙醇-水、丙醇-水、二氯乙烷等，在乙醚、丙酮、无水乙醇中不溶，在冷水中溶胀成澄清或微浊的黏性胶体溶液。HPMC 水溶液具有表面活性、透明度高、性能稳定，因其具有热凝胶性质，加热后可形成凝胶析出，冷却后再次溶解。

（6）羟丙甲纤维素苯二甲酸酯（hydroxylpropylmethyl cellulose phthalate，HPMCP） 易溶于丙酮、丙酮-乙醇、甲醇-二氯甲烷和碱溶液，不溶于水、酸溶液，常用于肠溶微球的制备。物理化学性质稳定，成膜性好、无毒副作用。

**3. 合成高分子材料** 合成高分子材料可分为生物降解和非生物降解两类。生物降解并可生物吸收的材料受到普遍的重视并得到广泛的应用。

（1）聚酯类（polyester） 是迄今研究最多、应用最广的可生物降解的合成高分子，它们基本上都是羟基酸或其内酯的聚合物。常用的羟基酸是乳酸（lactic acid）和羟基乙酸（glycolic acid）。乳酸包括 D-型、L-型及 DL-型，直接由其中一种缩合得到的聚酯，用 PLA 表示；由羟基乙酸缩合得到的聚酯用 PGA 表示。

聚乳酸（polylactic acid，PLA）可以利用乳酸直接缩聚而成，得到的聚合物分子量较低。合成高分子量聚乳酸可由乳酸的环状二聚体即丙交酯作为原料，在酸催化剂及有机金属化合物催化剂存在下，在真空或大气压下加热聚合而成。PLA 分子量越高，在体内分解越慢。PLA 不溶于水和乙醇，可溶于二氯甲烷、三氯甲烷、三氯乙烯等溶剂。常用做缓释骨架材料和微球成球体材料，无毒、安全，在体内可慢慢降解为乳酸，最后代谢为水和二氧化碳。

乳酸-羟基乙酸共聚物（polylactic-coglycolic acid，PLGA）是将乳酸与羟基乙酸共聚而得。乳酸与羟基乙酸的比例不同、羧基封端或者酯基封端的不同，可以形成多种规格。PLGA 不溶于水，能溶解于二氯甲烷、三氯甲烷、四氢呋喃、丙酮和乙酸乙酯等有机溶剂中。

聚原酸酯［poly(ortho esters)，POE］是将多元原酸或多元原酸酯与多元醇类在无水条件下缩合制得，产物为疏水型聚合物，不溶于水，在水溶液中也不发生溶胀，可溶于环己烷，四氢呋喃等有机溶剂。聚原酸酯在生物体内的降解是由于水分渗入聚合物内，使 POE 中酯键水解。

（2）聚酰胺（polyamide） 又名尼龙（nylon），系由二元酸与二胺类或由氨基酸在催化剂的作用下聚合而制得的结晶形颗粒。对大多数化学物质稳定，无毒、安全，在体内不分解，不吸收，常供动脉栓塞给药或口服给药。聚酰胺可溶于苯酚、甲酚、甲酸等，不溶于醇类、酯类、酮类和烃类，不耐高温，在碱性溶液中稳定，在酸性溶液中易破坏。

（3）聚酸酐（polyanhydrides）的基本结构是（-CO-R1-COO-）$_x$、（-CO-R2-COO-）$_y$，其中 R1、R2 的单体有链状，也有环状的，有脂肪族聚酸酐、芳香族聚酸酐、不饱和聚酸酐、可交联聚酸酐等。聚合酸酐的平均分子量在 2000~200000Da。聚酸酐也是生物可降解的，不溶于水，可溶于有机溶剂二氯甲烷、三氯甲烷等，制备微球时也可采用加热熔化的方法。

**（三）微球的制备**

目前，制备微球的常用方法主要有乳化模板法、凝聚法及聚合法三种。根据所需微球的粒径与释药性能及临床给药途径不同，可选用不同的制备方法。

**1. 乳化模板法** 乳化模板法（emulsion template method）系指药物与载体材料溶液混合后，将其分散在不相溶的介质中形成类似油包水（W/O）或水包油（O/W）型乳剂，然后使乳剂内相固化、分离制备微球的方法。

根据乳化方式的不同，可分为传统乳化法、微流控乳化法、膜乳化法等。

（1）传统乳化法　单乳法主要用于包封水溶性差的药物。通过将药物和载体材料溶解于挥发性有机溶剂中，再分散于与其互不相溶的含有乳化剂的水相中，不断搅拌，使有机溶剂蒸发，最终得到固化的微球。

复乳法可用于包封亲水性药物。该方法包括水包油包水（W$_1$/O/W$_2$）、水包油包固（S/O/W）、油包油包水（W/O$_1$/O$_2$）等。其中，W$_1$/O/W$_2$乳液的具体制备方法为：先将药物溶解于水中，再将聚合物溶解于有机溶剂中，两者在高速搅拌下乳化形成油包水（W$_1$/O）初乳，将其置于含有乳化剂的外水相（W$_2$）中进一步乳化形为W$_1$/O/W$_2$乳液。利用溶剂挥发固化乳滴，最终得到微球产品。

（2）微流控乳化法　微流控乳化法通过微通道制备液滴。在注射器泵或压力容器的驱动下，互不相溶的分散相和连续相分别在各自的通道流动，随后在通道的交汇处相遇，利用连续相对分散相的挤压或剪切作用，促使界面不稳定而断裂，生成分散液滴，最后通过固化形成微球。

（3）膜乳化法　膜乳化法通过在分散相上施加一定大小的压力使其通过孔径均匀的微孔膜后分散为粒径较均一的液滴并被流动的连续相不断冲刷。当液滴直径达到从膜表面剥离的临界值，即压力达到临界压力之上，就可形成一个粒径均匀的乳滴。乳滴固化后即可得到粒径均一可控的微球。

根据固化方式的不同，可分为：

1）溶剂扩散法（solvent diffusion method）　系指将水不溶性载体材料和药物溶解在油相中，再分散于水相中形成O/W型乳液，通过内相中有机溶剂向水相的扩散使微球固化，从而制得微球的方法。

2）溶剂蒸发法（solvent evaporation method）　系指将水不溶性载体材料和药物溶解在油相中，再分散于水相中形成O/W型乳液，通过内相中有机溶剂的蒸发使微球固化，从而制得微球的方法。

3）加热固化法（heat solidification）　系指利用蛋白质受热凝固的性质，在100～180℃的条件下加热使乳剂的内相固化、分离制备微球的方法。常用的载体材料为血清白蛋白，药物必须是水溶性的。常将药物与25%白蛋白水溶液混合，加到含适量乳化剂的油相（如棉籽油）中，制成油包水的初乳，另取适量油加热至100～180℃，控制搅拌速度将初乳加入热油中，约维持20分钟，使白蛋白乳滴固化成球，用适宜溶剂洗涤除去附着的油，过滤、干燥即得。

（4）交联剂固化法（crosslinking solidification）　交联剂固化法系指利用化学交联剂，如甲醛、戊二醛、丁二酮等，使乳剂的内相固化、分离制备微球的方法，适用于遇热易变质的药物。该法通常要求载体材料具有水溶性并可达到一定浓度，且分散后相对稳定，在稳定剂和匀化设备配合下，使分散相达到所需大小。常用的载体材料有白蛋白、明胶等。

**2. 凝聚法**　凝聚法（coacervation）是指药物与载体材料的混合液中，通过外界物理化学因素的影响，如用带相反电荷、脱水、溶剂置换等措施使载体材料溶解度发生改变，凝聚载体材料包裹药物而自溶液中析出。常用载体材料有明胶、阿拉伯胶等。

**3. 聚合法**　聚合法（polymerization）是以载体材料单体通过聚合反应，在聚合过程中将药物包裹，形成微球。此种方法制备微球具有粒径小、易于控制等优点。

（1）乳化/增溶聚合法　乳化/增溶聚合法（emulsion/solubilization polymerization）系将聚合物的单体用乳化或增溶的方法高度分散，然后在引发剂作用下，使单体聚合，同时将药物包裹制成微球的方法。该法要求载体材料具有良好的乳化性和增溶性，且聚合反应易于进行。

（2）盐析固化法　盐析固化法（salting-out coagulation method）又称交联聚合法，向含有药物的高分子溶液中加入适量的盐类沉淀剂如硫酸钠使载体材料析出，制得的颗粒粒径为1～5μm，然后再加入交联剂固化，可得到稳定的微球。

**（四）影响微球粒径的因素**

**1. 药物浓度**　药物浓度影响粒径与药物加入的方法有关。将药物加入到微球中有两种方法：一种是药物在形成微球的过程中掺入到微球内部，另外一种是先制备空白微球再吸附药物从而将药物加入到微球内部。随药物浓度增加、微球载药量增加，微球的粒径也会变大。

**2. 附加剂的影响**　表面活性剂通过降低分散相与分散介质间的界面张力，改变制备过程中乳滴的大小，从而影响粒径的大小。不同的表面活性剂制备的微球不一定相同，分散介质不同对微球的粒径影响较大。

**3. 制备方法**　粒径对制备方法的依赖性较大，不同的制备方法可能得到的微球粒径不一定相同。同一种制备方法，采取不同处理过程，得到的微球粒径也可不同。

**4. 搅拌速度与乳化时间**　一般来说搅拌速度快，微球粒子小，超声处理比搅拌法制备的微球粒子更小。乳化时间越长，微球粒子越小，粒度分布越均匀。

此外，固化时间和温度，交联剂、催化剂用量和种类，$\gamma$ 射线的强度和照射时间等均对制备的微球大小有影响。

### （五）质量评价

**1. 形态、粒径及其分布的检查**

（1）微球的外观与形态　可采用光学显微镜观察，粒径小于 $2\mu m$ 的微球可采用扫描电镜、透射电镜或原子力显微镜观察，均应提供照片。

（2）粒径及其分布　应采用适当仪器测定微球的粒径平均值及其分布的数据或图形。测定方法有显微镜法，电子显微镜法，激光散射法和库尔特计数仪法等。粒度分布的表示法有重量分布、体积分布、数目分布法等。也可采用跨度（span）评价粒度分布，可按照下式计算：

$$跨度 = \frac{D90\% - D10\%}{D50\%}$$　　　　式（8-5）

$D90\%$、$D50\%$、$D10\%$ 分别指低于一定百分率的微球的粒径，跨度越小，粒度分布越均匀。这种参数衡量粒度分布，有利于质量检验与评价。

**2. 载药百分量与包封率的检查**　载药百分量（drug loading rate）是指微球中所包载药物的重量百分数。一般采用溶剂提取法测定载药百分量。溶剂的选择原则，应使药物最大限度溶出而最少溶解载体材料，溶剂本身也不应当干扰测定。载药百分量可由下式求得：

$$载药百分量 = \frac{微球中所含药物量}{微球的总量} \times 100\%$$　　　　式（8-6）

包封率（entrapment efficiency）是指被实际包载于微球中的药物重量与制备时投入药物重量的比值百分数。包封率可由下式求得：

$$包封率 = \frac{微球中所包载药物的量}{制备微球时投入的药物总量} \times 100\%$$　　　　式（8-7）

制备微球时投入的药物一般会有一些没有被包载入微粒内，呈现为"游离状态"或被吸附在器皿或颗粒表面，应当通过适当方法，如凝胶色谱柱法、离心法或透析法进行分离后测定。微粒制剂的包封率一般不得低于 80%。

**3. 释药速度的检查**　为了掌握微球中药物的释放规律、释放时间，必须进行释药速度的测定。根据微球的特点，可采用《中国药典》通则 0931 溶出度与释放度测定法进行测定。

**4. 有机溶剂的限度检查**　在生产过程中引入有害溶剂时，应当符合《中国药典》通则 0861 残留溶剂规定，凡未规定限度的，可依据毒理试验结果或参考有关标准如 ICH，制定有害溶剂残留量的测定方法与限度。

**5. 突释效应或渗漏率的检查**　药物在微球制剂中一般有三种情况，即吸附、包入或嵌入。在体外释放试验时，表面吸附的药物会快速释放，称为突释效应（burst effect）。开始 0.5 小时内的释放量要求低于40%。

若微球产品分散于液体介质中贮存，应检查渗漏率，可由下式计算：

$$渗漏率 = \frac{产品在贮存一定时间后渗漏到介质中的药量}{产品在贮存前包封的药量} \times 100\% \qquad 式（8-8）$$

**6. 微球制剂应当符合药典有关制剂通则的规定**　微球制剂，除应当符合《中国药典》指导原则的要求外，还应当符合有关制剂通则，如片剂、胶囊剂、注射剂、眼用制剂、气雾剂等的规定。若微球制成缓释、控释、迟释制剂，则还应符合其相应指导原则的有关规定。

### （六）实例

#### 例8-3　醋酸亮丙瑞林长效注射微球

醋酸亮丙瑞林长效注射微球是利用乳化分散法开发上市的代表制剂。醋酸亮丙瑞林用于激素依赖性肿瘤的治疗，该药口服给药无生物活性，直肠、鼻腔或阴道给药制剂的生物利用度分别为 <1%、1% 和 1%~5%。缓释1个月的醋酸亮丙瑞林长效注射微球以聚乳酸和聚乳酸-羟基乙酸共聚物为骨架辅料，于1989年在美国上市，随后缓释3~6个月的长效注射微球相继上市。

工艺流程：将药物水溶液、增稠剂溶液与聚合物有机溶剂乳化制成 $W_1/O$ 初乳，再与 0.25% 聚乙烯醇水溶液形成 $W_1/O/W_2$ 复乳，缓慢搅拌3小时，聚合物的有机溶剂从系统中移除后，制得半固态微球，经 74μm 细筛除去大微粒，水洗，然后以 1000r/min 转速离心，除去上清液中的小微粒，再经多次水洗、离心后，用甘露醇溶液分散，经冷冻干燥即得亮丙瑞林微球。

该工艺在内水相中添加了增稠剂，可以增加初乳的稳定性，提高药物包封率。理想的增稠剂应能够将水相黏度提高到 5000cp 或更高，内水相加入明胶并冷却冻凝可以起到有效的增稠作用。

#### 例8-4　艾塞那肽长效注射微球

艾塞那肽长效注射微球采用相分离法制备。艾塞那肽为 GLP-1 受体激动剂，是一种多肽药物，每日皮下注射2次。为实现长效缓释，艾塞那肽被制成微球制剂，通常以聚乳酸-羟基乙酸共聚物（PLGA）等生物可降解高分子材料为骨架。制备过程包括将艾塞那肽溶解于水相，PLGA 溶解于油相，通过高速搅拌或超声等方式形成乳液，然后经过凝聚、硬化等步骤形成微球，最后经过干燥等工艺得到最终产品。这种微球制剂通过皮下注射给药，可在体内缓慢释放艾塞那肽，达到每周1次给药即可维持疗效的目的。

工艺流程：首先制备水包油型乳液，将艾塞那肽（50~100mg/ml）、蔗糖等辅料溶解在水中作为水相，将 PLGA 聚合物溶解在二氯甲烷中作为油相（6%，W/V），使用探头超声或均质机进行乳化，形成初乳。随后，制备的初乳加入硅油进行凝聚步骤，使聚合物在包含艾塞那肽的水相周围沉淀，形成微球。形成的微球较软，需要进行硬化处理，将其转移到庚烷/乙醇溶剂混合物中，萃取微球中残留的二氯甲烷，使微球硬化。最后通过过滤干燥等步骤得到艾塞那肽微球。

## 二、植入剂

### （一）概述

植入剂（implant）系指将药物与辅料制成的小块状或条状供植入体内的无菌固体制剂，以及进入体内后能够原位形成药物储库的无菌制剂。植入剂一般采用特制的注射器植入，也可用手术切开植入。植入剂发挥治疗作用时间长，但是一般需手术植入给药，因而患者不能自主给药，且植入剂的存在可能引起疼痛及不适感，影响患者的依从性。目前，植入剂主要用在避孕等方面。

**1. 植入剂的分类**　植入剂按照形态可被分为固体型药物植入剂和原位凝胶型药物植入剂。

（1）固体型药物植入剂　固体型药物植入剂可被分为固体载体型药物植入剂和泵型药物植入剂。

固体载体型药物植入剂系指药物分散或包裹于载体材料中，以柱、棒、丸、片或膜剂等形式经手术植入给药的植入剂。该种植入剂根据材料不同可分为生物不降解型和生物降解型两种，其中生物不降解型又可分为管型植入剂和骨架型植入剂。

泵型药物植入剂系指将携载药物的微型泵植入体内发挥疗效的制剂。该微型泵能按设计好的速率自动缓慢输注药物，控制药物释放速率。理想的植入泵应该满足以下条件：能长期缓慢输注药物且能调节释放速率；动力源可长期使用和埋植；可通过简单的皮下注射等方式向泵中补充药液；药液贮库室大小适宜；可长期与组织相容。

（2）原位凝胶型药物植入剂　系指将药物和聚合物溶解或分散在适宜的溶剂中，以原位凝胶的形式植入的一类制剂。该类制剂经局部肌内或皮下注射给药后，聚合物在生理条件下迅速发生相转变，在给药部位形成固体或半固体状态的凝胶植入物，药物由凝胶中扩散从而发挥疗效。原位凝胶由药物、高分子材料和溶剂组成，具有三维网格结构及良好的组织相容性、生物黏附性和独特的溶液——半固体凝胶相转变性质。相对于预先成型的植入剂，原位凝胶的优势在于使用前为低黏度液体，可通过微创方式注射到目标组织或者体腔，同时无需手术将其取出。

**2. 植入剂的作用**

（1）延长药物作用时间　植入剂释药均匀而缓慢，血药浓度比较平稳，无需频繁给药，维持时间可长达数月甚至数年。

（2）降低药物生物利用度的差异　植入剂皮下给药后可直接进入体循环，有效避免由于胃肠道吸收和肝脏首过效应而造成生物利用度的差异。

近年来随着递药系统理论和医药技术的不断发展与成熟，植入剂也从最初的避孕治疗领域拓展到眼部疾病、心脑血管疾病、胰岛素给药、抗肿瘤等多个领域。

## （二）植入剂的材料

**1. 固体型植入剂材料**

（1）生物不降解型材料　经过多年的研究，认为硅橡胶是生物相容性、无毒、释放速率理想的生物不降解型植入剂材料，如左炔诺酮植入剂是美国人口理事会研制成的第一个用于计划生育用管型植入剂，由芬兰 Leiras 药厂生产上市，商品名 Norplant。这类植入剂即是由硅橡胶材料制成，其缺点是达到预定时间后，要用手术方法将其从植入处取出。

（2）生物可降解型材料　生物可降解材料植入体内后，在体内酶的作用下降解成单体小分子，被机体吸收，不需将其取出。医学上已经使用的生物可降解材料主要有：聚乳酸、乳酸-羟基乙酸共聚物、聚己内酯等。

**2. 原位凝胶型植入剂材料**　原位凝胶型植入剂材料多是以共价键连接成主链的高分子化合物。原位凝胶材料给药前后因周围环境中溶剂、温度、pH、离子种类及强度等的变化，使聚合物的分散状态发生改变，进而使系统由溶液向凝胶转变，形成药物扩散屏障，从而实现药物局部滞留和缓释，延长药物作用时间。该技术凭借其制备过程简便高效、给药方式微创等优势，在肿瘤治疗、慢性创面修复及疼痛管理等领域展现出广阔应用前景。根据凝胶化机制差异，可将原位凝胶划分为四大类别：溶剂交换型、温度敏感型、pH 敏感型以及离子敏感型。其中，溶剂交换型原位凝胶凭借其独特的成胶机制、显著的工艺优势，已被广泛用于临床疾病治疗。

溶剂交换型原位凝胶利用注射后的溶剂环境变化，诱使基质材料快速相分离，分子间形成聚集或缠结的三维骨架或液晶相，形成药物扩散屏障并大幅降低药物扩散速率，从而实现药物治疗效果长效化。该类型凝胶凭借其辅料易于获得、工艺简单及条件可控等突出优势，在可注射长效制剂领域中脱颖而出。用于牙周病治疗的多西环素原位凝胶于 1998 年上市，标志着溶剂交换型原位凝胶成功迈入临床应用。目前已有十余种可注射原位凝胶制剂获批上市（表 8-1），涵盖癌症、精神疾病、疼痛管理、抗感染及激素替代治疗等多个疾病领域，充分展示可注射原位凝胶在临床治疗中的广泛应用前景。

表 8-1　部分已上市溶剂交换型原位凝胶制剂采用的凝胶材料及溶剂

| 活性成分 | 凝胶材料 | 溶剂 |
|---|---|---|
| 盐酸多西环素 | 聚乳酸 | N-甲基吡咯烷酮 |
| 醋酸亮丙瑞林 | 聚乳酸-羟基乙酸共聚物 | N-甲基吡咯烷酮 |
| 丁丙诺啡 | 聚乳酸-羟基乙酸共聚物 | N-甲基吡咯烷酮 |
| 利培酮 | 聚乳酸-羟基乙酸共聚物 | N-甲基吡咯烷酮 |
| 格拉司琼 | 三甘醇聚原酸酯 | 聚乙二醇单甲醚 |
| 布比卡因 & 美洛昔康 | 聚原酸酯 | 三乙酸甘油酯、二甲基亚砜 |
| 丁丙诺啡 | 大豆磷脂酰胆碱、甘油二油酸酯 | 无水乙醇、N-甲基吡咯烷酮 |
| 利培酮 | 聚乙二醇-聚乳酸共聚物 | 二甲基亚砜 |
| 布比卡因 | 乙酸异丁酸蔗糖酯 | 苯甲醇 |
| 甲磺酸亮丙瑞林 | 聚乳酸 | N-甲基吡咯烷酮 |

温度敏感型原位凝胶是指高分子材料溶液随温度值变化而诱发凝胶由液体状态转化为半固体状态的凝胶。温敏型原位凝胶植入剂多由一种或几种混合材料制成，如聚乙二醇（PEG）和聚乳酸（PLA）组成的 BAB 型（PEG-PLA-PEG）水凝胶材料，即是可生物降解的温敏型原位凝胶材料；又如壳聚糖（chitosan）与甘油单油酸酯、壳聚糖与甘油磷酸钠等混合材料，也表现出很好的温敏凝胶性质；再如非离子表面活性剂泊洛沙姆 407 型与泊洛沙姆 188 型联合使用，可作为温敏凝胶材料；此外，聚 N-异丙基丙烯酰胺（PNIPA）凝胶亦是一种典型的温敏型凝胶。

pH 敏感型原位凝胶是指高分子材料溶液的 pH 变化而诱发凝胶由液体状态转化为半固体状态的凝胶。常用的载体有卡波姆（carbopol）等，卡波姆是一种 pH 依赖的聚合物，由于大量羧基的存在，卡波姆可在水中溶解形成低黏度的溶液。在碱性溶液中羧基离子化，负电荷相互排斥使分子链膨胀、伸展并相互缠结形成凝胶。若卡波姆单独使用作原位凝胶的材料，需要较高的浓度，易对机体产生刺激。因此，常常将卡波姆和 HPMC 等合用，降低胶凝的浓度，还可提高凝胶强度。

离子敏感型原位凝胶是指某些多糖类阴离子聚合物材料的溶液，与体液中多种阳离子络合而改变构象，在用药部位形成凝胶。常用的载体材料有结冷胶（gellan gum，微生物胞外多糖）、海藻酸钠。

### （三）植入剂的制备

#### 1. 固体型植入剂

（1）溶剂浇铸法　该法利用溶剂将药物与适宜的辅料溶解，待部分溶剂挥发后，将半固体混合物浇铸成适宜的形状，干燥后、灭菌，即得一定规格的植入剂。

（2）熔融挤出法　该法将药物与适宜的辅料混合后加热至熔融状态、挤出成型、灭菌，即得一定规格的植入剂。

（3）压膜成形法　该法将药物与适宜的辅料溶于有机溶剂后形成溶液，经喷雾干燥形成固体粉末，用液压机在极高的压力下压制成适宜的形状，灭菌后即得一定规格的植入剂。

#### 2. 原位凝胶型植入剂　原位凝胶型植入剂通常选择具有一定生物相容性的溶剂将适宜的凝胶材料溶解，然后将药物溶解或混悬于凝胶材料溶液中，经注入人体后，凝胶材料在注射部位形成原位凝胶，实现药物的长效缓释。

### （四）质量评价

植入剂的质量评价方法因品种不同，检测方法有所差异。植入剂在生产和贮藏期间应符合下列有关规定。

（1）植入剂所用的辅料必须是生物相容的，可以用生物不降解材料如硅橡胶，也可用生物降解材料。前者在达到预定时间后，应将材料取出。

（2）植入剂应进行释放度测定。

（3）植入剂应单剂量包装，包装容器应灭菌。

（4）植入剂应严密，遮光贮存。

除另有规定外，植入剂还应进行以下相应检查。

1）装量差异　除另有规定外，照下述方法检查，应符合规定。取供试品 5 瓶（支），除去标签、铝盖，容器外壁用乙醇擦净，干燥，开启时注意避免玻璃屑等异物落入容器中，分别迅速精密称定，倾出内容物，容器用水或乙醇洗净，在适宜条件下干燥后，再分别精密称定每一容器的重量，求出每瓶（支）中的装量与平均装量，每瓶（支）装量与平均装量相比较，应符合下列规定，如有 1 瓶（支）不符合规定，应另取 10 瓶（支）复试，应符合规定（表 8-2）。

表 8-2　植入剂装量差异

| 平均装量 | 装量差异限度 |
| --- | --- |
| 0.05g 及 0.05g 以下 | ±15% |
| 0.05g 以上至 0.15g | ±10% |
| 0.15g 以上至 0.50g | ±7% |
| 0.50g 以上 | ±5% |

2）无菌检查　按照《中国药典》通则 1101 无菌检查法检查，应符合规定。

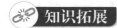 **知识拓展**

#### 多相脂质体介绍

多相脂质体是一种特殊的脂质体，其在制备过程中添加了非离子表面活性剂，以对未包封入脂质体中的药物进行增溶。因此，多相脂质体中除了绝大多数的单室或多室脂质体外，还包含少量胶束、O/W 型乳剂及 W/O/W 型复合乳剂。在 20 世纪 80 年代，顾学裘教授创制了包括油酸多相脂质体（139）、复方唐松草新碱多相脂质体（139-2）、氟尿嘧啶多相脂质体（139-3）、环磷酰胺多相脂质体（139-7）在内的 10 余个品种。其中，油酸多相脂质体（139）和氟尿嘧啶多相脂质体（139-3）被多家药厂生产（如国营如皋制药厂），取得了巨大的社会效益和经济效益。

 **思考题**

答案解析

1. 简述药物纳米粒的概念及其特点。
2. 简述脂质体的概念、分类和功能。
3. 简述 pH 梯度法制备高包封率载药脂质体的原理和方法。
4. 简述硫酸铵梯度法制备高包封率载药脂质体的原理和方法。

5. 简述药物微球的概念，微球制剂的特点。

6. 简述药物植入剂的概念、分类及其作用。

（刘东飞　宋艳志）

书网融合……

微课1　　　　　　　　微课2　　　　　　　　题库　　　　　　　　本章小结

# 第九章　固体制剂

PPT

📖 学习目标

　　1. 通过本章学习，掌握片剂、散剂、颗粒剂、胶囊剂、膜剂的定义和特点以及各种剂型常用辅料与作用，常见固体制剂的制备工艺和质量评价方法，固体制剂的崩解、溶出与吸收的关系；熟悉粉碎、混合、制粒与干燥的影响因素，片剂成型性的影响因素、片剂包衣工艺；了解粉体的黏附性、凝聚性及压缩成形性等性质对制剂处方设计的重要性，影响固体剂型质量的主要因素和解决方法。

　　2. 具有固体制剂制备与质量评价、影响因素分析的能力，能够结合需求进行简单固体剂型设计并优化给药策略；具有分析药物制成不同固体剂型经胃肠道吸收特点的能力。

　　3. 通过对固体剂型的理解和专业素养培养，树立创新意识与跨学科思维，能够结合药物性质提出改善药物口服吸收的新思路。树立持续学习、自我提升的意识，全面提升分析问题解决问题的能力，成为具有一定创新能力和临床应用视角的药物制剂专业人才。

# 第一节　概　述 🅔微课

## 一、固体制剂的定义和特点

　　固体制剂（solid preparations）是形态为固体状态的一类制剂的总称。为药物剂型按形态分类的一种。主要包括散剂、颗粒剂、胶囊剂、片剂、丸剂等。常用于口服给药，产生全身作用，也可局部使用。目前，固体制剂是市场上最常见的剂型，因其有着相同的固体形态，其在制备方法、质量要求、稳定性等体内外特性方面有相同之处。

　　与液体制剂相比，固体制剂具有以下特点：①良好的物理和化学稳定性；②机械化生产程度高，成本低；③包装、运输、贮存方便；④服用、携带方便；⑤可通过选择不同类型的固体剂型调节药物的释放速度，满足临床不同用药需求。固体制剂优势明显，目前已成为新药开发和患者用药的首选剂型。市场上70%~80%的制剂为固体剂型，为第一大类药物剂型。

## 二、固体制剂的制备

　　固体制剂的制备过程究其实质是粉体的加工、处理过程，粉体通过不同的处理和加工，即可得到不同的固体剂型（图9-1）。如将药物颗粒与辅料进行粉碎、过筛、均匀混合、分剂量即得散剂；将混合均匀的物料进行制粒、干燥、分装即得颗粒剂；将颗粒或混合均匀的物料填装入空心胶囊即得胶囊剂；将颗粒或混合均匀的物料经过压片机压制即得片剂等。因此，不同种类的固体制剂的制备工艺有许多共同的工艺过程。而粉体是各种固体剂型的起始物料，故以研究粉体性质和应用为主要内容的粉体学则成为固体制剂的基础理论，其为固体制剂的处方设计、制备工艺等研究提供重要的理论依据和试验方法。

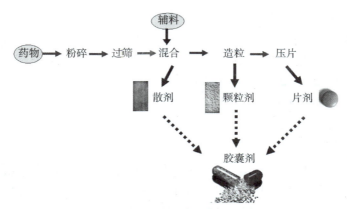

图9-1　固体剂型制备流程示意图

## 三、口服固体制剂的体内吸收过程

固体制剂口服进入体内后，首先药物需从固体制剂溶出释放出来，并溶解于给药部位的体液中，然后通过生物膜吸收进入体循环而发挥疗效。其过程包括药物的溶出和药物的吸收两个阶段（图9-2）。

由此可见，固体剂型中药物的溶出速率可影响药物的吸收、起效的快慢以及作用强度和疗效。特别是对于BCS Ⅱ药物（低溶解度、高渗透性的），药物从剂型中的溶出是吸收的限速过程。因此对于难溶性的药物，溶出速度是控制其固体制剂质量的主要内容之一。

不同种类的固体制剂其溶出速率不同，如散剂、颗粒剂无崩解过程，因此吸收速率一般快于胶囊剂和片剂。一般情况下，口服制剂溶出和吸收的快慢顺序是：溶液剂＞混悬剂＞散剂＞颗粒剂＞胶囊剂＞片剂。

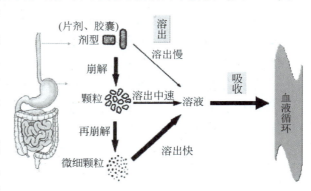

图9-2　固体制剂的崩解、溶出、吸收过程示意图

### 知识拓展

**普通口服固体剂剂溶出度试验技术指导原则**

固体制剂口服给药后，药物的吸收取决于药物从制剂中的溶出或释放、药物在生理条件下的溶解以及在胃肠道的渗透。由于药物的溶出和溶解对吸收具有重要影响，因此，体外溶出度试验有可能预测其体内行为。基于上述考虑，建立普通口服固体制剂（如片剂和胶囊）体外溶出度试验方法，有下列作用：①评价药品批间质量的一致性；②指导新制剂的研发；③在药品发生某些变更后（如处方、生产工艺、生产场所变更和生产工艺放大），确认药品质量和疗效的一致性。在药品批准过程中确定溶出度标准时，应考虑药物的溶解性、渗透性、溶出行为及药代动力学特性等因素，以保证药品批间质量的一致性、变更以及工艺放大前后药品质量的一致性。

# 第二节　粉体学基础

粉体（powder）是无数个固体粒子集合体的总称。粉体学是研究粉体的基本性质及其应用的科学。通常将颗粒尺寸大于1μm的粉体称为微米级粉体，小于1μm的称为纳米级粉体。粒子是粉体中最小的运动单元,是组成粉体的基础。习惯上把≤100μm的粒子称为"粉", >100μm的粒子称为"粒"。粒子可能是单一结晶体,也可能是多个粒子的聚结体,如制粒后的颗粒。在药品中固体制剂占70% ~ 80%,含有固体药物的剂型有散剂、颗粒剂、胶囊剂、片剂、粉针、混悬剂等,需根据不同要求对粒子加工以改善其粉体性质,满足产品质量和粉体操作的要求。粉体技术为固体制剂的处方设计、生产及质量控制等提供重要的理论和实验依据。

## 一、粉体的基本性质

通常组成粉体的每个粒子的形状、大小、表面状态都不同,粉体的性质可能随着粒子的微小变化而发生很大变化。因此研究粉体性质对固体物料的处理至关重要。粉体有两个重要的基本性质,一是粉体的粒径及其分布和总表面积,二是单一粒子的形态及比表面积。

### (一)粒径及粒度分布

**1. 粒径大小** 是粉体的最基本性质。球体、立方体等规则粒子可以用特征长度表示其大小,如直径、边长等。对于一个不规则粒子,不能用单一的粒径表示其大小,目前比较常用的是"相当径"。不规则粒子的粒径因测定方法不同而有一定差异,需标注所采用的粒径表征方法。常用的粒径表示方法有几何学粒径、筛分径、有效径、比表面积等价径、空气动力学相当径等。

**2. 粒度分布** 粉体由粒径不等的粒子群组成,粒度分布反映粉体中不同粒径大小粒子的分布情况,可用频率分布或累积分布表示。

频率分布表示各个粒径所对应的粒子在全体粒子群中所占的百分数;累积分布表示小于(或大于)某粒径的粒子在全体粒子群中所占的百分数。频率分布与累积分布可用表格的形式表示(表9-1),也可用直方图或曲线表示(图9-3)。

表9-1 粒度分布测定实例

| 粒径(μm) | 算数平均径(μm) | 个数 | 频率分布(%) | 累积分布(%) |
|---|---|---|---|---|
| <9.9 | — | 20 | 2 | 2 |
| 10 ~ 19.9 | 15 | 180 | 18 | 20 |
| 20 ~ 29.9 | 25 | 300 | 30 | 50 |
| 30 ~ 39.9 | 35 | 300 | 30 | 80 |
| 40 ~ 49.9 | 45 | 180 | 18 | 98 |
| 50 ~ 59.9 | 55 | 18 | 1.8 | 99.8 |
| >60 | 2 | 2 | 0.2 | 100 |

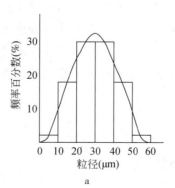
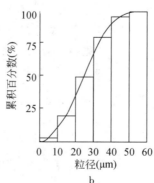
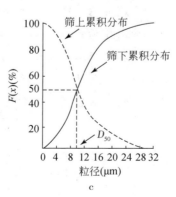

图9-3 粉体的粒度分布示意图

a. 个数基准频率分布图;b. 个数基准累积分布图;c. 筛上筛下累积分布图

在制药行业中最常用的平均径为中位径（medium diameter），也叫中值径，是累积分布图中累积值正好为50%所对应的粒径，常用$D_{50}$表示，如图9－3c所示。用筛分法测定粒度分布时，如果从较大粒子开始绘制，可得到筛下累积分布图，反之可得到筛上累积分布图（图9－3c）。无论是通过筛上累计分布图还是筛下累计分布图求得的$D_{50}$值相同，在累积分布图上两条线的交点就是$D_{50}$。

**3. 粒径测定方法**　粒径测定方法有很多，主要分为几何学测定法和有效粒子径测定法。表9－2列出了药学领域常用的粒径测定方法及其测定范围。

表9－2　药学中常用粒径测定方法、测定范围及特点

| 测定方法 | 粒径（μm） | 平均径 | 粒度分布 | 比表面积 | 流体力学原理 |
| --- | --- | --- | --- | --- | --- |
| 几何学测定法 | | | | | |
| 光学显微镜 | 0.5 ~ | ○ | ○ | × | × |
| 电子显微镜 | 0.01 ~ | ○ | ○ | × | × |
| 筛分法 | 45 ~ | ○ | ○ | × | × |
| 有效粒子径测定法 | | | | | |
| 沉降法 | 0.5 ~ 100 | ○ | ○ | × | ○ |
| 库尔特计数法 | 1 ~ 600 | ○ | ○ | × | × |
| 气体透过法 | 1 ~ 100 | ○ | × | ○ | × |
| 氮气吸附法 | 0.03 ~ 1 | ○ | × | ○ | × |
| 激光衍射（湿法） | 1 ~ 1000 | ○ | ○ | × | × |
| 激光散射（湿法） | 0.001 ~ 2 | ○ | ○ | × | × |

注：○表示能；×表示不能。

（1）显微镜法　是将粒子放在显微镜下，根据投影像测得等价粒径的方法，主要测定几何学粒径，包括投影面积径、投影周长径等。光学显微镜可以测定1~1000μm的粒径，扫描电子显微镜可以测定范围在0.05~1000μm的微纳米级粒径，透射电子显微镜可测量1~50nm的粒子。测定时必须避免粒子间的重叠，以免产生测定误差。该方法的主要缺点是只能通过粒子的长度和宽度估测粒径，不能获得粒子厚度数据。另，需测定300~500个粒子以获得较为准确的粒度分布，耗时长。但即使采用其他粒径表征方法时，通常也需要用到显微镜法以观察粒子是否有聚集。

（2）筛分法　是粒度分布测量中使用最早、应用广、最简单和快速的方法。常用测定范围在45μm以上。将筛子由大孔到细孔按筛号顺序上下排列，通常由6~8个筛子组成。将一定量粉体样品置于最上层的粗筛子中，振动一定时间，筛分时间应以5分钟内通过筛网的物料小于0.2%作为停止基准。之后称量各个筛号（筛孔）上的粉体重量，求得各筛号上粉体在整个样品中所占重量百分数，由此获得重量基准的粒度分布及平均粒径，并利用公式求算其粒度分布标准偏差。

（3）沉降法　可测定有效径，是利用液相中混悬粒子的沉降速度，根据Stock's方程求出。该方法适用于100μm以下的粒径测定，必要时可在混悬剂中加入反絮凝剂以使待测粒子处于非絮凝状态。

（4）库尔特记数法　亦称电阻法，测定的是等体积球相当径，测定范围为0.1~1000μm。测定时将粉末样品分散在电解质溶液中制备稀混悬液，样品可超声处理以避免颗粒聚集，必要时可加入分散剂。利用电阻的变化与粒子体积成比例的关系将电信号换算成粒子的等体积球相当径。

（5）激光衍射/散射法　既可测定粉末状的颗粒，也可测定混悬液中的颗粒，可测定的粒径范围为0.001~1000μm。对于纳米级的粒子，可基于粒子的布朗运动，采用光散射原理测定：当光束遇到颗粒阻挡时，一部分光将发生散射现象，散射光的传播方向将与主光束的传播方向形成一个夹角。颗粒越大，产生的散射光的夹角越小，颗粒越小，产生的散射光的夹角越大。散射光的强度代表该粒径颗粒的数量。这样，在不同的角度上测量散射光的强度，即可得到样品的粒度分布数据。

（6）比表面积法　粉体的比表面积可用吸附法和透过法测定。粉体的比表面积随粒径的减少而迅速增加，因此通过粉体层中比表面积的信息与粒径的关系可求得平均粒径。该法不能求得粒度分布，测定粒度范围为 $100\mu m$ 以下。

### （二）粒子形态与比表面积

粒子的形态系指一个粒子的轮廓或表面上各点所构成的图像，如球形、立方形、片状、柱状、鳞状、粒状、棒状、针状、块状、纤维状等。粒子的形态可影响粉体的流动性、充填性，也会在一定程度上影响粉体的表面积。粒子形态可用形态指数和形态系数描述。形状指数包括球形度、圆形度，形状系数包括体积形状系数、表面积形状系数、比表面积形状系数。

粒子比表面积指单位体积或单位重量的表面积，分别用体积比表面积 $S_v$ 和重量比表面积 $S_w$ 表示。

直接测定粉体比表面积的常用方法有气体吸附法和气体透过法。

## 二、粉体的其他性质

除粉体的基本性质外，粉体的其他性质，如粉体的密度及空隙率、粉体的流动性与充填性、粉体的吸湿性与润湿性、粉体的黏附与内聚、粉体的压缩性质都对固体制剂的处方筛选，制备工艺的优化和产品质量的保证具有重要的指导意义。

### （一）粉体的密度

密度是物质单位体积的质量。在粉体中，颗粒内部、颗粒与颗粒之间都含有空隙，根据所取的体积不同密度的意义也不同。通常密度可分为真密度、粒密度和堆密度。

**1. 真密度 $\rho_t$**　真密度是粉体质量（$W$）除以真体积 $V_t$ 求得的密度，即 $\rho_t = W/V_t$。真体积不包括颗粒内外空隙的体积。常用氦气置换法或液体汞、苯置换法测得。

**2. 粒密度 $\rho_g$**　粒密度是粉体质量除以粒体积 $V_g$ 所求得的密度，即 $\rho_g = W/V_g$，粒体积包括内部空隙。通常采用水银置换法测定颗粒体积，在常压下水银不能渗入颗粒内小于 $10\mu m$ 的细孔。

**3. 堆密度 $\rho_b$**　堆密度是粉体质量除以该粉体所占体积 $V$ 求得的密度，即 $\rho_b = W/V$，亦称松密度。堆体积实际是装填粉体的容器体积。填充粉体时，经一定规律振动或轻敲后测得的堆密度称振实密度 $\rho_{bt}$。常用的测定方法：将约 $50cm^3$ 的经过筛处理（《中国药典》二号筛）的粉体小心装入 $100ml$ 的量筒中，将该量筒从 $1$ 英寸高度落到硬的木质表面，重复三次（间隔 $2$ 秒），所测得的体积为粉体的堆体积，根据其重量可计算堆（松）密度。

若颗粒致密、无细孔和空洞，则 $\rho_t = \rho_g$；理论上 $\rho_t \geqslant \rho_g > \rho_{bt} \geqslant \rho_b$。

### （二）粉体的空隙率

空隙率是粉体层中空隙所占有的比率。粉体是由固体粒子和空气所组成的非均相体系，因此粉体的充填体积（$V$）为固体成分的真体积（$V_t$）、颗粒内部空隙体积（$V_{intra}$）、颗粒间空隙体积（$V_{inter}$）之和，即 $V = V_t + V_{intra} + V_{inter}$。相应地将空隙率分为颗粒内空隙率，$\varepsilon_{intra} = V_{intra}/(V_t + V_{intra})$；颗粒间空隙率，$\varepsilon_{inter} = V_{inter}/V$；总空隙率，$\varepsilon_{total} = (V_{intra} + V_{inter})/V$ 等。

粉体在压缩过程中之所以体积减小，主要是因为粉体内部空隙减少，片剂在崩解前吸水也受空隙率大小的影响。一般片剂的空隙率在 $5\% \sim 35\%$。

空隙率的测定方法还有压汞法、气体吸附法等。

### （三）粉体的流动性

粉体的流动性对颗粒剂、胶囊剂、片剂等制剂性质影响较大，是保证产品质量的重要性质，因此人们研究了粉体流动性的表征方法以期建立粉体流动行为与制造过程中所表现出的性质的相关性。

**1. 粉体流动性评价方法** 常用的评价粉体流动性的方法有两种：休止角和流出速度。

休止角是粉体堆积层的自由斜面与水平面形成的最大角，是粒子在粉体堆积层的自由斜面上滑动时所受重力和粒子间摩擦力达到平衡而处于静止状态下测得。常用的测定静态休止角的方法有固定漏斗法、固定圆锥底法。动态休止角可通过将粉体装入量筒中（一端为平面），然后以一定的速度旋转后测定。动态休止角是流动的粉体与水平面间所形成的夹角。

休止角是检验粉体流动性好坏的最简便方法。休止角越小，摩擦力越小，流动性越好，一般认为 $\theta \leqslant 30°$ 时流动性好，$\theta \leqslant 40°$ 时可以满足生产过程中流动性的需求。Carr 分类法定性描述了粉体流动性和休止角间的关系，并在制药行业得到普遍认可，见表 9-3。

表 9-3 粉体的流动性质和相应的休止角

| 流动性质 | 休止角（°） | 流动性质 | 休止角（°） |
|---|---|---|---|
| 极好（excellent） | 25~30 | 不好（poor, must agitate, vibrate） | 46~55 |
| 好（good） | 31~35 | 很不好（very poor） | 56~65 |
| 较好（fair, aid not needed） | 36~40 | 非常不好（very, very poor） | >66 |
| 通过（passable, may hang up） | 41~45 | | |

流出速度可用单位时间内从容器的小孔中流出粉体的量表示。如测定 100g 粉末流出小孔所需要的时间，或测定 10 秒内可流出小孔的样品量。

**2. 改善粉体流动性方法** 粒子间的黏着力、摩擦力、范德华力、静电力等作用阻碍粒子的自由流动，影响粉体的流动性。为了减弱这些力的作用可采取以下措施。

（1）增大粒子大小 对粉末进行制粒，可有效减少粒子间的黏着力，改善流动性。

（2）改善粒子形态及表面粗糙度 球形粒子的光滑表面，可减少摩擦力。可采用喷雾干燥得到近球形的颗粒，如喷雾干燥乳糖。

（3）改变表面作用力 通过改变过程条件降低粉末间的摩擦性接触可减少颗粒间的静电作用，改善流动性。颗粒的含湿量也会影响粉末的流动性。粉体表面吸附水分会增加其堆密度，降低空隙率，从而增加粒子间黏着力。因此对于湿含量高的粉末，适当干燥有利于减弱粒子间作用力。对于易吸湿的粉末，应在低湿度条件下处理。

（4）助流剂的影响 助流剂可降低粉末间的黏附性和黏着性，改善流动性。在粉体中加入 0.5%~2% 微粉硅胶、滑石粉等助流剂，在粒子表面填平粗糙面而形成光滑表面以减少阻力，但过多的助流剂反而增加阻力。当因湿含量增加影响粉末流动性时，加入少量的氧化镁细粉可改善流动性。

（5）改变过程条件 通过使用振动的漏斗，使用强制饲粉装置可改善粉末的流动性。

## （四）粉体的充填性

充填性在片剂、胶囊剂的装填过程中具有重要意义。常用空隙率和堆密度表征充填性并衍生出系列参数。充填性的表征参数列于表 9-4。

表 9-4 充填性的表征参数

| 充填性 | 英文名称 | 定义 | 方程 |
|---|---|---|---|
| 堆比容 | specific volume | 粉体单位质量（1g）所占体积 | $\nu = V/W$ |
| 堆密度 | bulk density | 粉体单位体积（1cm³）的质量 | $\rho_b = W/V$ |
| 空隙率 | porosity | 粉体的堆体积中空隙所占体积比 | $\varepsilon = (V-V_t)/V$ |
| 空隙比 | void ratio | 空隙体积与粉体真体积之比 | $e = 1-k = (V-V_t)/V_t$ |
| 充填率 | packing fraction | 粉体的堆密度与真密度之比 | $k = \rho_b/\rho_t = 1-\varepsilon$ |
| 配位数 | coordination number | 一个粒子周围相邻的其他粒子个数 | |

注：$W$. 粉体重量；$V$. 粉体所占表观容积；$V_t$. 粉体的真容积。

在粉体的充填中，颗粒的装填方式影响粉体的体积与空隙率。

容器中轻轻加入粉体后给予振动或冲击时粉体层的体积减小，这种体积的减少与粉体的充填性、流动性有关。影响粉体充填性的因素如下。

**1. 粒径大小及其分布** 对于粒度分布宽的粉体，粗颗粒间的空隙可被细颗粒充填，得到充填紧密的黏着性粉末。

**2. 颗粒的形状和结构** 这些会影响粉体的最小空隙率。在形状不规则的，结构差异大的粉体中很容易形成弓形空隙或架桥，使得这些颗粒在疏松充填和紧密充填时的孔隙率差异很大。

**3. 颗粒的表面性质** 静电作用可增加颗粒间的吸引力，使颗粒的充填更加紧密，进一步增加了颗粒的黏着性。

**4. 粉体处理及过程条件** 在粉体流动和充填前对粉体的处理方法会影响粉体的充填行为。

**5. 助流剂的影响** 助流剂对充填性的影响类似于对流动性影响。助流剂的粒径一般约 $40\mu m$，与粉体混合时在粒子表面附着，减弱粒子间的黏附，增大充填密度。

### （五）粉体的吸湿性

吸湿性是在固体表面吸附水分的现象。将药物粉末置于湿度较大的空气中时容易发生不同程度的吸湿现象以至于使粉末的流动性下降、固结、润湿、液化等，甚至促进化学反应而降低药物的稳定性。

**1. 水溶性药物的吸湿性** 水溶性的药物粉末在较低的相对湿度环境中其平衡水分含量较低，不吸湿，但当空气中相对湿度提高到某一定值时，吸湿量急剧增加，见图 9-4，此时的相对湿度为物料的临界相对湿度（critical relative humidity，CRH）。CRH 是水溶性药物的固有特征参数，是衡量药物吸湿性大小的重要指标。CRH 越小则越易吸湿；反之，则不易吸湿。为了防止物料在操作和保存过程中吸潮，须控制空气的相对湿度在物料的临界相对湿度之下。

CRH 值的测定通常采用粉末吸湿法或饱和溶液法。

**2. 水不溶性药物的吸湿性** 水不溶性药物的吸湿性在相对湿度变化时，缓慢发生变化，没有临界点，如图 9-5 所示。由于平衡水分吸附在固体表面，相当于水分的等温吸附曲线。水不溶性药物混合物的吸湿性具有加和性。

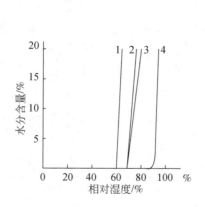

图 9-4 水溶性药物的吸湿平衡曲线

1. 尿素；2. 枸橼酸；3. 酒石酸；4. 对氨基水杨酸钠

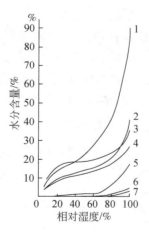

图 9-5 非水溶性药物（或辅料）的吸湿平衡曲线

1. 合成硅酸铝；2. 淀粉；3. 硅酸镁；4. 天然硅酸铝；
5. 氧化镁；6. 白陶土；7. 滑石粉

### （六）粉体的润湿性

润湿是固体界面由固-气界面变为固-液界面时所表现的性质，如图 9-6 所示。将液滴滴到固体表面时，液滴的切线与固体平面间的夹角称为接触角。根据液滴与固体之间的润湿性不同，接触角最小为

0°，最大为 180°，接触角越小润湿性越好。根据接触角的大小，润湿性分为完全润湿（$\theta = 0°$），润湿（$0 < \theta \leq 90°$），不润湿（$90° < \theta < 180°$），完全不润湿（$\theta = 180°$）。

常用的接触角测定方法包括液滴法和毛细管上升法。

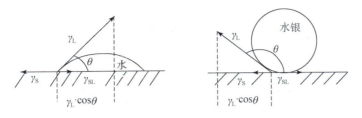

**图 9-6　在物料表面上水和水银的润湿情况与接触角**

### （七）粉体的黏附与内聚

分子间作用力的存在使粉体颗粒产生豪集倾向。黏附产生于不同分子之间，是指不同粉粒的结合或粉粒与固体表面的结合，如粉体与漏斗壁间产生的黏附；内聚（cohesion）产生于同分子之间，如由于粒子与粒子间的引力而发生的团聚。

粉体颗粒间的黏附力主要由短程非等异性范德华力组成，该作用力随着粒径的减小而增加，随相对湿度的变化而变化。产生黏附的其他吸引力包括：①在干燥状态下粒子的接触或摩擦产生的静电力；②在润湿状态下由于粒子表面吸附水分形成液体架桥，在水分的界面张力的作用下使粒子黏结在一起。内聚性是表征阻止粉体流动的摩擦力的有效方法。可采用剪切单元技术测量粉体的黏着性。

由于黏附和内聚都出现在粉体表面，粒径大小会影响粉体流动性。一般情况下，粒径越小的粉体越易发生黏附和内聚，通常粒径大于 $250\,\mu m$ 的粒子流动性较好，当粒径小于 $100\,\mu m$ 时颗粒间的内聚增强，可能出现流动性问题。当粉体的粒径小于 $10\,\mu m$ 时，内聚性很强，在重力作用下很难流动。采用造粒方法加大粒径或加入助流剂等手段是防止黏附和内聚现象的有效措施。

### （八）粉体的压缩性质

片剂的制备过程是利用粉体的压缩成型性将药物粉末或颗粒压缩成具有一定形状和大小的坚固聚集体的过程。如果处方设计或操作过程不当就会产生裂片、粘冲等不良现象以至影响正常操作。因此粉体的压缩特性，对于处方筛选与工艺选择具有重要意义。

粉体压缩特性的研究主要通过施加压力带来的一系列变化得到信息。粉体颗粒在被压缩过程中，主要有三种变形方式，如弹性变形、塑性变形和脆性变形，见图 9-7。

**1. 弹性变形**　在施加压力时发生变形，但解除压力时恢复原样，如图 9-7a，弹性变形在压片过程中不产生结合力。

**2. 塑性变形**　在施加压力时一旦发生变形，尽管解除了压力也不能恢复原形，如图 9-7b，塑性变形在压片过程中产生结合力。

**3. 脆性变形**　颗粒在压力下破碎而产生的变形，解除压力后不能恢复原形，如图 9-7c，亦称破碎变

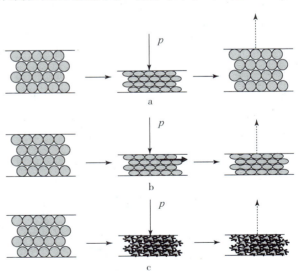

**图 9-7　粒子的压缩行为**
a. 弹性变形；b. 塑性变形；c. 脆性变形

形。颗粒破碎时产生的新生界面增加表面能，从而增强结合力。

粉体在压片过程中以哪种方式变形，主要根据物料的性质和工艺参数来决定。

# 第三节　固体制剂的单元操作

## 一、粉碎

### （一）粉碎目的

粉碎系指借助机械外力将大块物料破碎成小颗粒或细粉的操作。粉碎操作作为粒子的加工过程，其主要目的是减少物料的粒径，增加比表面积。粒径的减少程度通常用粉碎度或粉碎比表示。粉碎度（$n$）是指粉碎前粒度 $D_1$ 与粉碎后粒度 $D_2$ 之比。当颗粒形状一定时，颗粒越小，其比表面积越大。对于正方体颗粒，粉碎后颗粒的总数是粉碎度的三次方（$n^3$），总表面积是原来的 $n$ 倍。如边长为 1mm 的正方体颗粒被粉碎成边长为 $10\mu m$ 的小正方体颗粒，则粉碎度为 $n=100$，粉碎后颗粒总数为 $100^3$，总表面积由原来的 $6mm^2$ 增加到（$6\times100$）$mm^2$。

粉碎获得的小粒径颗粒对制剂的意义有：①粒径小有利于固体各成分的混合均匀；②粒径小，比表面积增大，有利于提高难溶性药物的溶出速度和生物利用度；③有利于制粒工艺的顺利进行；④有助于从天然药物中提取有效成分等。显然，粉碎对药品质量的影响很大。但必须注意粉碎过程可能带来的不良作用，如晶型转变、热分解、黏附与团聚、堆密度的减小、空气在粉末表面的吸附对润湿性的影响、粉尘污染、爆炸等。

### （二）粉碎机制

物质依靠分子间的内聚力而结合成一定形状的块状物。粉碎过程就是通过外加力破坏分子间的内聚力，以达到破碎物料的目的。被粉碎的物料受到外力的作用后在局部产生很大的应力或形变。开始表现为弹性变形，当施加应力超过物料的屈服力时物料发生塑性变形，当应力超过物料本身的分子间力时即可产生裂隙并发展成为裂缝，最后则破碎或开裂。塑性物质的破碎经过较长的塑性变形阶段，弹性物质的破碎几乎不经过塑性变形阶段，到屈服点后迅速破碎成碎块。

常用的外加力有：冲击、压缩、剪切、弯曲、研磨等，见图 9－8。因此被处理物料的性质不同、粉碎程度不同，所需施加的外力也不同。冲击、压缩和研磨作用对脆性物质有效，纤维状物料用剪切方法更有效。粗碎以冲击力和压缩力为主，细碎以剪切力、研磨力为主。实际上多数粉碎过程是上述几种力综合作用的结果。在大粒径时物料主要表现为弹性行为，小粒径时则主要表现为塑性行为，因此粉碎较大颗粒时，粒径受粉碎装置特性以及外力施加方式的影响较大；粉碎细粒时，粒径受物质本身性质的影响较大。被粉碎物料迅速恢复弹性变形时以热能释放能量，所以粉碎操作经常伴随温度上升。

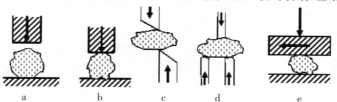

**图 9－8　粉碎用各种外加力**

a. 冲击；b. 压缩；c. 剪切；d. 弯曲；e. 研磨

### （三）粉碎方法

根据颗粒的大小或粒度，粉碎可分为粗粉碎、细粉碎、超细粉碎、超微粉碎四种。根据物料粉碎时的状态、组成、环境条件、分散方法不同，选择不同的粉碎方法，常见的有干法粉碎、湿法粉碎、低温粉碎等。比如樟脑、冰片等粉碎时加入少量挥发性液体；具有一定弹性的乳香、没药，在低温下粉碎；不溶于水的药物，利用颗粒不同的重量进行分离，即水飞法。

**1. 干法粉碎**　指将药料经适当的干燥处理，使药料的水分含量降低至一定限度再行粉碎的方法。其中包括单独粉碎、混合粉碎和另加处理后粉碎等。注意干燥过程温度不易过高，易风化药物应避免失水。贵细、毒性、刺激性的药材适于单独粉碎，混合粉碎注意防止低共熔现象，油性或黏性成分较多的药材需经特殊处理。

**2. 湿法粉碎**　以水或其他液体溶液为介质，粉碎固体物料的过程。

**3. 低温粉碎**　指将冷却到脆化点温度的物质在外力作用下破碎成粒径较小的颗粒或粉体的过程。低温粉碎技术可以保证被粉碎物质组织成分不受破坏。

### （四）影响粉碎的因素

粉碎过程中，影响粉碎的因素很多，主要有物料因素、设备因素、操作因素。

**1. 物料因素**　物料的种类、含水量、强度、硬度与可磨性等存在显著差异，粉碎前应确定原料的性质（脆性、韧性、纤维性、糖性、油性等），然后对不同性质的物料采取不同的方法；此外若物料含水量较高，粒子易黏结，粉碎难度增大，同理，物料强度、硬度愈大，则动力消耗大，产量也越低。

**2. 设备因素**　粉碎机的不同类型（剪切粉碎、研磨粉碎及冲击粉碎等）、不同尺寸、内部结构（如工作压力、分级装置等）等产生不同粉碎机制，因此应根据物料性质和用户需求选择适宜的粉碎设备。

**3. 操作因素**　设置不同的工艺参数（如粉碎时间和速率），以及控制介质填充率、进料速度与粒径、加入助磨剂、分散剂等操作条件都会影响物料的粉碎程度，同时做好设备的保养工作对粉碎机寿命以及粉碎细度、产量提供保证。

总的来说，粉碎原则为保持药物的组成和药理作用不变；不过度粉碎，至需要粒度即可；难以粉碎部分不随意丢弃；毒性或刺激性较强的药物粉碎中注意劳动保护与环境安全。

### （五）粉碎设备

常见的粉碎类型的基本特征见表9-5。

**表9-5　常见粉碎类型的基本特征**

| 粉碎类型 | 作用力 | 粉碎后粒径（μm） | 适用 | 不适用 |
|---|---|---|---|---|
| 切割 | 剪切力 | 830～180 | 纤维状、粗的动物或植物物料 | 脆性物料 |
| 旋转 | 研磨力和冲击力 | 830～75 | 耐磨物料的细粉 | 软物料 |
| 锤击 | 冲击力 | 4750～45 | 几乎所有物料 | 耐磨物料 |
| 滚筒 | 压力 | 830～75 | 软物料 | 耐磨物料 |
| 研磨 | 研磨力 | 830～75 | 软物料和纤维物料 | 耐磨物料 |
| 流体能 | 研磨力和冲击力 | 1～30 | 适当的硬物料和脆性物料 | 软的和黏性物料 |

**1. 研钵**　研钵由研钵和研杵组成，常见的研钵是由陶瓷、玻璃、玛瑙和铜等材质制成，见图9-9，主要用于小剂量药物的粉碎。

**2. 球磨机**　球磨机是由水平放置的不锈钢或陶瓷制成的圆筒（亦称球磨罐）和内装有一定数量不同大小的钢球或瓷球所组成（图9-10a）。其粉碎机制：当圆筒转动时带动内装球上升，当转速适宜时

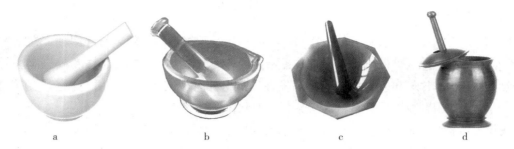

**图 9 – 9　各种材料的研钵**

a. 陶瓷研钵；b. 玻璃研钵；c. 玛瑙研钵；d. 铜研钵

（图 9 – 10b），除小部分球往下滑落外，大部分球随罐体上升至一定高度，并在重力与惯性力作用下抛落下来，此时物料受到强烈的冲击力和研磨力的联合作用，粉碎效果最好。如果圆筒的转速过小时（图 9 – 10c），球随罐体上升至一定高度后往下滑落，这时物料的粉碎主要靠研磨作用，效果较差。如果转速过大时（图 9 – 10d），球与物料靠离心作用随罐体旋转，失去物料与球体的相对运动，从而影响粉碎效果。

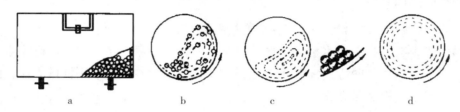

**图 9 – 10　球磨机与球的运动状况**

a. 球磨机的结构；b. 运动速度适宜；c. 运动速度过慢；d. 运动速度过快

　　球磨机粉碎的主要影响因素有：①圆筒的转速：适宜转速为临界转速的 0.5 ~ 0.8 倍。临界转速是使球体在离心力的作用下随圆筒做旋转运动的最小速度。②球体大小与密度：一般球体的直径越小、密度越大，粉碎后物料的粒径越小，应根据物料的粉碎要求选择适宜的球体与密度。③球和粉碎物料的总装量：适宜装量为罐体总容积的 50% ~ 60%。

　　球磨机适用于物料的微粉碎，而且由于密闭操作，可用于贵重物料的粉碎、无菌粉碎、干法粉碎、湿法粉碎、间歇粉碎，必要时可充入惰性气体。新型立式搅拌球磨机可粉碎成 100nm ~ 5μm。缺点是粉碎时间较长，粉碎效率较低。

　　**3. 冲击式粉碎机**　冲击式粉碎机对物料的作用力以冲击力为主，适用于脆性、韧性物料的中碎、细碎、超细碎等，可粉碎到粒径 10μm 的颗粒，因此具有"万能粉碎机"之称（图 9 – 11a）。其典型结构有锤击式（图 9 – 11b）和冲击柱式（图 9 – 11c）。

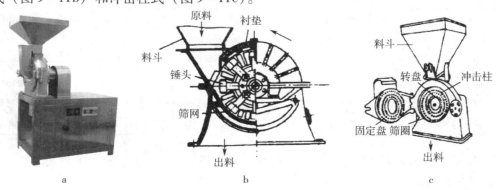

**图 9 – 11　冲击式粉碎机**

a. 外观图；b. 锤击式；c. 冲击柱式

（1）锤击式粉碎机的结构特点 在高速旋转的轴上安装有数个锤头，机壳上装有衬板，下部装有筛板。当物料从加料斗进入粉碎室时，由高速旋转的锤头的冲击和剪切作用以及被抛向衬板的撞击等作用而被粉碎，细料通过筛板出料，粗料继续被粉碎。粉碎粒度可由锤头的形状、大小、转速以及筛网的目数来调节。

（2）冲击柱式粉碎机的结构特点 又称转盘式粉碎机，在高速旋转的转盘上固定有若干圈冲击柱、另一与转盘相对应的固定盖上也固定有若干圈冲击柱。物料从加料斗进入转盘中心，轴向进入粉碎室，物料受离心作用从中心部位被甩向外壁，在此过程中物料受到冲击柱的冲击作用而被粉碎，细粒从底部的筛孔出料，粗粉在机内再次粉碎。粉碎程度与盘上固定的冲击柱的排列方式、转速等有关。

**4. 气流粉碎机** 气流粉碎机结构如图 9-12 所示，其粉碎动力主要来源于高速气流，其粉碎原理：7~10 个大气压的压缩空气通过喷嘴沿切线进入粉碎室时产生超音速气流，物料被气流带入粉碎室后被气流分散、加速，在粒子与粒子间、粒子与器壁间发生强烈撞击、冲击、研磨而进行粉碎。压缩空气夹带的细粉由出料口进入旋风分离器或袋滤器进行分离，较大颗粒由于离心力的作用沿器壁外侧重新带入粉碎室，再次粉碎。粉碎程度与喷嘴的个数与角度、粉碎室的几何形状、气流的压缩压力以及进料量等有关。

气流粉碎机的特点有：①可进行粒径为 3~20μm 的超微粉碎；②由于高压空气从喷嘴喷出时产生焦耳-汤姆逊冷却效应，故适用于热敏性物料和低熔点物料粉碎；③设备简单，可适用于无菌粉末的粉碎；④粉碎费用高。

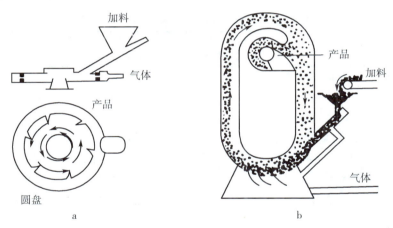

**图 9-12 气流式粉碎机**
a. 圆盘形；b. 椭圆形

## 二、分级

### （一）分级与分级方法

分级是将粉体按不同的粒径大小进行分离的操作。常用的分级方法有：重力分级、惯性分级、离心分级、过筛分级等。其中，过筛分级法操作简单、经济、分级精度较高，在制剂过程中应用广泛。

过筛分级法亦称筛分法，是借助筛网孔径大小将物料进行分离的方法。经粉碎后，通常物料的粒径不均匀，筛分的目的是获得较均匀的粒子群，或筛除粗粉取细粉，或筛除细粉取粗粉，或筛除粗粉和细粉取中粉等。

### （二）筛分设备

**1. 药筛** 分级用的药筛有两种，冲眼筛和编织筛，如图 9-13 所示。冲眼筛系在金属板上冲出圆形的筛孔而成，其结构坚固，不易变形，多用于粉碎机的筛板及药丸等粗颗粒的筛分。编织筛是用金属丝（如不锈钢、铜丝、铁丝等）或其他非金属丝（如尼龙丝、绢丝等）编织而成。编织筛的优点是单位面积上的筛孔多、筛分效率高，可用于细粉的筛分。尼龙筛具有一定的弹性，耐用，一般不影响药物的稳定性，因此在制剂生产中广泛应用，但筛线易于位移致使筛孔变形，分离效率下降。

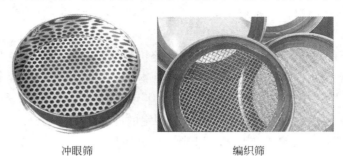

冲眼筛　　　　　　　　编织筛

图9-13　冲眼筛和编织筛

药筛的孔径用筛号表示，我国有《中国药典》标准和工业标准。2025年版《中国药典》规定的药筛选用国家标准R40/3系列。药筛分9个号，粉末分为6个等级，分别见表9-6和表9-7。

表9-6　药筛号和筛孔内径

| 筛号 | 一号筛 | 二号筛 | 号筛 | 四号筛 | 五号筛 | 六号筛 | 七号筛 | 八号筛 | 九号筛 |
| --- | --- | --- | --- | --- | --- | --- | --- | --- | --- |
| 目号 | 10目 | 24目 | 50目 | 65目 | 80目 | 100目 | 120目 | 150目 | 200目 |
| 筛孔内径（μm） | 2000±70 | 850±29 | 355±13 | 250±9.9 | 180±7.6 | 150±6.6 | 125±5.8 | 90±4.6 | 75±4.1 |

表9-7　《中国药典》粉末分级标准

| 粉末等级 | 能全部通过的筛号 | 补充规定 |
| --- | --- | --- |
| 最粗粉 | 一号筛 | 混有能通过三号筛的粉末不超过20% |
| 粗粉 | 二号筛 | 混有能通过四号筛的粉末不超过40% |
| 中粉 | 四号筛 | 混有能通过五号筛的粉末不超过60% |
| 细粉 | 五号筛 | 含能通过六号筛的粉末不少于95% |
| 最细粉 | 六号筛 | 含能通过七号筛的粉末不少于95% |
| 极细粉 | 八号筛 | 含能通过九号筛的粉末不少于95% |

**2. 筛分设备**　常见的筛分设备有药筛、振荡筛分仪、旋振筛、滚筒筛、多用振动筛等。

（1）振荡筛分仪　根据筛序，从大孔径到小孔径上下排列，最上为筛盖，最下为接收器，如图9-14所示。将物料放入最上部的筛上，盖上盖，固定在摇动台进行摇动和振荡数分钟，即可完成对物料的分级。常用于测定粒度分布。

（2）旋振筛　旋振筛是在电机的上轴和下轴各装有不平衡重锤，上部重锤使筛网产生水平圆周运动，下部重锤使筛网发生垂直方向运动，故筛网的运动方向有三维性。将物料加入于筛网中心部位，筛上的粗粉从上部排出口排出，筛下粗粉从下部排出口排出，中粉可经上部排出口排出，细粉经上部排出口和平均粒径更小的细粉下部排出口排出（图9-15）。振荡筛具有分离效率高，单位筛面处理能力大，占地面积小，重量轻等优点，常用于批量生产的筛分中。

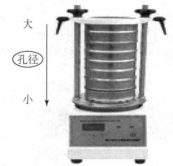

大

孔径

小

图9-14　振荡筛分仪

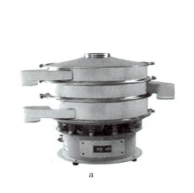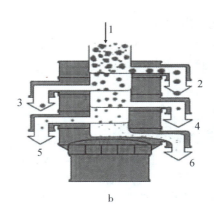

**图 9 - 15　旋振筛**

a. 外观图；b. 示意图

1. 筛网中心；2. 粗粉上部排出口；3. 粗粉下部排出口；4. 中粉上部排出口；5. 细粉上部排出口；6. 细粉下部排出口

# 三、混合

## （一）混合目的

混合是指把两种以上的物质均匀混合的操作。混合的主要目的是使含量均匀一致，而在固体混合中，粒子是分散单元，不可能得到分子水平的完全混合，因此需尽量减少各成分的粒度，以满足固体混合样品的相对均匀性。

## （二）混合机制

混合机内粒子经随机的相对运动完成混合，混合机制可描述为三种运动方式即对流混合、剪切混合和扩散混合。

**1. 对流混合**　固体粒子群在机械力的作用下产生较大位移时进行的总体混合。

**2. 剪切混合**　在粒子群内应力的作用下产生滑动面，破坏粒子群团聚而进行的局部混合。

**3. 扩散混合**　由于粒子的无规则运动，使相邻粒子相互交换位置而进行的局部混合。

在实际的混合过程中，上述混合方式并不是独立发生，而是同时或先后交叉发生。在混合开始阶段以对流与剪切混合为主，达到初步混合，混合后期提高均匀度时必须伴随扩散。

## （三）混合的影响因素

在混合机内多种固体物料进行混合时往往伴随着离析（segregation）现象，离析是与粒子混合相反的过程，可降低混合程度。影响混合速度及混合度的因素很多，主要有物料因素、设备因素、操作因素。

**1. 物料性质**　物料的粒径、粒子形态、密度等在各组分间存在显著差异时，不宜均匀混合，因为在混合或放置过程中容易发生离析现象。在一般情况下，在混合物料中含有少量水分可有效地防止离析。混合比越大，混合度越小。一般的混合过程中，粒径的影响最大，密度的影响在流态化操作中比粒径的影响更显著。

**2. 设备因素**　混合机的不同类型（搅拌混合、研磨混合、过筛混合等）、不同尺寸、内部结构（搅拌形状、挡板等）产生不同的混合机制，应根据物料的性质和混合要求选择适宜的混合器。

**3. 操作条件**　物料的装充填量容积比（即物料容积与混合机容积之比）、装料方式、混合比、混合机的转动速度及混合时间等操作条件都会影响物料的混合程度。

## （四）混合设备

实验室规模的混合方法有搅拌混合、研磨混合、过筛混合，而工业大生产时多采用容器旋转型混合机和容器固定型混合机。

**1. 容器旋转型混合机**

（1）V型混合机　如图9-16a，由两个圆筒成V型交叉结合而成。交叉角 α=80°～81°。物料在圆筒内旋转时，分割与合并连续的反复交替，这样在较短时间内即能混合均匀，混合效率高。

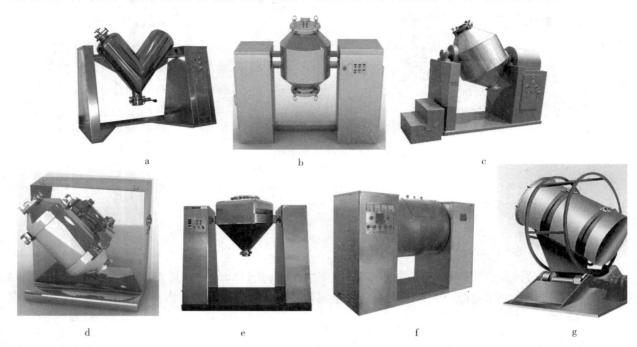

a          b          c

d          e          f          g

图9-16　容器旋转型混合机

a. V型；b. 双锥型；c. 斜式双锥型；d. 双锥三维运动型；e. 方锥型；f. 水平圆筒型；g. 倾斜圆筒型

物料在V型混合机内的运动轨迹如图9-17所示，操作中最适宜转速为临界转速的30%～40%，最适宜充填量为30%。

（2）双锥型混合机　在短圆筒两端各与一个锥型圆筒结合而成，旋转轴与容器中心线垂直（图9-16b），也有斜式双锥型（图9-16c）、双锥三维运动型（图9-16d），以及方锥型混合机（图9-16e）。双锥形混合机内的物料的运动状态与混合效果类似于V型混合机。

（3）圆筒型混合机　常见的圆筒型混合机有水平型（图9-16f）和倾斜型（图9-16g）两种。物料在水平圆筒型混合机内的运动轨迹如图9-18所示，最适宜转速为临界转速的70%～90%；最适宜充填量或容积比（物料的体积/混合机总体积）约为30%。倾斜圆筒型混合机改进了水平型的运动轨迹，不仅提高混合度，充填容积可达70%。

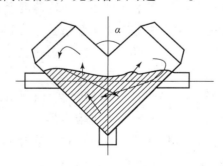

图9-17　V型混合机物粒的运动轨迹

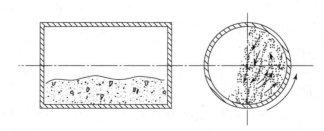

图9-18　水平圆筒型混合机内物粒的运动轨迹

**2. 容器固定型混合机**

（1）带式搅拌混合机　亦称搅拌槽式混合机，是一种以机械方法对混合物料产生剪切力而达到混合目的的设备，适用于造粒前的捏合操作。由断面为 U 形的固定槽和螺旋状二重带式搅拌桨组成，又称为 U 型混合机，如图 9-19 所示。物料在搅拌桨的作用下不停地上下、左右、内外的各个方向运动，从而达到均匀混合，混合曲线与 V 型混合机大致相似。

（2）锥形螺旋搅拌混合机　由锥形容器和内装的一至两个螺旋推进器组成，如图 9-20 所示。锥形螺旋搅拌混合机容器的圆锥角约 35°，螺旋推进器的轴线与容器锥体的斜线平行，螺旋推进器在容器内既有自转又有公转，充填量约 30%。物料在推进器的作用下自底部上升，又在公转的作用下在全容器内旋转，从而产生旋涡和上下的循环运动，其运动为螺旋推进器自转的轴向混合（图 9-21a）、锥形容器的径向混合（图 9-21b）和螺旋推进器切向混合（图 9-21c）三种混合的综合。其混合特点是：混合速度快，混合度高，混合量较大也能达到均匀混合，所需动力消耗较其他混合机少。

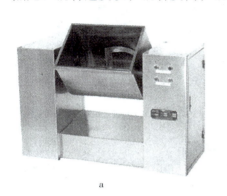

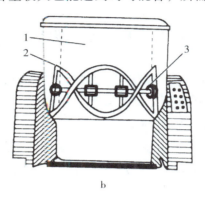

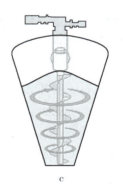

图 9-19　带式搅拌混合机

a. 实物图；b. 结构图

1. 混合槽；2. 搅拌桨；3. 固定轴

图 9-20　锥形螺旋搅拌混合机

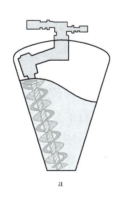

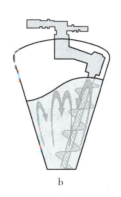

图 9-21　锥形螺旋搅拌混合机的混合形式

a. 轴向混合；b. 径向混合；c. 切向混合

## 四、捏合

捏合，亦称制软材，是指在固体粉末中加入润湿剂（或黏合剂）进行均匀混合，以制备塑性物料的操作。该过程要求把原料粉末与适量黏合剂有效地、均匀地混合在一起，其本质是固-液混合操作，操作的关键是黏合剂的加入量。若加入量过少（图 9-22a），则结合力弱，不易成粒；若加入量过多（图 9-22b），结合力过强，制备颗粒时形成条状或粘在一起无法制粒；只有加入量适宜时（图 9-22c），制成的颗粒保持松散，不黏结，易于干燥。

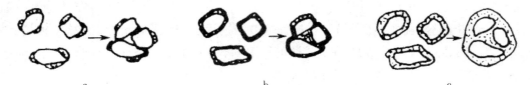

**图 9 – 22 捏合时黏合剂的用量与软材成形情况**
a. 黏合剂用量过少；b. 黏合剂用量适宜；c. 黏合剂用量过多

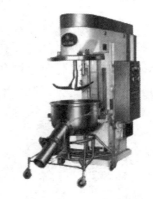

**1. 捏合意义** 捏合作为湿法制粒的前处理，其主要目的是：①使粉末具有黏性，易于制粒；②防止各种成分的分离，保持均匀的混合状态；③黏合剂均匀分布在颗粒表面，改善物料的压缩成形性。

适宜的软材，常常靠操作者的经验来判断，即"手握成团，轻压即散"。现代技术可采用科学方法，如测量黏合剂加入量对混合能量的变化来判断润湿程度是否适宜。

**2. 捏合设备** 常用的设备有带式搅拌混合机（图 9 – 19）和立式搅拌混合机（图 9 – 23）。改变带式混合机搅拌桨的形式（如 Z 型、Σ 型等），可改善对物料的作用力，适用于不同物料的不同要求。立式搅拌混合机由立式装料容器和搅拌桨组成，搅拌桨可上下调节，其运动为行星式，既有

**图 9 – 23 立式搅拌混合机**

自转又有公转，可搅动容器内的全部物料。该混合机不仅用于捏合操作，也可用于粉末的混合、液体的搅拌和乳化等。

## 五、制粒

### （一）制粒目的

制粒是将粉末、块状、熔融液、水溶液等状态的物料经过加工，制成具有一定形状与大小的粒状物的操作。制粒作为颗粒的加工过程，几乎在所有固体制剂中广泛应用，如颗粒剂、胶囊剂、片剂等。

制粒的目的有：①改善流动性；②防止各成分的离析，保持多成分的混合均匀性；③防止粉尘飞扬及器壁上的黏附；④调整堆密度，改善溶解性能；⑤改善片剂生产中压力的均匀传递。

制粒的物料可能是最终产品也可能是中间体，根据制粒的目的不同对颗粒的要求有所不同。如在颗粒剂中，颗粒是最终产品，不仅流动性好，而且要求外形美观、均匀。在片剂生产中，颗粒是中间体，不仅流动性好，而且保证较好的压缩成形性。药物制粒的方法可归纳为三大类：即湿法制粒、干法制粒、其他制粒方法，表 9 – 8 列出了各种制粒方法。

**表 9 – 8 药物的制粒方法**

| 制粒类别 | 制粒方法 |
| --- | --- |
| 湿法制粒 | 高速搅拌制粒、流化床制粒、转动制粒、挤出滚圆制粒、挤压制粒 |
| 干法制粒 | 滚压法、大片法 |
| 其他方法 | 喷雾制粒、熔融微丸化、液相中球晶制粒等 |

### （二）制粒方法与设备

**1. 湿法制粒** 湿法制粒是在粉状物料中加入适宜用量的液体黏合剂制备颗粒的方法，粉末靠黏合剂的架桥或黏结作用聚结在一起，并在机械力的作用下分离为具有一定大小和形状的颗粒。

（1）挤压制粒法　是将混合后的物料先制软材，然后以强制挤出的方式通过孔板或筛网而制粒的方法。这类设备有螺旋挤压型、篮式叶片挤压型、环模式辊压挤压型、摇摆式挤压型等，如图9-24所示。挤压式制粒具体操作程序为：原、辅料的混合→制软材→挤出制粒→颗粒，制粒的关键在于制软材，必须选好适宜的黏合剂种类、浓度和用量。黏合剂用量多，挤出呈条状，用量少，则粉状多不能制成完整的颗粒。

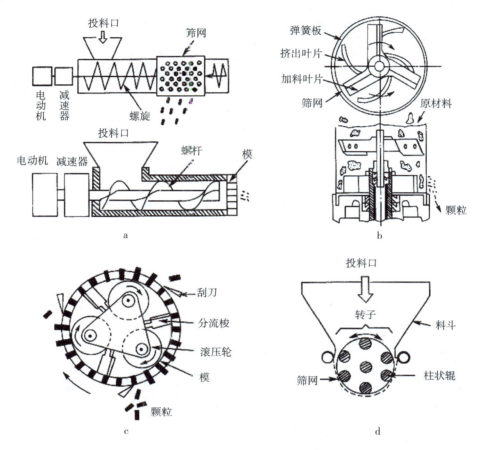

**图9-24　挤压式制粒机示意图**
a. 螺旋挤压型；b. 篮式叶片齐压型；c. 环模式辊压挤压型；d. 摇摆式挤压型

挤压式制粒机具有以下特点：①颗粒的粒度由筛网的孔径大小调节，粒度分布较均匀，粒子形状以圆柱状、角柱状为主；②挤出压力不大时，可制成松软颗粒，适合压片。缺点：①制粒程序多（先混合、制软材）；②劳动强度大，不适合大批量和连续生产；③筛网的寿命短，需经常更新。

（2）转动制粒法　是将混合后的物料置于容器中，在容器或底盘的转动下喷洒黏合剂制备球形粒子的方法。

转动圆盘型制粒机亦称离心制粒机，外形如图9-25a所示，制粒示意图如图9-25b所示。本机由固定容器、转盘、喷头组成。物料在高速旋转的圆盘作用下受到离心作用而靠拢器壁旋转（图9-25c），从圆盘周边吹出的空气流的作用下使物料向上运动的同时在重力作用下往下滚落入圆盘中心，落下的粒子重新受到圆盘的离心作用，从而使物料不停地做类似麻花样滚转运动（图9-25d），这有利于形成球形颗粒。黏合剂向物料层斜面上部的表面定量喷雾，由于颗粒的激烈运动颗粒表面均匀润湿，散布的药粉或辅料均匀附着在颗粒表面层层包裹，如此反复操作可得所需大小的球形颗粒。调整在圆盘周边上升的气流温度可对颗粒进行干燥。

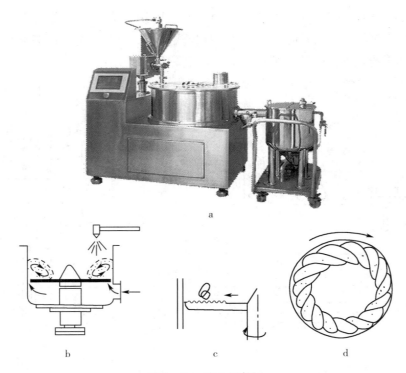

图 9 – 25  离心制粒机

a. 外观图；b. 制粒示意图；c. 粒子的滚圆示意图；d. 整体物料麻花样滚转运动

转动制粒过程分为三个阶段：即母核形成→母核长大→压实，见图 9 – 26。

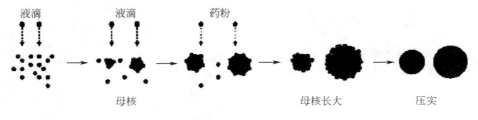

图 9 – 26  转动制粒机制示意图

1）母核形成阶段  在粉末中喷入少量液体（黏合剂），以液滴为核心使粉末聚集在一起形成大量母核。在中药生产中叫起模。

2）母核长大阶段  母核在滚动时进一步压实，并在转动过程中向母核表面均匀喷洒一定量的液体（或水）和药粉，使药粉层积于母核表面，如此反复多次，可得一定大小的药丸。在中药生产中称此为泛制。

3）压实阶段  在此阶段停止加入液体和药粉，在继续转动过程中多余的液体被挤出表面或渗入未被充分润湿的层积层中，从而颗粒被压实形成具有一定机械强度的微丸。

为了得到均匀微丸，在起模后过筛，获得均匀母核后继续下面的泛制，或先制备空白丸芯，然后层积药物于丸芯表面。

（3）高速搅拌制粒法  高速搅拌制粒机的外观与制粒示意图见图 9 – 27。其结构主要由容器、搅拌浆、切割刀组成。操作时先把药粉和各种辅料倒入容器中，盖上盖，把物料搅拌混合均匀后加入黏合剂，搅拌制粒。完成制粒后出料，进行干燥。

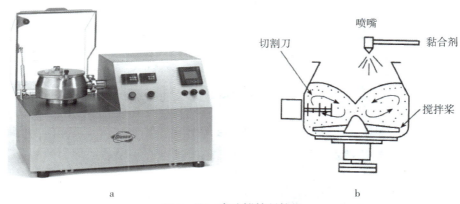

图 5-27　高速搅拌制粒机

a. 外观图；b. 制粒示意图

该制粒机的工作原理是：黏合剂在搅拌桨的作用下高度分散并与物料充分均匀混合，在旋转的离心作用下被甩向器壁后向上运动，形成较大颗粒；在切割刀的作用下将大块颗粒绞碎、切割，并与搅拌桨的作用相呼应，使颗粒得到强大的挤压和滚动，从而形成致密而均匀的颗粒。

粒度的大小决定于外部剪切力与颗粒内部凝聚力的平衡。图 9-28 为搅拌制粒机制的示意图。

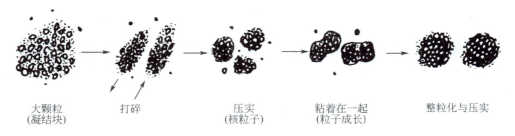

图 9-28　搅拌制粒机制示意图

搅拌制粒影响粒径大小与致密性的主要因素有：①黏合剂的种类、加入量、加入方式；②原料粉末的粒度（粒度越小，越有利于制粒）；③搅拌速度；④搅拌器的形状与角度、切割刀的位置等。

高速搅拌制粒的特点：①在一个容器内进行混合、制软材、制粒过程；②和传统的挤压制粒相比，具有省工序、操作简单、快速等优点；③改变操作条件可制备致密、强度高的适用于装胶囊的颗粒，也可制备松软的适合压片的颗粒，因此应用非常广泛。

（4）流化床制粒法　流化床制粒又称为沸腾干燥制粒，该制粒机的外观与示意图如图 9-29 所示。由于在一台设备内可完成混合、制粒、干燥过程，又称一步制粒。其结构主要由容器、气体分布装置（如筛板等）、喷嘴、气固分离装置（袋滤器）、空气进口和出口、物料排出口组成。操作时，把物料装入容器中，从床层下部通过筛板吹入适宜温度的气流，使物料在流化状态下混合均匀，然后开始均匀喷入黏合剂液体，粉末开始聚结成粒，经过反复的喷雾和干燥，当颗粒的大小符合要求时停止喷雾，形成的颗粒继续在床层内送热风干燥，出料送至下一步工序。

流化床制粒的原理如图 9-30 所示，当黏合剂液体均匀喷于悬浮松散的粉体层时，首先，液滴使接触到的粉末润湿并聚结在液滴周围形成粒子核，继续喷入的液滴落在粒子核表面产生黏合架桥作用，使粒子核与粒子核之间、粒子核与粒子之间相互结合，逐渐长大成较大的颗粒。干燥后，粉末间的液体架桥干燥变为固体桥，形成多孔性、表面积较大的柔软颗粒。

流化床制粒的影响因素除黏合剂的种类、物料的粒度外，操作条件的影响也较大。如：①空气的进口速度，影响物料的流态化分散状态和干燥状态；②空气温度，影响物料表面润湿与干燥的平衡；③黏合剂的喷雾量，喷雾量增加，粒径变大；④喷雾速度，影响粒子间的结合速度及颗粒大小的均匀性；

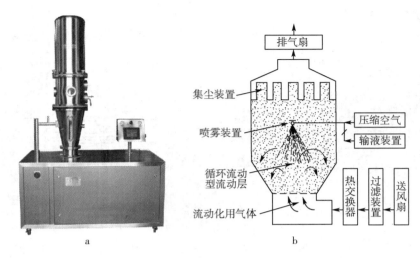

图 9 - 29　流化床制粒机

a. 外观图；b. 示意图

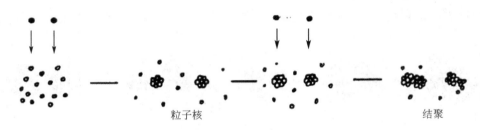

图 9 - 30　流化床制粒原理示意图

⑤喷嘴的高度，影响喷雾面积与润湿均匀性等。

　　流化床制粒的特点：①在一台设备内进行混合、制粒、干燥，甚至是包衣等操作，简化工艺、节约时间、劳动强度低；②制得的颗粒为多孔性软颗粒，密度小、强度小、粒度均匀、流动性、压缩成形性好。

　　目前，对制粒技术及产品的要求越来越高，为了发挥流化床制粒的优势，出现了一系列以流化床为母体的多功能的新型复合型制粒设备。表9-9比较了各种制粒方法的功能。

表 9 - 9　挤压、搅拌、转动、流化床、复合型制粒的功能比较

| | 方式 | 挤压制粒 | 搅拌制粒 | 转动制粒 | 流化床制粒 | 复合型制粒 |
|---|---|---|---|---|---|---|
| 单元操作<br>的可行性 | 混合 | × | + + | + | + | + + |
| | 制粒 | + + | + + | + + | + + | + + |
| | 干燥 | × | + | + | + + | + + |
| | 包衣 | × | × | + + | + | + + |
| | 冷却 | × | + | + | + + | + + |
| 特性 | 粒径（mm） | 0.3～3 | 0.1～2.0 | 0.1～5.0 | 0.1～2.0 | 0.05～2.0 |
| | 形状 | 柱状 | 接近球状 | 接近真球状 | 聚集体 | 真球状～聚集体 |
| | 堆密度 | 重质、轻质 | 重质 | 重质 | 轻质 | 重质～轻质 |

注：＋＋：表示非常适应；＋：有些适应；×：不适应。

　　**2. 干法制粒**　干法制粒是将药物和辅料的粉末混合均匀、压缩成大片状或板状后，粉碎成颗粒的方法。该法靠压缩力使粒子间产生结合力，必要时加干黏合剂，以增加粒子间结合力，保证片剂的硬度和脆碎度合格。该法适用热敏性、遇水易分解的药物，如阿司匹林、克拉霉素等，但应注意由于高压引

起的晶型转变及活性降低等问题。

干法制粒的方法有压片法和滚压法。

（1）压片法 是利用重型压片机将物料粉末压制成直径为 20~25mm 的胚片，然后破碎成一定大小颗粒的方法。

（2）滚压法 是利用转速相同的两个滚动圆筒之间的缝隙，将药物滚压成板状物（图 9-31），然后破碎成一定大小颗粒的方法。

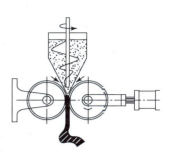

图 9-31 滚压制粒示意图

滚压法采用干法制粒机实现，并可分为水平和垂直两种送料方式。图 9-32 是水平送料干法制粒机的外观与结构示意图。

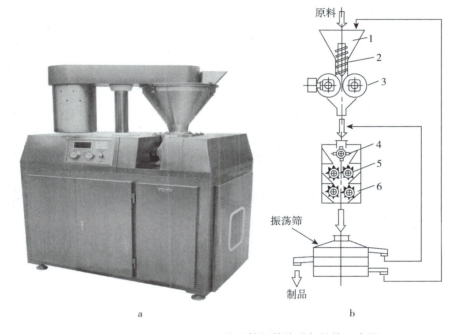

图 9-32 干法制粒机的外观与结构示意图

a. 外观图；b. 结构示意图

1. 料斗；2. 加料器；3. 压轮；4. 粗碎轮；5. 中碎轮；6. 细碎轮

干法制粒机的操作流程：将药物粉末投入料斗中，用加料器将粉末送至压轮进行压缩，由压轮压出的固体胚片落入料斗，被粗碎轮破碎成块状物，然后依次进入具有较小凹槽的中碎轮和细碎轮进一步破碎制成粒度适宜的颗粒，最后进入振荡筛进行整粒。粗粒重新送入粗碎轮继续粉碎，过细粉末送入料斗与原料混合重复上述过程。

**3. 喷雾制粒法** 喷雾制粒是将药物溶液或混悬液用雾化器喷雾于干燥室内的热气流中，使水分迅速蒸发以直接制成球状干燥细颗粒的方法。该法在数秒钟内即完成原料液的浓缩、干燥、制粒过程，原料液含水量可达 70%~80% 及以上。以干燥为目的时称为喷雾干燥；以制粒为目的时称为喷雾制粒。

喷雾制粒的流程如图 9-33 所示：原料液由料液贮槽进入雾化器喷成液滴分散于热气流中，空气经蒸汽加热器及电加热器加热后沿切线方向进入干燥室与液滴接触，液滴中的水分迅速蒸发，液滴经干燥后形成固体粉末落于器底，干品可连续或间歇出料，废气由干燥室下方的出口流入旋风分离器，进一步分离固体粉末，然后经风机和袋滤器后放空。原料液的喷雾是由雾化器完成的，因此雾化器是喷雾干燥制粒机的关键部件。常用的雾化器有三种型式，即压力式雾化器、气流式雾化器和离心式雾化器，见图 9-34。

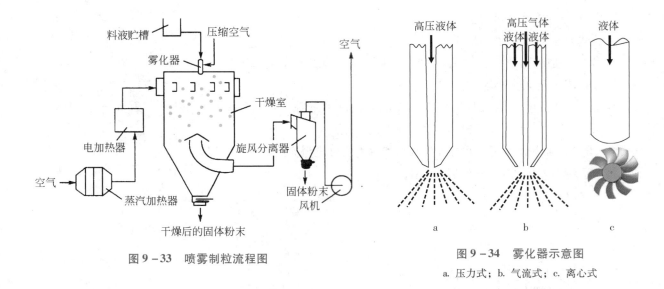

图 9 - 33 喷雾制粒流程图

图 9 - 34 雾化器示意图
a. 压力式；b. 气流式；c. 离心式

　　喷雾制粒法的特点：①从液体直接得到粉状固体颗粒；②雾滴比表面积较大，干燥速度快（通常需要数秒到数十秒）；③热风温度高，但物料的表面温度相对较低（湿球温度），且物料的受热时间较短，适合于热敏性物料的处理；④粒度范围在 $30\mu m$ 到数百微米，堆密度在 $0.2 \sim 0.6 g/cm^3$ 的中空球状粒子较多，具有良好的溶解性、分散性和流动性。

　　喷雾制粒法的缺点有：①设备高大、汽化液体量大，因此设备费用高、能量消耗大、操作费用高；②黏性较大料液易粘壁，使其使用受到限制，需用特殊喷雾干燥设备。

　　近年来开发出喷雾干燥与流化制粒结合在一体的新型制粒机。由顶部喷入的药液在干燥室经干燥后落到流化制粒机上制粒，整个操作过程非常紧凑。

**（三）制粒机制**

1958 年 Rumpf 提出多个粒子黏结形成颗粒时有以下五种形式。

**1. 范德华力、静电力和磁力**　粒子与粒子间的引力，这些作用力虽然很小，但粒径 $<50\mu m$ 时较大而易聚结，而且随颗粒间距离的减少而增大。因此，对干法制粒中意义更大。

**2. 界面张力和毛细管力**　是液体在粒子之间形成液体架桥时产生的力，因此与液体的充填量有关。液体的充填状态与饱和度以及结合力之间的关系，参见图 9 - 35 和表 9 - 10。

　　液体的加入量对湿法制粒起重要作用。一般液体以索带状存在时得到较好的颗粒；在液体以钟摆状存在时，颗粒松散；以毛细管状存在时，颗粒发黏。

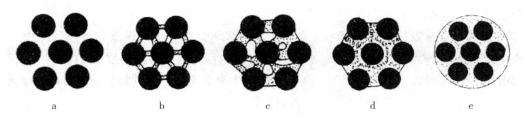

图 9 - 35 液体的充填状态

表 9 – 10　液体的充填状态与饱和度以及结合力之间关系

| 编号 | 液体充填状态 | 液体约饱和度 S | 连续相与不连续相 | 粒子间结合力 |
|---|---|---|---|---|
| a | 干粉 dry powder | S = 0 | 没有加入液体，空气连续相 | 无 |
| b | 钟摆状 pendular state | S ≤ 0.3 | 液体分散相，空气连续相 | 弱 |
| c | 索带状 funicular state | 0.3 < S < 0.8 | 液体连续相，空气分散相 | 较强 |
| d | 毛细管状 capillary state | S ≥ 0.8 | 液体连续相，充满颗粒内部空隙 | 强 |
| e | 泥浆状 slurry state | S ≥ 1 | 液体连续相，颗粒混悬于液体中 | 无 |

注：编号与图 9 – 35 相对应。

**3. 附着力与黏着力**　高黏度流体产生的结合力，其表面张力小，易涂布于固体表面，产生较大的结合力，如图 9 – 36a。淀粉糊制粒产生这种结合力。

**4. 固体桥**　如图 9 – 36b 所示，固体桥的形成机制主要有：①可溶性物质经干燥后析出；②高黏度黏合剂干燥后形成；③熔融液体冷却后凝固形成；④化学反应产生。湿法制粒中常见的固体架桥是由黏合剂干燥或可溶性成分干燥后析出结晶。由液体桥产生的结合力主要影响粒子的成长和粒度分布，而固体桥产生的结合力主要影响颗粒的强度和溶解度。

**5. 机械镶嵌**　如图 9 – 36c 所示，多发生在搅拌和压缩操作中，结合强度较大，但一般制粒中所占比例不大。

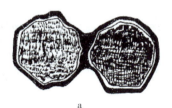 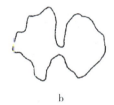 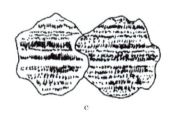

图 9 – 36　粒子间的架桥方式

a. 固体粒子与流体间的液体桥；b. 固体粒子间的固体桥；c. 固体粒子间的机械镶嵌

# 六、干燥

## （一）固体干燥的目的

干燥是利用热能使湿物料中的湿分（水分或其他溶剂）汽化，并利用气流或真空带走汽化了的湿分，从而获得干燥物料的操作。如湿法制粒中物料的干燥、溶液的喷雾干燥、流浸膏的干燥等。

干燥的目的：①使物料便于加工、运输、贮藏和使用；②保证药品的质量和提高药物的稳定性；③改善粉体的流动性和充填性等。过分干燥易产生静电，或压片时易产生裂片等，给生产过程带来麻烦，因此，物料的含湿量在制剂过程中为重要参数之一，应根据情况适当控制水分含量。另外，由于干燥过程一般采用热能（温度），因此干燥热敏性物料时必须注意化学稳定性问题。干燥后的含水量应根据药物的性质和工艺需要来控制，如阿司匹林片的含水量应低于 0.3% ~ 0.6%，而四环素片含水量则控制在 10% ~ 14%。

物料的干燥速度与干燥程度与空气的性质、湿物料中所含水分的性质、干燥器的类型、干燥时间等有关。

## （二）干燥机制与干燥速度

**1. 干燥机制**　物料的干燥是热量的传递和质量的传递同时进行的过程。当湿物料与热空气接触时，热空气将热能传递给湿物料，这是一个传热过程；湿物料得到热量后，物料中的水分汽化，并向空气中移动，这是一个传质过程。图 9 – 37 是对流干燥中热空气与湿物料之间发生的传热和传质示意图。其中，$t_w$ 为物料表面温度；$p_w$ 为湿物料表面充分润湿时 $t_w$ 下的饱和水蒸气压；$t$ 为热空气主体的温度；$p$ 为物料表面产生的空气中水蒸气分压；$t - t_w$：温差，热能从空气传递到物料表面时传热的推动力；$p_w - p$ 为气压差，水蒸气从物料表面扩散到热空气时的传质推动力。

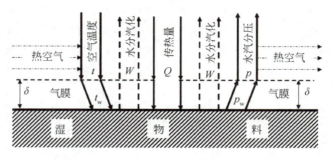

**图 9 – 37　热空气与物料间传热与传质**

当热空气不断地把热能传递给湿物料时，湿物料的水分不断地汽化，而物料内部的湿分又源源不断地以液态或气态扩散到物料表面，这样湿物料中的湿分不断减少而干燥。因此，干燥过程应是水分从物料内部向物料表面，从物料表面向空气主体扩散的过程。

干燥过程得以进行的必要条件是 $p_w - p > 0$；如果 $p_w - p = 0$，表明干燥介质与物料表面的水蒸气分压达到平衡，干燥即停止；如果 $p_w - p < 0$，物料不仅不能干燥，反而吸潮。

**2. 干燥速度**　干燥速率是在单位时间、单位干燥面积上被干物料所能汽化的水分量，其单位为 kg/（m² · s）。根据式 9 – 1：

$$U = \frac{\mathrm{d}w}{A\mathrm{d}\tau} = -\frac{G\mathrm{d}x}{A\mathrm{d}\tau} \qquad\qquad 式（9 – 1）$$

式中，$U$ 为干燥速率，kg/（m² · s）；$\mathrm{d}w$ 为在干燥时间 $\mathrm{d}\tau$（单位 s）内水分的蒸发量，kg；$A$ 为被干物料的干燥面积，m²；$G$ 为湿物料中所含绝干物料的质量，kg；$\mathrm{d}x$ 为物料的干基含水量的变化，kg 水分/kg 绝干料。负号表示物料中的含水量随干燥时间的增加而减少。可见，物料的干燥速率与空气的性质、物料内部水分的性质有关。

**3. 干燥特性曲线**　首先通过实验求得物料的含水量和表面温度随干燥时间所发生的变化，即干燥曲线，如图 9 – 38 所示。然后根据干燥曲线求得斜率之后整理绘出干燥速度曲线，如图 9 – 39 所示。

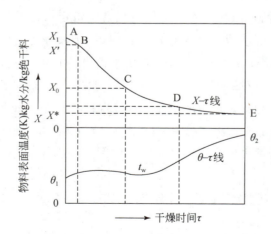

**图 9 – 38　恒定干燥条件下某物料的干燥曲线**

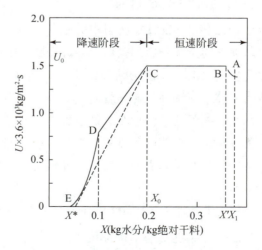

**图 9 – 39　恒定干燥条件下的干燥速率曲线**

由图 9 – 39 可知：A–B 段，为物料的预热阶段；B–C 段，为物料的温度不变（$t_w$），含水量从 $X'$ 降至 $X_0$，干燥速度保持恒定，称恒速干燥阶段。C–D–E 段：物料的温度上升，含水量从 $X_0$ 降至 $X^*$，干燥速度下降，称降速干燥阶段。C 点：恒速阶段与降速阶段的分界点，称为临界点，该点对应的含水量称为临界含水量。

物料的干燥由表面汽化和内部水分向表面迁移的两部分组成，根据干燥曲线可以看出在不同干燥阶段有着不同的干燥机制。

（1）恒速干燥阶段　物料中水分含量较多，物料表面的水分汽化并扩散到空气中，内部水分及时补充到表面，保持充分润湿的表面状态。此时物料表面温度为该空气条件下的湿球温度 $t_w$，物料表面产生的水蒸气压为该温度下的饱和蒸气压（$p_v$）。此时干燥推动力（$p_w - p$）保持不变，干燥速率取决于水分在表面的汽化速率，因此，恒速干燥阶段也称为表面汽化控制阶段。

（2）降速干燥阶段　当水分含量低于 $X_0$，物料内部水分向表面移动的速度小于表面水分汽化速度，因此随着干燥过程的进行，物料表面逐渐变干，温度上升（见图 9 – 38，$\theta$ – $\tau$ 曲线）。物料表面的水蒸气压及传质推动力（$p_w - p$）下降，干燥速率也降低。此时速率主要由物料内部水分向表面扩散的速率所决定，因此把降速阶段也称内部水分扩散控制阶段。内部水分的扩散速率主要取决于物料本身的结构、形状、大小等。

（3）改善措施　由于两个干燥阶段的影响因素不同，改善干燥速度的措施也有所不同。

在恒速干燥阶段：①提高空气温度或降低空气中湿度，以提高传热和传质的推动力；②改善物料与空气的接触面积，提高空气的流速，加快水分的汽化速度。

在降速干燥阶段：①提高物料的温度；②改善物料的分散程度，以促进内部水分向表面扩散。改变空气的状态及流速对干燥的影响不大。

### （三）干燥设备

由于工业生产中被干燥物料的性质、干燥程度、生产能力的大小等不同，所采用的设备也不同。

**1. 厢式干燥器**　厢式干燥器如图 9 – 40a 所示。在干燥厢内设置多层支架，在支架上放入物料盘，空气的路径如图中箭头所示。

干燥器中空气性质的变化过程如图 9 – 40b 所示。

A–B 段：空气 A 进入干燥器经预热器后温度升高，湿度不变，相对湿度降低（图中 B 点）。

B–C 段：空气经预热后进入干燥室内，以水平方向通过物料表面时水分蒸发进入空气中，因而空气中的湿度增加，温度降低（图中 C 点）。

C–D 段：空气再次加热，温度升高（图中 D 点）。

D–E 段：再次进入干燥室内汽化物料中的水分，空气的湿度增加，温度降低。

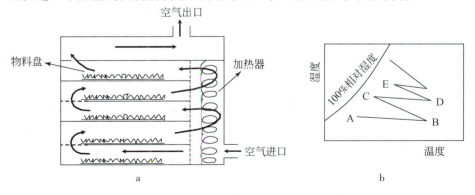

**图 9 – 40　厢式干燥器和干燥器中热空气的温度和湿度变化过程**

a. 厢式干燥器；b. 干燥器中热空气的温度和湿度变化过程

依次类推，反复加热以降低空气的相对湿度，提高干燥速率。为了使干燥均匀，干燥盘内的物料层不宜过厚，必要时在干燥盘上开孔，或使用网状干燥盘以使空气透过物料层。

厢式干燥器多采用部分废气循环法和中间加热法，以提高设备的热效率。

厢式干燥器为间歇式干燥器，其设备简单，适应性强，适用于小批量生产或实验室小试中物料的干燥。缺点是劳动强度大、热量消耗大。

**2. 流化床干燥器** 热空气以一定速度自下而上通过松散的物料层，使物料形成悬浮流化状态的同时进行干燥的操作。由于悬浮的流态化类似液体的沸腾，生产上也叫沸腾干燥器。流化床干燥器有立式和卧式，在制剂工业中常用卧式多室流化床干燥器，如图9-41所示。

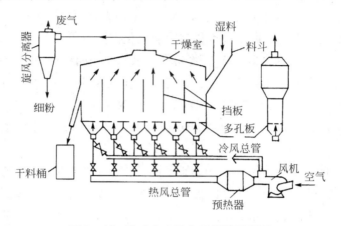

图9-41 卧式多室流化干燥器示意图

流化床干燥器的特点：①在操作时颗粒与气流间的相对运动激烈，接触面积大，强化了传热、传质，提高了干燥速率；②物料温度均匀，干燥时间短，适用于热敏性物料的干燥；③不适用于含水量高，易黏结成团的物料，要求粒度适宜。流化床干燥器在片剂颗粒的干燥中得到广泛的应用。

**3. 喷雾干燥器** 直接把药物溶液喷入干燥室中进行干燥的方法。其设备结构与操作完全和喷雾造粒相同。喷雾干燥的特点：①由于喷雾的液滴蒸发面积大，雾滴的温度大致等于空气的湿球温度（一般为50℃左右），因此，干燥时间非常短（数秒到数十秒）；②适于热敏物料及无菌操作的干燥，如抗生素粉针剂的制备等；③干燥制品多为松脆的空心颗粒，溶解性好。

近年来，喷雾干燥法在微囊的制备、固体分散体的研究以及中药提取液的干燥中得到了广泛应用。

**4. 红外干燥器** 红外干燥器是利用红外线对物料直接照射而加热干燥的设备。红外线的波长在0.72~1000μm范围，是介于可见光和微波之间的一种电磁波。当红外线的发射频率与物料中分子运动的固有频率相匹配时产生物料分子的强烈振动和转动，这种分子间发生的激烈碰撞与摩擦，产生热，从而使水分汽化，物料得到干燥。

红外干燥器的特点：①由于物料表面和内部同时吸收红外线照射，故受热均匀、干燥快、干燥质量好；②缺点是电能消耗大。

**5. 微波干燥器** 是一种介电加热干燥器，使用频率为915MHz或2450MHz。微波干燥是把物料置于高频交变电场内进行干燥的方法。水分子在外加的强电场力的作用下极化，并与外加电场一致的方向整齐排列，若外加电场不断改变方向，水分子就会随着电场方向不断地迅速转动，在此过程中水分子间产生剧烈的碰撞和摩擦，部分能量转化为热能，从而使物料得到干燥。

微波干燥器的特点：①加热迅速、均匀、干燥速度快、热效率高；②适合于含水物料的干燥；③操作控制灵敏、方便；④缺点是成本高，对有些物料的稳定性有影响。

# 第四节  固体制剂的连续制造

## 一、概述

药品连续制造（continuous manufacturing，CM）生产模式，是指原料药或辅料在工艺起点被连续地送入工艺序列中，在生产过程中发生持续转化，同时产品在终点被持续输出。不同于传统的批生产工艺，连续制造工艺具有生产步骤连续无间歇、生产效率高、设备占地面积小、产品质量实时监控、生产批量易于调节等特点，有助于提高药品质量。

连续制造可应用于生产过程中的部分或全部单元操作。连续制造模式的示例包括：①一些单元操作以批生产模式运行，而其他单元操作整合以连续模式运行。②原料药或制剂生产过程的所有单元操作均整合以连续模式运行。③原料药和制剂单元操作跨越原料药和制剂之间的边界被整合以形成单个连续制造过程（即原料药通过整合单元操作连续形成和加工得到制剂成品）。生产模式中可以包含缓冲管线或储罐，以在上述任何连续制造模式下维持恒定的输入和输出物料流。

## 二、控制策略

连续制造工艺正常运行期间，输入物料的属性、工艺条件或环境因素等均可能导致系统出现瞬时扰动，因此需要制定有效的控制策略，维持工艺处于受控状态，发现瞬时工艺扰动，将可能产生的不合格物料从系统中分流，降低潜在扰动对产品质量的风险。

### （一）受控状态

受控状态是指能够持续保证工艺性能和产品质量的控制所处的状态。该状态可能会有所不同，具体取决于连续制造的模式和特定工艺步骤。例如，当一组参数（如工艺参数、质量属性）在规定范围内变化时，可以证明某些连续制造工艺过程处于受控状态，但工艺不一定处于稳态。控制策略的要素之一是监测受控状态，并在必要时采取适当的措施来维持对工艺的控制。关键是建立相关机制来评估单元操作和系统的一致性，并识别参数在规定范围内的漂移或趋势。找出漂移或趋势的根本原因，如输入变化、设备疲劳、物料老化。例如，在治疗蛋白生产工艺中，洗脱曲线的变化可能是由于树脂老化引起。

### （二）过程动态

过程动态（process dynamics）可以理解为输入物料属性（如物料流动特性）、工艺条件（如质量流量）或设备设计要素（如连续式混合机的桨叶类型）的函数，在此基础上可实现整个生产过程的物料可追溯性，这对于识别和降低产品质量风险至关重要。

应使用科学合理的方法来表征工艺过程中的物料流动。一种常见方法是各单元操作和（或）整合系统的停留时间分布（residence time distribution，RTD）表征。RTD 是描述物料在工艺中停留时间的概率分布，其取决于多个因素（如输入物料属性、质量流量、工艺参数、设备设计和操作等），可通过示踪实验、产品质量属性的在线测量和（或）工艺模型来确定。

RTD 可用于确定物料的可追溯性以及分流策略。RTD 建立在物料预期流速下，贯穿连续生产流程各单元操作环节的数学模拟基础之上。每个单元操作及其特定工艺均拥有独特的 RTD 特征，且多个单元操作可整合为整体的 RTD 描述。RTD 分为稳态与动态两类：稳态 RTD 反映的是工艺稳定运行时的物料行为；而动态 RTD 则关注于工艺启动、结束等过渡阶段物料的变化。测定各单元操作的 RTD 需依赖数学模型，在药品连续制造领域，常用的 RTD 模型包括模拟平推流反应器条件的理想平推流模型与模拟全混流反应器条件的理想全混流模型，这两者分别代表了单元操作 RTD 的极端情况。此外，尽管层流反应器模型更多关联于液体连续制造，但平推流与全混流模型常可结合使用，并辅以轴向扩散模型等以适应不同的连续制造需求。

RTD 模型的参数校准依赖于通过近红外、紫外或可见光光谱等连续在线分析技术，对药物活性成分或特定标示物的实际浓度进行拟合测定。值得注意的是，处方配方、设备配置及工艺条件（含批量大小）的变动均可能影响 RTD 模型的适用性，故需适时重新评估。若采用标示物替代分析，则需确保其流动特性与待追踪的药物活性成分或目标物相近，且不对整体物料的流动性造成显著影响。

### （三）物料特性研究和控制

连续制造工艺通过进料系统（如固体粉末的失重式饲料机或液体的计量泵）连续不断地输入物料，不同批次的输入物料可以在生产运行期间的不同时间点引入系统。输入物料属性的变化会影响进料工艺、RTD 模式，并可能进一步影响成品质量。此外，整合系统中的输送工艺可能导致物料属性某种程度的转化（如粉末的分层或聚集）。因此，连续制造可能需要对输入物料的部分物料属性进行额外评价和控制。

在药物开发过程及整个生命周期内，应考虑采用适当的风险分析、实验研究和（或）建模与模拟，以评估预定生产运行期间物料属性（如粒度分布、密度、吸湿性、比表面积等）对物料流动、过程动态和最终产品质量的潜在影响，并在制定输入物料质量标准时说明拟定物料属性可接受范围的合理性。

### （四）设备设计与系统整合

连续制造系统的设备设计及其整合会影响过程动态、物料输送和转化、输出物料质量等。在开发连续制造工艺及其控制策略时，不仅需要考虑单个设备，还需要考虑那些可能影响工艺性能的整合系统特性。这些包括系统维持整合流动，管理连续制造操作的潜在中断，以及在设备的相应计划操作范围内完成物料流的预期转化。另外，物料传输步骤也应当进行评估，包括 RTD，以达到整合目标。设计考虑因素有：①设备的设计和配置（如设备组件在最长运行时间或最大循环次数条件下的兼容性和完整性；促进所需转化的组成部件的几何形状；辅助物料流动、设备维护并避免积聚或结垢的设备空间布置）。②设备之间的物理连接和电子控制界面（如在两个单元操作之间使用缓冲罐以减轻质量流量的临时差异）。③物料分流和采样点的位置（如在不影响物料流动和转化的情况下选择分流阀和采样探头的位置）。此外，连续制造工艺设备的适当设计或选择可以简化工艺（如通过减少单元操作数量），促进工艺监测和物料分流，并提高工艺能力和性能。

### （五）过程监测和控制

对于连续制造工艺，过程监测及过程分析技术（process analytical technology，PAT）的应用可以获取生产运行期间工艺参数及物料（包括输入物料、中间过程物料、输出物料）质量属性的实时信息，用于实现瞬时扰动和工艺偏差的有效检出、主动工艺控制、物料分流以及实时放行检验。

PAT 用到的关键技术有：①多元数据采集和分析工具。②现代过程分析仪或过程分析工具。③工艺过程、终点监控、控制工具。④连续性改进（即反馈机制）和信息管理工具等。上述关键技术通过 off-line，at-line，on-line 和 in-line 等 4 种模式来实时在线采样监测，见图 9-42。

通过 PAT 的实施，可达到如下目的：①利用在线测量和控制，缩短生产周期。②避免产品的不合格、报废和返工。③考虑实时放行的可能性。④提高自动化水平，改善操作员的安全条件，降低人为的错误。⑤推动连续作业，提高效率，增强管理的可能性。

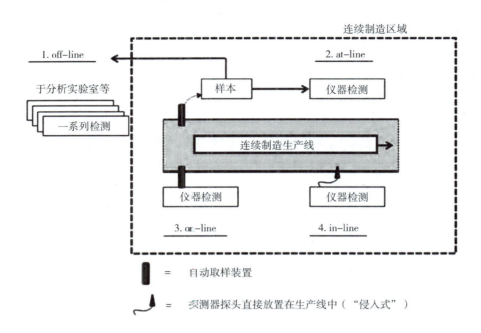

**图9-42　4种不同在线采样方式**

主动工艺控制要求系统中的一些工艺参数能够实时调整以降低产出不合格物料的风险。实施主动工艺控制的方法包括操作人员的行动措施、增加采样频次、前馈控制/反馈控制以及其他策略。设定适当的限度（如警戒限或行动限）对于维持工艺的稳健性也很重要，其可确保被监测的关键工艺参数和关键物料属性保持在规定范围内。

### （六）物料可追溯性和分流

物料可追溯性是指在整个生产过程中跟踪物料分布的能力。分流是将物料从生产工艺的产品流中分离出来的过程。连续制造工艺应维持受控状态并生产出质量合格的药品，其运行过程还可能包括产出不合格物料的时间段，如生产系统开始、结束或其他未被适当管理和解决的扰动发生时。在不合格物料产生期间，分流的物料量取决于扰动持续时间和严重程度、系统过程动态以及分流点的位置。

合理的分流策略考虑的因素包括采样频率、RTD以及扰动的程度、持续时间和传播等。为了防止在收集到的合格物料中混入不合格物料，建议对分流物料量设定安全阈值，确保不合格物料可以被分流并移除。

### （七）工艺模型

工艺模型（process model）可以增强对工艺的理解，并可能预测在一系列条件下系统的行为。在连续制造中，工艺模型可用于工艺开发（如通过建立输入和输出之间的关系来支持设计空间的确立）或作为商业生产控制策略的一部分（如通过RTD模型来确定物料可追溯性和分流策略），也可用于实时预测质量属性，从而能够及时调整工艺以维持受控状态。

### （八）实时放行检验

实时放行检验（real time release testing，RTRT）的定义是：根据工艺数据评价并确保中间产品和（或）成品质量的能力，通常包括已测得物料属性和工艺控制的有效结合。

对于采用连续制造技术生产的药品，RTRT不是必须要求。RTRT可应用于输出物料部分或全部的质量属性。拟采用RTRT时，应说明相应的检测方法并进行验证。采用RTRT作为控制策略的一部分时，应特别关注采样策略。选择的采样量或采样频次应可以反映该批次质量，并应使用适合的统计学方法进行论证。

## 三、制剂（化学实体）的连续制造

### （一）常用固体制剂连续生产设备

**1. 连续失重投料机** 连续失重投料机由进料口、称重料斗、搅拌器、控制器、重量传感器、出料口等最重要部分组成，如图 9-43 所示。其工作原理是对出料装置和供料的称重料斗进行称重，将重量损失的速率与设定值比较，从而控制出料装置，使其符合设定值。

**2. 连续粉末混合机** 以 GCM 250 型连续混合机为例，连续混合机由 12 个叶轮沿旋转轴等距分布，其中刀片与轴的角度可以改变。搅拌轴的速度、叶片的形状和数量以及叶片的倾斜角度会对混合性能有直接影响，可以根据需要进行调节。粉体从混合机一端加入，

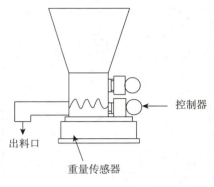

**图 9-43 连续失重投料机**

通过旋转叶片及持续加入的粉体向前推动，从另一端排出。粉体在混合机中的 RTD 对于混合性能的影响非常关键。除了通过改变上述参数来改变粉体停留时间以外，不同厂家的连续混合机还有各自独特的一些设计。如在混合机出口处增加挡板，通过改变挡板的角度来改变 RTD；调节混合机的倾斜角度也可以改变 RTD。

**3. 双螺杆制粒机** 双螺杆挤出制粒机由固体物料进料装置、黏合剂进料装置、双螺杆挤出筒、模口组成。其中双螺杆挤出筒是装置的主要组成部分，筒内有两根螺杆啮合，螺杆和机筒元件可进行多种排列组合，具有较强的适应性和灵活性（图 9-44）。

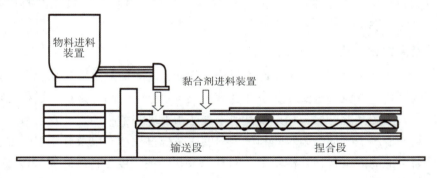

**图 9-44 双螺杆制粒机**

双螺杆制粒机的工作流程为：物料首先通过进料口进入输送区，绕 2 根螺杆呈螺旋 ∞ 形轴向输送至混合区，液体加样口一般在混合区前；在混合区通过捏合盘施加的强烈剪切机械作用，将所有的物料混合均匀、压实，并破碎一部分的大料团；在第二段输送区的作用下物料继续向前移动至剪切区，在剪切区被齿形盘再次混匀破碎，通过模口成型，获得符合要求的颗粒。

**4. 连续干燥机** 连续生产的干燥是基于传统的干燥技术。其原理是控制所有湿颗粒在干燥室内的停留时间一致，以使所有颗粒经过相同时间的干燥后得到含水量相同的干颗粒。目前使用较多的方式是半连续分区式流化床，将传统的批生产流化床产品锅分隔成多个区域，分别为加料区、干燥区、出料区。加料区和出料区各一个，而干燥区一般有多个。物料流遵循先进先出的原则，连续的物料流被分成不同的小块，每一小块物料在不同的隔腔内进行干燥，干燥完后排出然后再重新加载湿物料，周而复始，形成连续的干燥工艺。卧式连续流化床也可以实现连续干燥，此外国外还有在干燥室内设置一定长度的管道，使所有颗粒匀速通过管道以控制停留时间。

**5. 连续包衣机** 连续包衣机的原理类似于卧式连续流化床，即在传统包衣机的基础上纵向延长包

衣室，使药片在上下运动之外慢速向后方运动，最终出料。其原理同样是要控制所有药片在包衣室内的停留时间一致，使所有通过包衣室的药片包上相同厚度的包衣膜。连续包衣技术已经出现相当长一段时间，但是由于过去没有成熟的前段连续生产工艺与之对接，使得该技术在国内推广相对缓慢。

### （二）连续制造举例

图 9 – 45 展示了一种连续直接压片工艺，包括连续进料、混合和压片单元操作，采用批处理模式薄膜包衣。

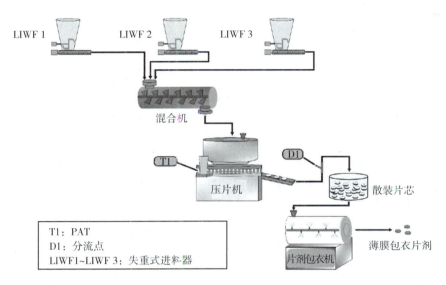

图 9 – 45　片剂连续制造系统示例

使用近红外技术的 PAT 工具监测混合物的均匀性以及触发片剂分流。预定质量流量下的运行时间用于确定批量范围；在该情况下，整体市场要求制剂批量为 360 ~ 1080kg。

### （三）控制策略及其他技术考虑

**1. 物料特性和控制**　在工艺开发和设计过程中，采用了质量源于设计的方法，确定了对工艺控制至关重要的设备和工艺参数。此外，还评估了物料质量属性及其对单元操作［特别是失重式进料器（LIWF）和混合机］和产品关键质量属性（CQA）的影响之间的关系。主要辅料的松密度和原料药的粒度分布（PSD）确认对混合和含量均匀度非常重要。分别针对辅料和原料药制定松密度范围和三级（$D_{10}$、$D_{50}$、$D_{90}$）PSD 质量标准。

**2. 设备设计和整合**　设计或选择单元操作和系统组件（如近红外探头）来减轻扰动对最终产品质量的影响。总体设计原则为，如适用，利用重力来传输物料。在系统整合期间，需要协调不同单元操作中的物料流量，以避免物料蓄积或排空。通过了解每个单元操作在预期操作条件下的物料流（即 RTD）来获得系统质量平衡。设备设计和操作对过程动态的影响表现为各个单元操作的 RTD，以及各个单元操作和分流点之间工艺段的 RTD 特性。通过使用流动特性与原料药高度相似的标示物代替制剂中的原料药，来确定 RTDs。

重点要关注设备设计的以下方面。

（1）LIWF　对进料器质量流量及其变异进行表征。控制 LIWF 用于根据处方提供理论量的每种输入物料；事实证明，混合机混合能力降低了产品组分微小变化的风险。使用实验设计研究评价进料器质量流量，确定可接受目标流量的范围。建模和统计方法用于帮助确定质量流量中的扰动程度和持续时间的限制。LIWF 以重力模式运行，除非再填充（体积模式）。

（2）混合机　混合机对确保所需的混合均匀性非常重要。桨叶的转速、数量和方向对混合均匀性具有重要影响。RTD 的特征可提供物料的前向和后向混合程度以及扰动传播的信息，也可用来确定物料可追溯性和分流策略。

（3）NIR 探头　NIR 探头放置在压片机进料器中。所选的 NIR 设备应满足 PAT 应用要求（如分析速度、采样方法、质量流量）。

（4）分流点　使用标示物来确定 NIR 和分流点之间的 RTD。物料分流策略将 LIWF 和 NIR 的限值与 LIWF 和 NIR 之间的 RTD，以及探头和分流点之间的 RTD 分别联系起来。

（5）包衣机　包衣机中的物料量相当于 1 小时的产量。包衣设计为在 45 分钟内完成；在包衣的同时，将下一批片芯装入片剂料斗。

**3. 工艺控制与监测**　在该系统中，LIWF 可能会引入快速动态扰动，因此对此监测和控制是控制策略的重要内容。控制策略包括 NIR 测量、过程中控制（如单个和总流量），包括关键工艺参数（如混合机转速）和主动工艺控制（如片剂重量的反馈控制）。用来监测和控制的采样策略反映观察到的过程动态，因此可确保所有相关扰动有充分的可检测性。将这些方面结合在一起，可以实现对系统的主动控制，确保在受控状态下连续运行，并根据预定的标准准确地将物料分流到不合格品区中。将独有的代码分配给预定批次段，以确保物料的可追溯性，并识别符合要求和不符合要求的物料。表 9 – 11 明确了启动/重启、暂停/停止和关闭策略。

表 9 – 11　启动/重启、暂停/停止和关闭策略

| 措施 | 活动 |
| --- | --- |
| 启动/重启 | 开始物料跟踪和数据收集；分流生产的物料，直至满足物料收集的预定可接受标准 |
| 暂停/停止 | 根据预定标准手动或自动暂停或停止工艺过程 |
| 关闭 | 物料收集一直持续到制造的物料不符合预定可接受标准，然后停止工艺过程 |

**4. 工艺验证**　采用持续工艺确认方法。考虑在实施类似的连续制造工艺和控制系统方面的先前设施经验、使用商业设备的后期产品开发中产生的产品特定数据的可用性、商业工艺的规模独立性（即批量因运行时间而异）、具有高频数据收集的综合控制策略，以及使用来自每个制造运行的实时数据来进一步支持持续工艺确认。该控制策略通过 NIR 测量、LIWF 数据以及监测工艺参数（如混合机扭矩）产生的其他数据源，提供实时监测、趋势和预测分析，从而为实时连续制造系统的稳定性以及输出物料质量提供保证。持续工艺确认方法以及报告生产变更的适当监管措施的有机结合，可用于验证超出目前经验的运行时间延长。

# 第五节　散　剂

## 一、概述

### （一）散剂的定义

散剂（powders）系指药物或与适宜的辅料经粉碎、均匀混合制成的干燥粉末状制剂。散剂是最古老的剂型之一，古代《伤寒论》《名医别录》和《神农本草经》中均有大量散剂的记载。中药散剂系指药材或药材提取物经粉碎、混合均匀制成的粉末状制剂。2025 年版《中国药典》一部已收载 50 多种中药散剂，如七厘散、八味清新沉香散等。

散剂除了可直接作为剂型，也是其他剂型，如颗粒剂、胶囊剂、片剂、混悬剂、气雾剂、粉雾剂和

喷雾剂等制备的中间体。因此，散剂的制备技术与要求在其他剂型中具有普遍意义。

### （二）散剂的分类

散剂可分为口服散剂和局部用散剂。口服散剂一般溶于或分散于水、稀释液或其他液体中服用，也可直接用水送服，口服散剂可发挥全身治疗作用或局部作用，如小儿清肺散、六味安消散、鸵胆川贝散、蒙脱石散、聚乙二醇4000散剂等。局部用散剂可供皮肤、口腔、咽喉、腔道等处疾病的应用，如皮肤用散剂痱子粉、口腔溃疡散等。专供治疗、预防和润滑皮肤的散剂也称撒布剂或撒粉。

### （三）散剂的特点

散剂是固体剂型中分散程度最大的制剂，药物粒径小，比表面积大。散剂的特点：①较其他固体剂型相比，散剂易于分散、溶出快、吸收快、起效快。②制备工艺简单，易于控制剂量，便于婴幼儿服用。③对剂量大的药物，散剂是一种患者易于接受的固体剂型；如口服每剂量1~5g的三硅酸镁散剂，患者对其要比片剂更易接受。④外用散剂覆盖面积大，对外伤可同时发挥保护、收敛，促进伤口愈合等作用；但散剂也同时因为分散度大，使得吸湿性、气味、刺激性、不稳定性等方面的不良影响增加。

### （四）一般质量要求

散剂在生产和贮藏过程中，应符合以下质量要求：①制备散剂的药物均应粉碎成细粉，口服散剂为细粉，局部散剂应为最细粉。②散剂应干燥、松散、混合均匀，色泽一致。③散剂应密闭贮存，含挥发性或吸潮药物的散剂应密封贮存。④用于烧伤或创伤的局部用散剂应无菌。⑤散剂用于烧伤治疗如为非无菌制剂的，应在标签上标明"非无菌制剂"，在产品说明书中应注明"用于程度较轻的烧伤"。

## 二、散剂的制备

散剂中可含或不含辅料。口服散剂需要时也可加入矫味剂、芳香剂、着色剂等。散剂的制备工艺操作包括粉碎、过筛、混合、分剂量、包装等，其工艺流程如图9-46所示。其中混合是制备散剂的重要单元操作之一，它直接关系到剂量准确。

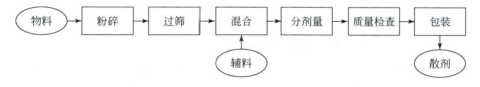

图9-46　散剂的制备工艺流程图

### （一）物料的前处理

原辅料进行充分干燥，以利于粉碎；中药材可根据处方中的各个药材的性状进行适当的处理，如洗净、干燥、切割或粗碎等供粉碎之用。

### （二）粉碎与过筛

制备散剂的药物一般需经粉碎、过筛处理，以获得粒径及其分布满足预期要求的粉末。根据给药途径不同散剂的粒径要求不同。口服散剂应为细粉，即通过六号筛的细粉含量不少于95%；难溶性药物、吸附散、儿科用散、外用散剂应为最细粉，即通过七号筛的细粉含量不少于95%。眼用散剂应全部通过九号筛。

### （三）混合

混合是制备散剂的关键工序，其决定散剂含量的均匀度和剂量准确性。为了满足散剂中各成分混合均匀，应尽量减小各成分的粒径。目前常用的混合方法实验室多用研磨混合法与过筛混合法，而工业生产采用容积旋转混合法和搅拌混合法。

混合的均匀度与各组分量的比例、堆密度、混合时间及混合方法等有关，制备散剂时，应考虑以下因素对散剂混合均匀度的影响。

**1. 各组分的比例**　性状和大小相似的等量组分易混合均匀。各组分的混合比例相差较大时，不易混合均匀。此时，应采用等量递增混合法（又称配研法）混合，即在少量药粉中加入等体积的多量组分，混合均匀后，再如此倍量加入量大的组分，混匀均匀，如此倍量增加混合至全部混匀，再采用过筛混合即成。

一些毒剧药物或贵重药物剂量很小，为方便分剂量和使用，常加入稀释剂制备成"倍散"。"倍散"是指在小剂量的毒剧药中添加一定量的稀释剂制成的稀释散。稀释倍数由剂量而定：剂量 0.1～0.01g 可配成 10 倍散（即 9 份稀释剂与 1 份药物均匀混合的散剂），0.01～0.001g 配成 100 倍散，0.001g 以下配成 1000 倍散。配制倍散时应采用逐级稀释法。采用配研法时，有时为便于观察混合是否均匀，可加入少量色素。

**2. 各组分的密度**　各组分密度差异较大时，常采用先放入轻质组分，再放入重质组分进行混合的方法。

**3. 各组分的黏附性与带电性**　黏附性大的组分，不仅影响均匀混合，而且易造成损失，一般应将量大或不易吸附的药粉或辅料先加，后加量少或易吸附的物料混合。混合时易摩擦起电的粉末，通常加少量表面活性剂或润滑剂作抗静电剂，如十二烷基硫酸钠、硬脂酸镁具有抗静电作用。

**4. 含液体或易吸湿的组分**　如在处方中有液体成分时，可用处方中其他固体成分作为液体吸附剂；若液体成分量较多时，另加吸附剂吸附液体至不润湿为止。常用吸附剂有：磷酸钙、白陶土、蔗糖和葡萄糖等。新型材料多孔性微粉硅胶 sylysia320、sylysia350，比表面积大、吸油量高，可用于油性药物的固体化制剂或用作防潮剂。

若含有易吸湿性成分，则应针对吸湿原因加以解决，如①结晶水在研磨时被释放，引起湿润，则可用等摩尔无水物代替；②含易吸湿性药物，如胃蛋白酶等，则可在低于其临界相对湿度条件下，迅速混合，并密封防潮包装；③若混合物引起吸湿，则采用分别包装，临用时混合。

**5. 含形成低共熔混合物的组分**　应避免形成低共熔混合物，不宜直接混合，各组分分装，服用时混合。或使其充分形成低共熔混合物，用吸附剂吸附液化物料后，再混合。药剂调配中常发生低共熔现象的药物有：水合氯醛、樟脑、麝香草酚等。

### （四）分剂量

分剂量是将上述混合均匀的物料，按剂量要求分装的过程。常用分装方法有：目测法、重量法、容量法。机械化生产多用容量法分剂量。待分装物料粉末的流动性、吸湿性、堆密度等理化特性的变化可影响散剂分剂量的准确性。

### （五）包装储存

由于散剂分散度大，易吸潮或风化，从而影响散剂的质量和疗效。因此，选择适宜的生产环境和包装材料、方式是保证散剂质量的一项重要措施。

为了防止水溶性药物散剂在生产和贮存过程中吸潮，环境的相对湿度应控制在药物的临界相对湿度以下，以避免吸湿。散剂的包装，重点在于防潮，除另有规定外，散剂应密闭贮存，含挥发油原料药物或易吸湿原料药物的散剂应密封贮存，生物制品应采取防潮材料包装。

常用的包装材料：包药纸（光纸、玻璃纸、蜡纸），易吸湿或风化的药物宜用透湿性小的蜡纸，含易挥发性药物的粉末应包装在蜡纸或玻璃纸中，密闭贮藏。一般稳定的化学药品用普通光纸包装，还可以用塑料袋或玻璃瓶包装。

## 三、散剂的质量检查

**1. 外观均匀度**　取供试品适量，置光滑纸上，平铺约 $5cm^2$，将其表面压平，在亮处观察，应色泽均匀，无花纹与色斑。

**2. 粒度**　除另有规定外，化学药品局部用散剂和用于烧伤或严重创伤的中药局部用散剂及儿科用散剂，照下法检测，应符合规定。

检查法　除另有规定外，取供试品 10g，精密称定，照粒度和粒度分布测定法（通则 0982 第二法）测定，化学药散剂通过七号筛（中药通过六号筛）的粉末重量，不得少于 95%。

**3. 干燥失重**　化学药和生物制品散剂，除另有规定外，取供试品，照干燥失重测定法（通则 0831）测定，在 105℃ 干燥至恒重，减失重量不得过 2.0%。

**4. 水分**　中药散剂照水分测定法（通则 0832）测定，除另有规定外，不得过 9.0%。

**5. 装量**　多剂量包装的散剂，照最低装量检查法（通则 0942）检查，应符合规定。

**6. 装量差异**　单剂量包装的散剂，其装量差异限度应符合规定（表 9 - 12），检查方法详见《中国药典》有关规定。

表 9 - 12　散剂装量差异限度要求

| 平均装量或标示装量（g） | 装量差异限度（%） | |
| --- | --- | --- |
| | 中药、化学药 | 生物制品 |
| 0.1 及 0.1 以下 | ±15 | ±15 |
| 0.1 以上至 0.5 | ±10 | ±10 |
| 0.5 以上至 1.5 | ±8 | ±7.5 |
| 1.5 以上至 6.0 | ±7 | ±5 |
| 6.0 以上 | ±5 | ±3 |

凡规定检查含量均匀度的散剂，一般不再进行装量差异检查。

**7. 无菌**　除另有规定外，用于烧伤［除程度较轻的烧伤（Ⅰ度或浅Ⅱ度）外］、严重创伤或临床必需无菌的局部用散剂，照无菌检查法（通则 1101）检查，应符合规定。

**8. 微生物限度**　除另有规定外，照非无菌产品微生物限度检查法：微生物计数法（通则 1105）和控制菌检查法（通则 1106）及非无菌药品微生物限度标准（通则 1107）检查，应符合规定。凡规定进行杂菌检查的生物制品散剂，可不进行微生物限度检查。

## 四、散剂举例

### 例 9 - 1　安宫牛黄散

【处方】牛黄 100g，水牛角浓缩粉 200g，人工麝香 25g，珍珠 50g，朱砂 100g，雄黄 100g，黄连 100g，黄芩 100g，栀子 100g，郁金 100g，冰片 25g。

【制法】以上十一味，珍珠水飞或粉碎成极细粉，朱砂、雄黄分别水飞成极细粉，黄连、黄芩、栀子、郁金粉碎成细粉，将牛黄、水牛角浓缩粉、人工麝香、冰片研细，与上述粉末配研，过筛、混匀，即得。

**【用法与用量】**口服。一次1.6g，一日1次；小儿3岁以内一次0.4g，4至6岁一次0.8g，一日1次；或遵医嘱。

**【注解】**本品清热解毒，镇惊开窍。用于热病，邪入心包，高热惊厥，神昏谵语；中风昏迷及脑炎、脑膜炎、中毒性脑病、脑出血、败血症见上述证候者。

# 第六节 颗粒剂

## 一、概述

### （一）颗粒剂的定义

颗粒剂（granules）系指原料药物与适宜的辅料混合制成具有一定粒度的干燥颗粒状制剂。除另有规定外，颗粒剂中大于一号筛（2000μm）的粗粒和小于五号筛（180μm）的细粒的总和不能超过供试量的15%。颗粒剂可直接吞服，也可冲入水中饮服。

颗粒剂是药物特别是中药常选用的一种固体剂型。一些抗生素遇水不稳定，将其制成颗粒剂，临用前加水溶解或混悬服用，如阿莫西林颗粒剂、头孢氨苄颗粒剂。颗粒剂也是小儿给药常选择的剂型之一，如匹多莫德颗粒剂、复方锌布颗粒剂等。中药颗粒剂是在汤剂基础上发展起来的剂型，既保持了汤剂吸收快、显效迅速等优点，又克服了汤剂服用前临时煎煮、费时耗能、久置易霉败变质等不足，如感冒清热颗粒剂、板蓝根颗粒剂等。

### （二）颗粒剂的分类

颗粒剂的类型有：可溶颗粒（通称颗粒）、混悬颗粒、泡腾颗粒、肠溶颗粒，根据释放特性不同还有缓释颗粒和控释颗粒等。

**1. 混悬颗粒** 系指难溶性原料药物与适宜辅料混合制成的颗粒剂。临用前加水或其他适宜的液体振摇即可分散成混悬液。混悬颗粒剂应进行溶出度（通则0931）检查。

**2. 泡腾颗粒** 系指含有碳酸盐或碳酸氢盐和有机酸（枸橼酸或酒石酸等），遇水可放出大量气体而呈泡腾状的颗粒剂。泡腾颗粒剂应溶解或分散于水中后服用。

**3. 肠溶颗粒** 系指采用肠溶性材料包裹颗粒或其他适宜方法制成的颗粒剂。肠溶颗粒耐胃酸而在肠液中释放活性成分或控制药物在肠道内的定位释放，可防止药物在胃内分解失效，避免对胃的刺激。肠溶颗粒应进行释放度（通则0931）检查。

**4. 缓释颗粒** 系指在规定的释放介质中缓慢地非恒速释放药物的颗粒剂。缓释颗粒剂应符合缓释制剂（指导原则9013）的有关要求，并应进行释放度（通则0931）检查。缓释颗粒不得咀嚼。

**5. 控释颗粒** 系指在规定的释放介质中缓慢地恒速释放药物的颗粒剂。控释颗粒剂应符合控释制剂的有关要求，并应进行释放度检查。

### （三）颗粒剂的特点

在固体制剂中颗粒剂的分散程度小于散剂，大于其他固体制剂。与散剂相比具有以下特点：①因制成颗粒，其分散性、附着性、团聚性、吸湿性等均较散剂相比降低；②颗粒剂中多种成分混合后，因用润湿剂或黏合剂制成颗粒，故避免了散剂中各种成分的离析现象；③贮存、运输方便；④颗粒可通过包衣改变功能，如可根据包衣材料的性质可使颗粒具有防潮性、缓释性或肠溶性等功能。

### （四）颗粒剂的一般质量要求

颗粒剂在生产与贮藏期间，药物与辅料应混合均匀，颗粒剂应干燥，色泽一致、无吸潮、结块、潮解等现象，颗粒剂的溶出度、释放度、含量均匀度、微生物限量应符合要求。

## 二、颗粒剂的制备

颗粒剂的组成除主药外，还可根据需要加入适宜的矫味剂、芳香剂、着色剂、分散剂和防腐剂等。肠溶、缓释、控释颗粒剂可通过加入功能性辅料或包衣制备。

颗粒剂的制备方法分为两大类，湿法制粒和干法制粒。湿法制粒是目前制备颗粒剂的主要方法，其工艺流程如图9-47所示。普通的颗粒剂是片剂制备过程中的中间体，因此，其制备方法与片剂中制粒的方法完全相同。

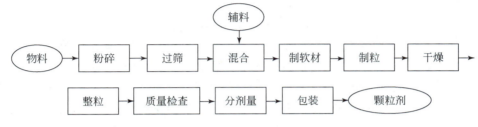

图9-47　颗粒剂的湿法制备工艺流程图

## 三、颗粒剂的质量检查

**1. 粒度**　除另有规定外，照粒度和粒度分布测定法检查（通则0982第二法双筛分法），不能通过一号筛（2000μm）与能通过五号筛（180μm）的总和不得超过供试量的15%。

**2. 干燥失重**　除另有规定外，化学药品和生物制品颗粒照干燥失重测定法（通则0831）测定，于105℃干燥（含糖颗粒应在80℃减压干燥）至恒重，减失重量不得过2.0%。

**3. 水分**　中药颗粒照水分测定法（通则0832）测定，除另有规定外，水分不得过8.0%。

**4. 溶化性**　除另有规定外，颗粒剂照下述方法检查，溶化性应符合规定。含中药原粉的颗粒剂不进行溶化性检查。

可溶颗粒检查法　取供试颗粒10g（中药单剂量包装取1袋），加热水200ml，搅拌5分钟，立即观察，可溶颗粒应全部溶化或轻微浑浊。

泡腾颗粒检查法　取供试品3袋，分别将内容物转移至盛有200ml水的烧杯中，水温为15~25℃，应迅速产生气体而呈泡腾状。5分钟内颗粒均应完全分散或溶解在水中。

颗粒剂按上述方法检查，均不得有异物，中药颗粒还不得有焦屑。

混悬颗粒以及已规定检查溶出或释放度的颗粒剂，可不进行溶化性检查。

**5. 装量差异**　单剂量包装的颗粒剂，其装量差异限度应符合规定（表9-13）。检查方法详见《中国药典》有关规定。

表9-13　颗粒剂装量差异限度要求

| 平均装量或标示装量（g） | 装量差异限度（%） | 平均装量或标示装量（g） | 装量差异限度（%） |
| --- | --- | --- | --- |
| 1.0及1.0以下 | ±10.0 | 1.5以上至6.0 | ±7.0 |
| 1.0以上至1.5 | ±8.0 | 6.0以上 | ±5.0 |

凡规定检查含量均匀度的颗粒剂，一般不再进行装量差异的检查。

**6. 装量**　多剂量包装的颗粒剂，照最低装量检查法（通则0942）检查，应符合规定。

**7. 微生物限度**　以动物、植物、矿物质来源的非单体成分制成的颗粒剂，生物制品颗粒剂，照非无菌产品微生物限度检查：微生物计数法（通则1105）和控制菌检查法（通则1106）及非无菌药品微生物限度标准（通则1107）检查，应符合规定。规定检查杂菌的生物制品颗粒剂，可不进行微生物限度检查。

## 四、颗粒剂举例

### 例9-2 感冒颗粒剂

【处方】金银花33.4kg，大青叶80kg，桔梗43kg，连翘33.4kg，苏叶16.7kg，甘草12.5kg，板蓝根80kg，芦根33.4kg，防风25kg（万袋量）。

【制法】①连翘、苏叶加4倍水，提取挥发油备用。②其余7种药材与第①项残渣残液混合在一起，并加入6倍量水，浸泡30分钟，加热煎煮2小时；第2次加4倍量水，煎煮1.5小时；第3次加2倍量水，煎煮45分钟；合并3次煎煮液，静置12小时，上清液过200目筛，滤液待用。③滤液减压蒸发浓缩至稠膏状，停止加热，向稠膏中加入2倍量75%乙醇液，搅匀，静置过夜，上清液过滤，滤液待用。④滤液减压回收乙醇，并浓缩至稠膏状，加入5倍量的糖粉，混合均匀，加入70%乙醇少许，制成软材，过14目尼龙筛制粒，湿颗粒于60℃干燥，干颗粒过14目筛整粒，再过4号筛（65目）筛去细粉，在缓慢搅拌下，将第①项挥发油和乙醇混合液（约200ml）喷入干颗粒中，并封闭存放30分钟，然后分装，密封，包装即得。

【规格】10g。

【用途】本品为抗感冒药。用于治疗感冒、发烧、咳嗽、咽喉炎、急性扁桃体炎等症。

【用法与用量】开水冲服。一日3次，一次1袋。

【贮藏】密闭保存。

# 第七节　片　剂

## 一、概述

### （一）片剂的定义

片剂（tablets）系指原料药物与适宜辅料制成的圆形或异形的片状固体制剂。形状以圆片状居多，还有异形片状，如橄榄形、三角形、方形、菱形、胶囊型等。片剂以口服为主，另外还有用于口腔、舌下、外用等途径的片剂。

片剂是各国药典中收载最多的一种剂型，应用最为广泛。除非有明显的障碍不能成功开发为片剂外，片剂是药物的首选剂型。

### （二）片剂的特点

片剂是将含原料药物的粉末（或颗粒）加压而制得的一种高密度、体积较小的固体制剂。其优点为：①以片分剂量，剂量准确、含量差异小。②片剂为固体制剂，还可包衣，受外界因素如光线、水分、空气等的影响相对小，质量稳定，保存期长。③体积小，携带、贮存、运输和服用方便。④生产机械化、自动化程度高，成本低。⑤种类多，可适应医疗、预防的多种用药要求。

片剂的不足之处：①婴幼儿及昏迷患者不易吞服；②固体制剂中，片剂的药物分散程度相对较小，故难溶性药物有时会产生溶出度和生物利用度低的问题；③剂量调整的灵活性不如液体制剂。

### （三）片剂的分类

依据药物的临床需求、物理化学性质、药物胃肠道吸收的部位及程度、湿热稳定性、与辅料的相容性、溶解度和剂量等因素，可以选择制备以下不同种类的片剂，满足多种临床用药需求。

**1. 口服用片剂**  是指供口服的片剂。大多数口服片剂药物经胃肠道吸收而发挥作用，但也有在胃肠道发挥局部作用的口服片剂。口服片剂又分为以下九种。

（1）普通片剂  原料药物或与辅料混合压制而成的普通常释片剂。如阿奇霉素片剂。

（2）包衣片  在普通压制片的表面包上衣膜的片剂。包衣的主要目的是阻止药物降解、掩盖不良味道、调整药物释放等。根据包衣材料不同可进行如下分类。

1）糖衣片  以蔗糖为主要包衣材料进行包衣而制得的片剂，常用于保护药物或掩盖不良气味和味道。如小檗碱糖衣片。

2）薄膜衣片  以高分子成膜材料进行包衣而制得的片剂。如头孢呋辛酯片等。其作用与糖包衣类同。

3）肠溶衣片  用肠溶性包衣材料进行包衣而制得的片剂。此种片剂在胃液中不溶，在肠液中衣膜溶解释放药物。如阿司匹林、泮托拉唑肠溶片。

（3）泡腾片  指含碳酸盐或碳酸氢盐与有机酸，遇水可产生气体而呈泡腾状的片剂。泡腾片中的原料药物应是易溶性的，加水产生气泡后应能溶解。有机酸一般用枸橼酸、酒石酸、富马酸等。泡腾片使用时，应将片剂放入水杯中迅速崩解后饮用，适用于儿童、老人及吞服药片有困难的患者。如维生素C泡腾片。

（4）咀嚼片  系指于口腔中咀嚼后吞服的片剂。适合于小儿或吞咽困难的患者服用，对于崩解困难的药物制成咀嚼片可有利于吸收。咀嚼片应选择蔗糖、甘露醇、山梨醇等水溶性辅料做填充剂和黏合剂，硬度应适宜。如复方法莫替丁咀嚼片。

（5）分散片  系指在水中能迅速崩解并均匀分散的片剂（在21℃±1℃的水中3分钟即可崩解分散，并通过180μm孔径的筛网），分散片中的原料药应是难溶性的。分散片可加水分散后口服，也可将分散片含于口中吮服或吞服。如阿奇霉素分散片。

（6）缓释片  系指在规定的释放介质中缓慢地非恒速释放药物的片剂。具有服药次数少、治疗作用时间长等优点。如头孢克洛缓释片。

（7）控释片  系指在规定的释放介质中缓慢地恒速释放药物的片剂。具有血药浓度平稳、服药次数少、治疗作用时间长等优点。如硝苯地平控释片。

（8）口崩片  系指在口腔中内不需要用水即能迅速崩解或溶解的片剂，也称为口腔速溶片。特点是服药时不用水，特别适合于吞咽困难或不配合用药的患者，如老年人或儿童。一般适合小剂量的原料药物，常加入山梨醇、赤藓糖、甘露醇等作为调味剂和填充剂。可采用粉末直接压片法或冷冻干燥法制备。如法莫替丁口腔速溶片、硫酸沙丁胺醇口腔速崩片。

（9）多层片  由两层或多层构成的片剂。一般由两次或多次加压而制成，每层含有不同的药物或辅料，这样可以避免复方制剂中不同药物之间的配伍变化，或者达到缓控释的效果。如马来酸曲美布汀多层片、茶碱硫酸沙丁胺醇双层片。

**2. 口腔用片剂**

（1）舌下片  系指置于舌下能迅速溶化，药物经舌下黏膜吸收发挥全身作用的片剂。舌下片可避免肝脏对药物的首过效应，主要适用于急症的治疗。如硝酸甘油舌下片用于心绞痛的急救。舌下片的原料药物应易于直接吸收。

（2）含片  系指含于口腔中缓缓溶化产生局部或全身作用的片剂。常用于口腔及咽喉疾病的治疗。如复方草珊瑚含片等。含片中的原料药物应易溶，主要起局部消炎、杀菌、收敛、止痛或局部麻醉等作用。

（3）口腔贴片　指粘贴于口腔，经黏膜吸收后起局部或全身作用的片剂。可在口腔内缓慢释放药物，常用于口腔及咽喉疾病的治疗。如甲硝唑口腔贴片等。

**3. 外用片剂**

（1）可溶片　指临用前能溶解于水的非包衣片或薄膜包衣片。一般供外用、含漱等用，也可供口服用。如复方硼砂漱口片。可溶性片应溶解于水中，溶液可呈轻微乳光。

（2）阴道片与阴道泡腾片　系指置于阴道内使用的片剂。要求其形状应易于置于阴道内。阴道片在阴道内应易于溶化、溶散或融化、崩解而释放药物，主要起局部消炎杀菌作用，也可用于性激素类药物。如壬苯醇醚阴道片、克霉唑阴道片等。具有局部刺激性的药物不得制成阴道片。

### （四）片剂的一般质量要求

《中国药典》制剂通则 0101 要求片剂外观完整、光洁，色泽均匀，重量差异小、含量均匀，有适宜的硬度，崩解或溶出度符合规定，口服片剂符合卫生学要求，贮存期间物理、化学和微生物等方面的质量稳定，并有适宜的包装。

## 二、片剂的常用辅料

片剂由药物和各种辅料组成。片剂的辅料主要包括稀释剂、黏合剂、崩解剂、润滑剂，有时根据需要还可加入着色剂和矫味剂、稳定剂等，以提高患者的依从性和药物的稳定性。片剂中加入辅料的目的，一是使药物可通过压制的方法得以成型，且可使压片过程顺利进行，另一方面是使所制备的片剂能满足其要求（如崩解度、释放度等），同时辅料还对片剂的稳定性和药物的生物利用度产生影响。

表 9-14 列出了片剂中使用的辅料类型和作用，其中有些辅料本身兼有多种功能。

表 9-14　片剂中的功能辅料

| 辅料类型 | | 功能、作用 | 举例 |
|---|---|---|---|
| 稀释剂（填充剂） | | 增大片剂的体积和重量，改善物料的可压性。对崩解和溶出有一定的影响 | 淀粉、微晶纤维素、乳糖、蔗糖、甘露醇、无机盐类 |
| 黏合剂（溶液） | | 黏结原、辅料粉末制成颗粒 | 淀粉浆，PVP，纤维素的衍生物：HPC、MC、EC、HPMC、CMC-Na 的溶液，明胶，蔗糖 |
| 润湿剂 | | 本身不具有黏性，但可通过诱发原、辅料组分的黏性而制备颗粒 | 水、乙醇、不同浓度的乙醇溶液 |
| 崩解剂 | | 瓦解片剂因黏合剂或高度压缩而产生的结合力，使片剂遇水崩散为颗粒或粉末可加速片剂的崩解 | 干淀粉、L-HPC、CMS-Na、交联 PVP、CCS、泡腾崩解剂 |
| 润滑剂 | 助流剂、润滑剂 | 增加颗粒或混合物的流动性，使压片物料填充均匀，减少片重差异 | 微粉硅胶、滑石粉、硬脂酸镁 |
| | 狭义润滑剂 | 降低片剂与冲模间的摩擦力，增加流动性，有利于片剂制备过程中压力的传递和顺利推片，防止裂片，使压片顺利进行 | 硬脂酸镁、硬脂酸、液状石蜡、轻化植物油、十二烷基硫酸钠、聚乙二醇类 |
| 着色剂 | | 片剂着色，易于辨析 | 氧化铁红、氧化铁黄等 |
| 抗氧剂 | | 抗氧化作用 | BHA、BHT、α-生育酚、维生素 C |
| 矫味剂 | | 调味 | 甜味剂、香料、香精 |

### （一）稀释剂

为便于片剂生产以及患者服用，片剂重量应在 100mg 以上。如果片剂中的主药只有几毫克或几十毫克时，则需加入适量的稀释剂（也称填充剂）才能顺利制成片剂；即使是片剂中主药含量在 100mg 以上，有时也需加入稀释剂。加入稀释剂的目的是增加片剂的体积，减少片剂的重量差异，保证剂量的准确，并改善物料的可压性。

优良的稀释剂应满足以下条件：化学惰性，生物相容，吸湿性小，有良好的水溶性或亲水性，价格低廉，容纳量大。常用的稀释剂如下。

**1. 淀粉**　常用玉米淀粉。玉米淀粉为白色粉末，无臭，无味，不溶于冷水与乙醇，其压缩成型性与含水量有关，含水量在10%左右时压缩成型性最好。淀粉的性质稳定，可与大多数药物配伍。淀粉单独使用黏性较差，与糊精或糖粉合用可提高黏性。

**2. 蔗糖**　蔗糖为无色结晶或白色结晶性粉末，味甜，水中极易溶解。作为稀释剂其优点在于黏合力强，可用来增加片剂的硬度；其缺点是吸湿性较强，长期贮存会使片剂的硬度过大，崩解或溶出困难，除口含片或可溶性片剂外，一般不单独使用，常与糊精、淀粉配合使用。

**3. 糊精**　糊精是由淀粉或部分水解的淀粉在干燥状态下经加热改性制得的聚合物。本品为白色或类白色无定形粉末，无臭，味微甜，在沸水中易溶，具有较强的聚集、结块趋势，使用不当会使片面出现麻点、水印及造成片剂崩解或溶出迟缓。糊精常与糖粉、淀粉配合使用。

**4. 乳糖**　乳糖由牛乳中提取制得，常为含1个结晶水的 α-乳糖。本品为白色或类白色结晶性粉末，无臭，味微甜，在水中微溶，性质稳定，可与大多数药物配伍，无吸湿性。添加乳糖制备的药片光洁美观，释药快。由喷雾干燥法制得的乳糖为球形，流动性、可压性好，可供粉末直接压片。

**5. 预胶化淀粉**　预胶化淀粉又称可压性淀粉，是将淀粉部分或全部胶化而成，目前上市的品种是部分预胶化淀粉。本品为白色粉末状，无臭，无味，性质稳定，在冷水中可溶10% ~ 20%，不溶于乙醇。预胶化淀粉本身具有良好的流动性、可压性、润滑性和干黏合性，并有较好的崩解作用，可用于粉末直接压片。

**6. 微晶纤维素**　微晶纤维素系纤维素部分水解而得到的结晶性纤维素。本品为白色或类白色粉末，无臭，无味。根据粒径和含水量不同分为若干规格。微晶纤维素具有较强的结合力与良好的可压性，亦有"干黏合剂"之称，片剂中含20%以上微晶纤维素时崩解较好，可用于粉末直接压片。

**7. 无机盐类**　无机钙盐类如硫酸钙、磷酸氢钙、碳酸钙、二水硫酸钙等也可作为片剂的稀释剂。其中二水硫酸钙比较常用，其性质稳定，无臭，无味，微溶于水，可与多种药物配伍，制成的片剂外观光洁，硬度、崩解均好，对药物也无吸附作用。

**8. 糖醇类**　甘露醇和山梨醇是互为同分异构体的糖醇类。本品为白色、无臭、具有甜味的结晶性粉末或颗粒，性质稳定，在溶解时吸热，有凉爽感，因此适于咀嚼片、口腔溶解片等，常与蔗糖配合使用。

### （二）润湿剂与黏合剂

**1. 润湿剂**　系指本身没有黏性，但能诱发物料的黏性以利于制粒的液体。在制粒过程中常用的润湿剂是蒸馏水和乙醇。

（1）蒸馏水　适用于对水稳定的药物。在处方中水溶性成分较多时有湿润不均匀、结块、干燥后颗粒发硬等现象，此时最好选择适当浓度的乙醇-水溶液，以克服上述不足。

（2）乙醇　可用于遇水易分解的药物或遇水黏性太大的药物。中药浸膏的制粒常用乙醇-水溶液作润湿剂，随着乙醇浓度的增大，润湿后产生的黏性降低，常用浓度为30% ~ 70%，其浓度应根据物料的性质选择。

**2. 黏合剂**　系指本身具有黏性，能使无黏性或黏性不足的物料黏合成粒的辅料。常用的黏合剂如下。

（1）淀粉浆　由淀粉在水中加热后糊化而得。淀粉的糊化温度为73℃。由于淀粉浆价廉易得，且黏合性良好，是制粒中首选的黏合剂。

淀粉浆的制备方法有煮浆法和冲浆法。①煮浆法：将淀粉混悬于全量冷水中，边加热边搅拌，直至糊化；②冲浆法：将淀粉混悬于少量（1 ~ 1.5 倍）水中，然后根据浓度要求冲入一定量的沸水，不断搅拌糊化而成。

（2）纤维素衍生物　纤维素的水溶性衍生物均可作为黏合剂使用，由于衍生化基团的取代度和纤维素的分子量不同，每一品种均有不同的规格，作为黏合剂使用时，应选择适宜的黏度规格。水不溶性的衍生物如乙基纤维素常作为缓控释片剂的黏合剂。

1）甲基纤维素　为纤维素的甲基醚类水溶性衍生物。本品为无臭、无味、白色或类白色颗粒状粉末，在冷水中溶解，在热水及乙醇中几乎不溶。在水中可形成黏稠性的胶浆作为黏合剂使用。

2）羟丙纤维素　为纤维素的聚羟丙基醚的部分取代物。本品为无臭、无味白色或类白色粉末。在温度低于38℃的水中可混溶形成润滑透明的胶状溶液，加热至50℃形成高度溶胀的絮状沉淀。其可溶于甲醇、乙醇、异丙醇和丙二醇中。本品既可做湿法制粒的黏合剂，也可做粉末直接压片的干黏合剂。

3）羟丙甲纤维素　系2-羟丙醚甲基纤维素。本品为无臭、无味白色或类白色纤维状或颗粒状粉末，其溶于冷水，不溶于热水与乙醇，但在水和乙醇的混合液中可溶解。

4）羧甲纤维素钠　系纤维素的聚羧甲基醚钠盐。本品为无味、白色至微黄色纤维状或颗粒状粉末，在水中易分散、溶解，形成透明的胶状溶液，但几乎不溶于乙醇。不同规格的CMC-Na具有不同的黏度。常用浓度为1%～2%的水溶液，黏性较强，常用作可压性较差的片剂的黏合剂。在高湿条件下可以吸收大量的水（＞50%），这一性质在片剂的贮存过程中会改变片剂的硬度和崩解时间。

5）乙基纤维素　系乙基醚纤维素。本品为无臭、无味白色颗粒粉末，不溶于水，溶于乙醇、乙醚等有机溶剂中。乙基纤维素的乙醇溶液可作对水敏感性药物的黏合剂。本品的黏性较强，且在胃肠液中不溶解，会对片剂的崩解及药物的释放产生阻滞作用。目前常用作缓控释制剂的黏合剂。

（3）聚维酮　为乙烯吡咯烷酮的聚合物。聚合度不同，其分子量、黏度均不同。根据分子量不同，PVP分为多种规格，如K30、K60、K90等，2025年的《中国药典》收载了聚维酮K25、聚维酮K30和聚维酮K90。本品为白色至乳白色粉末，无臭或稍有特臭，无味，既溶于水，又溶于乙醇，有较强的引湿性。根据药物的性质选用本品的水溶液或乙醇溶液作为黏合剂。本品最大的缺点是吸湿性强，在片剂贮存期间可引起崩解和溶出迟缓。

（4）明胶　为动物胶原蛋白的水解产物。本品为无臭、无味、微黄色至黄色、透明或半透明微带光泽的薄片或粉粒。本品在水中膨胀和软化，在热水中可溶，冷却到35～40℃时就会形成胶冻或凝胶，故制粒时明胶溶液应保持较高温度。以明胶溶液作为黏合剂制粒的药物干燥后比较硬。适用于松散且不易制粒的药物，以及在水中不需崩解或延长作用时间的片剂（如口含片）等。

（5）聚乙二醇（polyethylene glycol，PEG）　为环氧乙烷与水或乙二醇聚合而成，根据分子量不同有多种规格，其中常用作黏合剂的型号为PEG 4000、PEG 6000。本品为白色或近白色蜡状固体薄片或颗粒状粉末，略有特臭。PEG溶于水和乙醇中，制备黏合剂时，可根据药物的性质选用不同浓度的水溶液或乙醇溶液作为溶剂，制得的颗粒压缩成型性好。

（6）其他黏合剂　如50%～70%的蔗糖溶液、海藻酸钠溶液等。

在制粒时，根据物料的性质以及实践经验来选择适宜的黏合剂、浓度及用量，以确保颗粒与片剂的质量。表9-15列出了部分黏合剂的常用剂量。

表9-15　常用于湿法制粒的黏合剂与参考用量

| 黏合剂 | 溶剂中质量浓度（%，$W/V$） | 溶剂 |
| --- | --- | --- |
| 淀粉 | 5～20，常用10 | 水 |
| 预胶化淀粉 | 5～10 | 水 |
| 明胶 | 2～10 | 水 |
| 蔗糖 | ～50 | 水 |

续表

| 黏合剂 | 溶剂中质量浓度（%，*W*/*V*） | 溶剂 |
|---|---|---|
| 聚维酮（PVP） | 0.5~25 | 水或乙醇 |
| 甲基纤维素（MC） | 1~5 | 水 |
| 羟丙纤维素（HPC） | 3~5 | 水或乙醇 |
| 羟丙甲纤维素（HPMC） | 2~10，常用2 | 水 |
| 羧甲纤维素钠（CMC-Na） | 1~6 | 水 |
| 乙基纤维素（EC） | 1~3 | 乙醇 |
| 聚乙二醇（4000，6000） | 10~50 | 水或乙醇 |
| 聚乙烯醇（PVA） | 5~20 | 水 |

### （三）崩解剂

**1. 定义**　崩解剂是使片剂在胃肠液中迅速裂碎成细小的颗粒，有利于药物溶出的物质。崩解剂的主要作用是瓦解因黏合剂或高度压缩而产生的结合力。除缓（控）释片、口含片、咀嚼片、舌下片等某些特殊要求的片剂不需要加入崩解剂外，一般片剂均需要加入崩解剂，使片剂进入体内遇体液快速崩解成细小的粒子，增加表面积有利于药物的溶出和吸收。

**2. 崩解过程**　崩解剂多为亲水性物质，具有良好的吸水膨胀性。崩解剂的崩解作用正是由于崩解剂具有很强的吸水体积膨胀性，能够瓦解片剂的结合力，使片剂裂碎成许多细小的颗粒。片剂的崩解过程如图9-48所示。

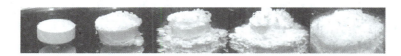

**图 9-48　片剂的崩解过程**

片剂的崩解过程经历润湿、吸水膨胀、瓦解过程。崩解剂的作用机制如下。

（1）毛细管作用　崩解剂在片剂中形成易于润湿的毛细管通道，当把片剂置于水中时，水能迅速地通过毛细管进入片剂内部，使整个片剂被水浸润而瓦解结合力。

（2）膨胀作用　崩解剂自身具有很强的吸水膨胀性，从而瓦解片剂的结合力。膨胀率是表示崩解剂体积膨胀能力的重要指标，膨胀率越大，崩解效果越显著。

（3）润湿热　有些物料在水中溶解时产热，致使片剂内部残存的空气膨胀，促使片剂崩解。

（4）产气作用　借助化学反应而产生气体，使片剂膨胀、崩解。如泡腾崩解剂。

**3. 常用的崩解剂**　常用的崩解剂及其用量见表9-16。

**表 9-16　常用的崩解剂及其用量**

| 传统崩解剂 | 质量百分数（%，*W*/*W*） | 超级崩解剂 | 质量分百数（%，*W*/*W*） |
|---|---|---|---|
| 干淀粉（玉米、马铃薯） | 5~20 | 羧甲基淀粉钠 | 1~8 |
| 微晶纤维素 | 5~20 | 交联羧甲纤维素钠 | 1~10 |
| 海藻酸 | 1~5 | 交联聚维酮 | 2~5 |
| 海藻酸钠 | 2~10 | 羧甲纤维素钙 | 1~15 |
| 泡腾崩解剂 | 3~20 | 低取代羟丙纤维素 | 5~25 |

（1）羧甲基淀粉钠　本品吸水后可膨胀至原体积的300倍，吸水膨胀作用非常显著，使片剂由里至外发生细致入微的崩解。

（2）低取代羟丙纤维素　本品由于表面积和孔隙率很大，具有可快速大量吸水的能力，其吸水膨胀率在 500% ~ 700%。是近年来在国内应用较多的一种优良崩解剂。

（3）交联聚维酮　本品在水中表现出毛细管活性和优异的吸水能力，无胶凝倾向，崩解性能十分显著，属优良崩解剂。

（4）交联羧甲纤维素钠　本品能吸收数倍于本身重量的水而膨胀，膨胀体积为原体积的 4 ~ 8 倍。与羧甲基淀粉钠合用时崩解效果更好，但与干淀粉合用时崩解作用会降低。

（5）干淀粉　是指在 100 ~ 105℃ 下干燥 1 小时，含水量在 8% 以下的淀粉。干淀粉的吸水膨胀率约 186%，适用于作为水不溶性或微溶性药物片剂的崩解剂，而对易溶性药物片剂的崩解作用较差。这是因为易溶性药物遇水溶解，堵塞毛细管，不易使水分通过毛细管渗入片剂的内部，也就妨碍了片剂内部淀粉的吸水膨胀。

（6）泡腾崩解剂　是由碳酸盐（如碳酸钠）或碳酸氢盐（如碳酸氢钠）与有机酸（枸橼酸或酒石酸）组成的混合物，遇水时，两种物质化学反应生成二氧化碳气体，使片剂在几分钟之内迅速崩解，是专用于泡腾片的特殊崩解剂。泡腾片应妥善包装，避免受潮造成崩解剂失效。

不同崩解剂崩解的效果不同，近年来开发的新型高分子崩解剂一般比淀粉的用量少，但崩解效果好，崩解后的粒子更细小，使药物的溶出更快。

**4. 崩解剂的加入方法**　崩解剂的加入方法有外加法、内加法和内外加法。

（1）外加法　将崩解剂加入压片前的干颗粒中，崩解剂位于颗粒间，片剂的崩解将发生在颗粒之间，可使片剂遇水后较快地崩解，但因颗粒内部无崩解剂，溶出稍差。

（2）内加法　将崩解剂加入制粒前的混合物料中一同制粒，崩解剂位于颗粒内部，崩解将发生在颗粒内部，可将片剂崩解成细小的粉末。

（3）内外加法　将崩解剂部分内加，部分外加，可以使片剂的崩解发生在颗粒之间和颗粒内部，使片剂达到良好的崩解效果。

在崩解剂用量相同时，一般崩解速度为外加法 > 内外加法 > 内加法。溶出速率为内外加法 > 内加法 > 外加法。

### （四）润滑剂

压片时为改善物料的流动性，使其填充均匀、减少粘冲现象并顺利推片，常需要加入润滑剂。润滑剂是一个广义的概念，是助流剂、抗黏剂和润滑剂（狭义）的总称。其中，①助流剂：是用于降低颗粒之间的摩擦力改善粉末流动性的物质，使压片时颗粒填充均匀、减少片剂的重量差异。②抗黏剂：用于防止压片时物料黏附于冲头与模孔壁表面的物质，其不仅保证压片操作的顺利进行，还可使片剂表面光洁；③润滑剂：用于降低药片与模孔壁之间的摩擦力，以保证压片时应力分布均匀、从模孔中推片顺利，防止裂片等。

润滑剂的作用机制：①改善粒子表面的粗糙度，减少摩擦力等；②改善粒子表面的静电分布；③改善气体的选择性吸附，减弱粒子间的范德华力等。

目前常用的润滑剂如下。

**1. 水不溶性润滑剂**

（1）硬脂酸镁　本品为白色轻质细粉，比表面积大（1.6 ~ 14.8m²/g），易附着于颗粒表面，以减少颗粒与冲模之间的摩擦力，使片面光洁美观，为优良的润滑剂。一般用量为 0.1% ~ 1%，使用量过大时，由于其为疏水性，可影响片剂的润湿性，从而使片剂的崩解（或溶出）迟缓。另外，镁离子的催化作用影响有些药物的稳定性，如阿司匹林片剂不能使用硬脂酸镁作润滑剂等。

（2）滑石粉　本品为经过纯化的含水硅酸镁，为白色或灰白色结晶性粉末，比表面积大（2.41m²/g），其助流作用大于润滑作用。本品不溶于水，但有亲水性，通常与硬脂酸镁合用，改善硬脂酸镁对片剂崩解的不良影响。常用量一般为 0.1%~3%，最多不要超过 5%，过量反而降低流动性。

（3）氢化植物油　本品为白色至淡黄色块状物或粉末，加热熔融后呈透明、淡黄色液体。在水或乙醇中不溶，溶于石油或热的异丙醇。应用时，将其溶于轻质液状石蜡或己烷中，然后将此溶液喷于干颗粒上，以利于均匀分布。在片剂和胶囊剂中用作润滑剂，常用量为 1%~6%（$W/W$），常与滑石粉合用。

**2. 水溶性润滑剂**

（1）聚乙二醇类　常用 PEG 4000 和 PEG 6000，具有良好的润滑效果，片剂的崩解与溶出不受影响。

（2）十二烷基硫酸钠　本品系阴离子表面活性剂，为无色至微黄色结晶或粉末，在水中易溶。在片剂的制备中具有良好的润滑效果，不仅能增强片剂的机械强度，而且促进片剂的崩解和药物的溶出。十二烷基硫酸镁也具有同样效果。

**3. 助流剂**

（1）微粉硅胶　本品为轻质无水硅酸，白色粉末，比表面积大，为优良的助流剂和润滑剂。常用量为 0.1%~0.3%，可用于粉末直接压片。

（2）滑石粉　本品为纯化的含水硅酸镁，为优良的助流剂，与硬脂酸镁合用兼有助流与抗黏作用。常用量为 0.1%~3%。

### （五）其他辅料

**1. 着色剂**　片剂中加入着色剂可改善外观，便于识别。最大用量一般不超过 0.05%。可溶性色素在干燥过程中易产生颜色的迁移，使片剂产生色斑，因此应选择水不溶性色素，或将可溶性色素吸附于硫酸钙、三磷酸钙、淀粉等主要辅料中，可有效地防止颜色的迁移。

**2. 芳香剂和甜味剂**　口含片和咀嚼片通常需加入芳香剂和甜味剂矫味。香精的加入方法是先将香精溶解于乙醇中，然后均匀喷洒在已经干燥的颗粒上。

## 三、片剂的制备

### （一）压片过程对物料性质的要求

片剂的制备过程即是将药物与辅料均匀混合，经适宜的处理后将粉末或颗粒物经过压片机压缩形成片状制剂的过程。压片过程中要求物料具有哪些性质呢？为了便于理解，首先介绍压片机的压片过程。

**1. 压片机的压片过程**　包括 3 个步骤：①填充，待压缩物料通过料斗自动填满于压片机的冲模孔内；②压片，上、下冲做相对运动，将填充的物料压制在冲模腔内形成片剂；③推片，上冲抬起、下冲上升将压制的片剂推出模孔，如图 9-49 所示。

**2. 物料的性质**　为制备出质量合格的片剂，压片前的物料须具备良好的流动性、压缩成型性和润滑性。

（1）良好的流动性　可使物料均匀地流入并充填于压片机的模孔，避免填充不均引起的片剂重量差异和强度变化大。因此，在片剂制备中应采取措施保证物料具有良好的流动性。常用的方法包括在处方中加入助流剂、采取制粒的方式等，其中造粒是提高粉末流动性最常用的方法。

（2）良好的压缩成型性　可使物料压缩成具有一定形状的片剂，防止裂片、松片等不良现象；原料药的可压性可以通过选择与可压性好的辅料混合而得以改善，由于制粒时加入了黏合剂，制粒也可提高物料的可压性。

（3）良好的润滑性　可防止片剂粘冲，使片剂从冲模孔中顺利推出，可得到完整、光洁的片剂。

### （二）片剂的制备方法

片剂的制备方法有 3 种：①湿法制粒压片法；②干法制粒压片法；③粉末直接压片法。不论何种方

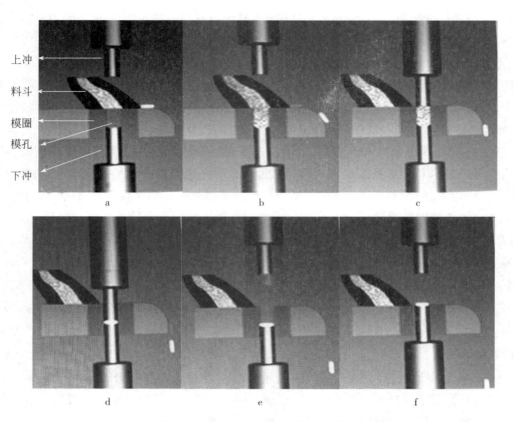

**图 9 - 49　压片过程（单冲压片机）**

a、b. 填充；c、d. 压片；e、f. 推片

法，大部分药物粉末粉碎过筛处理后，均需加入稀释剂、黏合剂、崩解剂和润滑剂等辅料，经过不同的处理，以使物料满足压片要求，保证片剂的质量。

**1. 湿法制粒压片法**　湿法制粒压片法是指压片前用湿法制备颗粒，然后再压片的方法。湿法制粒压片法是制备片剂广泛使用的方法，其工艺流程如图 9 - 50 所示。

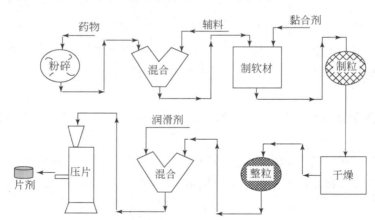

**图 9 - 50　湿法制粒压片法工艺流程**

湿法制粒压片法的优点有：①通过制粒改善了原辅料粉末的流动性，提高了混合均匀度，有利于减少片重差异；②湿法制粒中加入了黏合剂，增加了物料的可压性；③通过制粒增大了物料的密度，使空气易溢出，减少裂片；④剂量小的药物通过制粒使含量准确。缺点是需先制软材、再制粒、干燥，工序多，费时费力，能源消耗大，生产效率相对较低，其不适合于热敏性、湿敏性和极易溶性物料。

对于不宜直接采用湿法制粒压片法的湿热敏感性药物，可采用空白颗粒压片法，即是先用辅料制备成不含药物的空白干颗粒，然后将药物与空白颗粒混合、再压片。该方法不仅克服了物料粉末流动性差、压缩成型性差的问题，同时适合于对湿热敏感不宜湿法制粒压片以及主药含量较小的片剂的制备。

（1）片重的计算　颗粒整粒后，将干颗粒与润滑剂、外加崩解剂或挥发性的物质等充分混合，混合均匀后进行主药含量测定，计算片重，进行压片。

如果已测颗粒中的主药含量，则可根据片剂中主药的标示量，由式（9-2）计算欲制各片剂的重量。

$$片重 = \frac{每片含主药量（标示量）}{颗粒中主药的百分含量（实测值）}　　　　式（9-2）$$

如果制备片剂中主药成分复杂、无含量测定方法时（如中草药片剂），可按干颗粒总重计算片重：

$$片重 = \frac{干颗粒重 + 压片前加入的辅料量}{预定的应压片数}　　　　式（9-3）$$

片重确定后，即可进行压片。

（2）压片　压片是将粉末或颗粒压缩成各种形状的片剂的操作。压片使用的设备为压片机。压片机按其结构不同分为单冲压片机和旋转压片机。

1）单冲压片机　单冲压片机如图9-51所示，主要由三部分组成：加料器、压缩部位（模圈，上、下冲）和调节器（重量调节、压力调节、推片位置调节）。

单冲压片机的压片过程如图9-49所示，包括：①填充，上冲抬起，饲粉器移动到模孔之上（饲粉）；同时下冲下降到最低深度（确定装填量），饲粉器在模上摆动，物料流动填满于模孔；饲粉器从模孔上移开，使填装的颗粒与模孔的上缘相平。②压片，上冲下降至模孔中，压缩物料成片，此时下冲不移动。③推片，上冲升起，解除压力，下冲随之升起到与模孔上缘相平，将压缩成的片剂从模孔中推出；饲粉器再次移到模孔之上将片剂推开，同时进行第二次饲粉，如此反复操作。

单冲压片机的产量为80~100片/分，由于压片产量低，一般用于新产品的试制。片剂的形状和半径由压片机的冲头和模圈的形状和半径决定，如采用不同形状的模孔和相应的冲头，就可制备不同形状的异形片剂，如椭圆形、三角形、长圆形、方形、菱形、圆环形等。

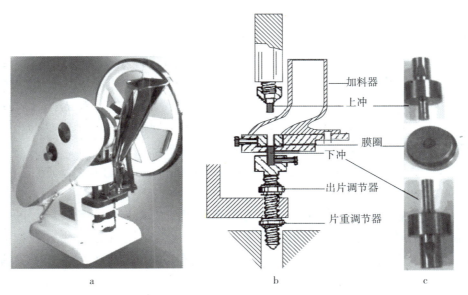

a　　　　　　　　　　b　　　　　　　　c

**图9-51　单冲压片机及其结构示意图**

a. 实物图；b. 结构示意图；c. 冲及模圈

2）旋转压片机　旋转压片机是由多副冲模均匀分布于一转台上，并按一定轨迹做圆周运动，通过压轮将颗粒状物料压制成片剂的一种连续操作的设备。其结构示意图与工作原理如图9-52所示。

旋转压片机的压片过程如下：①填充，当下冲转到饲粉器之下时，其位置最低，颗粒填入模孔中；当下冲行至片重调节器之上时略有上升，经刮粉器将多余的颗粒刮去。②压片，当上冲和下冲行至上、下压轮之间时，两个冲之间的距离最近，将颗粒压缩成片。③推片，上冲和下冲抬起，下冲抬到恰与模孔上缘相平，药片被刮粉器推开，如此反复进行。

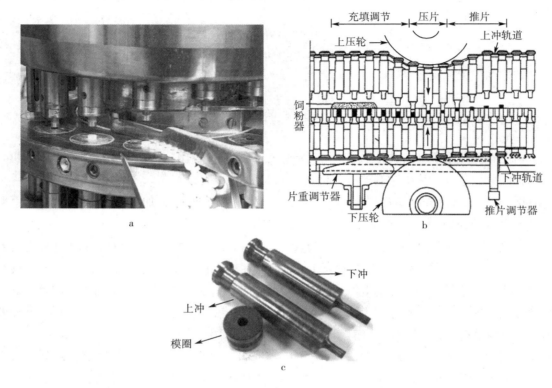

图9-52　旋转式压片机结构图
a. 实物图；b. 结构示意图；c. 冲及模圈

旋转压片机有多种型号，按冲头数分有16、19、27、33、55和75冲等。按流程分为单流程和双流程两种。单流程仅有一套上、下压轮，旋转1周每个模孔仅压出1个药片；双流程有两套压轮、饲粉器、刮粉器、片重调节器和压力调节器等，均装于对称位置，中盘转动1周每副冲压制两个药片。

旋转压片机和单冲压片机相比，具有以下特点：①饲粉方式合理，片重差异小；②压缩时，上、下冲做相对运动，同时施加压力压缩成片剂，因此相对于单冲压片机的单方向施压，压力分布更均匀，不宜出现裂片等不良现象；③生产效率高，产量可达80万片/小时。

**2. 干法制粒压片法**　干法制粒压片法是用干法制粒的颗粒进行压片的方法。其工艺流程如图9-53所示。

干法制粒是先将药物和辅料的粉末混合均匀，直接压缩成大片状或板状后，再通过粉碎机粉碎成所需大小颗粒的方法。该法靠压缩力使粉末粒子间产生结合力而制备成干颗粒，必要时可加入干黏合剂，以增强粒子之间的结合力。其过程中不遇湿和热，因此该法适合于湿热敏感性药物片剂的制备。

**3. 粉末直接压片法**　本身就具有良好的流动性和可压性的物料，则不需通过湿法或干法制粒就可直接压片。如氯化钾颗粒，只需将物料粉末混合均匀直接进行压片。粉末直接压片法的工艺流程如图9-54所示。对于某些不具有直接压片物料性质的药物，也可通过加入一些多功能辅料改善其流动性和

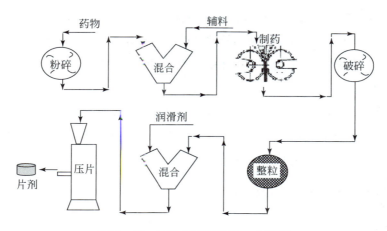

图 9-53　干法制粒压片法工艺流程

可压性而可采用粉末直接压片法制片。这些辅料包括各种型号的微晶纤维素、可压性淀粉、喷雾干燥乳糖、磷酸氢钙二水合物、交联 PVP、羧甲基淀粉钠、L-HPC、微粉硅胶等。这些辅料的特点是同时具有流动性、可压缩成型性及一定的崩解作用。

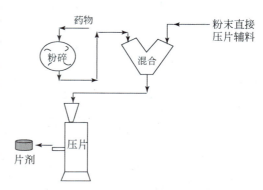

图 9-54　粉末直接压片法工艺流程

粉末直接压片的优点：不制粒，工艺简单、工序少，省时节能，适用于湿、热不稳定的药物等。而且由于不制粒，片剂崩解后颗粒基本为粉末的一级粒子，粒径小，所以药物的溶出表面积大、溶出速度较快。

粉末直接压片法的缺点：粉末的流动性差，片重差异大，容易产生裂片等。但随着粉末直接压片的优良药用辅料的不断开发与高效旋转压片机的出现，粉末直接压片的应用不断上升，部分国家可达 60% 以上。

## 四、片剂成型的影响因素

片剂压缩成型的过程包括：首先在初期，在较小的压力下粒子间产生滑动，充填紧密，体积变小；其次随着压力的增大，物料继续被压缩，颗粒间距离进一步减小，粒子发生破碎，新生表面增加，从而导致粒子间的结合力增加，最后结合形成片剂。在片剂的压缩过程中产生的结合力是片剂成型的重要因素，受物料本身性质与压缩条件的影响。影响片剂成型的主要因素有以下五种。

**1. 物料的压缩成型性**　大多数物料为黏弹体，即多数药物兼有一定的塑性和弹性。物料在压缩过程中，塑性变形可产生结合力，有利于成型；而弹性变形当解除压力后，使物料趋于恢复原状，不利于压缩成型。若药物的塑性变形大于弹性变形，则有利于压缩成型；否则压缩成型性不佳。可压性差的物料可通常混入可压性好的辅料调节压缩成型性。

**2. 药物的熔点及结晶形态**　药物的熔点低，由于压缩熔融形成"固体桥"，有利于增大片剂的硬度；但熔点过低，压片时容易粘冲；立方晶系的结晶对称性好，表面积大，压缩时易于成型；鳞片状或针状结晶易形成层状排列，容易裂片；树枝状结晶易发生变形而且相互嵌接，可压性较好，易于成型，但流动性极差。

**3. 黏合剂和润滑剂**　一般而言，黏合剂的用量越大，颗粒间的结合力越大，但应避免硬度过大而造成片剂崩解和溶出困难。润滑剂覆盖在颗粒的表面，在常用的浓度范围内对片剂的成型影响不大，但用量过大时特别是疏水性润滑剂影响颗粒间的结合力，因而造成片剂的硬度降低。

**4. 水分** 适量的水分在压缩时被挤到颗粒的表面形成薄膜，起到一种润滑作用，使颗粒易于互相靠近，易于结合成型。另外，这些被挤压到颗粒表面的水分如含有可溶性成分，当药片干燥后，可溶性成分可发生重结晶而在相邻颗粒间架起"固体桥"，具有使片剂硬度增大的趋势。但含水量也不能太多，否则会造成粘冲现象。

**5. 压力** 在一定压力范围内，压片压力愈大，颗粒间的距离愈近，结合力愈强，压成的片剂硬度也愈大。但压力超过一定范围后，压力对片剂硬度的影响减小，还有可能易出现裂片。此外，减小压缩速度，延长加压时间，也有利于片剂结合力的增大。

## 五、片剂制备可能出现的问题及解决方法

### （一）裂片和顶裂

片剂发生裂开的现象称裂片，裂开的位置在片顶部称为顶裂，在片中部则称为腰裂（图9-55）。

**1. 产生裂片的原因**

（1）处方因素 ①物料可压性差，结合力弱，不易成型；②颗粒过干，物料中细粉太多，压缩时空气来不及排出，解除压力后空气体积膨胀而导致裂片；③压力过大，也易裂片。

（2）工艺因素 ①压片压力分布不均匀，如片剂过厚，单冲压片机压片时，由于单方向施压，较旋转压片机更易产生压力分布不均而易裂片；②加压过快，快速压片比慢速压片易裂片；③凸面片剂比平面片剂易裂片；④一次压缩比多次压缩（一般两次）易出现裂片等。

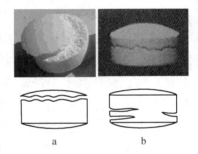

**图9-55 片剂的裂片现象**
a. 顶裂；b. 腰裂

总之，物料的压缩成型性差、压片机的使用不适当可造成片剂内部压力分布不均匀，在应力集中处易于裂片。

**2. 解决裂片的主要措施** ①选用塑性好的辅料、增加黏合剂用量等方法改善物料可压性的问题；②选择适宜的制粒方法，如湿法制粒压片法；③使用旋转式压片机，并选择适宜的操作参数等在整体上提高物料的压缩成型性。

### （二）松片

片剂硬度不够，稍加触动即松散的现象称为松片。主要原因是黏合力差、颗粒含水量太少、压缩压力不足等处方和工艺因素。应采取相应的措施解决。

### （三）粘冲

压片时片剂的表面被冲头粘去一薄层或一小部分，造成片面粗糙不平或有凹痕的现象，称为粘冲。刻字冲头易发生粘冲。造成粘冲的主要原因有颗粒含水量过多、环境湿度较大、物料较易吸湿、润滑剂选用不当或用量不足、冲头表面锈蚀或刻字粗糙不光等。应根据实际情况，查找原因予以解决。

### （四）重量差异超限

指片剂的重量差异超出《中国药典》规定限度。其主要原因有：①物料的流动性差，填充不均匀；②颗粒内的细粉太多，颗粒的大小相差悬殊；③加料斗内的颗粒时多时少，应控制在50%以内；④冲头与模孔吻合性不良，压片速度过快，填充不足等。应根据不同情况加以解决。

### （五）崩解迟缓

**1. 定义** 崩解迟缓指片剂不能在规定的时间内崩解，从而影响药物的溶出。根据片剂的崩解机制，

水分渗入片剂内部是片剂崩解的首要条件。片剂虽是一个高密度的压实体，但其仍是一个多孔体，内存空隙并构成一种毛细管的网络。水分正是通过这些孔隙而渗入片剂内部与崩解剂作用产生崩解。

**2. 影响因素**　影响片剂崩解的主要因素如下。

（1）片剂内部的空隙率和空隙结构　足够的空隙率和毛细管网络影响片剂的崩解。如物料可压性好或压片压力大，则制备的片剂空隙率小，则不利于水分的渗入。

（2）片剂的润湿性　疏水性润滑剂和辅料可增加片剂的疏水性，不利于水分的渗入而影响崩解，因此加入表面活性剂或选择水溶性的辅料改善片剂润湿性以改善崩解。

（3）片剂内部的结合力　黏合剂的黏性大、物料的塑性变形大，则片剂成型结合力大，不利于片剂的崩解。

（4）物料的吸水膨胀性　片剂中的物料（如崩解剂）吸水膨胀而瓦解片剂内部结合力，膨胀比越大，越有利于崩解，因此可以选择优良的崩解剂改善崩解。

### （六）溶出度不合格

片剂在规定的时间内未能溶出规定量的药物，即称溶出度不合格。影响药物溶出度的主要原因是片剂不崩解、颗粒过硬、药物的溶解度差等，应根据实际情况予以解决。

改善片剂溶出度的措施主要从处方和工艺两个方面考虑：①处方因素，可选择亲水性辅料、加入优良的崩解剂和表面活性剂提高疏水性药物的崩解和溶出；②工艺因素，减小压片压力，对于难溶性药物采用减少粒径、微粉化处理、制备固体分散体或包合物提高药物的溶出度。

### （七）含量均匀度不合格

系指片剂间的药物含量均匀程度不符合《中国药典》规定。小剂量的药物片剂易出现此问题。主要影响因素有：①所有能引起片重差异过大的因素均可造成含量均匀度不合格；②小剂量的药物，原辅料混合不均匀；③在湿颗粒干燥过程中发生了可溶性药物成分颗粒间的迁移，产生药物含量不均匀。采用流化（床）干燥法，由于湿颗粒各自处于流化运动状态，并不相互紧密接触，所以一般不会发生颗粒间的可溶性成分迁移，有利于改善片剂的含量均匀度。

## 六、片剂的包衣

### （一）概述

片剂包衣是指在片剂的表面包裹上高分子材料或糖衣薄层。

**1. 片剂包衣的目的**　①避光、防潮、隔绝空气以提高药物的稳定性；②掩盖苦味或不良气味，增加患者的依从性；③控制药物在胃肠道的释放部位及释放速度，如实现片剂胃溶、肠溶、缓释、控释等；④改善片剂的外观；⑤不同颜色的包衣增加药物的识别能力，增加用药的安全性；⑥隔离配伍禁忌成分，防止药物的配伍变化。

**2. 包衣的类型**　主要有糖包衣和薄膜包衣。糖包衣由于可选择材料少，包衣增重大（50%～100%），包衣工序复杂、繁琐、时间长，包衣技术要求高等原因，目前已逐渐被薄膜包衣所取代。

**3. 包衣的方法**　主要有包衣锅法、包衣锅喷雾法、流化床包衣法、压制包衣法、静电包衣法等。

### （二）糖包衣工艺

糖包衣是使用蔗糖对片剂进行包衣，其生产工艺流程如图 9 - 56。片剂的包衣可以在荸荠型包衣锅中进行。该包衣锅由铜、镀锌铁、不锈钢制成。包衣操作即是将片芯放于包衣锅中，选择适宜的包衣锅转速，使得片剂在包衣锅中翻滚，并与同时喷入或倒入的包衣材料充分混合，包衣液应少量多次加入，防止粘连，每次加入后用热风加速干燥，反复多次，直到形成完整的包衣膜。

包衣片的片芯应具有适当的硬度，以免在包衣过程中破碎或缺损；还应具有适宜的厚度与弧度，以免片剂互相粘连或衣层在边缘部断裂。

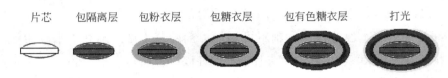

片芯　包隔离层　包粉衣层　包糖衣层　包有色糖衣层　打光

图 9 – 56　糖包衣生产工艺流程

**1. 包隔离层**　首先在片芯表面包上不透水的隔离层（也称防水层），以防止后续包衣糖浆中的水分浸入片芯。隔离层常用材料有 10% 的玉米朊乙醇溶液、15% ~ 20% 的虫胶乙醇溶液、10% 的邻苯二甲酸乙酸纤维素（CAP）乙醇溶液等。其中最常用的是玉米朊包制的隔离层。采用低温（40 ~ 50℃）干燥，一般包 3 ~ 5 层。

**2. 包粉衣层**　在隔离层（如需要）的基础上再包上一层较厚的粉衣层，以消除片芯的棱角，使糖衣容易包裹在片芯上。主要材料是糖浆和滑石粉。操作时一般采用洒一次糖浆液、撒一次粉（滑石粉），低温（40 ~ 50℃）干燥，重复以上操作 5 ~ 10 次，直到片剂的棱角消失。为了增加糖浆的黏度，也可在糖浆中加入 10% 的明胶或阿拉伯胶。粉衣层的增重可达片芯的 30% ~ 50%。

**3. 包糖衣层**　在粉衣层上，用糖浆液包糖衣层使其表面光滑平整。操作要点是加入稍稀的糖浆，逐次减少用量（湿润片面即可），在低温（40℃）下缓缓吹风干燥，交替重复进行，一般包制 10 ~ 15 层。

**4. 包有色糖衣层**　采用上述包糖衣层完全相同的工序包有色糖衣层，区别仅在于糖浆中添加了食用色素。目的是片剂的美观和便于识别。每次加入的有色糖浆中色素的浓度应由浅到深，以免产生花斑，一般需包制 8 ~ 15 层。

**5. 打光**　可用含巴西棕榈蜡或蜂蜡的帆布包衣锅或普通包衣锅给片剂打光，其目的是增加包衣片剂的光泽和表面的疏水性。

### （三）薄膜包衣工艺

薄膜包衣即是在片剂表面包裹高分子薄膜材料的衣层。与糖衣包衣相比，薄膜包衣具有包衣时间短、节省劳力，包衣增重少（2% ~ 3%）、包衣层很薄，片面上的印字不会被覆盖、美观，包衣操作可以自动化等优势。

薄膜包衣工艺分为有机溶剂包衣法和水分散体乳胶包衣法。有机溶剂包衣法是将包衣成膜材料溶解于有机溶剂中进行包衣的过程。采用有机溶剂包衣，包衣材料用量较少，衣膜表面光滑、均匀。但缺点是包衣过程中有机溶剂的挥发对环境和人员造成污染和危害，必须严格控制，并存在片剂中有机溶剂残留的问题。水分散体乳胶包衣法是不使用有机溶剂包衣液，而在水系统中实施的包衣，其是将包衣材料以 10 ~ 1000nm 的固体粒子分散于水体系中形成乳液型混悬液（也称乳胶）进行包衣的过程。水分散体包衣安全，且由于包衣材料不溶解于分散介质中，相比于有机溶剂包衣液，水分散体包衣液可以达到较高的固形物含量（30%）而黏度又较低。包衣材料高含量而低黏度的包衣液使得溶剂挥发得更快，减少了水分对片芯的影响，还使包衣液易渗透入片剂表面的刻痕中，不易产生包衣桥连。但与有机溶剂包衣法相比包衣增重相对较多。

**1. 薄膜包衣用材料**　薄膜包衣材料主要由包衣材料、增塑剂、释放速度调节剂、增光剂、固体物料、色料和溶剂（分散剂）等组成。

（1）包衣材料　包衣剂为高分子材料，按衣层的作用可分为三类。

1）普通薄膜包衣材料　系主要用于改善吸潮和防止粉尘等的薄膜衣材料，如羟丙甲纤维素、甲基纤维素、羟乙纤维素、羟丙纤维素等，均为水溶性纤维素。

2）缓释用包衣材料　系不溶性包衣材料，具有溶胀性，对水及水溶性物质有通透性，因此可作为调节释放速度的包衣材料。常用渗透性的丙烯酸树脂（Eudragit RS，Eudragit RL）和乙基纤维素。

3）肠溶包衣材料　系指包衣材料在胃液中不溶，而在肠液中溶解，从而定位释放药物至肠液中。常用醋酸纤维素酞酸酯、聚乙烯醇酞酸酯、丙烯酸树脂（Eudragit S100 和 Eudragit L100）、羟丙甲纤维素酞酸酯等。

（2）增塑剂　系指能降低薄膜包衣材料的玻璃化转变温度（glass transition temperature，$T_g$），增加其可塑性的物质。玻璃化转变温度是高分子聚合物的玻璃态与高弹态的互变温度。如温度低于聚合物的 $T_g$，聚合物处于玻璃态，质硬而脆，柔韧性差，衣膜容易破裂；温度高于聚合物的 $T_g$，高分子聚合物处于高弹态，衣膜柔韧，稳定性提高。因此，对于 $T_g$ 较高的高分子成膜材料需加入增塑剂降低其 $T_g$，使其薄膜在室温下处于高弹态，提高膜的柔韧性。

常用的水溶性增塑剂有甘油、丙二醇，聚乙二醇类、聚山梨酯80 等，水不溶性增塑剂有蓖麻油、精制椰子油、油酸、邻苯二甲酸二丁酯（二乙酯）、枸橼酸三乙酯、甘油三乙酸酯、癸二酸二丁酯等。增塑剂的常用量为聚合物的 10% ~20%。

选择增塑剂时应重点考虑：①配伍相容性：增塑剂与聚合物应有相似的分子间力，两者结构愈相似，降低玻璃化转变温度愈显著，其增塑作用愈好；②稳定性：增塑剂的相对分子质量较大时，其蒸气压和扩散速度较低，形成的薄膜也较稳定；③增塑剂的潮解性、水中溶解度：影响薄膜衣的吸水能力和防水能力，从而影响药物的稳定性。

（3）释放速度调节剂　释放速度调节剂又称溶出速度促进剂或致孔剂，包括低分子量的水溶性物质，如蔗糖、氯化钠、表面活性剂以及常用的 PEG。含这类调节剂的水不溶性薄膜衣一旦遇到水性液体，水溶性调节剂则迅速溶解，形成一个多孔膜作为扩散屏障。薄膜的材料不同，调节剂的选择也不同，如吐温、司盘常作为乙基纤维素薄膜衣的致孔剂；黄原胶作为甲基丙烯酸酯薄膜衣的致孔剂。

（4）抗黏剂及色料　在包衣过程中有些聚合物的黏性过大，可加入抗黏剂防止颗粒或片剂的粘连。如聚丙烯酸酯中加入滑石粉、硬脂酸镁；乙基纤维素中加入胶态二氧化硅等固体粉末。抗黏剂的用量一般为包衣液体积的 1% ~3%。

色料是有色包衣材料的必要组分，大多数薄膜包衣都包含色素和避光剂（如二氧化钛）。有色衣不仅便于鉴别，增加产品的美观，还有遮光作用，但色料的加入有时可降低薄膜衣的拉伸强度、增加其弹性模量更会降低薄膜的柔性。

**2. 预混包衣材料**　薄膜包衣材料通常是由多组分组成的，为获得良好的包衣质量，需对包衣材料的组分和用量进行筛选和优化。为简化包衣工序、缩短时间、提高包衣质量，近些年市场上出现了预混包衣材料。预混包衣材料中含有所需的各种配比最优化的包衣材料组分，使用时，只需根据用量称取薄膜包衣预混剂，将其直接分散于溶剂中，搅拌均匀后即可包衣。表 9-17 为常见的市售包衣预混剂。

**3. 薄膜包衣工艺流程包**　薄膜衣的基本生产工艺过程：在包衣锅内将薄膜包衣液喷雾在滚动的片剂表面，加热，使溶剂挥发，包衣材料很快黏附在片剂表面，如此反复，形成薄膜衣。其包衣过程简述如下。

（1）将筛除细粉的片芯放入包衣锅内，包衣锅以一定转速旋转，带动片芯滚动，再喷入一定量的薄膜衣溶液，使片芯表面均匀湿润。

（2）吹入热风使溶剂蒸发，温度一般不要超过40℃，以免干燥过快，出现"皱皮"或"起泡"现象；也不能干燥过慢，否则会出现"粘连"或"剥落"现象。

表 9 – 17　片剂预混包衣材料

| 商品名 | 成分 | 注释 |
|---|---|---|
| 苏丽斯（Surelease） | 乙基纤维素水分散体、EC、椰子油、癸二酸二丁酯、油酸、微粉硅胶、氨水。固含量25%，EC粒径0.2μm | 使用时用水稀释至15%，在38~45℃即可包衣。无污染 |
| 雅克宜（Acryl – EZE） | 以Eudragit L100 – 55为主要成膜材料，含色素的可分散于水中的干性丙烯酸树脂包衣系统 | 全水型彩色肠溶包衣材料 |
| 欧巴代（Opaday） | 以HPMC、HPC、EC、PVAP为成膜材料，加入PEG、丙二醇、枸橼酸三乙酯等增塑剂 | 非pH依赖性薄膜包衣材料 |
| Aquacoat ECD 30 | 以EC、十六醇、十二烷基硫酸钠、聚二氧甲基硅氧烷和水主要成膜材料。固含量30%，EC粒径0.1~0.3μm | 一种全水基薄膜包衣材料，为30%的固体聚合物的微乳分散液。适于防潮、掩味和控制药物释放 |

（3）如此重复上述操作若干次，但重复操作时的薄膜衣溶液的用量要逐次减少，直至达到一定的厚度为止。

（4）固化　大多数的薄膜需要一个固化期，一般是在室温（或略高于室温）下自然放置6~8小时使之固化完全，其时间长短因材料、方法、厚度而异。

（5）使残余的有机溶剂完全除尽，一般还要在50℃下干燥12~24小时。

**4. 包衣设备**　包衣设备分为三大类，即传统包衣锅、高效包衣锅、流化包衣装置。锅包衣装置主要用于片剂的包衣，流化床包衣装置适合用于微丸的包衣。

（1）传统包衣锅　传统的包衣锅如图9 – 57所示。包衣锅的轴与水平面的夹角为30°~50°，转速为30~32r/min。物料在包衣锅内能随锅的转动方向做反复、均匀而有效地翻转，使包衣液均匀涂布于物料表面进行包衣。但传统的包衣锅干燥空气只存在于片芯层的表面，锅内空气交换效率低，干燥慢；因此常用改良方式，如在片芯层内插进喷头和空气入口，称埋管包衣锅（图9 – 58）。这种包衣方法使包衣液的喷雾在物料层内进行，热气通过物料层，不仅能防止喷液的飞扬，而且加快物料的运动速度和干燥速度。

滚转包衣锅和埋管包衣锅可用于片剂的糖包衣、薄膜包衣等。

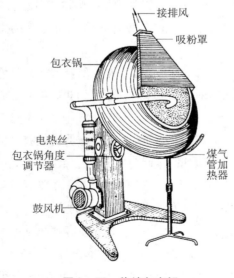

图9 – 57　传统包衣锅

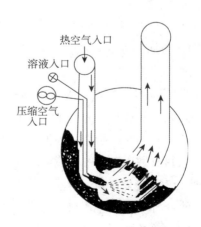

图9 – 58　埋管包衣锅

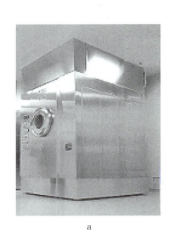
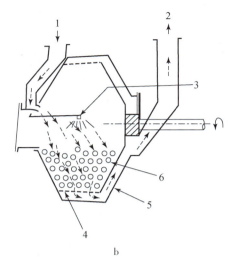

图 9 - 59　高效包衣锅

a. 实物图；b. 示意图

1. 给气；2. 排气；3. 自动喷雾器；4. 多孔板；5. 空气夹套；6. 片子

（2）高效包衣锅　高效包衣锅由于锅壁上增加了排气孔，使热空气可以从上而下或由下而上穿透物料床，形成通路，因此干燥速率较传统包衣锅大大提高（图 9 - 59）。包衣液可以自动喷雾；且其为全封闭结构，有利于对环境和操作者的保护，为目前常用的薄膜包衣设备。

（3）流化包衣装置　流化包衣装置如图 9 - 60 所示。把包衣液喷在气流流化的粉末、颗粒、小球、小丸或小片上。包衣液的喷雾方向有 3 种：顶喷、底喷、切线喷雾包衣法。

以上 3 种方法均已广泛应用于有机溶剂包衣和水性薄膜包衣。顶喷包衣法特别适用于颗粒或片剂的包衣，采用水分散体乳液包衣时该法最有效；底喷包衣适合于缓释包衣和肠溶包衣；切线喷雾包衣适于多层包衣、缓释包衣和肠溶包衣。

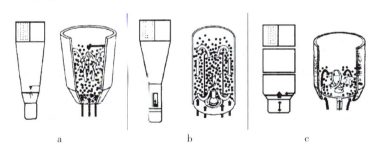

图 9 - 60　流化包衣装置

a. 顶喷　b. 底喷；c. 切线喷雾

### 5. 薄膜包衣液处方

### 例 9 - 3　胃溶性包衣液

【处方】

| | 用量（%，W/W） | 作用 |
| --- | --- | --- |
| 羟丙甲纤维素（5mPa·S） | 7.5 | 包衣材料 |
| 聚乙二醇 400 | 0.8 | 增塑剂 |
| 黄色氧化铁 | 0.6 | 色料、遮光剂 |
| 钛白粉 | 3.1 | 色料、遮光剂 |
| 水 | 88 | 溶剂 |

**例 9 – 4　肠溶性有机溶剂包衣处方**

【处方】

| | 150kg 片剂用量 | 作用 |
|---|---|---|
| 乙酸纤维素酞酸酯 | 5.4kg | 包衣聚合物 |
| 酞酸二乙酯 | 1.34kg | 增塑剂 |
| 二氯甲烷 | 54L | 有机溶剂 |
| 丙酮 | 19L | 有机溶剂 |
| 乙醇 | 2.7L | 有机溶剂 |

**例 9 – 5　水分散体包衣液**

【处方】

| | 用量（%，$W/W$） | 作用 |
|---|---|---|
| Eudragit RL30D | 5.5 | 聚合物 |
| 色淀混悬液（30%，$W/W$） | 16.4 | 色料、遮光剂 |
| 枸橼酸三乙酯 | 1.1 | 增塑剂 |
| 水 | 77.0 | 分散介质 |

## 七、片剂的包装和贮存

片剂的包装与贮存应当做到密封防潮、防高温以及使用方便等。

### （一）多剂量包装

几十片甚至几百片包装在一个容器中为多剂量包装，容器多为玻璃瓶和塑料瓶，也有用软性薄膜、纸塑复合膜、金属箔复合膜等制成的药袋。

### （二）单剂量包装

将片剂单个包装，使每个药片均处于密封状态，提高了对产品的保护作用，也可防止交叉污染，亦使患者使用起来更为方便。目前应用较多，分为泡罩式（亦称水泡眼）包装和窄条式包装两种形式。

泡罩式包装的底层材料（背衬材料）为无毒铝箔与聚氯乙烯的复合薄膜，形成水泡眼的材料为硬质 PVC。

窄条式包装是由两层膜片（铝塑复合膜、双纸塑料复合膜）经黏合或热压而形成的带状包装，成本较低、工序简便。

按《中国药典》规定片剂应密封贮存，防止受潮、发霉、变质。应存放在阴凉、通风、干燥处贮存。光敏感的片剂应避光保存；受潮后易分解的片剂应在包装容器内放入干燥剂（如氢氧化钙的小袋）。

## 八、片剂的质量评价

### （一）外观性状

片剂外观应完整光洁，表面应色泽均匀，无杂斑，无异物，有适宜的硬度和耐磨性，以免包装、运输过程中发生磨损或破碎。

## （二）重量差异

应符合《中国药典》对片重差异限度的要求，见表 9 – 18。

表 9 – 18　《中国药典》2020 年版规定的片剂的重量差异限度

| 平均片重或标示片重（g） | 重量差异限度（%） |
| --- | --- |
| 0.30 以下 | ±7.5 |
| 0.30 及 0.30 以上 | ±5.0 |

片重差异过大，则每片中主药含量不一，对治疗可能产生不利影响，具体的检查方法详见《中国药典》通则 0101。

糖衣片应在包衣前检查片芯的重量差异，并符合规定后方可包衣；包糖衣后不再检查片重量差异。薄膜衣片应在包衣后检查重量差异并符合规定。另外，凡规定检查含量均匀度的片剂，一般不再进行重量差异检查。

## （三）硬度和脆碎度

片剂应有适宜的硬度，以免在包装和运输过程中损坏。硬度是片剂的径向破碎力，可用孟山都硬度测定仪测定（图 9 – 61）。常用的经验方法是将片剂置于中指与食指之间，以拇指轻压，根据片剂的抗压能力，判断片剂的硬度。一般合格的片剂的硬度至少在 4kg 以上，抗张强度在 1.5 ~ 3.0MPa。

脆碎度反映片剂的抗磨损、抗振动能力。《中国药典》规定脆碎度的测定是采用脆碎度测定仪测定片剂在转动的装置中翻滚和降落引起的片剂的破碎程度（图 9 – 62）。脆碎度 <1% 为合格片剂。具体方法详见《中国药典》通则 0923。

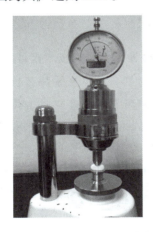

图 9 – 61　孟山都硬度测定仪

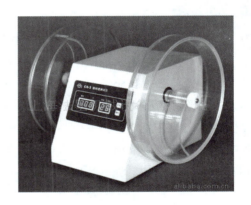

图 9 – 62　脆碎度测定仪

## （四）崩解时限

崩解系指口服固体制剂在规定的条件下全部崩解溶散或成碎粒，除不溶性的包衣材料，应全部通过筛网（筛孔内径 2mm）。药物能被有效吸收的前提是片剂必须崩解，然后溶出释放药物到体液中。因此片剂的崩解是片剂质量控制的重要指标。凡《中国药典》规定检查溶出度或释放度或分散均匀性的片剂、口含片、咀嚼片等不再进行崩解时限的检查。

崩解时限检查采用升降式崩解仪，主要结构为能升降的金属支架与下端镶有筛网（内径 2.0mm）的吊篮。将供试品 6 片分别置于吊篮管中，放于水中（37℃ ±1℃），启动崩解仪，检查崩散粒子全部通过筛网的时间。具体检查方法详见《中国药典》通则 0921。不同片剂的崩解时限要求见表 9 – 19。

表9-19    《中国药典》规定的片剂的崩解时限

| 片剂类型 | 普通片 | 浸膏片糖衣片 | 分散片可溶片 | 舌下片泡腾片 | 化药薄膜衣片 | 肠溶衣片 | 结肠定位肠溶片 |
|---|---|---|---|---|---|---|---|
| 崩解时限（分钟） | 15 | 60 | 3 | 5 | 30 | 在盐酸溶液（9→1000）中：2小时内不裂缝、崩解或软化<br>在磷酸盐缓冲液（pH 6.8）中：1小时内全部崩解 | 在盐酸溶液（9→1000）及pH 6.8的磷酸盐缓冲液中：不释放或不崩解<br>在pH 7.5～8.0的磷酸盐缓冲液中：1小时内完全释放或崩解 |

### （五）溶出度与释放度

溶出度系指活性药物从片剂、胶囊剂或颗粒剂等普通制剂在规定条件下溶出的速率和程度。在缓释制剂、控释制剂、肠溶制剂、透皮贴剂等制剂中也称释放度。凡检查溶出度的制剂，不再进行崩解时限的检查。

对于难溶性药物而言，片剂的崩解时限合格，并不一定能保证药物快速而完全地溶解出来。因此，《中国药典》通则0931分别规定了普通片剂的溶出度测定法和缓控释制剂的释放度测定法。

溶出度检查采用溶出度测定仪，测定制剂在一定的时间内，在一定体积的37℃±0.5℃的溶出介质中和一定转速条件下溶出的药物累积量。对普通片剂，取6片进行溶出度实验，依法操作，每片的溶出量按标示量计算，均不低于规定限度。如尼莫地平片剂，30分钟溶出限量为标示量的85%。

固体制剂的体外溶出检查是研究药物从固体制剂中释放的最重要的方法，也是评价固体制剂药物生物利用度影响因素的重要手段。体外溶出度检查的目的是预测药物制剂的体内生物利用度，用体外溶出指标控制产品批与批之间的体内生物等效性。

> **知识拓展**
>
> **以药动学参数为终点评价指标的化学药物仿制药人体生物等效性研究技术指导原则**
>
> 本指导原则主要阐述以药动学参数为终点评价指标的化学药物仿制药人体生物等效性试验的一般原则，适用于体内药物浓度能够准确测定并可用于生物等效性评价的口服及部分非口服给药制剂（如透皮吸收制剂、部分直肠给药和鼻腔给药的制剂等）。进行生物等效性试验时，除本指导原则外，尚应综合参考生物样品定量分析方法验证指导原则等相关指导原则开展试验。生物等效性定义如下：在相似的试验条件下单次或多次给予相同剂量的试验药物后，受试制剂中药物的吸收速度和吸收程度与参比制剂的差异在可接受范围内。生物等效性研究方法按照研究方法评价效力，其优先顺序为药代动力学研究、药效动力学研究、临床研究和体外研究。

### （六）含量均匀度

含量均匀度系指小剂量片剂每片含量符合标示量的程度。对于片剂每片标示量不大于25mg或每片主药含量不大于25%时，均应检查含量均匀度。均匀度的检查方法详见《中国药典》通则0941。一般片剂的含量测定只是平均含量，易掩盖小剂量药物由于混合不匀而造成的每片含量差异。为此，《中国药典》规定了含量均匀度的检查方法及其判断标准。凡检查含量均匀度的制剂，一般不再检查重（装）量差异。

## 九、片剂的处方设计及举例

### （一）化学性质不稳定药物的片剂

常见的化学药物不稳定性包括水解、氧化、光解等。制备这类药物的片剂时应采取有针对性的措施，通过选择适宜的辅料和制备工艺、添加稳定剂、包衣等手段以提高药物片剂的稳定性。

阿司匹林（乙酰水杨酸）易水解，水解产物水杨酸和乙酸可刺激胃黏膜，长期使用可导致胃溃疡。根据水解反应的机制可知，反应体系中加入酸可抑制水解反应，因此，处方中可通过加入酸（如酒石酸）增加药物稳定性；硬脂酸镁可加速阿司匹林的水解，则不易选择其作润滑剂；阿司匹林因遇金属离子易变色，制粒时应避免使用金属筛，需使用尼龙筛；阿司匹林的可压性极差，因而可采用较高浓度的淀粉浆（15% ~17%）或 HPMC 水溶液作为黏合剂；阿司匹林的润湿性较差（接触角 $\theta$ 为 73° ~75°），可加入适宜的表面活性剂（如吐温 80），以提高片剂的润湿性、崩解和溶出（0.1% 即可有显著改善）；另外还可以改变制备方法，选择干法制粒压片法，避免水分的接触以提高药物的稳定性。制备工艺方面应控制操作环境的湿度不易过大，如采用湿法制粒压片法，干燥温度不易过高（50~60℃）。阿司匹林、对乙酰氨基酚（扑热息痛）、咖啡因三者直接混合时，易产生低共熔现象，因此如制备复方阿司匹林片应采用分别制粒的方法，不仅避免了低共熔物的生成，而且避免了阿司匹林与水（淀粉浆）的直接接触，保证制剂的稳定性。

### 例 9－5 复方阿司匹林片

【处方】 阿司匹林（乙酰水杨酸）268g，对乙酰氨基酚（扑热息痛）136g，咖啡因 33.4g，淀粉 266g，淀粉浆（15% ~17%）85g，滑石粉 25g，轻质液状石蜡 2.5g，酒石酸 2.7g，共制成 1000 片。

【制法】 将咖啡因、对乙酰氨基酚与 1/3 量的淀粉混匀，加淀粉浆（15% ~17%）制软材，过 14 目或 16 目尼龙筛制湿颗粒，于 70℃干燥，干颗粒过 12 目尼龙筛整粒，然后将此颗粒与阿司匹林混合均匀，最后加剩余的淀粉（预先在 100~105℃干燥）及吸附有液状石蜡的滑石粉，共同混匀后，再过 12 目尼龙筛，颗粒经含量测定合格后，用 12mm 冲压片，即得。

【注解】 处方中液状石蜡的量为滑石粉的 10%，可使滑石粉更易于黏附在颗粒的表面上，在压片振动时不易脱落。淀粉的剩余部分作为崩解剂而加入，但要注意混合均匀。

### （二）肠溶片剂

药物在酸性条件下不稳定，或对胃有刺激性的药物，均适宜设计制备肠溶型包衣片剂。选择肠溶型包衣材料 CAP、HPMCP、肠溶性Ⅱ号或Ⅲ号丙烯酸树脂等包衣。

泮托拉唑钠（pantoprazole sodium）是胃质子泵抑制剂，具有抑制胃酸分泌的作用，临床常用于治疗消化道溃疡及出血。泮托拉唑钠在酸性环境下不稳定，导致杂质增加，故不宜开发成口服常释制剂，宜制备成肠溶制剂，避免胃酸对药物的破坏，提高生物利用度。泮托拉唑结构中存在亚磺酸基苯并咪唑的化学结构，易受光线、重金属离子、氧化性和还原性成分等多种因素的影响。泮托拉唑钠在酸性条件下易出现变色和聚合，其水溶液的不稳定性更为明显；在碱性条件下（pH 10~11）相对稳定。基于上述信息，确定采用干法制粒压片工艺制备片剂，避免水分对其稳定性的影响，并在片芯中加入碱性物质调节环境 pH，提高药物稳定性。

### 例 9－6 泮托拉唑肠溶片剂

【处方】 片芯 左旋泮托拉唑钠（以泮托拉唑计）40g，无水碳酸钠 10g，交联聚乙烯吡咯烷酮 20g，微晶纤维素 188g，胶体二氧化硅 2g，共制成 2000 片。

肠溶衣层 欧巴代 25g，水性丙烯酸树脂干粉包衣材料（Acryl－EZE）28.6g。

【制法】 片芯的制备 将原辅料分别过 80 目筛，取处方量的泮托拉唑钠、无水碳酸钠、交联聚乙烯吡咯烷酮 10g，混匀，再按等量递加法与微晶纤维素混合均匀，干法制粒，加入交联聚乙烯吡咯烷酮 10g 和胶体二氧化硅，混合均匀，压片，即得片芯。

隔离层包衣液的制备 将 25g 欧巴代分散于 8 倍量的水中，搅拌 45 分钟后过 80 目筛，即得。

肠溶衣包衣液的制备 将 28.6g 的 Acryl－EZE（雅克宜，预混包衣材料）分散于 4 倍量的水中，搅拌均匀后过 80 目筛，即得。

肠溶片的制备　将制备的片芯置于包衣锅内，转动预热片芯使温度达 40~50℃ ，调整适宜转速，将隔离衣液雾化喷入包衣，控制流量，以片间不粘连为宜。包衣至片芯增重约为 5% 为止，继续热风干燥后，喷入肠溶衣包衣液包衣，至片芯增重约 11% 为止，继续热风干燥 10 分钟，即得泮托拉唑钠肠溶衣片剂。

【注解】处方中无水碳酸钠为片芯 pH 调节剂，调节片芯为碱性环境，与药物的质量比为 0.25:1 ~ 0.3:1 适宜；微晶纤维素为赋形剂；交联聚乙烯吡咯烷酮为崩解剂，加入方法采取内外加法；微粉硅胶为润滑剂。采用欧巴代作为隔离衣衣膜，可直接分散于水中进行包衣。以水性丙烯酸树脂干粉肠溶包衣材料（Acryl - EZE）包衣，其是一种以 Eudragit L100 -55 为主要成膜材料的全水型彩色包衣材料，为预混包衣材料。

# 第八节　胶囊剂

## 一、概述

### （一）定义

胶囊剂（capsules）系指原料药物或与适宜辅料充填于空心胶囊或密封于软质囊材中制成的固体制剂，主要供口服用。胶囊剂是临床常用的剂型之一，品种数仅次于片剂和注射剂。

### （二）分类

胶囊剂分为硬胶囊（hard capsules）、软胶囊（soft capsules）。根据释放特性不同，还有缓释胶囊（sustained release capsules）、控释胶囊（controlled release capsules）和肠溶胶囊（enteric capules）。

**1. 硬胶囊**　通称为胶囊，系指采用适宜的制剂技术，将原料药物或加适宜辅料制成的均匀粉末、颗粒、小片、小丸、半固体或液体等，充填于空心硬质胶囊中的胶囊剂。

**2. 软胶囊**　系指将一定量的液体原料药物直接包封，或将固体原料药物溶解或分散在适宜的辅料中制备成溶液、混悬液、乳状液或半固体，密封于软质囊材中的胶囊剂，也称胶丸。可用滴制法或压制法制备；用滴制法制备的软胶囊一般为球状，而压制法制得的常见形为椭圆形等。

**3. 缓释胶囊**　系指在规定的释放介质中缓慢地非恒速释放药物的胶囊剂。可用缓释材料包裹小丸或微球后装填于胶囊而制成。

**4. 控释胶囊**　系指在规定的释放介质中缓慢地恒速或接近恒速释放药物的胶囊剂。可将控释小丸或微球装填于胶囊而制成。

**5. 肠溶胶囊**　系指硬胶囊壳或软胶囊壳是用适宜的肠溶材料制备而得，或用经肠溶材料包衣的颗粒或小丸填充胶囊壳而制成的胶囊剂。肠溶胶囊不溶于胃液，但能在肠液中崩解而释放活性成分。

### （三）胶囊剂的特点

胶囊剂的特点：①能掩盖药物的不良臭味，提高患者的依从性；②提高药物的稳定性；③提高药物的生物利用度；④油性药物可制成软胶囊剂，以个数计量液体药物，剂量准确；⑤通过改变囊壳的性质，定位释药；⑥缓释颗粒装于胶囊，可达到稳定的缓释长效作用。

胶囊剂的内容物均不应造成胶囊壳的变质。由于胶囊剂的囊壳主要成分为明胶（属蛋白类），因此与蛋白质有相互作用的药物不宜制成胶囊剂。包括：①水溶液或稀乙醇溶液，因其会使囊壁溶胀或溶解；②易风化药物或吸湿性强的药物，可使囊壁软化或脆裂；③易溶性和小剂量刺激性药物，由于胶囊壳溶解后，迅速释药，产生局部高浓度药物对胃黏膜刺激性加剧，如氯化物、溴化物、碘化物等。

### （四）胶囊剂的质量要求

胶囊剂在生产和贮藏过程中，应整洁，不得有粘连、变形、渗漏、囊壳破裂现象，并应无异臭；胶囊剂囊壳不应变质；胶囊剂的溶出度、释放度、含量均匀度、微生物限量均应符合要求。

## 二、硬胶囊

硬胶囊由空心胶囊和填充内容物组成。功能性胶囊剂，根据需要，可对囊材进行处理，亦可对内容物进行处理，使其具有相应功能（肠溶、缓释、控释等）。小剂量药物应先用稀释剂稀释，并混合均匀。

### （一）内容物

硬胶囊可通过制剂技术制备成不同形式和功能的填充物，填充于空心胶囊中。硬胶囊的内容物有多种类型，如图 9 – 63 所示：①药物粉末直接填充；②药物加入适宜的辅料如稀释剂、助流剂、崩解剂等制成均匀的粉末、颗粒或小片、小胶囊；③将普通小丸、速释小丸、缓释小丸、控释小丸或肠溶小丸单独填充或混合后填充，必要时还可加入适量空白小丸作填充剂；④将药物制成包合物、固体分散体、微囊或微球填充物；⑤溶液、混悬液、乳状液等采取特制的灌囊机填充于空心胶囊中。

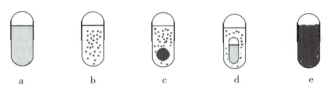

**图 9 – 63　硬胶囊剂不同形式的填充物**
a. 粉末状；b. 颗粒或小丸；c. 颗粒 + 片剂；d. 颗粒 + 胶囊；e. 溶液

与传统胶囊剂比较，液体胶囊由于采用液体形式而不是固体形式的内容物，使其具有以下特点：可提高难溶性药物的生物利用度；适用于室温下呈液态的低熔点药物制成胶囊剂；对于低剂量强效药物和吸湿性药物也均适合。

### （二）空心胶囊的组成与规格

**1. 空心胶囊的组成**　空心胶囊或软质胶囊的囊材主要由明胶、增塑剂和水以不同比例组成，其中明胶是主要成分。近年来，为满足多方面的需求，用非动物来源的高分子成分取代明胶开发的非明胶胶囊壳也有较大的发展。如以 HPMC 或海藻多糖等高分子材料替代明胶制备的药用空心胶囊已有上市。

（1）明胶　是胶囊的主要材料。由动物的骨、皮水解而得，分 A 型、B 型两种明胶。A 型明胶是以猪皮为原料，用酸水解法制得；B 型明胶是用动物的骨骼和皮以碱水解制得。以骨骼为原料制得的骨明胶，质地坚硬，脆，而且透明度差；以猪皮为原料制得的猪皮明胶，富有可塑性，透明度好。为兼顾囊壳的强度和塑性，常采用骨、皮混合明胶。明胶按用途不同可分为药用明胶、食用明胶、工业明胶和照相明胶等，制备空心胶囊的明胶需采用药用明胶。

（2）增塑剂　为增加明胶的韧性与可塑性，需加入增塑剂如甘油、山梨醇、羧甲纤维素钠、羟丙纤维素、油酸酰胺磺酸钠等。

（3）其他附加剂　囊壳中还可以根据需要选择性地加入其他的附加剂。①遮光剂：如二氧化钛（2% ~3%）等，制成不透明的空心胶囊，适于对光敏感的药物填充；②色素：可增加美观、便于识别；③防腐剂：如尼泊金酯类等，可防止霉变；④增稠剂：如琼脂等，为使蘸模后减小明胶的流动性、增加胶冻力；⑤肠溶材料：在明胶中加入肠溶性材料和适宜的辅料可制成肠溶空心胶囊。

**2. 空心胶囊的制备工艺**　空心胶囊呈圆筒形，分上下配套的两节，即由囊体和囊帽两部分组成，分别有凹槽和楔形，填充囊心物后，能将囊帽紧密套合在囊体上制备胶囊剂。空心胶囊的主要制备流程为：溶胶→配液→蘸胶（制坯）→干燥→拔壳→切割→整理。

目前生产用硬胶囊都由自动化生产线完成，生产环境洁净度应达 B 级，温度为 10～25℃，相对湿度为 35%～45%。

**3. 空心胶囊的规格**　空心胶囊有 8 种规格，不同规格之间在长度、直径和容量方面存在差异，常用的为 0～5 号，000～00 号常用于动物用药品。随着号数的增加，容积由大到小变化，如表 9-20 所示。

表 9-20　空胶囊的号数与容积

| 胶囊号数 | 000 | 00 | 0 | 1 | 2 | 3 | 4 | 5 |
|---|---|---|---|---|---|---|---|---|
| 容积（ml） | 1.40 | 0.95 | 0.68 | 0.50 | 0.37 | 0.30 | 0.21 | 0.13 |

### （三）硬胶囊的制备

大规模或小量生产硬胶囊剂的工艺步骤包括：处方筛选和空心胶囊规格的选择、填充药物、胶囊套合、胶囊的清洁和上光。

**1. 处方筛选**　将纯药物粉碎至适宜粒度到能满足硬胶囊的填充要求，即可直接填充，但多数药物由于流动性差、剂量小等方面的原因，需加一定的稀释剂、润滑剂、表面活性剂等辅料或制粒后填充。常用的稀释剂有乳糖、微晶纤维素和淀粉。润滑剂有滑石粉、硬脂酸镁和微粉硅胶等。处方中加入表面活性剂如十二烷基硫酸钠易于制剂被胃液所润湿，有利于药物的溶出。

普通小丸、速释小丸、缓释小丸、控释小丸或肠溶小丸单独填充或混合后填充，必要时还可加入适量空白小丸作填充剂。

**2. 空心胶囊规格及其选择**　空心胶囊的体积是装量的计量标准，空心胶囊通常可填充 65mg～1g 的粉末。应根据药物的填充量，选择硬胶囊的规格，其步骤如下：①根据药物的剂量（标示量）和内容物中药物的含量，计算内容物装量；②测定内容物的堆密度，计算内容物应填充的容积；③根据内容物的容积大小选择容积近似的胶囊规格；④微调处方，根据所选空胶囊体积微调处方，恰好使内容物的填充体积等于所选胶囊的容积为止。

**3. 装填、套合**　硬胶囊的填充方式有手工填充和机器填充两种。少量制备采用手工填充。工业化生产多采用全自动胶囊填充机（图 9-64），其能自动分离胶囊帽，然后填充内容物，除去过多的粉末，套合囊帽，必要时密封胶囊、清除胶囊外的粉末。将物料装填于胶囊体后套合胶囊帽。

**4. 胶囊剂的清洁和上光**　胶囊填充后，会有少量粉末黏附于胶囊表面，少量制备可用布擦拭去除，胶囊填充机多采用真空吸尘器除去。

**5. 检查质量、印字包装**　上光后进行质量检查合格后可进行印字包装。

## 三、软胶囊

软胶囊又称胶丸剂，系将油类或对明胶等囊材无溶解作用的液体药物或混悬液封闭于软胶囊中而成的制剂。软胶囊剂的特点是囊壁具有可塑性与弹性，也是该剂型成立的基础。

### （一）软胶囊的组成

软胶囊由软质囊材和内容物组成。

**1. 软胶囊的囊材**　软胶囊囊材主要由明胶、增塑剂、水组成。其重量比例通常是明胶：增塑剂：水为 1 :（0.4～0.6）: 1。其中增塑剂所占的比例大于硬胶囊中的比例。常用增塑剂为甘油、山梨醇或二者的混合物。增塑剂的作用一方面是调节软胶囊囊壁的可塑性与弹性，另一方面是防止囊壁在放置过程中

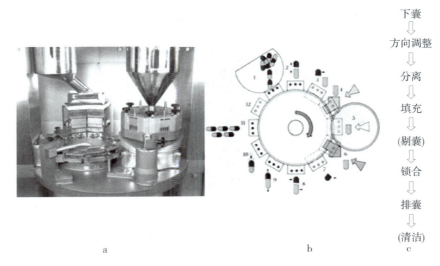

下囊
⇩
方向调整
⇩
分离
⇩
填充
⇩
(剔囊)
⇩
锁合
⇩
排囊
⇩
(清洁)

a　　　　　　　　　　　　　b　　　　　　　　　　　c

**图 9 - 54　自动胶囊剂填充机**

a. 实物图；b. 结构示意图；c. 流程示意图

水分的损失。若增塑剂用量过低或过高，则会造成囊壁过硬或过软，因此，明胶与增塑剂的比例对软胶囊剂的制备及质量保证有着十分重要的意义。软胶囊的囊材含水量较大，还应加入防腐剂，如羟苯甲酯或羟苯丙酯。

**2. 软胶囊的内容物**　软胶囊的内容物多数是液体状组分，如油性药物、药物溶液、混悬液或乳剂等。近年来，也出现了固体内容物的软胶囊剂。除少数药物如鱼肝油、维生素 E 为液体外，大多数药物需溶解或分散于液体组分后填充。

可填充软胶囊的液体包括：①与水不溶的挥发性或非挥发性液体，如植物油和芳香油等；②水溶性的不挥发性液体，如聚乙二醇 400、甘油、聚山梨酯 80；③水溶性的挥发性小分子的化合物，如丙二醇、异丙醇等。

不易填充软胶囊的液体包括：①含水量 5% 以上的内容物，可使囊材溶解，液体渗漏；②含水溶性、挥发性的小分子有机物，如乙醇、丙酮、酸、酯等能使明胶软化或溶解；③醛，可使明胶变性；④pH 以 2.5 ~ 7.5 为宜，否则会使明胶水解或变性。

**3. 软胶囊的形状和大小选择**　软胶囊有球形、橄榄形、管型、滴型、茄型、圆柱形等多种形状，并有多种容量可以选择。软胶囊填充容积一般要求尽量小。填充液体药物时，其容积可根据剂量和比重计算而得。填充固体药物粉末混悬于油性或非油性（PEG 400 等）液体介质形成的混悬液时，软胶囊的大小可用基质吸附率（base adsorption）来计算。

基质吸附率是指 1g 固体药物所需液体基质的克数，其计算如式（9 - 4）所示。

$$基质吸附率 = \frac{液体基质质量}{固体药物质量} \qquad 式（9 - 4）$$

固体药物粒子的形态、大小、密度、含水量等均对基质吸附率有影响，从而影响软胶囊的大小。

**（二）软胶囊的制备方法**

软胶囊的制备方法有滴制法和压制法。软胶囊生产中，成型与填充药物同时进行。

**1. 滴制法**　滴制法是通过具有双层喷头的滴丸机来制备软胶囊。如图 9 - 65 所示，以明胶为主的囊材胶液与药液，分别在双层喷头的外层与内层以不同速度流出，使定量的胶液将定量的药液包裹后，滴入冷却液中，冷却液与胶液不相混溶。由于表面张力作用使之在滴制过程中形成球形，并逐渐冷却、凝固成软胶囊。如常见的鱼肝油胶丸即是采用滴制法制备。在滴制工艺中，胶液、药液的温度、喷头的大小、滴制速度、冷却液的温度等因素均会影响软胶囊的质量，应通过实验考察筛选适宜的工艺条件。

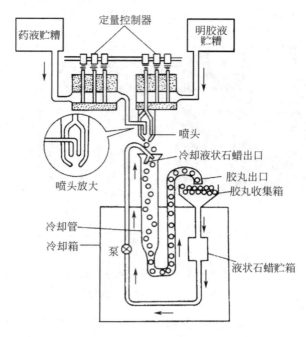

图 9 - 65 软胶囊（胶丸）滴制法生产流程示意图

**2. 压制法** 压制法是先将胶液制成厚薄均匀的胶片，将药液置于两个胶片之间，用钢模子或旋转模子压制成胶囊的一种方法。目前生产上主要采用旋转模压法，自动旋转轧囊机及模压过程参见图 9 - 66，模具的形状可为椭圆形、球形或其他形状。

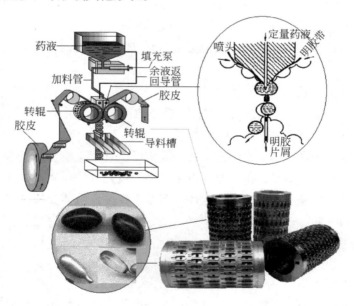

图 9 - 66 自动旋转轧囊机示意图

## 四、胶囊剂的质量检查

《中国药典》通则 0103 规定了胶囊剂的以下质量检查项目。

**1. 外观** 胶囊外观应整洁，不得有黏结、变形、渗漏或囊壳破裂现象，并应无异臭。

**2. 装量差异** 取供试品 20 粒（中药 10 粒），依法操作（通则 0103），求出每粒内容物的装量与平均装量。每粒的装量与平均装量相比较（有标示量的胶囊，每粒装量应与标示量比较），超出装量差异限度的不得多于 2 粒，并不得有一粒超出限度 1 倍。具体限度见表 9 - 21。凡规定检查含量均匀度的胶囊剂，一般不再进行装量差异的检查。

表 9 - 21　胶囊剂的装量差异限度

| 平均装量或标示装量（g） | 装量差异限度（%） |
| --- | --- |
| 0.30 以下 | ±10 |
| 0.30 及 0.30 以上 | ±7.5（中药 ±10） |

**3. 崩解时限**　取供试品 6 粒，照崩解时限检查法（通则 0921）检查，硬胶囊应在 30 分钟内全部崩解，软胶囊应在 1 小时内全部崩解。

凡规定检查溶出度或释放度的胶囊剂，一般不再进行崩解时限的检查。

**4. 其他**　溶出度、释放度、含量均匀度、微生物限度等应符合要求。必要时，内容物包衣的胶囊剂应检查残留溶剂。

## 五、胶囊剂的包装与贮存

胶囊剂应使用透湿系数较小的泡罩式包装或玻璃等容器包装，密封贮存，其存放环境温度不高于 30℃，湿度适宜，防止受潮、发霉、变质。一般高温、高湿（相对湿度 >60%）对胶囊剂可产生不良的影响，不仅会使胶囊吸湿、软化、粘连、膨胀、内容物团聚，而且会造成微生物滋生。因此，必须选择适当的包装容器与贮藏条件。

## 六、胶囊剂的处方设计和举例

### 例 9 - 7　速效感冒胶囊（硬胶囊）

【处方】对乙酰氨基酚 300g，维生素 C 100g，胆汁粉 100g，咖啡因 3g，氯苯那敏 3g，10% 淀粉浆适量，食用色素适量，共制成硬胶囊剂 1000 粒。

【制法】①上述各药物，分别粉碎，过 80 目筛；②将 10% 淀粉浆分为 A、B、C 三份，A 加入食用胭脂红少量制成红糊，B 加入食用橘黄少量（最大用量为万分之一）制成黄糊，C 不加色素为白糊；③将对乙酰氨基酚分为三份，一份与氯苯那敏混匀后加入红糊，一份与胆汁粉、维生素 C 混匀后加入黄糊，一份与咖啡因混匀后加入白糊，分别制成软材后，过 14 目尼龙筛制粒，于 70℃ 干燥至含水量在 3% 以下；④将上述三种颜色的颗粒混合均匀后，填入空胶囊中，即得。

【注解】本品为一种复方制剂，所含成分的性质、数量各不相同，为防止混合不均匀和填充不均匀，采用制粒的方法首先制得流动性良好的颗粒，均匀混合后再进行填充；另外，加入食用色素可使颗粒呈现不同的颜色，三种不同颜色的颗粒混合，便于直接肉眼观察混合是否均匀。

### 例 9 - 8　维生素 AD 胶丸（软胶囊剂）

【处方】药液　维生素 A 3000 单位，维生素 D 300 单位。

胶液　明胶 100 份，甘油 55 ~ 66 份，水 120 份，鱼肝油或精炼食用植物油适量。

【制法】取维生素 A 与维生素 $D_2$ 或 $D_3$，加鱼肝油或精炼食用植物油（在 0℃ 左右脱去固体脂肪），溶解，并调整浓度至每丸含维生素 A 为标示量的 90.0% ~ 120.0%，含维生素 D 应为标示量的 85.0% 以上，作为药液待用；另取甘油及水加热至 70 ~ 80℃，加入明胶，搅拌溶化，保温 1 ~ 2 小时，除去上浮的泡沫，滤过（维持温度），加入滴丸机滴制，以液状石蜡为冷却液，收集冷凝的胶丸，用纱布拭去黏附的冷却液，在室温下吹冷风 4 小时，放于 25 ~ 35℃ 下烘 4 小时，再经石油醚洗涤两次（每次 3 ~ 5 分钟），除去胶丸外层液状石蜡，再用 95% 乙醇洗涤一次，最后在 30 ~ 35℃ 烘干约 2 小时，筛选，质检，包装，即得。

【注解】在制备胶液的过程中，可采取适当的抽真空的方法以便尽快除去胶液中的气泡以及泡沫。

例9-9 奥美拉唑肠溶胶囊（硬胶囊小丸）

【处方】（规格：20mg）奥美拉唑20mg，甘露醇76mg，羟丙纤维素8.5mg，乳糖7.5mg，微晶纤维素2.4mg，十二烷基硫酸钠2.7mg，磷酸氢二钠5.6mg，HPMC 7.7mg，L30D-55 42.6mg，PEG 2.13mg，滑石粉（200目）4.04mg。

【制法】（1）含药丸芯制备　称取十二烷基硫酸钠，加热水溶解后再加入剩余的纯化水，然后加入磷酸氢二钠，待完全溶解消泡后待用。

将甘露醇和奥美拉唑混合，然后加入其余辅料羟丙纤维素、微晶纤维素、乳糖200目，混合。将溶液匀速加入到搅拌的物料中，制得软料。选用1~2mm孔径筛选，设置挤出机送料速度为30r/min，挤出速度为30r/min，进行挤出。将挤出物料放入滚圆机，滚圆，出料后得含药丸芯。开启流化床，设置进风温度为45~55℃，进风量为1500~3000m³/h，待物料温度达到42℃后取样测定水分2.0%以下收料。

（2）包隔离衣　将已称量好的羟丙甲纤维素用纯化水搅拌溶解后继续搅拌，配成浓度为10%HPMC溶液，得隔离衣液。将流化床预热，将含药丸芯倒入多功能流化床中，开启鼓风，预热使物料达一定温度后，控制雾化压力、进风温度、蠕动泵转速、进风风量和物料温度，包隔离衣，喷完隔离衣液后，继续流化干燥，取样测定水分，将微丸过14~24目筛，备用。

（3）包肠溶衣　分别称取聚乙二醇（PEG 400）、L30D-55和纯化水，首先将聚乙二醇置于烧杯中，加入适量纯化水1000r/min搅拌10分钟，然后将剩余水加入到L30D-55 300r/min搅拌10分钟，再将PEG溶液加入到L30D-55溶液中300r/min搅拌30分钟，得肠溶衣液，将肠溶衣液过100目筛后备用，肠溶衣液配制开始至喷液结束不超过12小时。

将流化床预热至30℃，将微丸倒入多功能流化床中，开启鼓风，预热使物料温度达到25~30℃，控制雾化压力0.36~0.48MPa，进风温度30~45℃，蠕动泵转速80~120r/min和进风风量2100~3000m³/h，物料温度为25~30℃，开始包肠溶衣，包肠溶衣过程中每隔15分钟对物料温度、蠕动泵转速等相关参数进行检查。喷完肠溶衣液后，继续流化干燥微丸。

（4）过筛　肠溶微丸加入到ZS-650型振荡筛中过筛，筛网为14和24目筛，不过24目筛但过14目筛的为合格微丸。

（5）充填　领取检测合格的肠溶微丸，根据肠溶微丸含量确定装量，装入胶囊壳。

# 第九节　膜　剂

## 一、概述

**1. 定义**　膜剂（films）系指原料药物与适宜的成膜材料经加工制成的薄膜状制剂。可用于口服或黏膜用药，以发挥局部或全身作用。

**2. 膜剂的特点**　膜剂具有使用方便、剂量准确、便于携带等特点，在特定疾病治疗及特定人群使用方面具有一定优势，适用于吞咽困难及需要服药但会产生抵抗情绪等患者。

**3. 分类**

（1）按结构特点分类　①单层膜剂，可分为可溶性膜剂和水不溶性膜剂两类；②多层膜剂，又称复合膜，为复方膜剂，系由多层药膜叠合而成，可避免药物配伍禁忌，也可分别为缓释或控释膜和速释膜；③夹心膜剂，即两层不溶性的高分子膜分别作为背衬膜和控释膜，中间夹着含药膜，以零级速度释放药物，属于控释膜剂。如毛果芸香碱眼用缓释膜疗效可维持 7 天。

（2）按给药部位不同分类　可分为口用膜、眼用膜、阴道膜等。其中口用膜可分为口溶膜、口颊膜、舌下膜和口腔贴膜。①口溶膜，是指在口腔内可迅速溶化经胃肠道吸收的膜剂，如昂丹司琼口溶膜、阿立哌唑口溶膜。②舌下膜，是指在舌下迅速溶化，药物经舌下黏膜吸收发挥全身作用的膜剂，如右美托咪定舌下膜。③口颊膜，是指粘贴于口腔，经黏膜吸收后起全身作用的膜剂，如盐酸多塞平口颊膜。④口腔贴膜，是指粘贴于口腔发挥局部作用的膜剂，如蜂胶口腔膜。⑤眼用膜剂，用于眼结膜囊内，可延长药物在眼部的停留时间，并维持一定的浓度，如毛果芸香碱眼用膜。⑥阴道膜剂，主要用于局部治疗、阴道疾患或避孕，如复方炔诺酮膜等。

### 4. 膜剂的质量要求

（1）外观应完整光洁，色泽均匀，厚度一致，无明显气泡；多剂量的膜剂分格压痕应均匀清晰，并能按压痕撕开。

（2）成膜材料及辅料应无毒、无刺激性，性质稳定，与药物具有良好相容性，不影响药物的含量测定。

（3）膜剂应有适宜的机械性能，以避免生产、包装、运输、使用过程中发生磨损或破碎并能以合适的方法测定药物的溶出度。

（4）膜剂所用的包装材料应无毒性，易于防止污染，方便使用，并不能与药物或成膜材料发生理化作用。

## 二、成膜材料及附加剂

理想的成膜材料应无毒、无刺激性，性质稳定，与原料药物兼容性好，成膜与脱膜性能良好。常用的成膜材料主要有天然的或合成的高分子材料。其中天然高分子材料无毒无刺激，但易滋生细菌，包括壳多糖、透明质酸、明胶、果胶、琼脂、海藻酸钠、支链淀粉、普鲁兰多糖等。人工合成高分子材料生产成本较低，具有统一标准，故应用较为广泛，其中主要包括聚乙烯醇、羟丙甲纤维素、羟丙纤维素、聚氧化乙烯、乙烯-乙酸乙烯共聚物、羧甲纤维素钠、甲基纤维素、乙基纤维素等。

膜剂除成膜材料外还可以选择性地加入其他附加剂，如增塑剂和矫味剂、着色剂等。

**1. 增塑剂**　增塑剂可降低成膜剂的玻璃化转变温度，改善膜剂的柔韧性，提高药膜的机械性能。常用的增塑剂可分为水溶性和脂溶性两大类。水溶性增塑剂主要是低分子的多元醇类，如丙二醇、甘油、山梨醇、PEG 400、PEG 600、泊洛沙姆等；脂溶性增塑剂主要是有机酸酯类化合物，如三乙酸甘油酯、邻苯二甲酸酯。

**2. 矫味剂**　口用膜剂应口感良好，对口腔黏膜无刺激性。根据依从性的需要，可添加矫味剂等或采用合适的掩味技术改善口感。常用的方法是加入芳香剂、甜味剂或苦味抑制剂等。

**3. 着色剂**　为增加膜剂的美观及识别度，常添加着色剂，如二氧化钛和食用色素等。

**4. 其他**　有时加入少量表面活性剂，可使不溶性药物、脱膜剂等易均匀分散，并增加药物的生物有效性。根据需要，还可添加稳定剂、增稠剂及乳化剂等辅料。

## 三、膜剂的制备

**1. 膜剂的一般组成（W/W 型）**　主药，成膜材料（聚乙烯醇等）＞45%，增塑剂（丙二醇、甘油等）0 ~ 20%，表面活性剂（聚山梨醇 80、十二烷基硫酸钠等）1% ~ 2%，填充剂（$CaCO_3$、淀粉等）0 ~ 20%，着色剂（色素、$TiO_2$ 等）0 ~ 2%，脱膜剂（液状石蜡等）适量。

**2. 制备方法** 膜剂的制备方法有溶剂浇铸法、热熔挤出法和复合制膜法等。

（1）**溶剂浇铸法** （又称涂膜法、流延法）是膜剂商业化生产常用工艺，是指将药物活性成分和辅料溶解或分散于适宜的溶剂中，然后经涂膜、干燥、脱膜、分切、裁切和包装等制备得到成品（图9-67）。

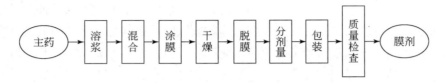

**图9-67 膜剂溶剂浇铸法工艺流程图**

小量制备时，可将药浆倾于洁净的平板玻璃上涂成宽厚一致的涂层即可；大量生产需先用真空乳化均质设备制备浆液，然后采用涂膜机将药物胶浆加入流涎嘴中，通过调节流涎嘴中浆液的液面和控制板的高度来控制浆液涂布在不锈钢循环带上的量，浆液随同由主动轮带动的不锈钢带进入热空气干燥箱干燥后，从钢带上剥下，卷集在盘上。按剂量裁剪分割成适宜大小的小片，包装。

常用的成膜材料有PVA、HPMC、HPC、海藻酸钠、果胶、羧甲纤维素钠（CMC-Na）及支链淀粉等。

（2）**热熔挤出法** 是一种将药物与载体成膜材料在熔融状态下进行均匀混合，并以一定压力、速度和形状挤出成型的技术（图9-68）。该技术可使药物以分子、无定形、微晶态等高度分散状态存在于载体中，可以提高难溶性药物溶出度、改善生物利用度。该技术用于口溶膜的生产研发，具有无溶剂残留，可连续化生产的显著优势。

常用的成膜材料有EVA、HPMC、HPC、聚氧乙烯（PEO）、乙基纤维素（EC）、丙烯酸树脂及聚维酮-乙酸乙烯共聚物等。

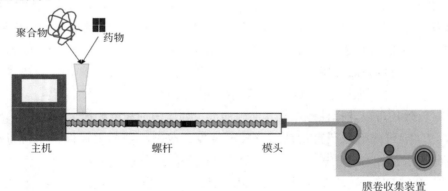

**图9-68 膜剂热熔挤出法工艺流程图**

（3）**复合制膜法** 不溶性的热塑成膜材料（如EVA）为外膜，分别制成具有凹穴的下外膜带和上外膜带。另用水溶性的成膜材料（如PVA或海藻酸钠）用匀浆制膜法制成含药的内膜带，剪切后置于底外膜带的凹穴中。也可用易挥发性溶剂制成含药匀浆，以间隙定量注入的方法注入底外膜带的凹穴中。经吹风干燥后，盖上外膜带，热封即可。此法一般用于缓释膜的制备，如眼用毛果芸香碱膜剂用此法制成，与单用匀浆制膜法制得的毛果芸香碱眼用膜剂相比具有更好的控释作用。

膜剂通常对环境湿度较为敏感，应选择阻隔性能较好的包装材料，常见的包装材料包括聚酯/铝/聚乙烯药用复合膜、纸/铝/聚乙烯药用复合膜等。

## 四、膜剂的质量评价

**1. 性状** 外观应完整光洁，色泽均匀，厚度一致，无明显气泡；多剂量的膜剂分格压痕应均匀清晰，并能按压痕撕开。

**2. 重量差异**　照《中国药典》通则 0125 方法检查，应符合规定。

除另有规定外，取供试品 20 片，精密称定总重量，求得平均重量，再分别精密称定各片的重量。每片重量与平均重量相比较，应符合表 9 - 22 的规定，超出重量差异限度的不得多于 2 片，并不得有 1 片超出限度的 1 倍。

**表 9 - 22　膜剂的重量差异限度**

| 平均重量（g） | 重量差异限度（%） |
| --- | --- |
| 0.02 及 0.02 以下 | ±15 |
| 0.02 以上至 0.20 | ±10 |
| 0.20 以上 | ±7.5 |

凡进行含量均匀度检查的膜剂，一般不再进行重量差异检查。

## 五、膜剂举例

### 例 9 - 10　阿立哌唑口溶膜

【处方】阿立哌唑 10g，羟乙纤维素 20g，共聚维酮 9g，二甲硅油 0.2g，二氧化钛 8g，纯化水 60g。

【制法】按处方将阿立哌唑分散于纯化水中，再加入处方中的各成分，搅拌至完全分散，静置消除气泡；将成膜液传送到传送带上，经刮涂刀涂布成厚度均一的药膜后，于 50 ~ 80℃下干燥，溶剂在干燥过程中挥发，成膜后，将膜取出，切割成适合的大小和形状，并包装。

### 例 9 - 11　毛果芸香碱膜剂

【处方】硝酸（或盐酸）毛果芸香碱 15g，聚乙烯醇 05-88 28g，甘油 2g，纯化水 30ml。

【制法】取聚乙烯醇，加纯化水、甘油，搅拌溶胀后于 90℃ 水浴上加热溶解，趁热将溶液用 80 目筛网滤过，滤液放冷后加入硝酸（或盐酸）毛果芸香碱，搅拌使溶解，脱泡，涂膜，干燥，分剂量，包装，即得。每格内含硝酸（或盐酸）毛果芸香碱 2.5mg。

毛果芸香碱缓释膜剂是先将 PVA 制成空白覆盖膜后，将覆盖膜与药膜用 50% 乙醇粘贴，加压，60℃ ±2℃ 烘干，即得。

### 例 9 - 12　硝酸甘油膜剂

【处方】硝酸甘油 10g，聚乙烯醇 17-88 82g，聚山梨酯 80 5g，甘油 5g，二氧化钛 3g，乙醇适量，蒸馏水适量。

【制法】取聚乙烯醇，加 5 ~ 7 倍量蒸馏水，浸泡溶胀后水浴加热，使其全部溶解，过滤，得成膜材料浆液；取二氧化钛用胶体磨粉碎后过 80 目筛，加至浆液中搅匀，然后在搅拌下逐渐加入聚山梨酯 80、甘油，搅匀，备用；另取硝酸甘油制成 10% 乙醇溶液，搅拌下缓缓加入到上述浆液中，搅匀，脱泡，涂膜，干燥，分剂量，包装，即得。每张药膜含硝酸甘油 0.5mg。

【注解】硝酸甘油为无色或淡黄色油状液体，微溶于水，易溶于乙醇，故配成 10% 乙醇溶液缓缓加至成膜材料等的浆液中，当乙醇溶液被稀释时，硝酸甘油以极细的液滴分散，聚乙烯醇将其包覆，因而硝酸甘油膜剂较其片剂更稳定；聚山梨酯 80 及甘油为稳定剂和增塑剂；二氧化钛为遮光剂，可增加硝酸甘油的稳定性。

# 第十节　3D 打印制剂

## 一、概述

3D 打印制剂（three-dimensional printing preparations）是通过计算机辅助设计，依托数字设计，使用"分层制造，层层叠加"原理，将药物与适宜辅料制备成具有特定内部结构和性能的固体制剂。

作为一种新型增材制造技术，3D 打印与传统制剂技术相比具有的优势包括：复杂制剂设计、个性化定制和按需制造。首先，3D 打印技术能够通过数字化设计高效制造具有复杂结构的制剂，从而更精准地调控制剂性能；其次，3D 打印技术具有高度灵活性，可以定制个性化药物，满足精准给药需求；最后，3D 打印生产流程简洁可控，可以实现按需连续化制造。

## 二、3D 打印技术的分类及应用

按照国际标准化组织增材制造技术委员会的分类标准，可将 3D 打印技术分为七大类：材料挤出技术（material extrusion）、黏结剂喷射技术（binder jetting）、粉末床熔融技术（powder bed fusion）、立体光固化技术（vat photopolymerization）、材料喷射技术（material jetting）、定向能量沉积技术（directed energy deposition）以及薄材叠层技术（sheet lamination）。其中，材料挤出技术、黏结剂喷射技术、粉末床熔融技术、立体光固化技术广泛地应用于制药领域。表 9-23 总结归纳了这 4 大类 3D 打印技术中的代表性技术用于药物制造的原理及特点。

表 9-23　应用于制药领域代表性 3D 打印技术的原理及特点

| 3D 打印技术分类 | 代表性技术 | 技术原理 | 特点 |
|---|---|---|---|
| 材料挤出<br>（material extrusion） | 熔融沉积成型<br>（fused deposition modleing，FDM） | 将热塑性材料加热至熔融状态，通过特定直径的喷嘴以层叠方式沉积，待冷却后固化成型，形成三维实体 | ·预制含药线材<br>·打印材料局限<br>·需高温成型 |
| | 半固体挤出<br>（semisoild extrusion，SSE） | 将半固体材料通过气动方式或活塞和螺杆配合挤出，材料经挤出后硬化，并支撑后续层的继续打印，通过层层堆叠的成型方式，打印三维实体 | ·剂量调整灵活<br>·个性化制药<br>·需干燥固化后处理 |
| 黏结剂喷射<br>（binder jetting） | 黏结剂喷射<br>（binder jetting，BJ） | 打印机料斗将粉体材料铺成薄层，打印头根据设定路径将打印液滴精准沉积在粉床上，重复打印直至三维实体成型 | ·载药量高<br>·适合速释制剂<br>·粉末回收较难 |
| 粉末床熔融<br>（powder bed fusion） | 选择性激光烧结<br>（selective laser sintering，SLS） | 打印机料斗将粉体材料铺成薄层，计算机根据设定路径控制激光三维扫描轨迹烧结固体粉末，重复打印直至三维实体成型 | ·载药量高<br>·需高温成型<br>·粉末回收较难 |
| 立体光固化<br>（vat photopolymerization） | 立体光刻<br>（stereolithography，SLA） | 打印机在设定路径下通过特定波长扫描液体光敏材料，迅速发生聚合反应并固化，重复打印直至三维实体成型 | ·打印精度高<br>·表面质量好<br>·材料潜在毒性 |

2015 年，全球首款 3D 打印制剂上市，该产品采用黏结剂喷射 3D 打印技术制造，这是 3D 打印技术在制药行业应用的一个重要里程碑，引发了科学家对 3D 打印技术在制药领域更深入的探索。经过多年的发展，已有多家企业和机构进入 3D 打印制药领域，共同推动 3D 打印制剂的研发与应用。与需要粉末床的黏结剂喷射技术不同，材料挤出技术可以在任何基板上进行打印，凭借其独特的优势成为全球范围内应用最广泛的 3D 打印制剂制造技术。因此，本节重点介绍黏结剂喷射技术和材料挤出技术在制剂领域中的应用。

### 三、黏结剂喷射 3D 打印技术

#### （一）黏结剂喷射 3D 打印技术介绍及应用

黏结剂喷射 3D 打印技术是一种基于粉末床成型的 3D 打印技术。全球上市的第一款 3D 打印药品——左乙拉西坦分散片，即采用黏结剂喷射 3D 打印技术制造，用于癫痫发作的个性化治疗，已上市 250mg、500mg、750mg、1000mg 四种规格，专利中指出这是唯一一种可以搭载大剂量（1000mg）活性成分下进行口服分散的制剂。该制剂具有疏松多孔结构，能够在口腔快速溶解，口腔中平均崩解时间为 11 秒，非常有利于吞咽困难患者用药。

作为最早被应用于药物领域的 3D 打印技术，该技术目前已经成功实现了产业化和商业化。在药物制剂领域中，黏结剂喷射 3D 打印技术主要应用于固体制剂的开发，已制备出具有速释、缓释、控释和延迟释放等特定药物释放行为、个性化药物组合，以及特殊形状结构的制剂。该技术具有如下特点：①通过粉体或打印液载药，可实现微量药物的精准递送；②由粉末床提供物理支撑，可以在不需要支撑物或者模具的情况下开发复杂制剂；③不存在粉体压实过程，尤其适用于生产具有高载药量、高孔隙率结构，以及需要快速起效的药物；④该技术经济高效，可实现快速连续化制造。

#### （二）粉液黏结成型过程及影响因素

黏结剂喷射 3D 打印制剂的工艺过程如图 9 - 69 所示，通过打印头喷射出皮升级液滴，与粉床上铺展的薄层粉体接触黏结，形成相互连接的固体单元，通过分层制造、层层打印的工艺，实现高精度制剂的制备。黏结剂喷射 3D 打印的喷射成形机制包括墨滴喷射、墨滴飞行、液滴对粉体的冲击、润湿、渗透、黏结成形等一系列过程。黏结剂喷射 3D 打印的固化机制与湿法制粒机制相同，依靠在颗粒之间形成基于黏结剂的固体桥或通过溶解和重结晶来形成颗粒。影响制剂成型的主要因素如下。

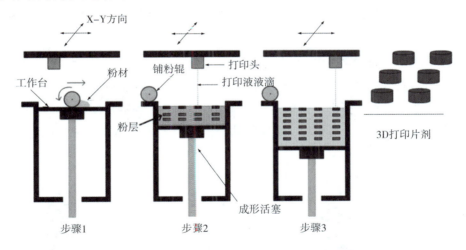

图 9 - 69　黏结剂喷射 3D 打印制剂的工艺过程

**1. 打印液性质**　打印液可以是水相的、有机相的、水相 - 有机相，或者多种溶剂的混合物，影响打印液性质的重要物理参数包括黏度、密度和表面张力。理想情况下，打印液的所有成分都应是可溶的且互相兼容。但是，在不造成打印喷头堵塞的前提下，粒径在胶体范围内的不溶性成分也可以加入打印液中。

**2. 粉体材料性质**　黏结剂喷射过程涉及粉体的铺展和流动、打印液的润湿、黏合剂溶解及粉末颗粒间固体桥的形成等过程。因此粉体材料需要具有良好的流动性、润湿性与黏结性。

**3. 打印参数**　打印过程中供料速度、铺粉层厚、铺粉辊推行速度、打印液喷量、喷涂次数和打印头距粉层高度等打印参数均会影响制剂成型性能，如铺粉层厚和打印液用量对制剂的机械强度有较大影响，打印过程中喷头堵塞、粉末进料差异及可能的刮擦都是需要重点关注的问题。

### （三）黏结剂喷射 3D 打印制剂的制备

黏结剂喷射 3D 打印制剂的制备流程如下。

**1. 模型设计**　根据需求设计具有特定外观形状及内部结构的 3D 打印模型。

**2. 粉体材料与打印液的制备**　根据制剂的载药方式，制备满足可打印性要求的粉体材料与打印液，药物活性成分可以粉末形式存在于粉床中，也可以溶液或纳米颗粒悬浮液的形式存在于打印液中。

**3. 3D 打印及后处理**　将模型文件导入打印机软件进行切片处理，设置打印参数按照"分层制造，层层叠加"的原理进行制剂打印，打印结束后对制剂干燥并除去附着在表面的粉末。

**4. 质量检查及包装**　对打印完成的制剂进行质量检查，合格后进行包装。

## 四、材料挤出 3D 打印技术

### （一）材料挤出 3D 打印技术介绍及应用

材料挤出 3D 打印技术是使用最广泛的药物 3D 打印技术，可分为以热熔性高分子材料体系为主的熔融沉积成型技术（fused deposition modeling，FDM）和以凝胶或糊剂材料体系为主的半固体挤出技术（semisolid extrusion，SSE）等，挤出类技术已被用于多种 3D 打印制剂的制备，如口服速释制剂、缓控释制剂、植入剂等。目前，药物 3D 打印领域的专业公司及研究机构沿着不同的方向进行开发，衍生出多种技术亚型，如熔融挤出沉积技术（melt extrusion deposition，MED）、粉末直接挤压 3D 打印（direct powder extrusion 3D printing）等，其中一些技术亚型已经沿着 3D 打印药物的商业化生产进行探索尝试。

材料挤出 3D 打印技术具有如下特点：①材料挤出 3D 打印技术具有灵活的制剂设计能力，尤其是对于复杂药物制剂的设计；②可选用材料广泛且材料利用率高；③打印成本低、技术操作简单、应用范围广。

### （二）材料挤出成型过程及影响因素

材料挤出 3D 打印可以直接在基板上进行，通过将材料加热或剪切等方式加工到半固体状态，喷头在软件控制下沿设计路径将材料挤出、固化，层层打印直至成型。根据打印材料挤出系统的机械装置不同，SSE 技术可分为气压驱动、栓塞驱动、螺杆驱动等，FDM 技术的挤出系统依靠齿轮带动丝材进行，具体分类的原理示意图如图 9-70 所示。

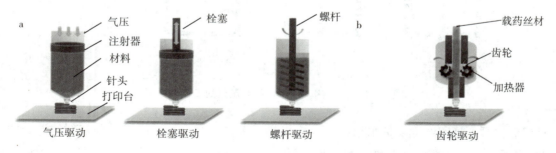

**图 9-70　材料挤出 3D 打印技术分类原理图**
a. SSE 技术（按挤出系统可分为气压驱动、栓塞驱动、螺杆驱动）；b. FDM 技术

材料挤出 3D 打印制剂的制备首要前提是物料可从喷嘴中顺利挤出，其原理在于非牛顿流体的剪切稀化作用。具体而言，FDM 和 SSE 技术制备的非牛顿流体物料在压力和喷嘴剪切作用力下实现剪切稀化，使之具有适宜的塑性和流动性。其中，FDM 技术通过加热聚合物载体材料至玻璃化转变温度（$T_g$）

或熔点（$T_m$）以上，使其具有非牛顿流体的流变学特性，而 SSE 常将可凝胶化材料加水溶胀制备成水凝胶，使其具有非牛顿流体的流变学特性。

材料挤出过程中涉及流变学行为、界面黏结等均会影响制剂的打印成型性，这对选择合适的打印材料、工艺参数，以及提高成型精度都至关重要。影响制剂成型的主要因素如下。

**1. 流变学行为**　半固体材料的流变学行为是影响制剂成型的重要因素，可用于判定材料的黏度、黏弹性及模拟加工过程的模量变化。常采用流变仪进行材料流体学行为测试，测试类型包括单向旋转测试和振荡测试，前者可以检测样品的流体学性质，后者可以得到更多的定量参数，比如存储模量、损耗模量、损耗因子等。

**2. 界面黏结及沉积后结构稳定性**　针对材料挤出 3D 打印制剂过程受温度场、力场等多因素的影响，材料挤出后沉积情况及界面黏结情况决定了三维结构的完整性、稳定性和力学性能，与制剂的物理特性和释放特性息息相关。

### （三）材料挤出 3D 打印制剂的制备

**1. 模型设计**　根据需求设计具有特定外观形状及内部结构的 3D 打印模型。

**2. 挤出材料的制备**　将载药聚合物加热使其呈熔融丝状或将原辅料粉末和黏合剂混合均匀，装填到 3D 打印设备中。

**3. 3D 打印及后处理**　将模型文件导入打印机软件进行切片处理，通过调节打印参数，按照预定路径逐层打印沉积，通过降温固结或脱溶剂固化形成 3D 打印制剂。

**4. 质量检查及包装**　对打印完成的制剂进行质量检查，合格后进行包装。

## 五、3D 打印制剂质量控制

**1. 外观性状**　3D 打印制剂外观应完整，表面应色泽均匀，无杂斑，无异物。

**2. 重量差异**　3D 打印制剂应符合《中国药典》通则 0101 对片重差异限度的要求。凡检查含量均匀度的制剂，一般不再进行重量差异限度检查。

**3. 硬度与脆碎度**　通过黏结剂喷射 3D 打印的制剂表面通常较粗糙，制剂硬度较小，脆碎度较大，与传统工艺制剂相比机械性能略差，这与粉体与打印液层层黏结的工艺特点有关。可依照传统片剂的评价手段进行检查，根据质量控制策略制定硬度及脆碎度标准。针对材料挤出 3D 打印制剂，需根据实际材料属性制定检查标准，可采用质构仪进行制剂机械性能测定。

**4. 崩解时限**　参照普通片剂测定方法，详见《中国药典》通则 0921。凡规定检查溶出度、释放度等，不再进行崩解时限检查。通过 3D 打印的分散片可在数秒内即完全崩解分散，分散时间能够更加直观地评价处方变化的影响。

**5. 其他**　溶出度、释放度、含量均匀度、微生物限度等要求同"片剂"相关规定。

## 六、实例

### 例 9-13　3D 打印左乙拉西坦分散片

【处方】粉体　左乙拉西坦 650g，微晶纤维素 101 200g，甘露醇 P50C 100g，三氯蔗糖 20g，聚维酮 K30 10g，丁基羟基茴香醚 0.2g，胶态二氧化硅 2g，薄荷粉末香精 5g。

打印液　40% 异丙醇水 959g，聚维酮 K30 1g，甘油 40g。

共制成片剂 1000 片。

【制备】①模型设计：根据用药人群的需求，设计具有个性化规格和形状的片剂模型。②粉体：将原辅料过筛处理，按处方用量混匀制备粉体材料。③打印液配制：配制 40% 异丙醇水溶液作为基础溶剂，按处方量加入聚维酮 K30 和甘油，搅拌溶解即得打印液。④片剂打印：将模型文件加载到 3D 打印机软件中进行切片，并将切片信息发送到 3D 打印机，设置合理打印参数后即可开始打印。⑤后处理与包装：在 40℃下干燥，控制片剂干燥失重在 2% 以下，除去片剂上附着的粉末，收集片剂并进行包装。

答案解析

## 思考题

1. 简述固体制剂口服的吸收过程。
2. 简述散剂的制备工艺流程。
3. 何谓临界相对湿度？测定临界相对湿度有何意义？
4. 简述颗粒剂的制备工艺流程。
5. 简述片剂中崩解剂的作用机制。
6. 片剂常用的辅料有哪几类，各起什么作用？并各举 2 例。
7. 片剂的制备方法有哪些？各种方法的适用条件是什么？
8. 简述湿法制粒压片法的工艺流程。
9. 压片过程的三要素是什么？
10. 简述对片剂进行包衣的目的。包衣的种类和方法有哪些？
11. 简述糖衣片包衣的工序，各工序的作用及使用的材料。
12. 片剂的质量检查有哪些项目？
13. 什么是胶囊剂？常见胶囊剂有哪些分类？胶囊剂的特点有哪些？
14. 膜剂的制备工艺包括哪几种，常用的成膜材料有哪些？
15. 与传统制剂相比，3D 打印制剂有哪些特点？

（翟光喜　郑爱萍）

书网融合……

微课

题库

本章小结

# 第十章　口服缓控释制剂

PPT

## 学习目标

1. 通过本章学习，掌握缓释和控释制剂的基本概念及原理；择时定位释药制剂的概念与释药原理；熟悉缓控释制剂和择时定位释药制剂的类型、制备工艺和体内外评价方法；了解缓控释制剂的处方设计、体内外相关性；择时定位释药制剂的制备。

2. 具备分析口服缓控释制剂的处方以及释药机制、设计口服缓控释制剂质量评价方法的能力。并能针对特定疾病或患者需求设计个性化的缓控释给药系统。

3. 树立创新意识、学科交叉融合意识以及药品监管意识。同时通过国内外缓控释制剂的发展对比，树立"制药强国"的奋斗目标。

## 第一节　概　述

普通制剂须频繁给药，血药浓度峰谷波动大，因此使用不方便，毒副作用大。缓控释制剂的发展可克服普通制剂的弊端。《中国药典》中缓释、控释和迟释制剂都包含在调释制剂（modified - release preparation）内。调释制剂系指与普通制剂相比，通过技术手段调节药物的释放速率、释放部位或释放时间的一大类制剂。缓释制剂（sustained - release preparation）系指在规定的释放介质中，按要求缓慢地非恒速释放药物，与相应的普通制剂比较，给药频率减少一半或有所减少，且能显著增加患者用药依从性的制剂。控释制剂（controlled - release preparation）系指在规定的释放介质中，按要求缓慢地恒速释放药物，与相应的普通制剂比较，给药频率减少一半或有所减少，血药浓度比缓释制剂更加平稳，且能显著增加患者用药依从性的制剂。迟释制剂（delayed - release preparation）系指给药后不立即释放药物的制剂，包括肠溶制剂、结肠定位制剂和脉冲制剂。《中国药典》中对于缓释、控释、迟释制剂制订了详细的指导原则。缓控释制剂有多种给药方式，如口服、注射、经皮给药等，本章主要介绍口服缓控释制剂以及择时和定位释放制剂。

缓控释制剂与普通制剂相比，其主要特点在于活性药物释放缓慢，吸收入血后可维持较长时间的有效治疗血药浓度。典型的血药浓度经时曲线如图 10 - 1 所示。概括缓控释制剂的优点如下：①对半衰期短的或需要频繁给药的药物，可以减少服药次数，大大提高了患者的依从性，使用方便。②使血药浓度平稳，避免峰谷现象。③毒副作用小。④可实现某些特殊的释药需求，如定时、定位释药。

然而，缓控释制剂也有其局限性，主要体现于在临床应用中剂量调节的灵活性较差。如遇到特殊情况（比如出现较大不良反应时），往往不能立刻中止给药；缓控释制剂往往是基于健康人群的群体药动学参数来设计的，当药动学受疾病状态的影响而有显著改变时，往往难以灵活调节给药方案；另外，缓控释制剂生产工艺较为复杂，成本较高。

目前，国内外已上市的缓控释制剂达数百种，其剂型包括片剂、胶囊剂、栓剂、透皮贴剂、植入剂、注射剂等，可通过多种途径给药，其中以口服缓控释制剂发展最快。

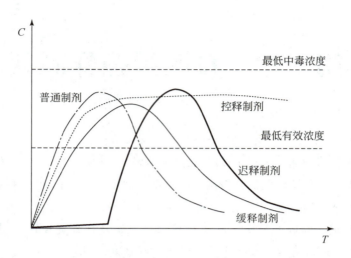

图 10-1 缓释、控释、迟释和普通制剂的血药浓度经时曲线比较

# 第二节 缓控释制剂释药原理 📱微课

## 一、控制溶出

根据溶出速度公式：Noyes – Whitney 方程：

$$\frac{dC}{dt} = k_D A(C_s - C) = \frac{D}{h}A(C_s - C)$$

式（10-1）

式中，$\frac{dC}{dt}$ 为溶出速度；$k_D$ 为溶出速度常数；$D$ 为扩散系数；$C_s$ 为药物的饱和溶解度；$C$ 为在溶出介质中药物的浓度。

从式（10-1）中可以看出，溶出速度与比表面积 $A$、浓度差（$C_s - C$）有关。常用的控制方法如下。

**1. 制成溶解度小的盐或酯** 通过化学反应使药物成盐或成酯，从而达到减小其溶解度与溶出速度的目的。如青霉素普鲁卡因盐的药效比青霉素钾（钠）盐显著延长。醇类药物经酯化后水溶性减小，药效延长，如奥氮平双羟萘酸盐、帕利哌酮棕榈酸酯等。

**2. 与高分子化合物形成难溶性的盐** 通过与高分子化合物形成难溶性的盐控制药物的溶出速度，如胰岛素与鱼精蛋白结合成溶解度小的鱼精蛋白胰岛素，加入锌盐成为鱼精蛋白锌胰岛素，药效可维持18～24 小时或更长。鞣酸与许多生物碱类药物可形成难溶性的盐，使其药效明显延长，如 $N$ – 甲基阿托品鞣酸盐、丙米嗪鞣酸盐等。

**3. 控制粒子大小** 根据 Noyes – Whitney 方程，药物的比表面积减小，溶出速度减慢，故提高难溶性药物的颗粒直径，可使其溶出减慢。如超慢性胰岛素中所含胰岛素锌晶粒较大（>10μm），故其作用可长达 30 小时；而含晶粒较小（<2μm）的半慢性胰岛素锌，作用时间只有 12～14 小时。

## 二、控制扩散

以控制扩散为主的缓控释制剂可分为贮库型和骨架型。其中贮库型主要是依赖于半透膜的控释作用，药物首先溶解成溶液后，再通过扩散释放出来。骨架型则主要依赖骨架本身的控制释放作用，通常骨架在释放过程中可保持结构的相对稳定性，当水进入骨架后，药物溶解并通过骨架中错综复杂的孔道向外扩散。

**1. 贮库型**　贮库型缓控释给药系统的制剂形式可以是包衣片剂或包衣微丸等，根据包衣膜的特性又分为水溶性包衣膜和含水性孔道包衣膜两种。贮库型给药系统中药物的释放主要取决于包衣膜的性质。

（1）水不溶性包衣膜　药物处在水不溶性包衣膜的贮库中，如乙基纤维素（EC）包衣的片剂或小丸，其释放速度符合 Fick's 第一定律：

$$\frac{\mathrm{d}Q}{\mathrm{d}t} = \frac{ADK\Delta C}{d} \qquad\qquad 式（10-2）$$

式中，$\frac{\mathrm{d}Q}{\mathrm{d}t}$ 为释放速度；$A$ 为表面积；$D$ 为扩散系数；$K$ 为药物在膜与囊心之间的分配系数；$d$ 为包衣层厚度；$\Delta C$ 为膜内外药物的浓度差。

若 $A$、$d$、$D$、$K$ 与 $\Delta C$ 保持恒定，则释放速度就是常数，系零级释放（恒速释放）过程，即为控释制剂。若其中一个或多个参数改变，就是非零级过程。

（2）含水性孔道的包衣膜　在包衣液中掺入致孔剂（如可溶性盐类、糖类、可溶性高分子聚合物 PEG 类等），当包衣制剂进入胃肠液中，由于致孔剂的迅速溶解，会在包衣膜表面形成大量的细小水性孔道。其释放速率可表示为

$$\frac{\mathrm{d}Q}{\mathrm{d}t} = \frac{AD\Delta C}{d} \qquad\qquad 式（10-3）$$

式中，各项参数的意义同前。与式（10-2）比较，少了 $K$，其释放接近零级释放过程。

**2. 骨架型**　骨架型缓控释制剂是指药物均匀地分散在骨架材料中所形成的制剂。释放介质向骨架内扩散，骨架最外层的药物暴露在释放介质中，会首先溶解，然后扩散到骨架外面。这个过程不断地进行，骨架内的药物逐渐向外扩散，直至释放完毕。随着扩散路径的不断增大，药物的释放速率呈递减趋势。

药物释放的量和时间的平方根成正比，这就是 Higuchi 方程：

$$Q = \left[ D_s\, C_a\, \frac{p}{\lambda}(2\,C_0 - p\,C_s)t \right]^{1/2} \qquad\qquad 式（10-4）$$

式中，$Q$ 为单位面积释放药物的量；$C_0$ 为单位体积骨架内含药物的总量；$C_s$ 为在骨架内药物的饱和浓度；$p$ 为骨架的孔隙率；$\lambda$ 为骨架中的弯曲因素；$C_a$ 为药物在释放介质中的溶解度；$D_s$ 为药物在溶出介质中的扩散系数。当式（10-4）中右边除 $t$ 外都保持恒定，上式就可以简化为：

$$Q = k_H\, t^{1/2} \qquad\qquad 式（10-5）$$

同样地，$k_H$ 为常数，即药物释放量与时间的平方根成正比。通常可以通过改变下列几种参数来控制骨架中药物的释放：骨架中药物的初始浓度；孔隙率；骨架中的弯曲因素；形成骨架的聚合物系统组成；药物的溶解度。

**3. 操作方法**　利用扩散原理实现缓控释作用的具体方法如下。

（1）包衣　将药物片剂或小丸用阻滞材料包衣，通过采用不同性质的衣膜材料、调节包衣厚度、多层包衣等来调节释药速度。

（2）微囊化　将药物粒子微囊化（microencapsulation），囊膜是一种半透膜，囊膜的厚度、微孔的孔径和弯曲度等决定了药物的释放速度。

（3）不溶性骨架片　以水不溶性材料，如聚乙烯、聚甲基丙烯酸酯、硅橡胶等为骨架制备片剂。这类制剂适用于水溶性药物的缓释，对于难溶性药物来讲释放速度太慢。

**4. 溶蚀与扩散相结合原理**　在真实情况下，药物的释放速度往往受多种因素的制约。严格地讲，

其释放不可能单纯地取决于控制溶出或扩散原理，通常是两种缓控释机制相结合。在骨架体系中，药物的释放受骨架的溶蚀速度与药物扩散速度的控制。释药机制可以用 Peppas 方程来表述：

$$\frac{Q_t}{Q_\infty} = kt^n \qquad \text{式（10-6）}$$

式中，$Q_t$、$Q_\infty$ 分别为 $t$ 和 ∞ 时间累积释放量；$k$ 为骨架结构和几何特性常数；$n$ 为释放指数，用以表示药物释放机制。

当 $n = 1$ 时，释药速率与时间无关，即符合零级动力学（zero-order kinetics），对于片状（slab）系统，零级释放又被称为 Ⅱ 相转运（case Ⅱ transport）。当 $n$ 取极端值 0.5 和 1.0 时，是 Peppas 方程应用的两个特例，分别表示扩散控制和溶蚀控制的释放规律。$n$ 值介于 0.5 和 1.0 之间时，表示释放规律是扩散和溶蚀综合作用的结果，为不规则转运（anomalous transport）。此外，极端值 0.5 和 1.0 仅适用于片状骨架，对于圆柱状和球状骨架，$n$ 值是不同的（表 10-1）。

表 10-1　不同几何形状骨架药物释放指数（$n$）及释放机制

| 释放指数（$n$） | | | 释放机制 |
|---|---|---|---|
| 薄片状 | 圆柱体 | 球体 | |
| 0.5 | 0.45 | 0.43 | Fick's 扩散 |
| $0.5 < n < 1.0$ | $0.45 < n < 0.89$ | $0.43 < n < 0.85$ | 不规则转运 |
| 1.0 | 0.89 | 0.85 | Ⅱ 相转运 |

Peppas 和 Sahlin 将扩散和溶蚀机制分隔开，推导出：

$$\frac{Q_t}{Q_\infty} = k_1 t^m + k_2 t^{2m} \qquad \text{式（10-7）}$$

假设

$$F = k_1 t^m, \quad R = k_2 t^{2m}, \quad \text{则} \quad \frac{R}{F} = \frac{k_2 t^m}{k_1} \qquad \text{式（10-8）}$$

可以通过 $R/F$ 值的大小来确定主要的释放机制，$R/F$ 值较大时，溶蚀对释放贡献较大，$R/F$ 值较小时，扩散对释放贡献大。

## 三、渗透泵

以渗透压作为驱动力，可以均匀恒速地释放药物，实现零级释放。在渗透泵系统中，片芯由药物和水溶性聚合物或其他辅料制成，外面用水不溶性的聚合物包衣，成为半透膜，水可通过半透膜深入片芯中，而药物不能通过半透膜，然后在半透膜顶用适当方法（如激光）打一细孔，当渗透泵片与水接触时，水即可通过半透膜深入片芯，使药物溶解成饱和溶液，加之高渗透压辅料的溶解，渗透压可达 4~5MPa，而体液渗透压仅为 0.7MPa。由于膜内外的渗透压差，药物饱和溶液由细孔持续流出，其流出量与渗透进膜内的水量相等，直到片芯内的药物完全溶解为止。

药物的释放与小孔中流出溶液的速度有很大的关系，而小孔中流出的溶液与通过半透膜的水量相等，半透膜的吸水速度取决于膜的渗透性能和片芯的渗透压。水渗透进入膜内的流速（d$V$/d$t$）可用式（10-9）表示：

$$\frac{dV}{dt} = \frac{kA}{h}(\Delta\pi - \Delta P) \qquad \text{式（10-9）}$$

式中，$k$ 为膜的渗透系数；$A$ 为膜的面积；$h$ 为膜的厚度；$\Delta\pi$ 为渗透压差；$\Delta P$ 为流体静压差。当小孔的孔径足够大，$\Delta\pi >> \Delta P$，则流体静压差可以忽略，式（10-9）可简化为：

$$\frac{dV}{dt} = \frac{kA}{h}\Delta\pi \qquad \text{式（10-10）}$$

如以 $dQ/dt$ 表示药物通过小孔的释放速率，$C_s$ 为膜内药物饱和溶液的浓度，则：

$$\frac{dQ}{dt} = \frac{dV}{dt} C_s = \frac{kA}{h} \Delta\pi \, C_s \qquad\qquad 式（10-11）$$

如 $k$、$A$、$h$ 和 $\Delta\pi$ 不变的情况下，只要膜内药物维持饱和状态（即 $C_s$ 保持不变），释药速率恒定，即以零级速率释放药物。当片芯中药物逐渐低于饱和浓度，释药速率逐渐以抛物线式缓慢下降。由于胃肠液中的离子不会渗入半透膜，故渗透泵片的释药速率与 pH 无关，在胃与肠中释药速率相当。而片芯的处方组成、包衣膜的渗透性、厚度以及释药小孔的大小是影响药物释放的关键因素。

渗透泵系统有三种类型（图 10-2），A 型的片芯中含有固体药物和电解质，遇水即溶解，电解质可形成高渗透压差；而 B 型为药物以溶液形式存在于不含药渗透芯的弹性囊中，此囊膜外周围为电解质，高渗透压差使内膜产生压力而将药物溶液排出；C 型为推拉型，属于多室渗透泵（multi-compartment osmotic pump），片芯上层由药物、具渗透压活性的亲水聚合物和其他辅料组成；下层由亲水膨胀聚合物、其他渗透压活性物质和片剂辅料组成，在外层包衣并打孔，它的释放是由上层的渗透压推动力和下层聚合物吸水膨胀后产生的推动力同时作用的结果。三种类型的释药孔都可为单孔或多孔。

渗透泵系统的优点是理论上可以实现零级释放，且释放与药物的性质和环境无关。缺点在于其造价高，而且对于它的质控指标也要更加严格。

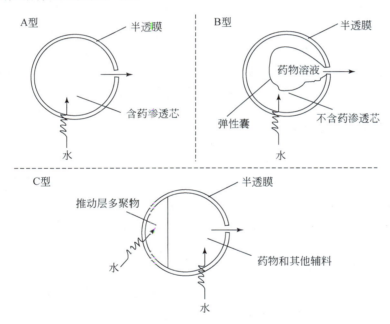

图 10-2 三种类型的渗透泵系统示意图

## 四、离子交换

离子交换树脂是由水不溶性交联聚合物组成的，其聚合物链的重复单元上含有成盐基团，药物可结合于树脂上，当带有适当电荷的离子与离子交换基团接触时，通过交换将药物游离释放出来。

$$树脂^+ - 药物^- + X^- \rightarrow 树脂^+ - X^- + 药物^-$$

$$树脂^- - 药物^+ + Y^+ \rightarrow 树脂^- - Y^+ + 药物^+$$

药物与离子交换树脂通过离子键结合形成药物-树脂复合物，$X^-$ 和 $Y^+$ 都是消化道中的离子，交换后，药物从树脂中扩散出来而释放到胃肠液中。药物从树脂中的扩散速度不仅受扩散面积、扩散路径长度和树脂的刚性所控制，而且还受释药环境中离子种类、强度和温度的综合影响。阳离子交换树脂与有机胺类药物的盐交换，或阴离子交换树脂与有机羧酸盐或磺酸盐交换，即成药物树脂。只有解离型的药物才适用于制成药物–树脂复合物，离子交换树脂的交换容量甚少，故剂量大的药物不适合制备药物–树脂复合物。药物与树脂结合的方法主要有静态交换法和动态交换法。药物–树脂复合物外面，还可以包裹一些疏水性的包衣膜来进一步控制药物的释放速度，如用 EC 或蜡质类材料包衣。

# 第三节　缓控释制剂的设计

## 一、药物的理化性质与剂型设计

**1. 剂量**　一般认为 0.5～1.0g 是普通口服制剂单次给药的极限剂量，这同样适用于缓控释制剂。长期以来认为这类药物不宜设计成缓控释剂型，但随着制剂技术的发展和异形片的出现，目前上市的口服片剂中已有很多超过此限。有时可采用一次服用多片的方法降低每片含药量。

**2. 理化参数**　口服药物进入胃肠道后，首先要溶出，才能被吸收。一般来讲，溶解状态的分子型药物比较容易通过脂质生物膜被吸收。因此，药物的溶解度、$pK_a$ 和分配系数均是剂型设计时必须充分考虑的因素。在根据临床需要设计缓控释制剂时，需同时兼顾药物的溶出和吸收，尤其是对于在胃肠道中难溶的药物，根据具体情况常常采取一定的方法促进药物的释放，使之既达到缓释目的，又不降低生物利用度。

**3. 胃肠道稳定性**　口服药物受胃肠道酸碱水解、酶促降解以及细菌分解的影响。在胃中不稳定的药物，宜将其制成肠溶性制剂。对于在小肠中不稳定的药物，制成缓释制剂后，其生物利用度可能会降低，这是因为有较多的药物长时间暴露在小肠段，增加了其降解机会。

## 二、生物因素与剂型设计

**1. 生物半衰期**　口服缓控释制剂设计的主要目标是要在较长时间内使血药浓度维持在有效范围之内；因此，最理想的缓控释制剂应保持药物进入血液循环的速度与其在体内的消除速度相同，以维持体内稳定的血药浓度水平。拟制成缓控释制剂的候选药物通常为半衰期相对较短的药物，制成缓控释制剂可以减少给药次数。但是半衰期过短的药物，较难维持长时间的有效血药浓度。一般半衰期小于 1 小时的药物不适宜制成缓释制剂；对于半衰期较长的药物，药物本身在体内可保持较长时间的有效血药浓度，没必要设计成缓控释制剂。

**2. 吸收**　一般来讲，缓控释制剂中药物的释放速度实际上应相当于其吸收速度。本身吸收速度常数非常低的药物，不太适宜制成缓控释制剂。如果药物在胃肠道内有特定吸收部位，制成缓释制剂则不利于药物的吸收。如维生素 $B_2$ 只在十二指肠上部主动吸收，设计成缓控释制剂将降低其生物利用度。对于这类药物，制剂设计时应设法延长其在吸收部位前的停留时间，如胃部滞留制剂和生物黏附制剂等。对于吸收较差的药物，除了延长其在胃肠道的滞留时间外，还必须促进其吸收，比如使用吸收促进剂，吸收促进剂的作用原理在于短暂地干扰或改变生物膜的性质，促进药物的跨膜吸收。

**3. 代谢**　在吸收前有代谢作用的药物制成缓控释制剂，生物利用度一般都会降低。大多数肠壁酶系统对药物的代谢作用具有饱和性，当药物缓慢释放时，代谢酶难以被饱和，药物的代谢比例较高。例如，多巴脱羧酶在肠壁浓度高，可代谢左旋多巴，必须与多巴脱羧酶抑制剂如卡比多巴一起制成缓释制剂，既能增加吸收，又能延长其治疗作用。

## 三、缓控释制剂的处方设计

**1. 药物的选择**　缓控释制剂一般适用于半衰期较短的药物（$t_{1/2}$ 2～8 小时），可以降低血药浓度的波动性，如盐酸普萘洛尔（$t_{1/2}$ 3.1~4.5 小时）、茶碱（$t_{1/2}$ 3~8 小时）以及吗啡（$t_{1/2}$ 2.28 小时）均适合制成缓控释制剂。

以往对口服缓控释制剂中药物的选择有许多限制，现在随着制剂技术的发展，这些限制已经被打破。如：①半衰期很短（<1 小时，如硝酸甘油）或很长（>12 小时，如地西泮）的药物也已被制成缓控释制剂；②以前认为抗生素制成缓控释制剂后容易导致细菌的耐药性，而现在已有多种抗生素的缓释制剂上市，如头孢氨苄缓释胶囊和克拉霉素缓释片等；③一般认为肝首过作用强的药物宜制成速释剂型，以提高吸收速率，饱和肝药酶，如美托洛尔和普罗帕酮，然而许多这种药物也被研制成缓控释制剂；④一些成瘾性的药物也被制成缓释制剂以适应特殊医疗的需要。

**2. 药物剂量** 缓控释制剂的剂量，一般根据普通制剂的用法和剂量来设定。如某药物普通制剂每日 2 次，每次 5mg，若改为 24 小时缓释制剂，则每次 10mg。剂量也可根据特定药物的药动学参数进行精确计算，但由于涉及因素太多，药动学参数受性别、年龄、种族、生理状态等的影响，剂量计算结果仅作为参考，相关计算方法可参考相关文献，在此不予详述。

**3. 辅料** 缓控释制剂主要是通过一些高分子化合物作为药物释放的阻滞剂来控制药物的释放速度。阻滞剂主要包括骨架型、包衣型和增稠型等。

骨架型缓释材料根据其性质不同又分为亲水凝胶骨架、不溶性骨架和生物溶蚀性骨架材料。①亲水凝胶骨架材料：是指遇水或消化液后能够膨胀，形成凝胶屏障，从而控制药物释放的材料。主要包括天然胶类（海藻酸钠、琼脂和西黄蓍胶等）、纤维素类（HPMC、MC、HEC 等）、非纤维素多糖（壳聚糖、半乳糖甘露聚糖等）、乙烯聚合物和丙烯酸树脂（卡波普、聚乙烯醇、Eudragit 等）。②不溶性骨架材料：是指不溶于水或水溶性极小的高分子聚合物或无毒塑料等。胃肠液渗入骨架孔隙后，药物溶解并通过骨架中错综复杂的孔道，缓慢向外扩散。在整个药物释放过程中，骨架的几何形状几乎不变，最终随粪便排出体外。常见的有纤维素类（如 EC）、聚烯烃类（如聚乙烯、聚丙烯和 EVA 等）、聚丙烯酸酯类（如聚甲基丙烯酸甲酯等）。③生物溶蚀性骨架材料：指本身不溶解，但是在胃肠液环境下可以逐渐溶蚀的惰性蜡质、脂肪酸及其酯类物质，主要有蜡质类（蜂蜡、巴西棕榈蜡、蓖麻蜡、硬脂醇等）、脂肪酸及其酯类（硬脂酸、氢化植物油、聚乙二醇单硬脂酸酯、单硬脂酸甘油酯、甘油三酯等）。这类骨架片主要通过溶蚀机制控制药物的释放。

缓释包衣材料主要包括：①不溶性材料，是一类不溶于水或难溶于水的高分子聚合物，但水分可以穿透，无毒，不受胃肠液的干扰，具有良好的成膜性能和机械强度。主要有 EC、CA 以及丙烯酸树脂类（如 Eudragit RS30D、RL30D 和 NE30D）。②肠溶性材料，是指在胃中不溶，在小肠偏碱性的环境下溶解的高分子材料。常用的有：纤维素酯类，如醋酸纤维素酞酸酯（CAP，pH 5.8~6.0 溶解）、羟丙甲纤维素酞酸酯（HPMCP，pH 5~6 溶解）、羟丙甲纤维素琥珀酸酯（HPMCAS，三种规格 L、M、H，分别在 pH 5.0、pH 5.5、pH 7.0 溶解）等；丙烯酸树脂类，如丙烯酸树脂 L 型（pH >5.5 溶解）、丙烯酸树脂 S 型（pH >7.0 溶解）等。可以根据具体的设计要求，选择合适的材料，使其在适当的胃肠部位溶解而释放药物。

增稠剂主要指一类水溶性高分子材料，溶于水后，其溶液黏度随浓度增大而增加，黏度增加可以减慢扩散速率，延缓其吸收，从而达到维持药效的目的，主要用于液体缓控释制剂。常用的有明胶、PVP、CMC、PVA、右旋糖酐等。

# 第四节 典型缓控释制剂简介

## 一、骨架型缓控释制剂

骨架制剂是指药物和一种或多种惰性骨架材料通过压制、融合等技术制成的片状、粒状、团块状或其他形式的制剂，其在水或生理体液中能够维持或转变成整体式骨架结构。药物以分子或微细结晶状态均匀分散在骨架中，骨架起贮库作用。

**1. 亲水性凝胶骨架片** 最常用的材料为 HPMC，根据其甲氧基和羟丙基两种取代基含量的不同，可分为多种型号，如 HPMC K、F 和 E 系列，均可用于骨架型制剂，但是以 K 和 E 型应用较多。常用的 HPMC K4M 和 K15M 黏度分别为 4000mPa·s 和 15000mPa·s。影响亲水性凝胶骨架片药物释放速率的因素很多，如骨架材料（理化性质、用量及其黏度、粒径等）、药物的性质及其在处方中的含量、辅料如稀释剂的用量等、片剂大小及制备工艺等。HPMC 骨架片遇水后，表面水化形成凝胶层，此时表面药物释放，随着水分进一步向内部渗透，凝胶层不断增厚，从而阻滞了药物从骨架中释出，因此控制骨架片凝胶层的形成是控制药物释放的首要条件。骨架材料的用量必须在一定含量以上才能达到控制药物释放的目的，对于水溶性的药物，其释放机制主要是扩散和凝胶层的不断溶蚀，释放速度取决于药物通过凝胶层的扩散速度，而对于水中溶解度小的药物，其释放机制主要表现在凝胶层的溶蚀过程，因此，药物在水中的溶解性影响骨架片的整个释药过程。除 HPMC 外，还有 MC（400cPa·s，4000cPa·s）、HEC、CMC - Na 和海藻酸钠等亦可用于亲水凝胶骨架片。

**2. 蜡质类骨架片** 蜡质类骨架片也叫溶蚀型骨架片（erodible matrix tablets）。这类骨架片是由溶蚀性材料，如蜂蜡、巴西棕榈蜡、硬脂酸等制成，随着蜡质的逐渐溶蚀药物缓慢释放。释放机制以溶蚀为主。此类物质不能够被水化，因此不能使片芯的药物溶解、溶出，但可被胃肠液溶蚀，并逐渐分散为小颗粒，从而释放出其所含的药物，符合一级动力学过程。影响蜡质骨架片中药物释放速率的因素有骨架材料的性质、用量、药物的性质及其在处方中的含量、药物颗粒的大小、辅料如致孔剂等的性质和用量等、片剂大小、工艺过程等。

**3. 不溶性骨架片** 不溶性骨架片由水不溶材料，如聚乙烯、EC、甲基丙烯酸 - 丙烯酸甲酯共聚物等制成，其释药过程主要分为三步：消化液渗入骨架，药物溶解，药物自骨架孔道扩散释出，符合 Higuchi 方程。可以将缓释材料粉末与药物混匀后直接压片，如用 EC 则可用乙醇溶解后作为黏合剂使用，然后按湿法制粒，压制而成。

亦可以先制成缓控释颗粒，再压制成片剂，在胃中崩解后释放出多个单位的缓控释颗粒，主要有以下三种形式：①将不同释放速度的颗粒混合压片，如以明胶、乙酸乙烯和虫胶分别制成三种缓释颗粒，以明胶颗粒释放最快，乙酸乙烯次之，虫胶最慢。通过调节比例，混合压片后可达到理想的释放速度。②微囊或微球压片，以缓控释材料为囊材或微球载体制成药物的微囊或微球，再压制成片。③小丸压片，近几年来，小丸压片备受重视，药物和骨架材料混合均匀，以一定方式制备成小丸，压片后可包衣，或者将小丸包衣后再压片。如将双氯芬酸钠制备成小丸后，用 Eudragit L30D - 55 包衣，包衣小丸和缓冲小丸（空白小丸，用来在压片过程中保护包衣小丸）按比例混合均匀后压片。

**4. 骨架型小丸** 采用骨架型材料和药物混合，或再加入一些其他成形辅料，如乳糖等，调节释药速率的辅料有 PEG 类、表面活性剂等，经用适当方法制成光滑圆整、硬度适当、大小均一的小丸，即为骨架型小丸。骨架型小丸与骨架片所采用的材料相同，常可通过包衣获得更好的缓控释效果。制备骨架型小丸可采用旋转滚动制丸法（泛丸法）、挤压 - 滚圆制丸法和离心 - 流化制丸法。

## 二、膜包衣缓控释制剂

膜控型缓控释制剂是指用一种或多种包衣材料对颗粒、片剂和小丸等进行包衣处理，通过扩散机制控制药物释放的制剂。控释膜通常为半透膜或微孔膜，释放动力来源于膜内外的渗透压，或者药物分子在聚合物中的扩散行为。

缓控释包衣可用包衣材料的溶液（常用有机溶剂如乙醇、异丙醇）或水分散体，目前市场上有两种类型的缓释包衣水分散体，一类是 EC 水分散体，另一类是聚丙烯酸树脂水分散体。膜控型缓控释制剂大致有以下三类。

**1. 微孔膜包衣片**　微孔膜控释制剂通常是用胃肠道不溶的聚合物如醋酸纤维素（CA）、EC、乙烯 - 乙酸乙烯共聚物、丙烯酸树脂等作为衣膜材料，在其包衣液中加入少量致孔剂如 PEG 类、PVP、PVA、十二烷基硫酸钠、糖和盐等水溶性物质，亦有加入一些水不溶性的粉末如滑石粉、二氧化硅等，甚至将药物加在包衣膜内既作致孔剂又作速释部分，用这样的包衣液对片剂包衣即成微孔膜包衣膜片。水溶性药物的片芯应具有一定硬度和较快的溶出速率，以使药物的

释放速率完全由微孔包衣膜来控制。微孔膜包衣片与胃肠液接触时，膜上存在的致孔剂遇水部分溶解或脱落，在包衣膜上产生无数的微孔或弯曲小道，使衣膜具有通透性（图 10 - 3）。胃肠道中的液体通过这些微孔渗入膜内，溶解片芯内的药物到一定程度，此时片芯内药物溶液便产生一定渗透压，阻止水分继续渗入，由于膜内

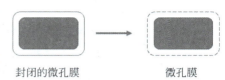

封闭的微孔膜　　　　微孔膜

**图 10 - 3　微孔膜包衣片示意图**

外浓度差的存在，药物分子便通过这些微孔向膜外扩散释放。药物向膜外扩散的结果使片内的渗透压下降，水分又得以进入膜内溶解药物，如此反复，只要膜内药物维持饱和浓度且膜外存在漏槽状态，则可获得零级或接近零级速率的药物释放。

**2. 膜控释小片**　膜控释小片是将药物和辅料按常规方法制粒，压制成小片，用缓释膜包衣后装入硬胶囊使用。每粒胶囊可装入几片至十余片不等，在同一胶囊的小片可包不同缓释作用的包衣。其优点在于：①释药速率恒定，可根据需要调节装入胶囊的片剂的包衣材料和厚度；②是一种剂量分散性的控释制剂，具有包衣颗粒剂的优点，但又能克服包衣颗粒很难达到理想的零级释药的缺点；③制成小片使包衣个体在大小、形状和包衣厚度上整齐一致，故质量均匀，释药恒定，克服了颗粒剂形状大小各异，而导致包衣厚度上的不规则，进而影响释药速率的缺点；④生产工艺上较小丸简便，易于大生产，易于质量控制。

**3. 膜控释小丸**　膜控释小丸近年来发展很迅速，主要由丸芯与控释薄膜衣两部分组成，丸芯含药物和稀释剂、黏合剂等辅料，包衣膜与片剂相同，亦有亲水性薄膜衣、不溶性薄膜衣、微孔膜衣和肠溶衣。

## 三、渗透泵控释制剂

渗透泵控释制剂主要由药物、半透膜材料、渗透压活性物质和推动剂组成。渗透泵片是在片芯外包被一层半透性的聚合物衣膜，用激光在片剂衣膜层上开一个或一个以上适宜大小的释药小孔制成。口服后胃肠道的水分通过半透膜进入片芯，使药物溶解成饱和溶液，因渗透压活性物质使膜内溶液呈高渗，膜内外存在的渗透压差使水分继续进入膜内，从而使药物溶液从小孔泵出，或推动层膨胀而致药物从小孔释出。常用的半透膜材料有 CA、EC 等。渗透压活性物质起调节药室内渗透压的作用，其用量与零级释药时间长短有关，常用乳糖、果糖、葡萄糖、甘露糖的混合物。推动剂亦称为促渗透聚合物或助渗剂，能吸水膨胀，产生推动力，将药物层的药物推出释药小孔，常用分子量为 3 万 ~ 500 万的聚羟甲基丙烯酸烷基酯，分子量为 1 万 ~ 36 万的 PVP 以及聚氧乙烯（PEO）等。除上述组成外，渗透泵片中还可加入助悬剂、黏合剂、润滑剂、润湿剂等。

口服渗透泵制剂是目前应用最为广泛的渗透泵制剂，一般可分为单室渗透泵和多室渗透泵，还有一种液体渗透泵系统，如图 10 - 4 所示。双室渗透泵片适于制备水溶性过大或难溶于水的药物的渗透泵片，而液体渗透泵系统适合于软胶囊制备渗透泵系统，它是在一层坚实的不透性衣壳内，设置一个受压可塌瘪的含液体药库，药库外包一层吸水可膨胀的亲水交联聚合物（如聚羟基烷基甲基丙烯酸酯）作

为渗透推动层，在体内通过吸收消化液，引起推动层膨胀产生流体压力，压缩药库内药液从释药孔输送出去。

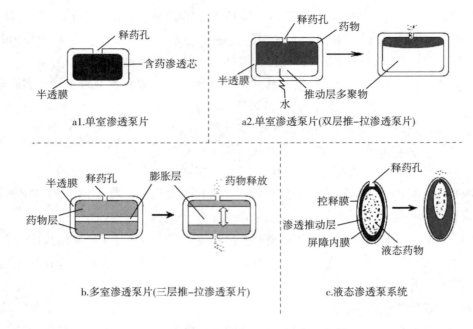

图 10-4　渗透泵片结构和释药示意图

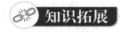

**渗透泵片的发展**

　　渗透泵片是一种先进的口服控释制剂，早在 20 世纪 70 年代初被成功开发出了第一款商业化产品，其发展经历了多个阶段。最初，第一代渗透泵片主要适用于水溶性药物，但由于恒定释放时间短，限制了其应用范围。随后，第二代渗透泵片引入了双层推拉式设计，改善了释放行为，适用于难溶性药物，如硝苯地平控释片。第三代渗透泵片则进一步发展为柱形双层或多层结构，提供了更为丰富和可调的释放行为，代表性产品包括帕利哌酮缓释片和盐酸哌甲酯缓释片。

# 第五节　缓控释制剂质量评价

## 一、体外评价

　　释放度是缓控释制剂体外评价最重要指标之一，根据《中国药典》指导原则 9013 缓释、控释和迟释制剂指导原则的规定，缓、控释制剂的药物释放度试验可采用溶出度仪测定。《中国药典》通则 0931 溶出度与释放度测定法目前有篮法、桨法、小杯法、桨碟法、转筒法、流池法、往复筒法、往复架法和扩散池法等九种测定法。方法的选择以操作简便、质量可控、体内外相关性佳为原则。

　　**1. 释放度研究方法的建立**　　释放度研究方法的建立包括测定条件的选择及释放量测定方法的建立。药物的体外释放行为受制剂本身因素和外界因素的影响，制剂因素系指主药的性质、处方、工艺，外界因素系指释放度测定的仪器装置、释放介质、转速等条件。释放度测定条件的选择关系到最终确定的释放检查方法能否切实反映制剂的释放特点。若释放条件过于剧烈，则可能无法区分因处方或工艺不同产生的释放行为的变化，故一般建议选择较为温和的条件，以加强方法的区分能力。研究过程中，需要综合考虑各种外界条件对释放行为的影响，通常需对仪器装置、释放介质、转速等进行详细的考察。

（1）仪器装置　对于仪器装置的选择，应考虑具体的剂型及可能的释药机制。通常情况下，建议选择药典收载的仪器装置进行释放度检查。片剂一般倾向于选择桨法，转篮法多用于胶囊及可能会漂浮的制剂。如采用其他特殊仪器装置，需提供充分的依据。

（2）释放介质　释放介质的选择依赖于药物的理化性质（溶解性、稳定性、油水分配系数等）、生物药剂学性质（吸收部位等）及口服后可能遇到的生理环境。在研究过程中，一般推荐选用水性介质，介质的体积需使药物符合漏槽条件。

由于不同 pH 下药物的溶解度、控制药物释放行为的关键辅料的水化、溶胀、溶蚀速度可能不同，建议对不同 pH（模拟胃肠道的生理环境）条件下的释放行为进行考察。为了便于比较，建议绘制释放量、时间以及介质 pH 构成的三维释放曲线图。通常选择类似胃肠液的介质（如 pH 1.2 的盐酸溶液，pH 4.5、pH 6.8 的缓冲液。有些情况下亦可考虑 pH 7.8 及以上的释放介质，或者不同 pH 介质的更换）或脱气后的新鲜蒸馏水。如药物的溶解性很差，也可在其中加入少量的表面活性剂。必要时，还需考虑离子强度和表面张力的影响。根据以上研究结果，一则可以了解制剂对口服后可能遇到的生理环境的敏感性，二则可以通过考察不同处方在不同释放介质中释放行为的差别，选择具有较强区分能力的条件。

（3）转速　某些缓释制剂在不同转速下的释放行为基本一致，说明其释放特性受释放介质的流动形态影响较小。但对于大部分制剂而言，不同转速下的释放行为会有不同，如溶蚀型制剂转速越大，释放越快，故应考察制剂在不同转速下的释放行为。转速过快，可能削弱对不同制剂释放行为的区分能力，所以不推荐首选过高转速。如确有需要，应进行充分的验证，证明在所用转速下能够区分不同产品质量。

（4）取样时间点的设置　为了解产品的释放特性，通常应选取足够多的取样测试点，以绘制完整的释放曲线（包括上升曲线及达到平台的阶段）。前期取样点的间隔应比较短，后期取样点间隔可相对延长，直至 90% 以上的药物释放或达到平台期。释放度整体考察时间要根据制剂释放时间长短不同而异，一般不宜短于给药间隔。

（5）释放量测定方法　释放量的测定，即已释放入介质中药物的定量分析，其技术要求应符合测定药物含量的一般原则。常用的方法有 UV 法和 HPLC 法。方法学验证过程中除常规考虑外，尚应关注：①主药在释放介质中的稳定性；②最佳取样量，以保证测定简便，尽量减小误差；③滤器的性质，考证有效成分在滤器上是否有吸附。

（6）复方制剂　复方缓释制剂中每个成分的释放行为均需进行研究和控制。如在同一种方法下不能有效测定每个成分的释放行为，则需针对不同成分，选择建立不同的测定方法。

在以上研究基础上建立的体外释放度检查方法，如未进行体内外相关性的验证，则只能作为处方筛选的指标之一及控制产品质量的一种手段，不能预测产品体内的释药行为。建议在临床研究阶段加强体内外相关性的研究，为进一步改进处方工艺、优化体外释放度测定条件、预测体内吸收行为提供依据。

**2. 制剂体外释药行为的研究**　缓释制剂体外释放行为的研究一般应考察不同条件下的释放特性，并进行释药模型分析，同时还要考察产品批间重现性及批内均一性。

（1）不同条件下释药特性的考察　虽然缓释制剂质量标准中通常采用一种条件测定释放度，但在制剂的处方筛选及质量研究过程中，应当考察其在不同条件下的释放度，以充分了解所研发制剂的释药特性，同时为确定质量标准中采用的释放度测定条件提供依据。

（2）释药模型研究　通过释药模型的研究，可以在一定程度上量化释放特性。可考虑采用适宜的模型进行拟合（如零级释放、一级释放、Higuchi 模型等）。在释药模型研究的基础上，建议结合制剂处方工艺研究中采用的控制释放方法、所用辅料的特性等信息，对释药机制进行探讨。

（3）释药重现性和均一性的考察　为考证生产工艺的重现性及稳定性，需对同一批次内制剂的释放行为及连续三批的释放行为进行考察，其中每批制剂至少要选择 6 个测试样品。

（4）取样点设计　除迟释制剂外，体外释放试验应能反映出受试制剂释药速率的变化特征，且能满足统计学处理的需要，释药全过程的时间应不低于给药的时间间隔，且累积释放率要求达到 90% 以上。制剂的质量研究中，应将释药全过程的数据做累计释放率 – 时间的释药速率曲线图，制定出合理的释放度取样时间点。除另有规定外，缓释制剂应从释药速率曲线图中至少选出 3 个取样时间点（表 10 – 2），控释制剂取样点不得少于 5 个。

表 10 – 2　缓释制剂释放度考察取样时间点设计

| 取样时间点 | 累积释放率 | 作用 |
| --- | --- | --- |
| 0.5 ~ 2 小时 | 约 30% | 考察是否有突释 |
| 中间取样时间点 | 约 50% | 确定释药特性 |
| 最后取样时间点 | 75% | 考察释药量是否基本完全 |

**3. 溶出曲线相似性的比较**　溶出曲线相似性的比较，多采用非模型依赖法中的相似因子（$f_2$）法。该法溶出曲线相似性的比较是将受试样品的平均溶出量与参比样品的平均溶出量进行比较。平均溶出量应为 12 片（粒）的均值。计算公式：

$$f_2 = 50 \cdot \lg\left\{\left[1 + (1/n)\sum_{t=1}^{n}(R_t - T_t)^2\right]^{-0.5} \cdot 100\right\}　　　　式（10 – 12）$$

式中，$R_t$ 为 $t$ 时间参比样品平均溶出量；$T_t$ 为 $t$ 时间受试样品平均溶出量；$n$ 为取样时间点的个数。

相似因子（$f_2$）法最适合采用 3 ~ 4 个或更多取样点且应满足下列条件。

（1）应在完全相同的条件下对受试样品和参比样品的溶出曲线进行测定。

（2）两条溶出曲线的取样点应相同。时间点的选取应尽可能以溶出量等分为原则，并兼顾整数时间点，且溶出量超过 85% 的时间点不超过 1 个。

（3）第 1 个时间点溶出结果的相对标准偏差不得过 20%，自第 2 个时间点至最后时间点溶出结果的相对标准偏差不得过 10%。

溶出曲线相似性判定标准：①采用相似因子（$f_2$）法比较溶出曲线相似性时，一般情况下，当两条溶出曲线相似因子（$f_2$）数值不小于 50 时，可认为溶出曲线相似；②当受试样品和参比样品在 15 分钟的平均溶出量均不低于 85% 时，可认为溶出曲线相似。

## 二、体内评价

缓控释制剂的体内评价主要意义在于用动物或人体验证该制剂在体内控释性能的优劣，评价体外试验方法的可靠性，计算各动力学参数，为临床用药提供可靠的依据。主要包括生物利用度和生物等效性评价。

生物利用度（bioavailability）是指剂型中的药物吸收进入人体血液循环的速度和程度。生物等效性（bioequivalence）是指一种药物的不同制剂在相同实验条件下，给以相同剂量，其吸收速度和程度没有明显差异。《中国药典》规定缓控释制剂的生物利用度与生物等效性应在单次给药与多次给药两种条件下进行。

单次给药（双周期交叉）实验目的在于比较受试者于空腹状态下服用缓控释受试制剂与参比制剂的吸收速度和吸收程度的生物等效性，并确认受试制剂的缓控释药物动力学特征。多次给药是比较受试制剂与参比制剂多次连续用药达稳态时，药物的吸收程度、稳态血浓和波动情况。参比制剂一般应选用国内外上市的同类缓控释制剂主导产品，若系创新的缓控释制剂，则应选择国内外上市的同类普通制剂主导产品。其他要求可参考《中国药典》指导原则9013。

## 三、体内外相关性

体内外相关性是将制剂的生物学性质或由此衍生的参数（如 $t_{max}$、$C_{max}$ 或 AUC），与同一制剂的物理化学性质（如体外释放行为）之间，建立合理的定量关系。缓控释制剂要求进行体内外相关性试验，它应反映整个体外释放曲线与血药浓度－时间曲线之间的关系。只有当体内外具有相关性时，才能通过体外释放曲线预测体内情况。

《中国药典》将体内外相关性归纳为三种：①体外释放曲线与体内吸收曲线（即由血药浓度数据去卷积而得到的曲线）上对应的各个时间点应分别相关，这种相关简称为点对点相关，表明两条曲线可以重合。②应用统计矩分析原理建立体外释放的平均时间与体内平均滞留时间之间的相关。由于能产生相似的平均滞留时间可有很多不同的体内曲线，因此平均滞留时间不能代表体内完整的血药浓度－时间曲线。③将一个释放时间点（$t_{50\%}$、$t_{90\%}$ 等）与一个药代动力学参数（如 AUC、$C_{max}$ 或 $t_{max}$）之间单点相关，但它只说明部分相关。

《中国药典》指导原则9013规定，缓控释和迟释制剂体内外相关性，系指体内吸收相的吸收曲线与体外释放曲线之间对应的各个时间点回归，得到直线回归方程的相关系数符合要求，即可认为具有相关性。

**1. 体内外相关性的建立**

（1）体外累积释放率－时间的释放曲线　如果缓控释制剂的释放行为随外界条件变化而变化，就应该制备两种供试品（一种比原制剂释放更慢，一种更快），研究影响其释放快慢的外界条件，并按体外释放度试验的最佳条件，得到体外累积释放率－时间的释放曲线。

（2）体内吸收率－时间的吸收曲线　根据单剂量交叉试验所得血药浓度－时间曲线的数据，对在体内吸收呈现单室模型的药物，可换算成吸收率－时间的体内吸收曲线，体内任一时间药物的吸收率 $F_a$（%）可按以下 Wagner－Nelson 方程计算：

$$F_a = (C_t + kAUC_{0\sim t}) / (kAUC_{0\sim\infty}) \times 100\% \qquad 式（10-13）$$

式中，$C_t$ 为 $t$ 时间的血药浓度；$k$ 为消除速度常数。

双室模型药物可用简化的 Loo－Regelman 方程计算各时间点的吸收率。

**2. 体内外相关性检验**　当体外药物释放为体内药物吸收的限速因素时，可利用线性最小二乘法回归原理，将同批试样体外释放曲线和体内吸收曲线上对应的各时间点的释放率和吸收率回归，得直线回归方程。如果直线的相关系数大于临界相关系数（$P < 0.01$），可确定体内外相关。

当血药浓度（或主要代谢物浓度）与临床治疗浓度（或有害浓度）之间的线性关系明确或可预计时，可用血药浓度测定法，否则可用药理效应法评价缓控释制剂的安全性与有效性。

# 第六节　口服择时与定位制剂

## 一、概述

大多数治疗药物都被设计为等间隔、等剂量多次给药的剂型，或是缓控释剂型，以实现体内平稳的血药浓度，获得理想的治疗效果。然而，时辰生物学（chronobiology）、时辰病理学（chronopathology）、时辰药理学（chronopharmacology）和时辰治疗学（chronotherapy）等方面的研究进展表明许多疾病的发作存在着明显的周期性节律变化，如哮喘患者的呼吸困难、最大气流量的降低在深夜最严重；溃疡患者胃酸分泌在夜间增多；牙痛等疼痛在夜间到凌晨时更为明显；凌晨睡醒时血压和心率急剧升高，最易出现心脏病发作和局部缺血现象。这些情况下，已达成平稳的血药浓度的缓控释制剂已不能满足对这些节律性变化疾病的临床治疗要求。

择时治疗即根据疾病发病时间规律及治疗药物时辰药理学特性设计不同的给药时间和剂量方案，选用合适的剂型，从而降低药物的毒副作用，达到最佳疗效。而口服择时释药系统（oral chronopharmacologic drug delivery system）就是根据人体的这些生物节律变化特点，按照生理和治疗的需要而定时定量释药的一种新型给药系统，已成为药物新剂型研究开发的热点之一。择时与定位释药系统又可称为脉冲释药系统（pulsatile drug delivery system），有单脉冲和多脉冲。目前口服择时给药系统主要有渗透泵脉冲释药制剂、包衣脉冲释药制剂和定时脉冲塞胶囊剂等。

口服定位释药系统（oral site-specific drug delivery system）是指口服后能将药物选择性地输送到胃肠道某一特定部位，以达到速释或缓控释目的的药物剂型。其主要目的是：①改善药物在胃肠道的吸收，避免其在胃肠生理环境下失活，如蛋白质、肽类药物制成结肠定位释药系统；②治疗胃肠道的局部疾病，可提高疗效，减少剂量，降低全身性副作用；③改善缓控释制剂因受胃肠运动影响而造成的药物吸收不完全、个体差异大等现象。根据药物在胃肠道的释药部位不同可分为胃定位释药系统、小肠定位释药系统和结肠定位释药系统。

## 二、择时与定位释放原理

实现脉冲释放的方法有多种，通常的策略是在释药系统中设计时滞机制，以达到延时或脉冲释放的目的，或者利用胃肠道的生理特性触发释放。一般来说，择时释药系统是通过时滞机制实现的，而定位释药系统则是依赖胃肠道的生理特性实现的。由于小肠的转运时间相对固定，亦可利用生理触发释放机制设计择时释药系统；反之，亦可以通过时滞机制设计定位释药系统。通常，为达到较佳的择时或定位释放效果，可采用多种机制联合应用的手段。

### （一）时滞型脉冲释放

时滞型脉冲释药系统其基本结构为含药的核芯，包被具有一定时滞的包衣层。实现时滞脉冲释放的基本单元可以是片剂、胶囊剂、小丸剂等。实现时滞的原理有多种，最常见的包括溶蚀包衣原理、压力爆破原理、胃肠转运时滞原理。

**1. 溶蚀包衣原理**　在药物核芯外包被溶蚀性的衣膜，该包衣层在胃肠道中可通过水解或酶解缓慢溶蚀，待包衣层溶蚀完全后，核芯中的药物释放。通过调节衣膜的组成及厚度，可调节衣膜的溶蚀速率，从而达到特定的释放时滞。为达到较长的释放时滞，溶蚀性包衣层往往较厚，通常通过压制包衣的方法进行包衣，制得的制剂称为"包芯片"。溶蚀包衣层常采用固体脂质类材料来实现时滞。维拉帕米脉冲释放片（包芯片）即为该类型制剂的典型代表，目前已上市。

**2. 压力爆破原理**　药物混合其他功能性辅料制得含药核芯，外面包被半透性的衣膜，水分透过该包衣膜进入药物核芯，溶解药物，同时使核芯的压力和体积不断增大，直至撑破包衣膜，从而爆破释放药物。核芯中常加入吸水膨胀高分子物质，如崩解剂使其体积迅速增大；或加入渗透活性物质使吸收水分的体积不断增大。

**3. 胃肠转运时滞原理**　通常药物制剂在胃部的转运时间由于受胃排空的影响较大，不易达成较为稳定的时滞，但小肠的转运时间较为稳定，成人一般在 3～4 小时，可利用该生理特点设计时滞型脉冲释放系统。该类释药系统往往利用 pH 触发或菌群触发释放原理，为避免胃排空的影响，往往在制剂外面包被肠溶衣膜。该系统的时滞为制剂经过小肠的转运时间。

### （二）pH 触发定位释放

人类机体的胃肠道 pH 具有十分典型的梯度，可利用该生理特点设计在胃肠道特定部位释放的药物制剂。一般认为，胃部 pH 为 1.0～1.2，在餐后或病理状态下可升至 3～5，由于药物制剂首先要经过胃，再到达小肠和结肠，设计胃部 pH 触发释放的制剂并无实际意义；但为避免在口腔的不良臭味设计胃部 pH 触发释放制剂具有一定的现实意义。常用的 pH 敏感材料有 Eudragit E100/EPO。十二指肠部位 pH 为 5.0～5.5，为避免胃部刺激或胃酸的影响，可设计十二指肠释放的肠溶制剂，常用肠溶材料有虫胶、CAP、HP-55 等。小肠的 pH 向下逐渐增高，在回肠远端逐渐升高至 7.0 左右，据此可设计结肠定位释放系统，常用的包衣材料如 Eudragit L、S、FS 等。治疗结肠炎的 5-氨基水杨酸 pH 敏感型结肠定位释放系统已上市，但临床观察表明由于患者个体差异较大，其结肠定位性能并不可靠。

### （三）菌群触发定位释放

在结肠的始段回盲部，菌群逐渐增加，其主要生理功能在于分解食物中的多糖物质。如果以多糖类物质作为阻滞剂，制成包芯片或骨架型制剂，则可能很好地保护药物在结肠部位前不释放，而在回盲部由菌群触发释放，从而达到结肠定位释放给药的目的。

### （四）胃内滞留定位释放

胃内滞留定位释放系统（gastric retention site-specific drug delivery system）适用于主要在胃内发挥药效的药物。对于大部分药物来讲，其吸收部位主要在小肠，由于制剂在胃内滞留，可以充分保证药物在吸收部位前释放，可以提高某些药物的生物利用度。胃内滞留可通过胃内漂浮、胃内黏附以及制剂结构设计来实现。

## 三、择时与定位制剂简介

### （一）渗透泵脉冲释药递送系统

渗透泵型择时释药系统是利用将药物与渗透压活性物质（崩解剂、溶胀剂、泡腾剂）组成片芯，并用含致孔剂和聚合物的混合包衣液对丸芯或片芯外层包衣来获得脉冲效果的释药系统。当该制剂进入胃或小肠后，消化液通过外层衣膜的微孔渗入膜内，产生较强的渗透压，促使丸芯或片芯不断膨胀直至撑破外层衣膜，从而使药物快速释放出来。

传统渗透泵定时释药系统的基本组成为片芯、半渗透膜包衣层和释药小孔。片芯可为单层或双层。以双层片芯为例：其中一层是接近释药小孔的渗透物质和含药物的聚合物材料层，另一层是远离释药小孔的推动层，提供推动药物释放的动力。水分通过半透膜以及渗透活性物质吸水产生足够的渗透玉的过程需要一定时间，因此，包衣材料种类、配比及药物层中聚合物材料种类和用量都是控制药物释放时间的重要因素，必要时还可以在渗透泵片的外面包衣，以延长释药的时间间隔。如在美国上市的一种定时释药系统，其主药为盐酸维拉帕米，片芯药物层选用聚氧乙烯（分子量 30 万）、PVP K29-32 等作为推动剂；渗透物质层则包括聚氧乙烯（分子量 700 万）、氯化钠、HPMC E-5 等；外层包衣用 CA、HPMC 和 PEG 3350。用激光在靠近药物层的半透膜上打释药小孔，这样制备的维拉帕米定时控释片在服药后间隔特定时间（5 小时）以零级形式释放药物。治疗实践表明高血压患者最佳给药时间为清晨 3 点左右，当患者醒来时体内的儿茶酚胺水平增高，因而收缩压、舒张压、心率增高，因此心血管以外事件（心肌梗死、心血管猝死）多发生于清晨。晚上临睡前服用，次日清晨可释放出一个脉冲剂量的药物，十分符合该病节律变化的需要。

## （二）包衣脉冲释药递送系统

该种制剂包括含活性药物成分的制剂核芯（可以是片剂或微丸）和包衣层（可以是一层或多层），外包衣层可阻滞药物从核芯中释放，阻滞时间由衣层的组成、厚度来决定。某些制剂核芯中还含有崩解剂，当衣层溶蚀或破裂后，崩解剂可促使核芯中的药物快速释放。

膜包衣定时爆释系统（time – controlled explosion system）是用外层膜和膜内崩解物质控制水进入膜，使崩解物质崩解而胀破膜的时间来控制药物的释放时间。如用 EC 制备的胶囊用作结肠定时释药，首先在明胶胶囊壳外包 EC，胶囊底部含有大量用机械方法制成的小孔（400μm），胶囊内下部由 L – HPC 组成膨胀层，膨胀层上是药物贮库，内含药物和填充剂，最后胶囊用 EC 盖帽和封口（图 10 – 5）。给药后，水分子通过底部小孔进入，L – HPC 水化、膨胀，使内部渗透压增加，胶囊胀破，药物爆炸式释放。改变胶壳包衣厚度，可控制药物释放的时滞。厚度为 44.1μm

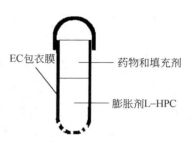

图 10 – 5 定时爆释胶囊示意图

时，时滞为 2 小时；厚度为 76.7μm 时，时滞为 6 小时。用比格犬进行体内试验，通过口服不同厚度的胶囊后，体内药物释放揭示时控型释放与包衣厚度相关。

## （三）定时脉冲塞胶囊递送系统

定时脉冲胶囊由水不溶性胶囊壳体、药物贮库、定时塞和水溶性胶囊帽组成。目前有脉冲胶囊和异形脉冲塞等几种形式。

脉冲胶囊根据定时塞的性质，可分为膨胀型、溶蚀型和酶降解型等（图 10 – 6）。当定时脉冲胶囊与水性液体接触时，水溶性胶囊帽溶解，定时塞遇水即膨胀，脱离胶囊体，或溶蚀，或在酶作用下降解，使贮库中药物快速释放。膨胀型塞由亲水凝胶组成，可采用 HPMC 与聚氧乙烯（PEO），柱塞用柔性膜包衣，水可渗入，不影响膨胀，材料可用 Eudragit RS100、RL100、NE30D，胶壳体由聚丙烯组成，水中不溶，水也不能渗入。溶出过程是水溶性帽盖在接触胃液后溶解，水凝胶柱塞即吸水溶胀，一定时间胶壳容纳不下时，柱塞脱离胶囊，释药时间间隔由水凝胶柱塞的厚度和体积决定。溶蚀型塞可用 L – HPMC、PVP、PEO 等压制而成，也可以将聚乙烯甘油酯烧熔浇铸而成。酶降解型有单层和双层两种，单层柱塞由底物和酶混合组成，如果胶和果胶酶，而双层柱塞由底物层和酶层分别组成，遇水时，底物在酶的作用下分解，使贮库中药物释放。也可以采用渗透压原理制备半渗透型胶囊。

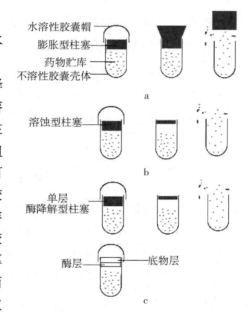

图 10 – 6 定时柱塞型胶囊
a. 膨胀型；b. 溶蚀型；c. 酶降解型

## （四）结肠定位释药递送系统

近年来受到普遍关注的口服结肠定位给药系统（oral colon-specific drug delivery system，OCDDS），多为肠溶膜控释剂型。所谓 OCDDS 系指用适当方法，使药物避免在胃、十二指肠、空肠和回肠前端释放，运送到人体回盲部后释放而发挥局部或全身治疗作用的一种给药系统，是一种定位在结肠释药的制剂。与胃和小肠的生理环境比较，结肠的转运时间较长，而且酶活性较低，因此药物的吸收增加，这种生理环境对结肠定位释药很有利，而且结肠定位释药可延迟药物吸收时间，对于受时间节律性影响的疾病，如哮喘、高血压等有一定的意义。

结肠定位释药的优点有：①提高结肠局部药物浓度，提高药效，有利于治疗结肠局部病变，如克罗恩病、溃疡性结肠炎、结肠癌和便秘等；②结肠给药可避免首过效应；③结肠部位酶活性低，有利于多肽和蛋白质类大分子药物的吸收；④固体制剂在结肠中的转运时间很长，可达 20 ~ 30 小时，因此 OCDDS 的研究对缓控释制剂，特别是日服一次制剂的开发具有指导意义。

根据释药原理可将 OCDDS 分为以下四种类型。

**1. 时控型**　药物经口服后到达结肠的时间约为 6 小时，用适当方法制备具有一定时滞的时间控制型制剂，使药物在胃、小肠不释放，而到达结肠开始释放达到结肠定位给药的目的。大多数此类 OCDDS 由药物贮库和外面包衣层或控制塞组成，此包衣层或控制塞可在一定时间后溶解、溶蚀或破裂，使药物从贮库内芯中迅速释放发挥疗效。时控型 OCDDS 会受到食物的影响，必须控制食物的类型，做到个体化给药，否则可能影响药物的生物利用度。

**2. pH 依赖型**　结肠 pH 6.5 ~ 7.5，比胃和小肠的 pH 略高，所以采用在结肠 pH 环境下溶解的 pH 依赖性高分子聚合物，如聚丙烯酸树脂（pH > 7.0 溶解）、醋酸纤维素酞酸酯（CAP）等，使药物在结肠部位释放发挥疗效。目前对壳聚糖进行人工改造后表现出良好的结肠定位作用，如半合成的琥珀酰 - 壳聚糖及邻苯二甲酸 - 壳聚糖等。

**3. 压力控制型**　由于结肠内大量的水分和电解质被重吸收，导致肠内容物的黏度增大，当肠道蠕动时对物体产生较大的直接压力，使物体破裂。依此原理设计了压力控制型胶囊，即将药物用聚乙二醇（PEG）溶解后注入在内表面涂有 EC 的明胶胶囊内，口服后明胶层立即溶解，内层的 EC 此刻呈球状（含有药物），到达结肠后由于肠压的增大引起其崩解，药物随之释放出来。

**4. 酶解或细菌降解型**　此类给药系统是根据结肠内含有大量的细菌及独特的酶系，如偶氮降解酶、糖苷酶等达到结肠定位给药的目的，有以下三种类型：①前体药物的 OCDDS，将药物与能被结肠糖苷酶或细菌降解的高分子载体结合，口服后由于胃、小肠缺乏降解高分子材料的酶，因此保证了药物只在结肠定位释放，常见的有偶氮双键前体药物、偶氮双键靶向黏附前体药物、葡聚糖前体药物等。②包衣型的 OCDDS，选用能被结肠酶或细菌降解的包衣材料对药物进行包衣，以达到结肠定位给药的目的。较为常用的包衣材料是多糖类，如壳聚糖、环糊精、直链淀粉、果胶；另外还有偶氮聚合物、二硫化物聚合物等。③骨架片型的 OCDDS，将药物与可被结肠酶或细菌降解的载体制成骨架片也可达到结肠靶向给药的目的。

## 思考题

答案解析

1. 设计一个口服缓控释制剂的实验方案，以实现对药物 A 的 24 小时持续释放。

药物 A 特性：化学性质稳定，$pK_a$ 为 6.8。溶解度随 pH 变化显著，pH 1.2 时溶解度为 1mg/ml，pH 6.8 时溶解度为 0.1mg/ml。口服吸收良好，生物利用度不受食物影响。

要求：

（1）选择适合的辅料和制剂工艺，设计一个缓控释制剂。

（2）描述制剂的制备流程。

（3）设计体外释放实验，以评估制剂的缓控释特性。

（4）讨论可能影响制剂释放特性的因素，并提出相应的优化策略。

（5）说明制剂的设计如何满足临床需求。

2. 某制药公司计划开发一种口服缓控释片剂，用于治疗高血压。该片剂的主要活性成分是氨氯地平（amlodipine besylate），目标是实现 24 小时的持续降压效果。氨氯地平的常规剂量为 5mg/d，但为了减少给药频率，提高患者的依从性，公司决定开发一种每日 1 次的缓控释片剂。

具体任务：

（1）选择缓控释技术　说明选择该技术的理由，包括其优势和适用性。

（2）设计处方　列出主要活性成分和辅料的名称、用量及作用。说明各辅料的选择依据和作用机制。

（3）制定生产工艺　描述详细的生产工艺流程，包括每个步骤的操作要点和注意事项。

（4）质量控制　制定质量控制标准，包括片剂的外观、重量、硬度、崩解时限、溶出度等指标。说明如何进行溶出度测试，确保药物释放符合设计要求。

（5）安全性评估　评估处方中各成分的安全性，确保无毒、无刺激性。提出可能的副作用及其应对措施。

3. 请设计实验研究仿制药和原研药的体外一致性，并说明如何评价。

（吴　伟　戚建平）

书网融合……

微课　　　　　　　题库　　　　　　本章小结

# 第十一章　黏膜递药系统

PPT

📖 学习目标

1. 通过本章学习，掌握气雾剂/喷雾剂/粉雾剂的定义与组成、气雾剂/栓剂/滴眼剂/眼膏剂的制备及质量评价、栓剂常用基质与置换价；熟悉药物肺部/直肠/眼部/鼻腔/口腔黏膜的吸收机制、途径、特点及相关影响因素（含鼻黏膜递药系统质量评价）；了解肺部沉积影响因素、喷雾剂/粉雾剂给药装置、眼部生理结构及促吸收策略、经鼻/口腔黏膜吸收影响因素、阴道吸收途径及影响因素。

2. 具有黏膜给药制剂制备与质量评价、影响因素分析的能力，能够结合需求进行简单剂型设计并优化给药策略。具有分析药物经不同黏膜给药途径吸收机制与特点的能力，能够评估各类给药途径的黏膜递送效率。

3. 通过对黏膜递药系统的理解和专业素养培养，树立创新意识与跨学科思维，能够结合药物吸收机制提出改善药物递送效率的新思路。树立批判性思维和持续学习、自我提升的意识，全面提升问题解决综合能力，成为具有创新能力和临床应用视角的药物制剂专业人才。

对于发挥全身作用而言，口服是最适宜的给药途径。但很多药物口服给药时会在胃肠道中降解或有严重的肝脏首过效应。利用人体腔道的可吸收黏膜递药，如肺黏膜、直肠黏膜、眼黏膜、口腔黏膜、鼻黏膜、阴道黏膜，可有效避免药物的首过效应，实现药物的定位给药或发挥全身治疗作用，在减少药物剂量、降低药物副作用的同时可提高药物的治疗效果。

# 第一节　肺黏膜递药制剂 🔲微课

近年来，肺部作为药物的非注射给药途径受到极大关注。肺部吸入制剂系指原料药物溶解或分散于合适介质中，以蒸气、气溶胶或干粉形式递送至肺部发挥局部或全身作用的液体或固体制剂。应用肺部吸入制剂可减少药物剂量及全身毒副作用，是治疗呼吸系统疾病，如哮喘、肺囊性纤维化和肺气肿等最理想的给药途径。用于全身治疗的药物亦可通过肺部给药至肺泡区域，从而通过很薄的上皮细胞层吸收进入全身循环。肺部吸入制剂包括吸入气雾剂、吸入粉雾剂、吸入喷雾剂、吸入液体制剂和可转变成蒸气的制剂。本节将重点介绍吸入气雾剂和吸入粉雾剂。

## 一、肺部生理结构

呼吸系统包括鼻、咽、喉、气管、支气管及肺等器官，分为上呼吸道（upper respiratory tract）和下呼吸道（lower respiratory tract），从口腔/鼻至喉为上呼吸道，气管及以下为下呼吸道。下呼吸道根据功能可分为两个截然不同的区域：传导性气道（conducting regions）和呼吸性气道（respiratory regions）（图11-1）。传导性气道为气体通道，始于口鼻部，由气管、支气管、细支气管、终末细支气管所组成，在到达呼吸性气道前气管形成大约16级分叉，使得气道表面积递增的同时空气流速也相应减小。除输送气体外，传导性气道调节吸入气体湿度和温度与呼吸性气道一致。

从第17级呼吸性细支气管开始，有部分肺泡参与气体交换，至肺泡囊整个表面均有气体交换功能，属于呼吸性气道。该部分由呼吸性细支气管、肺泡管、肺泡囊组成。肺泡管长约1mm，由连接着的成团肺泡组成。呼吸性气道的表面积约为102m²，能更大程度地与吸入气体或具治疗作用的药物颗粒接触。与此同时，肺泡上皮细胞和毛细血管的总厚度仅为0.5～1μm，这是肺具有良好吸收能力的重要原因。另一方面，肺部的生物代谢酶主要分布在肺泡Ⅱ型细胞中，其活性低，无肝脏首过效应，因此肺部给药可提高药物的生物利用度。

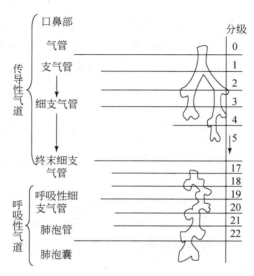

图 11 -1　呼吸系统生理结构示意简图

## 二、药物肺部吸收机制及特点

### （一）药物肺部吸收机制

对于发挥局部治疗作用的药物而言，肺部吸收过程意味着药效的清除及全身不良反应的开始，而用于全身治疗的药物其肺部吸收则决定着药效的发挥。

药物在肺部的吸收必须跨越气血屏障（air - blood barrier）才能进入血液循环。到达肺部的粒子首先与肺泡表面活性物质发生作用，然后穿过其下方的衬液层扩散至上皮细胞处。一般认为，上皮细胞是药物转运的主要屏障，药物以被动扩散或主动转运的机制穿越该屏障。上皮细胞附着在基底膜上，之后药物再穿过肺间质以及毛细血管内皮细胞层进入血液循环。亲脂性药物一般以跨胞扩散形式吸收，而亲水性药物通过细胞旁路途径扩散。研究发现，分子量在100～1000Da的药物其肺部吸收速率与其在生理pH条件下的水溶性相关，亲脂性药物能迅速吸收，而亲水性药物吸收较慢。另一方面，被动扩散性较差的药物，溶质载体家族（solute carrier family，SLC family）的转运体能促进其入胞过程，相反，ATP结合盒家族（ATP - binding cassette family）的转运体对其出胞过程起促进作用，两者共同决定着细胞内的药物浓度。而对于大分子药物，一般以囊泡转运的方式跨越上皮细胞层（图11 -2）。

### （二）肺部吸收特点

肺部吸入给药的主要优点：①肺部具有较大的吸收面积，总面积可达70～100m²；②肺泡表皮薄，肺泡壁或肺泡隔内有丰富的毛细血管，肺泡与周围的毛细血管衔接紧密（0.5～1μm），因此，药物可通过肺泡快速吸收而直接进入血液循环，避免了肝脏的首过效应，提高药物的生物利用度；③肺部的化学降解和酶降解反应较低，药物被破坏的程度小；④药物可直接到达靶部位，降低给药剂量及毒副作用，这对于需局部长期治疗的疾病极其重要。

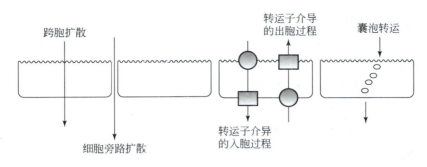

**图 11－2　药物透过肺泡上皮细胞的主要转运机制**

## 三、影响药物肺部沉积的因素

药物粒子吸入后必须有一定的肺部沉积率才能产生药理作用。影响粒子沉积的因素有很多，包括粒子大小、形状、密度、气流速度及体积、患者生理变化、吸气的间隔时间、吸入后的屏气时间以及呼气等。

### （一）吸入颗粒在肺部的沉降机制以及粒径的影响

惯性碰撞（inertial impaction）、重力沉降（gravitational sedimentation）和布朗扩散（Brownian diffusion）是人们普遍接受的三种沉降机制，如图 11－3 所示。

肺黏膜药物递送系统中一般用空气动力学直径（aerodynamic diameter，$D_a$）对药物粒子大小进行表征。空气动力学直径（$D_a$）系指在静息状态下与该粒子具有相同沉降速度的单位密度 $\rho_0$（$1g/cm^3$）球体的直径，其计算公式为：

$$D_a = D_v \cdot (\rho/\rho_0\chi)^{1/2} \qquad 式（11-1）$$

式中，$\rho$ 是粒子的密度；$\chi$ 是粒子的动态形态因子（球形时，$\chi=1$）；$D_v$ 是粒子的几何学粒径。

当粒径符合对数正态分布时，可用几何标准偏差（geometric standard deviation，GSD）表征粒径分布情况。

空气动力学直径和吸入气流情况共同决定了颗粒沉降的机制。如图 11－3 所示，$D_a$ 大于 $5\mu m$ 的粒子主要受惯性碰撞机制影响而沉降在口咽部和大的传导性气道处，$D_a$ 在 $0.5\sim5\mu m$ 的粒子主要受重力影响沉降在呼吸性细支气管和肺泡处，而小于或等于 $0.5\mu m$ 的粒子主要受布朗扩散的影响而随处扩散，因其惯性小很容易被呼出，因此一般认为供肺部给药合适的粒子 $D_a$ 值为 $0.5\sim5\mu m$。

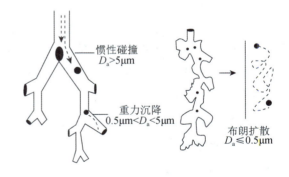

**图 11－3　粒子大小（$D_a$ 值）与沉降机制、部位的关系**

### （二）患者自身因素的影响

如吸入方式和肺部生理变化也会对粒子沉降产生影响。吸气体积越大，药物在肺呼吸性气道的沉降越多。增加吸入气流速度可增加药物颗粒通过惯性碰撞机制在大气道的沉降。吸入后屏住呼吸可通过沉降和扩散机制增加粒子的沉积。通过采用缓慢的深吸入，并在呼气前屏住呼吸的方式可有效增加肺部沉积率。患者的疾病状态，如气管部位的阻塞性疾病会影响药物的肺部沉积。

## 四、影响药物肺部吸收的因素

### （一）生理因素

呼吸道的解剖结构、气流速度、屏气时间等生理因素会影响药物的肺部吸收。覆盖在呼吸道黏膜上的黏液层会影响药物的溶解及扩散过程，从而影响药物的吸收。此外，呼吸道黏膜中的代谢酶可使药物失活。处于上呼吸道中的不溶性粒子会被纤毛清除，位于肺泡的不溶性粒子会被巨噬细胞清除。

### （二）药物理化性质的影响

**1. 药物的分子量** 药物的分子量大小是影响其肺部吸收的主要因素之一，大分子的药物很难通过。同其他黏膜类似，加入渗透促进剂可有效增加药物的肺部吸收。

**2. 药物的脂溶性** 呼吸道上皮细胞膜为类脂膜，因此脂溶性药物易通过脂膜而被吸收。水溶性药物主要通过细胞旁路吸收，吸收速度较脂溶性药物慢。

**3. 药物的溶解度与溶出速度** 药物在肺部被吸收前必须先溶出，因此药物在肺黏液中的溶解度是影响药物吸收的一个重要因素。药物的表面性质对溶出也有一定的影响。通常，热力学不稳定的多晶型或无定形的化合物相比于高度结晶的化合物，溶出速率更大。理论上，低溶出速率能延长药物的滞留时间，但过低的溶出速率会增加药物被黏膜纤毛清除和细胞吞噬的概率。

**4. 药物的吸湿性** 吸湿性强的药物在呼吸道运行时，会从呼吸道吸湿而聚集增大，妨碍药物进入肺深部，因而，吸湿性小的药物更适合肺部给药。

### （三）其他

制剂的处方组成、给药装置会影响药物粒子大小、形态和速度，进而影响药物在肺内的沉积部位，从而影响药物的吸收。

## 五、气雾剂

气雾剂（aerosols）系指原料药物或原料药物和附加剂与适宜的抛射剂共同装封于具有特制阀门系统的耐压容器中，使用时借助抛射剂的压力将内容物呈雾状物喷出，可肺部吸入或直接喷至腔道黏膜、皮肤的制剂。用于肺部吸入的称为吸入气雾剂，为本节重点介绍内容。

### （一）气雾剂的分类

气雾剂可根据分散体系、相组成、给药定量与否、用药途径进行分类。

**1. 按分散体系分类**

（1）溶液型气雾剂 指液体或固体药物溶解在抛射剂中形成溶液，在喷射时抛射剂挥发，药物以液体或固体微粒形式释放到作用部位。

（2）混悬型气雾剂 指药物的固体微粒分散在抛射剂中形成混悬液，喷射时随着抛射剂挥发药物的固体微粒以烟雾状喷出。

（3）乳剂型气雾剂 指液体药物或药物溶液与抛射剂形成 W/O 或 O/W 型乳液，O/W 型乳液在喷射时随着内相抛射剂的气化而以泡沫形式喷出，因此也称泡沫气雾剂；W/O 型在喷射时随着外相抛射剂的气化而形成液流。内容物喷出后呈泡沫状或半固体状，则称之为泡沫气雾剂或凝胶/乳膏气雾剂。

**2. 按相组成分类**

（1）二相气雾剂 即溶液型气雾剂，由药物与抛射剂形成的均匀液相与液面上部由部分抛射剂汽化的蒸汽所组成。

（2）三相气雾剂 乳剂型气雾剂和混悬型气雾剂具有三相，即在液相中已经形成二相（液－液或

液 - 固），加上液面上部由部分抛射剂汽化的蒸汽。由于乳剂型有 W/O 和 O/W 型，故三相气雾剂有三种类型。即 W/O 型乳剂加抛射剂蒸汽，O/W 型乳剂加抛射剂蒸汽和 S/O 混悬剂加抛射剂蒸汽。这三种类型的气雾剂喷射后形成不同的喷雾状态，见上述按分散体系分类。

### 3. 按用药途径分类

（1）吸入气雾剂　系指含药溶液、混悬液或乳液，与合适抛射剂或液化混合抛射剂共同装封于具有定量阀门系统和一定压力的耐压容器中，使用时借助抛射剂的压力，将内容物呈雾状物喷出，经口吸入沉积于肺部的制剂，通常也被称为压力定量吸入剂（pMDI）。揿压阀门可定量释放活性物质，药物分散成微粒或雾滴，经呼吸道吸入发挥局部或全身治疗作用。

（2）非吸入气雾剂　如皮肤和黏膜用气雾剂。皮肤用气雾剂主要起保护创面、清洁消毒、局部麻醉及止血等作用。鼻用气雾剂系指经鼻吸入沉积于鼻腔的制剂。鼻黏膜用气雾剂，用于一些蛋白多肽类药物的给药方式，可发挥全身作用。阴道黏膜用的气雾剂，常用 O/W 型泡沫气雾剂，主要用于治疗微生物、寄生虫等引起的阴道炎，也可用于节制生育。

### （二）气雾剂的组成

气雾剂是由抛射剂、药物与附加剂、耐压容器和阀门系统所组成。

**1. 抛射剂**　抛射剂（propellants）是气雾剂的动力系统，是喷射压力的来源，同时可兼作药物的溶剂或稀释剂。由于抛射剂是在高压下液化的液体，当阀门开启时，外部压力突然降低（小于 1 个大气压），抛射剂带着药物以雾状喷射，并急剧汽化，同时将药物分散成微粒。理想的抛射剂应具备以下条件：①在常温下饱和蒸气压高于大气压；②无毒、无致敏反应和刺激性；③惰性，不与药物等发生反应；④不易燃、不易爆炸；⑤无色、无臭、无味；⑥价廉易得。

（1）分类

1）氟氯烷烃类　又称氟里昂（freon，CFC），其特点是沸点低，常温下饱和蒸气压略高于大气压，易控制，性质稳定，不易燃烧，液化后密度大，无味，基本无臭，毒性较小，不溶于水，可作脂溶性药物的溶剂。常用 freon 有 $F_{11}(CCl_3F)$，$F_{12}(CCl_2F_2)$ 和 $F_{114}(CClF_2 - CClF_2)$（F 下标为三位者，个位表示氟原子的数目，十位为氢原子数目加 1，百位表示比碳原子数少 1。F 标为两位者，百位为零，其余同）。由于氟里昂对大气臭氧层的破坏，氟氯烷烃类抛射剂在制药行业已被禁用。

2）氟氯烷烃代用品　目前国际上采用的替代抛射剂主要为氢氟烷（hydrofluoroalkane，HFA），如四氟乙烷（HFA - 134a）和七氟丙烷（HFA - 227）（命名同氟里昂，字母 "a" 表示异构体）。最早的替代产品是 3M 公司于 1996 年上市的 Airomir 和 1999 年葛兰素威康公司推出的 Ventolin Evohaler，均是以 HFA - 134a 为抛射剂的沙丁胺醇（舒喘灵）制剂。HFA 分子中不含氯原子，仅含碳氢氟 3 种原子，因而不会与大气层中的臭氧发生反应，不会破坏臭氧层。HFA 与 CFC 的理化性质存在较大差异。$CFC_{11}$ 的沸点为 23.7℃，在室温下可应用于混悬型气雾剂的分散介质，而 HFA 类抛射剂均在低温下才能呈现出液体状态，在常温下 HFA 饱和蒸气压较高，对容器也提出了更高耐压要求。HFA 与 CFC 一样，在结构上均为饱和烷烃，在一般条件下化学性质稳定，几乎不与任何物质产生化学反应，也不具可燃性，室温及正常压力下以任何比例与空气混合不会形成爆炸性混合物（表 11 - 1）。

表 11 - 1　HFA 和 CFC 的理化性质比较

| 参数 | $CFC_{11}$ | $CFC_{-2}$ | $CFC_{114}$ | $HFA_{134a}$ | $HFA_{227}$ |
| --- | --- | --- | --- | --- | --- |
| 沸点（℃） | 23.7 | - 29.8 | 3.6 | - 26.1 | - 15.6 |
| 饱和蒸气压（kPa） | 89 | 566 | 182 | 572 | 390 |
| 密度（kg/L） | 1.49 | 1.33 | 1.47 | 1.23 | 1.41 |
| 黏度（mPa·s） | 0.425 | 0.201 | 0.295 | 0.211 | 0.261 |

续表

| 参数 | CFC$_{11}$ | CFC$_{12}$ | CFC$_{114}$ | HFA$_{134a}$ | HFA$_{227}$ |
|---|---|---|---|---|---|
| 介电常数（25℃） | 2.33 | 2.04 | 2.13 | 9.51 | 3.94 |
| 偶极矩 | 0.45 | 0.51 | 0.66 | 2.08 | 1.46 |
| 水溶解度（25℃，μg/g） | 130 | 120 | 110 | 2200 | 610 |

注：如无特殊标明，均在20℃、液态条件下测定。

（2）抛射剂的用量　气雾剂喷射能力的强弱决定于抛射剂的用量及自身蒸气压。在一般情况下，用量大，蒸气压高，喷射能力强，反之则弱。根据气雾剂所需压力，可将两种或几种抛射剂以适宜比例混合使用。

根据 Raoult 定律，在一定温度下，溶质的加入导致溶剂蒸气压下降，蒸气压下降与溶液中的溶质摩尔分数成正比；根据 Dalton 气体分压定律，系统的总蒸气压等于系统中各不同组分的分压之和，由此可计算混合抛射剂的蒸气压：

$$P = P_A + P_B + \cdots + P_N, \quad P_A = X_A P_A^0 \qquad \text{式（11-2）}$$

式中，$P$ 为混合抛射剂的总蒸气压；$P_A$、$P_B$ 分别为抛射剂 A 和 B 的分压；$P_A^0$、$P_B^0$ 分别为纯抛射剂 A、B 的饱和蒸气压；$X$ 为抛射剂摩尔分数。

CFC 作为抛射剂时常混合使用。而 HFA$_{134a}$ 和 HFA$_{227}$ 均具有较高的蒸气压，不适合混合使用，至今所有 HFA 产品均采用单一抛射剂（HFA$_{134a}$为主），并且对灌装容器也提出了更高耐压性要求。

**2. 药物与附加剂**　液体、固体药物均可制备气雾剂，目前应用较多的药物有呼吸道系统用药、心血管系统用药、解痉药及烧伤药等，多肽类药物气雾剂给药系统的研究也有报道。

根据需要可加入溶剂、助溶剂、抗氧剂、抑菌剂、表面活性剂、稳定剂等附加剂。吸入气雾剂中所有附加剂均应对呼吸道黏膜和纤毛无刺激性、无毒性。非吸入气雾剂中所有附加剂均应对皮肤或黏膜无刺激性。在 HFA 处方中，无水乙醇广泛用作潜溶剂，以增加表面活性剂和活性药物在 HFA 中的溶解度。表面活性剂有助于药物和辅料的分散或溶解及阀门的润滑。常用的表面活性剂有油酸、磷脂和司盘85。

**3. 耐压容器**　气雾剂的容器，应能耐受气雾剂所需的压力，各组成部件均不得与药物或附加剂发生理化作用，其尺寸精度与溶胀性必须符合要求。其最基本的质量要求为安全性，而安全性的最基本指标为耐压性能。国家标准规定变形压力不小于 1.2MPa。爆破压力不小于 1.4MPa。目前用作气雾剂容器的材料有：马口铁、镀锌铁、玻璃、铝、树脂、橡胶以及复合材料等。国内生产的气雾罐以传统的铝、不锈钢和马口铁为材料，内涂保护层，涂层无毒并不能变软、溶解和脱落。

**4. 阀门系统**　阀门系统对气雾剂产品发挥其功能起着十分关键的作用，气雾阀必须既能有效地使内容物定量喷出，又能在关闭状态时有良好的密封性能，使气雾剂内容物不渗漏出来。同时，气雾阀要有承受各种配方液的侵蚀和适应生产线上高速高压的灌装性能。此外，气雾阀必须具有一定的牢固度和强度，以承受罐内高压。阀门系统一般由推动钮、阀门杆、橡胶封圈、弹簧、定量室和浸入管组成，如图 11-4 所示。

**（三）气雾剂的制备**

**1. 药物的配制与分装**　首先根据药物性质和所需的气雾剂类型将药物分散于液状抛射剂中，溶于抛射剂的药物可形成澄清药液；不溶于抛射剂的药物可制备成混悬型或乳剂型液体。配制好合格的药物分散体系后，在特定的分装机中定量分装于气雾剂容器内。

（1）溶液型气雾剂　将药物溶于抛射剂中形成的均相分散体系。为配制澄明的溶液，经常把乙醇或丙二醇加入抛射剂中形成潜溶剂，增加药物在抛射剂中的溶解度，药物溶液喷射后形成极细的雾滴，

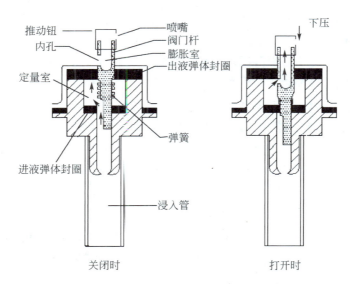

图 11-4　气雾剂阀门系统结构示意图

抛射剂迅速汽化，使药物雾化用于吸入治疗。

### 例 11-1　丙酸倍氯米松气雾剂

【处方】丙酸倍氯米松 1.67g，乙醇 160g，HFA$_{134a}$ 1839g，共制 2000g。

【制法】将丙酸倍氯米松与冷乙醇（-65℃）混合并匀质化，得到的混悬液中加入冷 HFA$_{134a}$（-65℃），搅拌混合，冷灌法装于气雾剂容器中，加盖阀门，即得溶液型丙酸倍氯米松气雾剂。

（2）混悬型气雾剂　药物在混悬型气雾剂中通常具有较好的化学稳定性，可传递更大的剂量。但混悬微粒在抛射剂中常存在相分离、絮凝和凝聚等物理稳定性问题。常需加入表面活性剂作为润湿剂、分散剂和助悬剂。主要需控制以下几个环节：①水分含量要极低，应在 0.03% 以下，通常控制在 0.005% 以下，以免药物微粒遇水聚结；②药物的粒度极小，应在 5μm 以下，不得超过 10μm；③在不影响生理活性的前提下，选用在抛射剂中溶解度最小的药物衍生物，以免在储存过程中药物微晶粒变大；④调节抛射剂和（或）混悬固体的密度，尽量使二者密度相等；⑤添加适当的助悬剂。

### 例 11-2　硫酸沙丁胺醇混悬型气雾剂

【处方】PEG 300 200mg，HFA$_{134a}$ 12.5ml，硫酸沙丁胺醇 25mg，卵磷脂 16mg，去离子水适量，乙酸乙酯 150ml，2,3-氢全氟丙烷适量。

【制法】将 16mg 卵磷脂溶解于 0.8ml 水中，再取 25mg 硫酸沙丁胺醇和 200mg PEG 300 溶解于以上卵磷脂水溶液中，并加入一定量的乙酸乙酯，超声（180W，15 分钟）使之形成初乳，再将该初乳转入 150ml 乙酸乙酯中，由于水在乙酸乙酯中有一定的溶解性，水从乳滴中扩散到大量的乙酸乙酯中，形成药物的小颗粒，离心收集药物粒子。再用适量 2,3-氢全氟丙烷分两次将残留的卵磷脂洗去，室温下干燥得药物颗粒。分剂量灌装，封接剂量阀门系统，在每 25mg 药物粒子中分别压入 12.5ml HFA$_{134a}$，该组分在 180W，室温下超声处理 10 分钟即得。

【注解】PEG 是 FDA 批准的可用于喷雾的辅料，PEG 300 可包裹药物颗粒，提高药物颗粒分散性和在抛射剂中的稳定性。本处方中 PEG 300 的应用避免了表面活性剂的使用，降低了该制剂的毒性。

（3）乳剂型气雾剂　是由药物、水相、油相（抛射剂）与乳化剂等组成的非均相分散体系。药物主要溶解在水相中，形成 O/W 型或 W/O 型。如外相为药物水溶液，内相为抛射剂，则可形成 O/W 型乳剂；如内相为药物水溶液，外相为抛射剂，则形成 W/O 型乳剂。乳化剂是乳剂型气雾剂必需的组成部分，其选择原则是：在振摇时应完全乳化成很细的乳滴，外观白色，较稠厚，至少在 1~2 分钟内不分离，并能保证抛射剂与药液同时喷出。

例 11-3　咖啡因乳剂型气雾剂

【处方】　HFA$_{227}$ 150ml，F$_8$H$_{11}$DMP 1.5g，PFOB 95ml，咖啡因一水合物 46.9mg，NaCl（0.9%）5ml。

【制法】　取 1.5g F$_8$H$_{11}$DMP 在缓慢搅拌下溶解于 95ml PFOB 得油相，将 46.9mg 咖啡因一水合物溶于 5ml 0.9% NaCl 溶液中，将该溶液加到油相中后，依次用低压和高压进行均匀化加工处理，温度保持在 40℃，得 W/O 型乳剂。分剂量灌装，封接剂量阀门系统，每 100ml 药物乳剂分别压入 150ml HFA$_{227}$，即得咖啡因乳剂型气雾剂。

【注解】　①PFOB：全氟辛基溴，作为该气雾剂的外油相。②由于 HFA$_{227}$ 抛射剂的水溶性不好，故若要使形成的乳剂均匀稳定，必须制备成 W/O 型乳剂，外层的 PFOB 油相可与 HFA$_{227}$ 抛射剂互溶；③F$_8$H$_{11}$DMP 是氟化的表面活性剂，为乳剂型气雾剂的稳定剂、乳化剂。

**2. 抛射剂的填充**　抛射剂的填充主要有压灌法和冷灌法二种，其中压灌法更常用。

（1）压灌法　压灌法是在完成药液的分装后，先将阀门系统安装在耐压容器上，并用封帽扎紧，然后用压装机进行抛射剂的填充。灌装时，压装机上的灌装针头插入气雾剂阀门杆的膨胀室内，阀门杆向下移动，压装机与气雾剂的阀门同时打开，过滤后的液化抛射剂在压缩气体的较大压力下定量地进入气雾剂的耐压容器内。

压灌法在室温下操作，设备简单；由于是在安装阀门系统后高压灌装，故抛射剂的损耗较少；如用旋转式多头灌装设备，可达 160 灌/分钟的速度；对水不稳定的药物（如舒喘宁）也可用此法。

（2）冷灌法　冷灌法首先将药液冷却至低温（-20℃左右）后进行分装，然后将冷却至低温（-30~-60℃）的液化抛射剂灌装到气雾剂的耐压容器中；也可将冷却的药液和液化抛射剂同时进行灌装，再立即安装阀门系统，并用封帽扎紧。最后在阀门上再安装推动钮和保护盖，完成整个气雾剂的制备。

冷灌法是利用抛射剂在常压、低温下为液体的性质，可以在低温下开口的容器中进行灌装，对阀门系统没有特殊要求，但由于是开口灌装，抛射剂可能有一定损失，因此操作必须迅速。由于在低温下水分会结冰，所以含乳状液或水分的气雾剂不适于用此法进行灌装。

（四）气雾剂的装置

加压定量吸入器（pressurized metered-dose inhalers，pMDIs）一般由耐压容器、定量阀与驱动装置三部分组成，含药溶液、乳状液或混悬液与适宜的抛射剂共同封装于耐压容器中，患者按压驱动装置，药物溶解或分散在抛射剂形成的小液滴中被释放出来，抛射剂的迅速挥发使含有药物粒子的气雾剂随后被吸入肺中。但药物在口咽部大量沉积，以及药物与抛射剂接触时容易变性等缺点，使 pMDIs 不符合蛋白、多肽类药物肺部给药的要求，应用上受到了一定限制。pMDIs 给药过程中需要患者手口协调，应用储雾罐（spacer）或阀门式储雾器（valved holding chamber，VHC）可以在一定程度上解决手口协调性问题。

（五）气雾剂的质量评价

《中国药典》规定定量气雾剂释出的主药含量应准确，喷出的雾滴（粒）应均匀，吸入气雾剂应保证每揿含量的均匀性；制成的气雾剂应进行泄漏检查，确保使用安全；气雾剂应置凉暗处贮存，并避免暴晒、受热、敲打、撞击。定量气雾剂应标明：①每罐总揿次；②每揿主药含量或递送剂量。吸入气雾剂除符合气雾剂项下要求外，还应符合吸入制剂（通则 0111）相关项下要求；鼻用气雾剂除符合气雾剂项下要求外，还应符合鼻用制剂（通则 0106）相关项下要求。

除另有规定外，吸入气雾剂应进行以下相应检查。

**1. 递送剂量均一性**　定量气雾剂照吸入制剂（通则 0111）相关项下方法检查，递送剂量均一性应符合规定。多剂量吸入制剂应评价罐内和罐间的递送剂量均一性。

**2. 每罐总揿次**　定量气雾剂取供试品 1 罐照吸入制剂（通则 0111）相关项下方法检查，每罐总揿次应不少于标示总揿次。本测试可与递送剂量均一性测试结合。

**3. 微细粒子剂量**　除另有规定外，吸入气雾剂应检查微细粒子剂量。照吸入制剂微细粒子空气动力学特性测定法（通则 0951）检查，照各品种项下规定的装置与方法，依法测定，计算微细粒子剂量，应符合各品种项下的规定。除另有规定外，微细药物粒子百分比不少于每揿主药含量标示量的 15%。呼吸驱动的吸入气雾剂应对以上检查项的操作按各品种使用说明书进行相应调整。

《中国药典》对于吸入制剂微细粒子的空气动力学特性测定法，设定了第一法装置双级撞击器（twin impinger，TI），第二法安德森级联撞击器（Andersen cascade impactor，ACI），第三法新一代撞击器（next generation impactor，NGI），对药物的空气动力学粒度分布进行测定。通过不同层级粒子的收集和含量的分析测定，能够较好地反映微粒的粒径分布情况。

> **知识拓展**
>
> ### 级联撞击器
>
> 级联撞击器是吸入制剂研究中评价粒子空气动力学粒径的核心工具，可模拟药物在呼吸道的沉积分布。药物颗粒在气流作用下通过各级喷嘴，托盘孔径逐级减小、流速递增，粒子依大小在不同级别托盘沉积。该原理还原了吸入粒子在肺部的沉积，为制剂质量评价提供可靠依据。安德森级联撞击器已广泛应用，新一代撞击器在结构与测试稳定性上进一步优化。相关术语也趋向规范，如用"微细粒子剂量"替代传统的"可吸入药物量"，以避免对临床疗效的误解。此外，传统统计指标 MMAD 和 GSD 对各级药物含量反映有限，研究更注重报告各级药物实际沉积量。另需注意流速、喷嘴磨损等对准确性的影响。级联撞击器体现了现代吸入制剂评价的科学性，助力临床效果预测与监管决策。

**4. 微生物限度**　除另有规定外，照非无菌产品微生物限度检查：微生物计数法（通则 1105）和控制菌检查（通则 1106）及非无菌药品微生物限度标准（通则 1107）检查，应符合规定。

**5. 每揿主药含量**　按气雾剂（通则 0113）相关项下方法检查，定量气雾剂每揿主药含量应为每揿主药含量标示量的 80%～120%。

**6. 喷射速率**　非定量气雾剂取供试品 4 罐照通则 0113 方法检查，喷射速率应符合各品种项下的规定。

**7. 喷出总量**　非定量气雾剂取供试品 4 罐照通则 0113 方法检查，每罐喷出量均不得少于标示装量的 85%。

**8. 每揿喷量**　定量气雾剂取供试品 4 罐照通则 0113 方法检查。除另有规定外，应为标示喷量的 80%～120%。凡进行每揿递送剂量均一性检查的气雾剂，不再进行每揿喷量检查。

**9. 粒度**　除另有规定外，吸入用混悬型气雾剂若不进行递送剂量均一性测定，则应作粒度检查。检查 25 个视野，计数，平均药物粒径应在 5μm 以下，粒径大于 10μm 的粒子不得过 10 粒。

**10. 装量**　除另有规定外，非定量气雾剂作最低装量检查（通则 0942），应符合规定。

**11. 无菌**　除另有规定外，用于烧伤［除程度较轻的烧伤（Ⅰ度或浅Ⅱ度）外］、严重创伤或临床必需无菌的气雾剂，照无菌检查法（通则 1101）检查，应符合规定。

## 六、喷雾剂

### （一）概述

喷雾剂（sprays）系指原料药物或与适宜辅料填充于特制的装置中，使用时借助手动泵的压力、高压气体、超声振动或其他方法将内容物呈雾状物释出，直接喷至腔道黏膜及皮肤等的制剂。喷雾剂按内容物组成分为溶液型、乳状液型或混悬型。按用药途径可分为吸入喷雾剂、鼻用喷雾剂及用于皮肤、黏膜的喷雾剂。按给药定量与否，喷雾剂还可分为定量喷雾剂和非定量喷雾剂。定量喷雾剂系指通过定量雾化器产生供腔道黏膜及皮肤用气溶胶的溶液、混悬液或乳液。

吸入喷雾剂（inhalation sprays）系指通过预定量或定量雾化器产生供吸入用气溶胶的溶液、混悬液或乳液。使用时借助手动泵的压力、高压气体、超声振动或其他方法将内容物呈雾状物释出，可使一定量的雾化液体以气溶胶的形式在一次呼吸状态下被吸入。

喷雾剂的特点：①一般以局部应用为主，喷射的雾滴比较粗，但可以满足临床需要；②由于不是加压包装，喷雾剂制备方便，成本低；③喷雾剂既有雾化给药的特点，又可避免使用抛射剂，安全可靠。

喷雾剂在生产与贮藏期间应符合下列有关规定：①喷雾剂应在相关品种要求的环境配制，如一定的洁净度、灭菌条件和低温环境等。②根据需要可加入溶剂、助溶剂、抗氧剂、抑菌剂、表面活性剂等附加剂。所加附加剂对皮肤或黏膜应无刺激性。③喷雾剂装置中各组成部件均应采用无毒、无刺激性、性质稳定、与原料药物不起作用的材料制备。④溶液型喷雾剂的药液应澄清；乳状液型喷雾剂的液滴在液体介质中应分散均匀；混悬型喷雾剂应将原料药物细粉和附加剂充分混匀、研细，制成稳定的混悬液。经雾化器雾化后供吸入用的雾滴（粒）大小应控制在 $10\mu m$ 以下，其中大多数应为 $5\mu m$ 以下。⑤除另有规定外，喷雾剂应置凉暗处贮存。

喷雾剂用于烧伤如为非无菌制剂的，应在标签上标明"非无菌制剂"；产品说明书中应注明"本品为非无菌制剂"，同时在适应证下应明确"用于程度较轻的烧伤（Ⅰ度或浅Ⅱ度）"；注意事项下规定"应遵医嘱使用"。

### （二）喷雾剂的装置

喷雾给药装置通常由二部分构成，容器和雾化器。常用的容器有塑料瓶和玻璃瓶二种，前者一般为不透明的白色塑料制成，质轻但强度较高，便于携带；后者一般为透明的棕色玻璃制成，强度差些。

雾化器（nebulizers）使用氧气、加压空气、超声振动或其他方法将药物溶液、乳状液或混悬液分散为小雾滴喷出，患者可以通过该装置的入口端直接吸入药物。由于处方设计及制备过程相对简单，喷雾剂在制剂研发过程中能较快地进入临床阶段。

### （三）喷雾剂的质量评价

《中国药典》通则 0112 指出，除另有规定外，喷雾剂应进行以下相应检查。

**1. 每瓶总喷次**　取供试品 4 瓶，除去帽盖，充分振摇，照使用说明书操作，释放内容物至收集容器内，按压喷雾泵（注意每次喷射间隔 5 秒并缓缓振摇），直至喷尽为止，分别计算喷射次数，每瓶总喷次均不得少于其标示总喷次。

**2. 每喷喷量**　取供试品 1 瓶，按产品说明书规定，弃去若干喷次，擦净，精密称定，喷射 1 次，擦净，再精密称定。前后两次重量之差为 1 个喷量。分别测定标示喷次前（初始 3 个喷量）、中（$n/2$ 起 4 个喷量，$n$ 为标示总喷次）、后（最后 3 个喷量），共 10 个喷量。计算上述 10 个喷量的平均值。再重复测试 3 瓶。除另有规定外，均应为标示喷量的 $80\% \sim 120\%$。凡规定测定每喷主药含量或递送剂量均一性的喷雾剂，不再进行每喷喷量的测定。

**3. 每喷主药含量** 取供试品 1 瓶，按产品说明书规定，弃去若干喷次，用溶剂洗净喷口，充分干燥后，喷射 10 次或 20 次（注意喷射每次间隔 5 秒并缓缓振摇），收集于一定量的吸收溶剂中，转移至适宜量瓶中并稀释至刻度，摇匀，测定。所得结果除以 10 或 20，即为平均每喷主药含量，每喷主药含量应为标示含量的 80% ～120%。凡规定测定递送剂量均一性的喷雾剂，一般不再进行每喷主药含量的测定。

**4. 递送剂量均一性** 除另有规定外，混悬型和乳状液型定量鼻用喷雾剂应检查递送剂量均一性，照吸入制剂（通则 0111）或鼻用制剂（通则 0106）相关项下方法检查，应符合规定。

**5. 装量差异** 除另有规定外，取供试品 20 个，照各品种项下规定的方法，求出每个内容物的装量与平均装量。每个的装量与平均装量相比较，超出装量差异限度的不得多于 2 个，并不得有 1 个超出限度 1 倍。平均装量 0.30g 以下的，装量差异限度为 ±10%，平均装量为 0.30g 或大于 0.30g 的，重量差异限度为 ±7.5%。凡规定检查递送剂量均一性的单剂量喷雾剂，一般不再进行装量差异的检查。

**6. 装量** 非定量喷雾剂按照最低装量检查法（通知 0942）检查，应符合规定。

**7. 无菌** 除另有规定外，用于烧伤［除程度较轻的烧伤（Ⅰ度或浅Ⅱ度外）］、严重创伤或临床必需无菌的喷雾剂，照无菌检查法（通则 1101）检查，应符合规定。

**8. 微生物限度** 除另有规定外，照非无菌产品微生物限度检查：微生物计数法（通则 1105）和控制菌检查法（通则 1106）及非无菌药品微生物限度标准（通则 1107）检查，应符合规定。

## 七、粉雾剂

### （一）概述

粉雾剂按用途可分为吸入粉雾剂、非吸入粉雾剂和外用粉雾剂。

吸入粉雾剂（inspirable powder aerosols）系指固体微粉化原料药物单独或与合适载体混合后，以胶囊、泡囊或多剂量贮库形式，采用特制的干粉吸入装置，由患者吸入雾化药物至肺部的制剂。吸入粉雾剂又称干粉吸入剂（dry powder inhalation，DPI），是粉雾剂（powder aerosols）的一种。非吸入粉雾剂系指原料药物或与载体以胶囊或泡囊形式，采用特制的干粉给药装置，将雾化药物喷至腔道黏膜的制剂。外用粉雾剂系指药物或与适宜的附加剂灌装于特制的干粉给药器具中，使用时借助外力将药物喷至皮肤或黏膜的制剂。本节重点介绍吸入粉雾剂。

吸入粉雾剂与气雾剂及雾化剂相比具有以下优点：①患者主动吸入药粉，易于使用；②无抛射剂，可避免对大气环境的污染；③药物可以胶囊或泡囊形式给药，剂量准确；④不含防腐剂及乙醇等溶剂，对病变黏膜无刺激性；⑤药物呈干粉状，稳定性好，干扰因素少，尤其适用于多肽和蛋白类药物的给药。

吸入粉雾剂发展迅速，药物品种从起初的色甘酸钠发展到能有效治疗哮喘、慢性阻塞性肺疾病（COPD）等多种疾病的制剂，由单方制剂发展为复方制剂。目前对吸入粉雾剂的研究已从小分子肺局部病变治疗药物拓展到发挥全身作用的药物，如蛋白多肽类药物、基因药物、疫苗等。

肺部的生理结构要求进入肺部的药物粒子非常微细，一般认为，药物粒径应在 0.5～5μm，大于此范围的药物粒子不能进入细支气管，而更小的粒子则易随着呼吸呼出。《中国药典》规定吸入粉雾剂中药物微粒大小应控制在 10μm 以下，其中大多数应在 5μm 以下。

根据药物与辅料的组成，粉雾剂的处方可分为：①仅含微粉化药物的粉雾剂；②药物加适量的附加剂，以改善粉末流动性。粉雾剂的附加剂主要包括表面活性剂、分散剂、润滑剂和抗静电剂等，其主要作用是提高粉末的流动性；③一定比例的药物和载体的均匀混合体。载体在粉雾剂中起稀释剂和改善微粉药物流动性的作用。粉末因具有较大的表面自由能和聚集倾向，流动性差，贮存后易聚结，故一般需用载体将其分散；常用粒径 50 ~ 100μm 的载体与粒径 0.5 ~ 5μm 药物微粉混合，使药物微粉吸附于载体表面，载体的最佳粒径是 70 ~ 100μm。理想的载体应是：在加工和填充时与药物粒子具有一定的内聚力，混合物不分离，而在经吸入器吸入时，药物可最大限度地从载体表面分离，混悬于吸入气流中。乳糖是较常用的载体，也是目前 FDA 批准的唯一粉雾剂载体；④药物、适当的润滑剂、助流剂以及抗静电剂和载体的均匀混合体。由于吸入制剂直接将药物吸入到呼吸道和肺部，所以上述处方中加入的载体、辅料应对呼吸道黏膜和纤毛无刺激性、无毒性。粉雾剂的不同处方组成示意图见图 11 - 5。

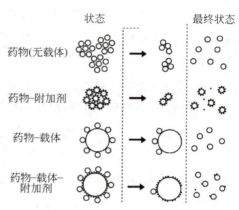

图 11 - 5　粉雾剂不同处方组成示意图

### (二) 吸入粉雾剂的装置

粉雾剂由干粉吸入装置（dry powder inhalers，DPIs）和供吸入用的干粉组成。干粉吸入装置种类众多，按剂量可分为单剂量、单元型多剂量、贮库型多剂量；按药物的储存方式可分为胶囊型、囊泡型、贮库型；按装置的动力来源可分为被动型和主动型。

自 1971 年 Spinhaler 问世以来，干粉吸入装置经历了三代的衍变发展，目前已有 20 多种产品在市场上广泛使用（表 11 - 2）。第一代 DPIs 设计较简单，如 Spinhaler、Rotahaler、ISF Haler、Berotec Haler 等，多采用被动、单剂量方式。每个剂量的药物与载体粉末被灌封在胶囊中，吸入时采用特殊的装置，通过挤压、滑动、旋转或穿刺的方式将药物与载体从胶囊中释放到装置里，再利用患者吸气时产生的气流将药物吸出。一般药物在被吸出时需先通过一个筛网使颗粒分散后再传递至肺部。第二代 DPIs 普遍采用了多剂量设计，在分剂量方式上分为贮库型多剂量给药装置和单元型多剂量给药装置，前者每次从药物贮库中分散出一定剂量的药粉给予患者，可方便地调节每次给药剂量，也免除了反复装填药物的麻烦，但存在着分剂量的准确性、均一性以及贮库中药物稳定性的问题。单元型多剂量给药装置则通过将多个单剂量分装在独立的泡罩、碟、凹槽或条带上并整合至吸入装置中，这样可保证每次给药剂量的均一性，同时也可避免药物粉末在贮库中发生吸潮。第三代 DPIs 在设计时采用了主动吸入技术，并不借助呼吸气流，而是利用外加能量，如压缩空气或马达驱动的涡轮，或利用电压来分散和传递药物。由于借助了外力，这类主动吸入装置可达到与呼吸气流和频率无关的、准确定量的药物传递，且重现性良好。目前，带有剂量计数器、视觉、声音及味觉提示的吸入反馈系统已投入使用，显著提高了患者的用药依从性。智能吸入装置能够将数据同步至智能手机，实现用药提醒、记录与管理。

表 11 - 2　已上市干粉吸入器及肺部吸入药物

| 装置名称 | 装置类型 | 生产厂家 | 传递方式 | 药物 | 治疗疾病 |
| --- | --- | --- | --- | --- | --- |
| 第一代 | | | | | |
| Spinhaler | 单剂量 | Aventis | 胶囊 | 色氨酸钠 | 哮喘 |
| Rotahaler | 单剂量 | GSK | 胶囊 | 硫酸沙丁胺醇、二丙酸倍氯米松，及两者的复方 | 哮喘 |
| Inhalator | 单剂量 | Boehringer - Ingeheim | 胶囊 | 非诺特罗 | 哮喘 |
| Cyclohaler | 单剂量 | Pharmachemie | 胶囊 | 二丙酸倍氯米松、异丙托溴铵、布地奈德 | 哮喘 |

续表

| 装置名称 | 装置类型 | 生产厂家 | 传递方式 | 药物 | 治疗疾病 |
|---|---|---|---|---|---|
| Handihaler | 单剂量 | Boehringer – Ingeheim | 胶囊 | 噻托溴铵 | COPD |
| Aerolizer | 单剂量 | Novartis | 胶囊 | 福莫特罗 | 哮喘 |
| FlowCaps | 单剂量 | Hovione | 胶囊 | 布地奈德 | 哮喘 |
| TwinCaps | 单剂量 | Hovious | 胶囊 | 唾液酸苷酶抑制剂 | 流感 |
| 第二代 | | | | | |
| Turbuhaler | 多剂量 | AstraZeneca | 贮库型 | 二丙酸倍氯米松、硫酸特布他林、布地奈德 | 哮喘 |
| Diskhaler | 单元型多剂量 | GSK | 双铝泡罩 | 沙美特罗昔萘酸酯、二丙酸倍氯米松、丙酸氟替卡松、扎那米韦 | 哮喘，流感 |
| Diskus/Accu-haler | 单元型多剂量 | GSK | 条带包装 | 硫酸沙丁胺醇、沙美特罗昔萘酸酯、丙酸氟替卡松，及后两者的复方 | 哮喘 |
| Easyhale | 多剂量 | Orion Pharma | 贮库型 | 硫酸沙丁胺醇、二丙酸倍氯米松 | 哮喘 |
| Ultrahaler | 多剂量 | Aventis | 贮库型 | 曲安奈德 | 哮喘 |
| Pulvinal | 多剂量 | Chiesi | 贮库型 | 硫酸沙丁胺醇、二丙酸倍氯米松 | 哮喘 |
| Novolizer | 多剂量 | ASTA | 片盒式贮库 | 二丙酸倍氯米松 | 哮喘、COPD |
| MAGhaler | 多剂量 | Boehringer – Ingeheim | 贮库型 | 硫酸沙丁胺醇 | 哮喘 |
| Taifun | 单元型多剂量 | LAB Pharma | 贮库型 | 硫酸沙丁胺醇 | 哮喘 |
| Eclipse | 单元型多剂量 | Aventis | 胶囊 | 色氨酸钠 | 哮喘 |
| Clickhaler | 多剂量 | Innovata Biomed | 贮库型 | 硫酸沙丁胺醇、二丙酸倍氯米松 | 哮喘 |
| Asmanex Twishaler | 多剂量 | Schering – Plough | 贮库型 | 糠酸莫米松 | 哮喘 |
| 第三代 | | | | | |
| Exubera | 单剂量 | Pfizer | 泡罩 | 胰岛素 | 糖尿病 |
| Arimax | 多剂量 | Norton Healthcare | 贮库型 | 福莫特罗，布地奈德 | 哮喘、COPD |

应根据主药特性选择适宜的给药装置：需长期给药的宜选用贮库型多剂量装置，主药性质不稳定的则宜选择单剂量给药装置。几种不同剂量的干粉吸入装置示意图见图 11-6。

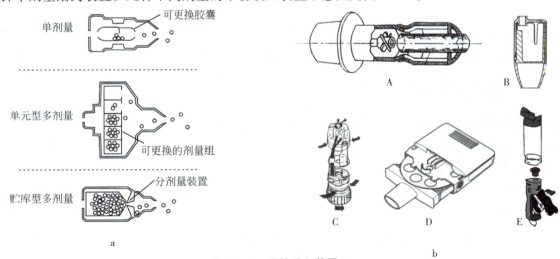

**图 11-6　干粉吸入装置**
a. 不同剂量的干粉吸入装置；b. 常用的 DPIs：A. Spinhaler；B. Rotahaler；C. Turbuhaler；D. Diskhaler；E. Exubera

胶囊型、泡囊型吸入粉雾剂说明书应标明：①每粒胶囊或泡囊中药物含量；②胶囊应置于吸入装置中吸入，而非吞服；③有效期；④贮藏条件。贮库型吸入粉雾剂说明书应标明：①总吸次；②递送剂量；③临床最小推荐剂量的吸次。

### （三）吸入粉雾剂的质量评价

除另有规定外，吸入粉雾剂应进行如下检查。

**1. 递送剂量均一性** 吸入粉雾剂照《中国药典》吸入制剂相关项下方法检查，应符合规定。胶囊或泡囊型粉雾剂测定 10 个剂量。贮库型粉雾剂分别测定标示总吸次前（初始 3 个剂量）、中（$n/2$ 吸起 4 个剂量，$n$ 为标示总吸次）、后（最后 3 个剂量），共 10 个递送剂量。

**2. 微细粒子剂量** 照吸入制剂微细粒子空气动力学特性测定法（通则 0951）检查，照各品种项下规定的装置与方法，依法测定，计算微细粒子剂量，应符合规定。除另有规定外，装置收集的活性成分总量应为实测平均递送剂量的 75%～125%。微细药物粒子百分比应不少于标示剂量的 10%。

最常用于 DPIs 的多级撞击器为 Anderson 八级级联撞击器 ACI 及新一代药用撞击器 NGI。不同的吸入装置在不同流速下获得的沉积效果不同。用上述仪器可测定的参数包括中位空气动力学直径（mass median aerodynamic diameter，MMAD）和几何标准差（geometric standard deviation，GSD），细小颗粒组分（fine particle dose，FPD）（指粒径小于 5μm 的包含药物成分的粒子），细小颗粒组分分数（fine particle fraction，FPF）（是 FPD 占 NGI 中各处所能收集到的微粒总量的百分数），装置对干粉喷出百分数（emitted fraction，EF%），可吸入组分分数（respirable fraction，RF%）等。

**3. 多剂量吸入粉雾剂总吸次** 在设定的气流下，将吸入剂揿空，记录吸次，不得低于标示的总吸次（该检查可与递送剂量均一性测定结合）。

**4. 微生物限度** 除另有规定外，照非无菌产品微生物限度检查：微生物计数法（通则 1105）和控制菌检查（通则 1106）及非无菌药品微生物限度标准（通则 1107）检查，应符合规定。

**例 11 - 4 布地奈德粉雾剂**

【处方】 布地奈德 200mg，乳糖 25g，制成 1000 粒。

【制备】 将布地奈德用适当方法微粉化，采用等量递加稀释法与处方量乳糖充分混合均匀，分装到胶囊中，使每粒含布地奈德 0.2mg，即得。

【适应证】 本品为肾上腺皮质激素类平喘药，可用于非激素依赖性或激素依赖性哮喘和哮喘性慢性支气管炎患者。

【注解】 本品为胶囊型粉雾剂，用时需装入相应的装置中，供患者吸入使用。吸入该药后，10%～15% 在肺部吸收，约 10 分钟后血药浓度达峰。处方中的乳糖为载体。

## 八、吸入液体制剂

吸入液体制剂系指供雾化器用的液体制剂，即通过雾化器产生连续供吸入用气溶胶的溶液、混悬液或乳液，吸入液体制剂包括吸入溶液、吸入混悬液、吸入用溶液（需稀释后使用的浓溶液）或吸入用粉末（需溶解后使用的粉末）。

吸入用溶液使用前采用说明书规定溶剂稀释至一定体积。吸入液体制剂使用前其 pH 应在 3～10 范围内；混悬液和乳液振摇后应具备良好的分散性，可保证递送剂量的准确性；除非制剂本身具有足够的抗菌活性，多剂量水性雾化溶液中可加入合适浓度的抑菌剂，除另有规定外，在制剂确定处方时，该处方的抑菌效力应符合抑菌效力检查法（通则 1121）的规定。

除另有规定外，吸入液体制剂应进行以下检查：递送速率和递送总量、微细粒子剂量、无菌检查，应符合规定。

## 九、可转变成蒸气的制剂

可转变成蒸气的制剂系指可转变成蒸气的溶液、混悬液或固体制剂。通常将其加入到热水中，产生供吸入用的蒸气。

除另有规定外，照非无菌产品微生物限度检查：微生物计数法（通则 1105）和控制菌检查法（通则 1106）及非无菌药品微生物限度标准（通则 1107）检查，应符合规定。

# 第二节　直肠黏膜递药制剂

## 一、直肠的生理结构及药物吸收途径

直肠在大肠的末端，是从乙状结肠到肛门的长约 20cm 的笔直部分，最大直径 5～6cm。直肠黏膜基本与小肠的结构相同，即由圆柱状单层上皮细胞组成，只有肛门附近为多层扁平上皮组成。但直肠黏膜上细胞间的结合比小肠部分更紧密。直肠的皱褶较少，单位长度上的表面积比小肠小很多。直肠中的 pH 接近中性或微偏碱性，缓冲能力比消化道弱。直肠中的静脉系统分为直肠上静脉、直肠中静脉和直肠下静脉，其生理结构如图 11-7 所示。

根据栓剂在直肠吸收的特点，药物的吸收途径有：①药物经直肠上静脉、门静脉进入肝脏，在肝脏代谢后转运至全身；②通过直肠中静脉和直肠下静脉及肛管静脉进入下腔静脉，绕过肝脏而直接进入体循环。因此栓剂在应用时塞入距肛门口约 2cm 处为宜，这样给药总量的 50%～75% 的药物不经过肝脏直接进入血液循环。

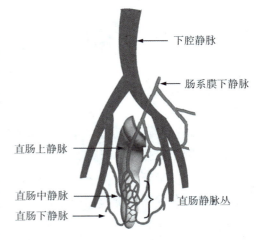

**图 11-7　直肠生理结构示意图**

## 二、影响药物直肠吸收的因素

**1. 生理因素**　①直肠中内容物会影响药物的扩散，阻碍药物与直肠黏膜的接触面积和接触时间，使用栓剂前排便有助于药物的吸收；②根据直肠部位的血液循环特征，通过控制栓剂的使用深度在 2cm 左右，可使大部分药物避免肝脏首过效应（为避免塞入的栓剂逐渐自动进入深部，可设计延长在直肠下部停留时间的双层栓剂）；③直肠液 pH 一般为 7.5，几乎无缓冲能力，药物进入直肠后的 pH 取决于溶解的药物，pH 可影响药物的解离程度从而影响吸收；④正常生理条件下直肠内液体量较少，但在一些病理状态下如腹泻、组织脱水等，直肠内液体量会发生较大改变进而影响药物吸收的速度和程度。

**2. 药物的物化性质**

（1）药物的解离度　非解离型药物易透过直肠黏膜吸收入血，而完全解离的药物则吸收较差；$pK_a$ 大于 4.3 的弱酸性药物、$pK_a$ 小于 8.5 的弱碱性药物可被直肠黏膜迅速吸收。用缓冲剂改变直肠部位的 pH，可增加非解离药物的比例，从而提高药物的生物利用度。

（2）药物的溶解度　溶解度大的药物更易于吸收。

（3）难溶性药物在基质中呈混悬分散状态时，其粒度会影响药物从栓剂中释放的速度，从而影响吸收。

**3. 基质和附加剂的物化性质**　可根据栓剂的临床治疗作用选择适宜的基质。对于发挥全身作用的栓剂，要求药物释放迅速。一般应选择与药物溶解性相反的基质。如药物是脂溶性的则应选择水溶性基质；如药物是水溶性的则选择脂溶性基质，以提高溶出和吸收速度。对于发挥局部作用的栓剂，如痔疮药、局部抗真菌药等，通常药物不需吸收，用于这些药物的基质应缓慢熔化以延缓药物释放速度。局部作用通常在半小时内开始起效，至少要持续 4 小时。

表面活性剂的加入可增加直肠内难以吸收药物的吸收量，提高临床治疗效果；但也可能抑制药物的吸收。

## 三、栓剂

### （一）概述

栓剂（suppositories）系指原料药物与适宜基质等制成供腔道给药的固体制剂。栓剂因施用腔道的不同可分为直肠栓、阴道栓和尿道栓。直肠栓为鱼雷形、圆锥形或圆柱形等，阴道栓为鸭嘴形、球形或卵形等，尿道栓一般为棒状。阴道栓可分为普通栓和膨胀栓。阴道膨胀栓系指含药基质中插入具有吸水膨胀功能的内芯后制成的栓剂；膨胀内芯系以脱脂棉或黏胶纤维等经加工、灭菌制成。阴道膨胀栓内芯应符合有关规定，以保证其安全性。图 11 - 8 为栓剂的主要形状。

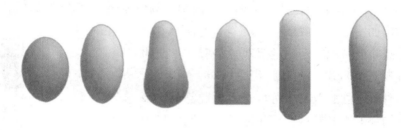

图 11 - 8　常用栓剂的形状

栓剂是一种传统剂型，亦称塞药或坐药。栓剂传统应用主要起局部作用，1954 年以后，人们逐渐开始了栓剂全身作用的研究，开发了以速释、缓释或控释为目的的新型栓剂，大大拓展了栓剂的应用范围。我国近年来在栓剂基质试制及品种创新方面，都取得了新进展，研发了双层栓剂、微囊栓剂、中空栓剂、渗透泵栓剂、凝胶栓剂等。

### （二）栓剂的基质

栓剂主要由药物与基质组成。栓剂中药物加入后可溶于基质中，也可混悬于基质中。除另有规定外，供制备栓剂用的固体药物，应预先用适宜方法制成细粉，并全部通过六号筛。

优良栓剂基质应符合以下要求：①在室温下应有适当的硬度，塞入腔道时不致变形或碎裂，在直肠温度 36℃下易软化、熔化或溶解；②本身性质稳定，与药物混合后没有相互作用，亦不妨碍主药的作用与含量测定；③对黏膜无刺激性、毒性和过敏性；④释药速率应符合治疗要求，需产生局部作用者一般要求释药缓慢而持久；⑤具有润湿或乳化的能力，能混入较多的水；⑥适用于热熔法及冷压法制备栓剂，遇冷收缩可自动脱模，无需使用润滑剂；⑦油脂性基质还应要求酸价在 0.2 以下，皂化价约 200 ~ 245，碘价低于 7，熔点与凝点之差要小。

常用的栓剂基质有油脂性基质和水溶性基质两大类。

**1. 油脂性基质**

（1）可可豆脂　系指从梧桐科植物可可树种仁中得到的一种固体脂肪。主要是含硬脂酸、棕榈酸、油酸、亚油酸和月桂酸的甘油酯，是最早应用的栓剂基质，于 1852 年首次由 Taylor 推荐给美国的药剂师。本品为天然产物，产量少，为白色或淡黄色脆性蜡状固体。有 α、β、β′、γ 四种晶型，其中以 β

型最稳定，熔点为34℃左右。

（2）半合成脂肪酸甘油酯　系由脂肪酸与甘油酯化而成的一类基质，经酯化后的熔点较适于用作栓剂基质。由于所含的不饱和碳链较少，不易酸败，因此，已逐渐代替天然的油脂性基质，是目前较理想的栓剂基质。该类基质具有不同的熔点，熔距较短，抗热性能好，贮存较稳定。目前主要产品有半合成椰油酯、半合成脂肪酸酯和混合脂肪酸甘油酯、硬脂酸丙二醇酯等。

**2. 水溶性基质**

（1）甘油明胶　系用明胶、甘油与水制成，有弹性，不易折断，但塞入腔道后可缓慢溶于分泌液中，延长药物的疗效。其溶出速度可随水、明胶、甘油三者比例的改变而变化，甘油与水的含量越高越易溶解。甘油能防止栓剂干燥，通常用水∶明胶∶甘油 = 10∶20∶70 的配比。以本品为基质的栓剂贮存时应注意在干燥环境中的失水性。本品也易滋长真菌等微生物，故需加抑菌剂。

（2）聚乙二醇　由环氧乙烷聚合而成的杂链聚合物。通常将两种不同分子量的聚乙二醇熔融混合，可得到理想稠度及特性的基质。本类基质不需冷藏，贮存方便。但吸湿性强，受潮易变形，对直肠黏膜有刺激性，需加水润湿使用或涂层鲸蜡醇、硬脂醇膜。

（3）泊洛沙姆　由乙烯氧化物和丙烯氧化物组成的嵌段聚合物（聚醚），易溶于水。本品型号有多种，随聚合度增大，物态从液体、半固体至蜡状固体，均易溶于水，可用作栓剂基质。较常用的型号为188 型，商品名为 pluronic F68，熔点为52℃。本品能促进药物的吸收并起到缓释与延效的作用。

（4）聚氧乙烯（40）硬脂酸酯　系聚乙二醇的单硬脂酸酯和二硬脂酸酯的混合物，蜡状固体。熔点为39 ~ 45℃；可溶于水、乙醇、丙酮等，不溶于液状石蜡。商品名 Myri 52，商品代号为 S－40。

（5）聚山梨酯61　系聚氧乙烯脱水山梨醇单硬脂酸酯，为淡琥珀色可塑性固体，熔程为35 ~ 39℃，有润滑性。与水性溶液可形成稳定的水包油乳剂基质。本品可与多数药物配伍，且无毒性、无刺激性，在水中能自行乳化，贮藏时不易变质。

此外，聚氧乙烯山梨聚糖脂肪酸酯，氢化植物油亦常作为栓剂基质。

**（三）栓剂的附加剂**

为了改变栓剂的物理性状或改善药物的吸收和提高稳定性，栓剂中往往要加入一些附加剂，如表面活性剂、稀释剂、润滑剂和抑菌剂等。

起全身治疗作用的栓剂，为增加药物的吸收，可加入吸收促进剂。目前常用的直肠黏膜吸收促进剂有非离子型表面活性剂、脂肪酸、脂肪醇和脂肪酸酯类及尿素、水杨酸钠、苯甲酸钠、羧甲纤维素钠、环糊精类衍生物等。

在栓剂基质中加入少量聚山梨酯80、聚山梨酯85、脂肪酸甘油酯、蓖麻油、甘油或丙二醇作为增塑剂能降低脂肪的脆性，增加弹性，防止栓剂破裂。脂肪性基质的栓剂常加入抗氧剂，如间苯二酚、没食子酸、维生素 C 等；鲸蜡醇、硬脂醇等能改善基质的黏性。

**（四）栓剂的制备**

栓剂常用制备方法有两种，即挤压成型（冷压法）与模制成型法（热熔法）。制备栓剂用的固体原料药物，除另有规定外，应预先用适宜方法制成细粉或最细粉。可根据施用腔道和使用需要，制成各种适宜的形状。用油脂性基质制备栓剂可采用任何一种方法，但用水溶性基质制备栓剂多采用热熔法。

**1. 冷压法**　冷压法（cold compressing method）系用制栓机制备。先将药物与基质粉末置于冷容器内，混合均匀，然后装于制栓机的圆筒内，通过模型挤压成一定的形状。为保证压出栓剂的数量，需按计划多加10% ~20% 的量，所施压力亦需要一致。

**2. 热熔法**　热熔法（fusion method）应用最为广泛。将计算量的基质锉末在水浴上加热熔化（勿使温度过高），然后将药物加入研磨混合，使药物均匀分散于基质中。然后倾入已冷却并涂有润滑剂的栓模中，至稍有溢出模口为度，冷却，待完全凝固后，用刀削去溢出部分。开启模型，推出栓剂，晾干，包装即得。为了避免过热，一般在基质熔融达 2/3 时即应停止加热，适当搅拌。熔融的混合物在注模时应迅速，并应一次注完，以免发生液层凝固。

制备小量栓剂一般使用不同规格和形状的栓剂模具。大量生产主要采用热熔法并用自动化模制机。热熔法制备栓剂过程（灌注、冷却、取出）均由机器完成，清洁模具等操作亦均自动化。典型的旋转式制栓机的产量为每小时 3500～6000 粒。栓剂制备常用模具见图 11-9。

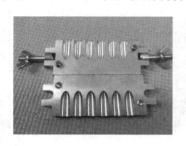
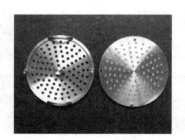
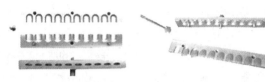

图 11-9　栓剂制备常用模具

栓孔内涂的润滑剂一般有两类：①水溶性或亲水性基质的栓剂，常用油性润滑剂，如液状石蜡或植物油等；②油脂性基质的栓剂，常用软肥皂、甘油各一份与 95% 乙醇五份混合使用。有的基质不粘模，如可可豆脂或聚乙二醇类，可不用润滑剂。

**（五）栓剂的置换价**

药物在栓剂基质中占有一定的体积，药物的重量与相同体积的栓剂基质的重量之比称为置换价（displacement value）。不同的栓剂处方，用同一模型所制得栓剂容积是相同的，但其重量则随基质与药物的密度不同而有区别。根据置换价定义，置换价的计算见式（11-3）。

$$DV = \frac{W}{G-(M-W)} \qquad 式（11-3）$$

式中，$G$ 为纯基质栓的平均栓重；$M$ 为含药栓的平均栓重；$W$ 为含药栓的平均含药量。

可知（$M-W$）为含药栓中基质的重量，$G-(M-W)$ 为纯基质栓剂与含药栓剂中基质的重量之差，亦即与药物同容积的基质重量。

用测定的置换价可计算出制备含药栓需要基质重量 $x$：

$$x = \left(G - \frac{y}{DV}\right) \cdot n \qquad 式（11-4）$$

式中，$y$ 为处方中药物剂量；$n$ 为拟制备栓剂的枚数。

例 11-5　酮康唑栓

【处方】酮康唑 10g，甘油 100ml，S-40 200g，共制成 100 粒。

【制法】取 S-40 在水浴溶化后，依次加入酮康唑细粉（过 100 目筛）和甘油，边加边搅拌，搅匀，稍冷后灌注于事先已涂有润滑剂的栓模中，冷却后刮去溢出部分，启模，包装，即得。

【注解】酮康唑为咪唑类广谱高效的抗真菌药，主要用于真菌感染引起的体癣、股癣、手足癣、花斑癣和头癣等的治疗。

### （六）栓剂的质量评价

栓剂中的原料药物与基质应混合均匀，其外形应完整光滑，放入腔道后应无刺激性，应能融化、软化或溶化，并与分泌液混合，逐渐释放出药物，产生局部或全身作用。除另有规定外，栓剂应进行以下相应检查。

**1. 重量差异**　取栓剂 10 粒，精密称定总重量，求得平均粒重后，再分别精密称定每粒的重量。每粒重量与平均粒重相比较（有标示粒重的中药栓剂，每粒重量应与标示粒重比较），超出重量差异限度的不得多于 1 粒，并不得超出限度 1 倍。具体规定如下：平均粒重或标示粒重 ≤1.0g，重量差异限度 ±10%；平均粒重或标示粒重 1.0～3.0g（不含 1.0g），重量差异限度 ±7.5%；平均粒重或标示粒重 >3.0g，重量差异限度 ±5%。凡规定检查含量均匀度的栓剂，一般不再进行重量差异检查。

**2. 融变时限**　除另有规定外，照融变时限检查法（通则 0922）检查，应符合规定。取栓剂 3 粒，在室温放置 1 小时后，脂肪性基质的栓剂应在 30 分钟内全部融化或软化变形，水溶性基质的栓剂应在 60 分钟内全部溶解。

**3. 膨胀值**　阴道膨胀栓应检查膨胀值，并符合规定。

检查法　取本品 3 粒，用游标卡尺测其尾部棉条直径，滚动约 90° 再测一次，每粒测两次，求出每粒测定的 2 次平均值（$R_i$）；将上述 3 粒栓于融变时限测定结束后，立即取出剩余棉条，待水断滴，均轻置于玻璃板上，用游标卡尺测定每个棉条的两端以及中间三部位，滚动约 90° 后再测定三个部位，每个棉条共获得六个数据，求出测定的 6 次平均值（$r_i$），计算每粒的膨胀值（$P_i = r_i/R_i$），三粒栓的膨胀值均应大于 1.5。

**4. 微生物限度**　除另有规定外，照非无菌产品微生物限度检查：微生物计数法（通则 1105）和控制菌检查法（通则 1106）及非无菌药品微生物限度标准（通则 1107）检查，应符合规定。

此外，可根据需要测定药物从栓剂中的溶出速度、栓剂的体内吸收行为、栓剂的黏膜刺激性，并将栓剂在室温 25℃ ±2℃ 或 6℃ 下贮存，定期检查外观和融变时限、主药含量及有关物质，评价其稳定性。

### （七）栓剂的包装与贮存

栓剂所用内包装材料应无毒性，并不得与原料药物或基质发生理化作用。

除另有规定外，栓剂应在 30℃ 以下密闭贮存或运输，防止因受热、受潮而变形、发霉、变质。环境湿度对栓剂贮存亦很重要。高湿度时栓剂易吸潮，干燥时可使之失水而变脆。对光敏感药物的栓剂一般用不透光材料如锡箔等包装。

# 第三节　眼黏膜递药制剂

眼黏膜递药制剂系指直接作用于眼部发挥局部治疗作用或经眼部吸收进入体循环，发挥全身治疗作用的制剂。眼用制剂主要用于消炎、杀菌、散瞳、治疗青光眼、降低眼压等。目前，眼用制剂的 90% 以上是溶液型滴眼剂。滴眼剂滴入眼部后，药液滞留于泪膜中的时间很短，大约只有 5% 的药物能够被吸收进入角膜。如何增加药物的眼部吸收是该药物递送系统目前所面临的主要挑战。

## 一、眼部生理结构

**1. 角膜**　角膜直径约为 11.7mm，前表面曲率半径约为 7.8mm，厚 0.5～0.7mm 且中间比边缘厚。角膜由上皮、基质及内膜构成。和其他上皮组织（小肠、鼻黏膜、支气管、气管）相比，角膜上皮细胞的透过性很差，但高于皮肤角质层。角膜上皮是由亲脂性细胞构成，是水溶性药物吸收的主要障碍。

角膜上皮紧密连接只能选择性的透过小分子物质，并能够完全阻止微米级的物质通过细胞旁途径进入眼部。角膜基质是脂溶性药物吸收的主要障碍。人类的角膜基质主要由平均直径 $25\sim35nm$ 的胶原纤维构成，其主要细胞成分为角膜成纤维细胞，占角膜基质总体积的 $2\%\sim3\%$。角膜内皮仅由一层脂质细胞构成，非药物吸收的主要障碍。

**2. 结膜** 眼睑和眼球上的结膜是一层薄薄的血管化的薄膜，其表面积为 $18cm^2$。结膜上皮的紧密连接是药物透过结膜的主要障碍。但结膜上皮的细胞间隙比角膜上皮的细胞间隙大得多。因此，和角膜相比，亲水性的药物更容易透过结膜被吸收。

**3. 巩膜** 巩膜覆盖眼球表面的 5/6，并保持眼部结构的完整性。巩膜有三层：巩膜外层、巩膜基质和棕黑层。巩膜主要由黏多糖和胶原纤维束构成。药物可通过血管周围间隙、凝胶样黏多糖水性介质以及胶原网状系统的间隙透过巩膜。

## 二、药物眼部吸收途径和特点及影响药物眼部吸收的因素

用于眼部的药物，以发挥局部作用为主，亦可发挥全身治疗作用。

### （一）药物眼部吸收途径

**1. 角膜途径** 绝大部分药物主要通过角膜途径被吸收进入眼部。脂溶性药物通过跨细胞途径进入角膜；亲水性药物则通过细胞旁途径进入角膜。而肽类及氨基酸类药物以角膜上皮的 $Na^+-K^+-ATP$ 酶为载体通过主动转运的方式进入眼部。

**2. 非角膜途径** 药物也可通过非角膜途径吸收，主要有结膜吸收和巩膜吸收。结膜和巩膜上皮的细胞间隙比角膜上皮的细胞间隙大得多，有利于亲水性分子通过细胞旁途径吸收进入眼部。这种非角膜途径吸收对于亲水性分子及大分子等角膜透过性差的药物具有重要意义。

药物通过滴眼的方式给药很难到达眼后部的作用靶点。通常采用玻璃体内注射及眼周给药等方式。目前靶向眼后部的眼部药物递送系统研究已取得重要进展。

### （二）药物眼部吸收特点

眼黏膜递药具有以下优点：①眼部给药简单经济，有些药物通过眼黏膜吸收效果与静脉注射相似；②可避开肝脏首过效应；③与其他组织或器官相比，眼部组织对于免疫反应不敏感，适用于蛋白多肽类等口服不吸收的药物。

同时，眼黏膜递药尚存在以下问题：如药液有刺激性，不仅会损伤眼组织，且分泌的泪液会稀释药液；眼部容量小，药物剂量损失大；常用的液体制剂在眼部滞留时间短，影响药效，眼膏剂虽延长了滞留时间但影响视力。

理想的眼黏膜药物递送系统应具备下述性质：角膜和结膜透过性好，在角膜前停留时间延长，无刺激、使用舒适，具有适宜的流变学性质。

### （三）影响药物眼部吸收的因素

**1. 生理因素及用药频率** 滴眼剂一般滴入结膜囊内给药，药液必须首先与泪液混合才能到达眼球表面，然后向眼内转运。通常结膜囊内泪液容量为 $7\sim10\mu l$，正常状态下，泪液的分泌量为 $1\mu l/min$。如不眨眼，结膜囊内最多可容纳 $20\sim30\mu l$ 的药液。一滴药液约 $50\mu l$，考虑到泪液对药液的稀释，约 70% 的药液随泪液从眼部溢出，若眨眼则有 90% 的药液损失。增加滴药次数，有利于提高主药的利用率。

**2. 药物的理化性质** 药物理化性质如溶解度、分子大小及形状、荷电量及离子化程度等均可影响药物在角膜中的转运途径及速率。通常非离子型比离子型更容易渗透脂质膜。此外，由于生理条件下角

膜上皮荷负电，故亲水的带正电的化合物比带负电的更容易渗透通过角膜。药物的亲脂性也影响药物在角膜处的吸收。药物的表观系数（$P_{app}$；正辛醇/pH 7.4 磷酸缓冲液）在 100 ~ 1000（$logP_{app}$ 2 ~ 3）范围内时，药物具有良好的亲脂性，有利于药物在角膜处的吸收。

**3. 剂型因素** 对于溶液型滴眼剂，溶液的 pH、浓度、黏度、表面张力等均可影响药物透过角膜的量和作用时间。滴眼剂的 pH 可影响有机弱酸或有机弱碱类药物的解离程度，其角膜通透性取决于药物的未解离型比例。在滴眼剂中加入适当的辅料增加药液的黏度，可延长药物在眼部的滞留时间，增加药物对角膜的通透性。

通过使用能延长药物眼部滞留时间的剂型，如眼用剂型凝胶、离子交换树脂、眼膜剂、眼用植入剂、眼内插入剂，以及基于纳米粒、脂质体、微乳的贮库剂型等都能增加药物的角膜透过率，提高治疗效果。

**4. 前药** 对于一些具有良好疗效但由于亲脂性差或亲水性差而很难渗透进入眼部的药物，可通过将其制成前药来增加药物的眼部吸收。此外一些容易被眼部的酶代谢而迅速消除的药物及因全身吸收而副作用较大的药物也可通过将其制成前药的方法来增加眼部吸收。1996 年美国 FDA 批准了第一个前列腺素的前药型滴眼剂——拉坦前列素，随后又批准了比马前列腺素、曲伏前列腺素、异丙基乌诺前列酮等滴眼剂。这些制剂都大大改善了原药的亲脂性，使药物的角膜透过率增加，提高了治疗效果。

## 三、常用的眼用制剂

眼用制剂（ophthalmic preparation）系指直接用于眼部发挥治疗作用的无菌制剂。《中国药典》将眼用制剂分为眼用液体制剂（滴眼剂、洗眼剂、眼内注射溶液）、眼用半固体制剂（眼膏剂、眼用乳膏剂、眼用凝胶剂）、眼用固体制剂（眼膜剂、眼丸剂、眼内插入剂）等。眼用液体制剂也可以固态形式包装，另备溶剂，在临用前配成溶液或混悬液。所有眼用制剂在启用后最多可使用 4 周。

眼内注射溶液、眼内插入剂、供外科手术用和急救用的眼用剂，均不得加抑菌剂、抗氧剂或不适当的附加剂，且应采用一次性使用包装。多剂量眼用制剂一般可加适当抑菌剂，应尽量选用安全风险小的抑菌剂，产品标签或说明书应标明抑菌剂种类和标示量。眼用制剂在确定处方时，应评估和考察加入抑菌剂的必要性、抑菌剂类型和加入量；该处方的抑菌效力应符合抑菌效力检查法（通则 1121）的规定。

### （一）滴眼剂

滴眼剂（eye drop）系指由原料药物与适宜辅料制成的供滴入眼内的无菌液体制剂。可分为溶液、混悬液或乳状液。滴眼剂中可加入调节渗透压、pH、黏度以及增加原料药物溶解度和制剂稳定的辅料，所用辅料不应降低药效或产生局部刺激。适当增加滴眼剂的黏度，可增大药物在眼部的滞留时间，延长药效。常用的增稠剂有甲基纤维素、卡波姆、羟丙甲纤维素等。

滴眼剂一般有下列三种生产工艺：①药物性质稳定的眼用液体制剂的工艺流程如图 11 - 10 所示。②主药不耐热的品种，全部采用无菌操作法制备。③对用于眼部手术或眼外伤的制剂，应制成单剂量包装，保证完全无菌，如聚乙二醇滴眼液。洗眼液用输液瓶包装，按输液工艺处理。

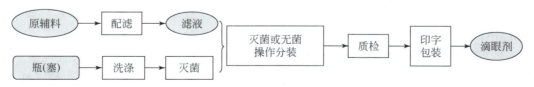

**图 11 - 10  药物性质稳定的眼用液体制剂的工艺流程图**

**1. 滴眼剂的制备**

（1）容器及附件的处理　目前用于滴眼液灌装的材料有玻璃瓶和塑料瓶两种。

玻璃瓶一般为中性玻璃，配有滴管和铝盖。中性玻璃对药液的影响小，透明度高、耐热，遇光不稳定者可选用棕色瓶，可使滴眼剂保存时间较长。玻璃瓶洗涤方法与注射剂容器相同，可用干热灭菌。

塑料瓶有软塑料瓶与硬塑料瓶两种，后者常配有带滴管的密封瓶盖，使用方便。塑料瓶体软而有弹性、不易破裂、容易加工，包装价廉，轻便，为目前最常用的滴眼瓶。但应注意塑料与药液间的相互作用。塑料瓶具有一定的透气性，不适宜盛装对氧敏感的药物溶液；塑料中的增塑剂或其他成分也会溶入药液中，使药液不纯。因此通过试验后才能确定能否选用。塑料瓶可用气体灭菌。

橡胶塞、橡皮帽的处理方法与输液橡胶塞的处理方法类似。

（2）药液的配滤　滴眼剂要求无菌，小量配制可在无菌操作柜中进行，大量生产要按注射剂生产工艺要求进行。所用器具需洗净后干热灭菌，或用杀菌剂（用75%乙醇配制的0.5%度米芬溶液）浸泡灭菌，用前再用新鲜蒸馏水洗净。操作者双手宜用75%乙醇消毒，或戴灭菌手套，以避免细菌污染。

滴眼剂的配制与注射剂工艺过程几乎相同。对热稳定的药物，配滤后装入适宜的容器中，灌装灭菌。对热不稳定的药物可用已灭菌的溶剂和用具在无菌柜中配制，操作中应避免细菌的污染。药物、附加剂用适量溶剂溶解，必要时加活性炭（0.05% ~ 0.3%）处理，经滤棒、垂熔滤球或微孔滤膜过滤至澄明，加溶剂至足量，灭菌后做半成品检查。眼用混悬剂的配制，先将微粉化药物灭菌，另取表面活性剂、助悬剂加少量灭菌蒸馏水配成黏稠液，再与主药用乳匀机搅匀，添加无菌蒸馏水至全量。

（3）无菌灌封　目前生产上均采用减压灌装。灌装方法随瓶的类型和生产量的大小而改变。

（4）质量检查　详见滴眼剂质量要求部分。

（5）印字包装　印字同注射剂。滴眼剂包装形式很多，可根据具体条件选用。

**2. 滴眼剂的质量评价及要求**

（1）pH　正常眼睛可耐受的pH范围为5.0 ~ 9.0，pH 6 ~ 8时无不适感，小于5.0或大于11.4有明显的刺激性。滴眼剂的pH调节应兼顾药物的溶解度、稳定性、刺激性的要求，同时亦应考虑pH对药物吸收及药效的影响。

（2）渗透压摩尔浓度　除另有规定外，应与泪液等渗。照渗透压摩尔浓度测定法（通则0632）检查，应符合规定。眼球能耐受的渗透压范围相当于0.6% ~ 1.5%的氯化钠溶液，超过2%就会有明显不适感。低渗溶液应该用合适的调节剂调成等渗。

（3）无菌　除另有规定外，照无菌检查法（通则1101）检查，应符合规定。

（4）可见异物　除另有规定外，滴眼剂照可见异物检查法（通则0904）中滴眼剂项下的方法检查，应符合规定。

（5）粒度　混悬型滴眼剂应进行药物颗粒的粒度检查。取供试品强烈振摇，立即量取适量（或相对于主药10μg）置于载玻片上，共涂3片。照粒度和粒度分布测定法（通则0982第一法）测定，每个涂片中大于50μm的粒子不得过2个（含饮片原粉的除外），且不得检出大于90μm的粒子。

（6）沉降体积比　混悬型滴眼剂（含饮片细粉的除外）不应结块或聚集，经振摇应易再分散。其沉降体积比应不低于0.9。

（7）装量　除另有规定外，单剂量包装的眼用液体制剂照下述方法检查，应符合规定。供试品10个，将内容物分别倒入经标化的量入式量筒（或适宜容器）内，检视，每个装量与标示装量相比较，均不得少于其标示量。多剂量包装的眼用制剂，照最低装量检查法（通则0942）检查，应符合规定。

（8）装量差异　除另有规定外，单剂量包装的眼用固体制剂或半固体制剂照下述方法检查，应符合规定。取供试品20个，分别称定内容物重量，计算平均装量，每个装量与平均装量相比较（有标示装量的应与标示装量相比较）超过平均装量 ±10% 者，不得过 2 个，并不得有超过平均装量 ±20% 者。凡规定检查含量均匀度的眼用制剂，一般不再进行装量差异检查。

（9）金属性异物　除另有规定外，眼用半固体制剂照通则 0105 方法检查，应符合规定。

### 例 11−6　氯霉素滴眼液

【处方】氯霉素（主药）0.25g，氯化钠（渗透压调节剂）0.9g，尼泊金甲酯（抑菌剂）0.023g，尼泊金丙酯（抑菌剂）0.011g，蒸馏水加至 100ml。

【用途】本品用于治疗沙眼、急慢性结膜炎、眼睑缘炎、角膜溃烂、麦粒肿、角膜炎等。

【制法】取尼泊金甲酯、尼泊金丙酯，加沸蒸馏水溶解，于 60℃ 时溶入氯霉素和氯化钠，过滤，加蒸馏水至足量，灌装，100℃、30 分钟灭菌。

【注解】①氯霉素对热稳定，配液时加热以加速溶解，用 100℃ 流通蒸汽灭菌。②处方中可加硼砂、硼酸作缓冲剂，亦可调节渗透压，同时还可增加氯霉素的溶解度，但此处不如用 0.9% 氯化钠溶液为溶剂者稳定且刺激性小。

## （二）眼膏剂

眼膏剂（eye ointment）是一个广义的概念，包括狭义的眼膏剂、眼用乳膏剂、眼用凝胶剂。狭义的眼膏剂系指由原料药物与适宜基质均匀混合，制成溶液型或混悬型膏状的无菌眼用半固体制剂。眼用乳膏剂是由原料药物与适宜基质均匀混合，制成的乳膏状的无菌眼用半固体制剂，眼用凝胶剂是由原料药物与适宜辅料制成的凝胶状无菌眼用半固体制剂。

眼膏剂的特点：①基质具有无水和化学惰性的特点，宜于配制遇水不稳定的眼用制剂，如某些抗生素；②与滴眼剂相比眼膏剂在结膜囊内保留时间长，可起到长效作用；③能减轻眼睑对眼球的摩擦，有助于角膜损伤的愈合，常用于眼科术后用药；④夜晚使用减少给药次数，延长眼内滞留时间。眼膏剂的缺点是有油腻感并会造成视物模糊。

**1. 眼膏剂的制备**　一般先制备眼膏基质，然后采用适宜方法加入药物，制成眼膏剂。眼膏剂的基质应过滤并灭菌，不溶性原料药物应预先制成极细粉。

（1）眼用基质的制备　以眼膏剂基质的制备为例。

【处方】黄凡士林 80g，灭菌液状石蜡 10g，无水羊毛脂 10g。

【制法】取无水羊毛脂、液状石蜡及黄凡士林置适宜容器内，加热熔化后，趁热过滤，滤液于 150℃ 干热灭菌 1 小时，即得。于密闭、阴凉处保存。

【注解】凡士林有黄、白两种，后者是前者漂白而成，白凡士林对眼黏膜有刺激性，不宜选用。

眼用乳膏剂、眼用凝胶剂基质的制备详见本书第十二章软膏剂部分。

（2）含药眼膏剂的制备　如主药溶于水且性质稳定，可用适量的注射用水溶解，加灭菌眼膏基质，研和至水吸尽，再以倍量稀释加入其余基质，研匀。

如药物不溶于水或不宜用水溶解，须在无菌条件下将药物研细并通过 9 号筛，再与基质研匀，无菌分装，质量检查合格后，包装。

**2. 眼膏剂的质量检查**

（1）粒度　混悬型眼膏剂需进行粒度检查。取供试品 10 个，将内容物全部挤于合适的容器中，搅拌均匀，取适量（相当于主药 10μg）置于载玻片上，涂成薄层，薄层面积相当于盖玻片面积，共涂三片，每个涂片中大于 50μm 的粒子不得过 2 个，且不得检出大于 90μm 的粒子。

（2）金属性异物　取供试品 10 个，分别将全部内容物置于底部平整光滑、无可见异物和气泡、直径为 6cm 的平底培养皿中，加盖。在十个供试品中，含金属性异物超过 8 粒者，不得过 1 个，且其总数不得过 50 粒。具体检测方法参见通则 0105。

（3）无菌　照《中国药典》无菌检查法（通则 1101）检查，应符合规定。

（4）装量　除另有规定外，每个容器的装量应不超过 5g。

（5）装量差异　取供试品 20 个，分别称定（或称定内容物），超过平均重量 ±10% 者不得过 2 个，并不得有超过平均重量 ±20% 者。

（6）局部刺激性　眼膏剂、眼用乳膏剂、眼用凝胶剂应均匀、细腻、无刺激性，并易涂布于眼部，便于原料药物分散和吸收。

### （三）洗眼剂

洗眼剂（eye lotion）系指由原料药物制成的无菌澄明水溶液，供冲洗眼部异物或分泌液、中和外来化学物质的眼用液体制剂。如 0.9% 氯化钠溶液、2% 硼酸溶液等。

洗眼剂属用量较大的眼用制剂，应基本与泪液等渗并具有相近的 pH。多剂量的洗眼剂一般应加适当抑菌剂，并在使用期间内均能发挥抑菌作用。除另有规定外，每个容器的装量应不超过 200ml。

# 第四节　口腔黏膜递药制剂

口腔黏膜药物递送系统（buccal and sublingual drug delivery system）是指药物经口腔黏膜吸收后发挥局部或全身治疗作用。口腔黏膜给药可以分为三类：舌下黏膜给药、颊黏膜给药和局部给药。与传统的口服给药相比，口腔黏膜给药方便且可随时停药，尤其适用于小儿和吞咽困难的患者或缺水条件下的患者服用。自 1874 年 Sobrero 报道了硝酸甘油口腔黏膜吸收以来，该给药方式发展迅速，已广泛用于心血管药物、止痛剂、镇静剂、止吐剂、激素、糖尿病等各类药物，部分已上市口腔黏膜给药制剂见表 11-3。

表 11-3　部分已上市的口腔黏膜给药制剂

| 商品名 | 活性成分 | 剂型 | 公司 | 用途 |
|---|---|---|---|---|
| Buccastem | 丙氯拉嗪 | 片剂 | Reckitt Benkiser Plc | 镇静 |
| Striant | 睾酮 | 片剂 | Columbia Laboratories, Inc. | 睾酮替代治疗 |
| Nitrogard | 硝酸甘油 | 片剂 | Forest Laboratories | 心绞痛 |
| Fentora | 芬太尼 | 片剂 | Cephalon, Inc. | 镇痛 |
| Actiq | 芬太尼 | 锭剂 | Teva Pharmaceuticals | 镇痛 |
| Onsolis | 芬太尼 | 膜剂 | Meda Pharmaceuticals Inc. | 镇痛 |
| Oral-lyn | 胰岛素 | 喷雾剂 | Generex Biotechnology | 1 型和 2 型糖尿病 |
| Glytrin | 硝酸甘油 | 喷雾剂 | Multiple international companies | 心绞痛 |
| Periogard | 氯己定 | 漱口剂 | Procter and Gamble | 牙龈炎 |
| Decadron | 地塞米松 | 漱口剂 | G&W Laboratories, Inc. | 口腔炎症性疾病 |
| Aphthasol | 氨来占诺 | 贴剂 | Discus Dental, Inc. | 口腔溃疡 |
| Orabase | 曲安奈德 | 贴剂 | Bristol-Myers Squibb Co. | 抗炎 |

## 一、口腔黏膜生理结构

口腔黏膜被覆于口腔表面，由上皮层和黏膜固有层构成，中间由一基底膜相隔，如图 11-11 所示。其上皮为复层鳞状上皮，由外到内依次为角质层、颗粒层、棘细胞层和基底细胞层。基底细胞层起连接和支持作用，具有选择通透性。固有层为致密结缔组织，有丰富的毛细血管和神经末梢。口腔黏膜面积约 200cm$^2$，不同部位的结构和功能不同，具体可分为三种类型，如图 11-12 所示：①咀嚼黏膜（masticatory mucosa）覆盖在齿龈和硬腭表面，由角质化上皮组成，占口腔黏膜总面积的25%；②被覆黏膜（lining mucosa）覆盖在颊、舌下及软腭，二皮未角质化，渗透性能强，其中包括颊黏膜和舌下黏膜，占总面积的60%；③特殊分化黏膜（specialized mucosa）兼有上述两种黏膜的性质，覆盖舌背，占总面积的15%。黏膜的部位、结构、厚度、面积及角质化程度决定了各种口腔黏膜对药物的透过性差异。

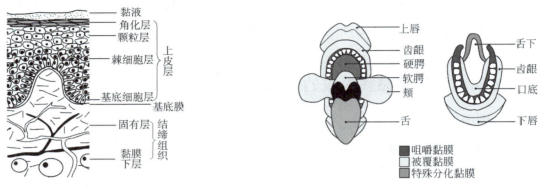

图 11 - 11　口腔黏膜生理结构示意图　　　　　图 11 - 12　口腔不同部位黏膜示意图

口腔各部位黏膜的解剖生理学特征见表11 - 4，硬腭黏膜和齿龈黏膜为角质化上皮，构成口腔保护屏障，而颊黏膜和舌下黏膜上皮均未角质化，利于吸收，是用于全身给药的主要部位。

表 11 - 4　人口腔各部位黏膜的解剖生理学特征

| 类型 | 表面积（cm²） | 厚度（μm） | 是否角质化 |
| --- | --- | --- | --- |
| 颊黏膜（buccal mucosa） | 50.2 | 500 ~ 600 | 否 |
| 舌下黏膜（sublingual mucosa） | 26.5 | 100 ~ 200 | 否 |
| 齿龈黏膜（gingival） | — | 200 | 是 |
| 硬腭黏膜（Palatal） | 20.1 | 250 | 是 |

## 二、药物口腔黏膜吸收途径及特点

### （一）药物口腔黏膜吸收途径

药物在口腔黏膜的吸收主要通过两种途径：跨细胞途径（transcellular route，非极性通道）和细胞旁路途径（paracellular route，极性通道）。

**1. 跨细胞途径**　小分子和非离子型药物主要由被动扩散通过细胞膜，吸收符合Fick's扩散定律。其透过黏膜层的速度很大程度上取决于药物分子大小及其脂溶性。一般情况下，分子越小，疏水性越强，其扩散通过黏膜层的速率越快。细胞膜对一些分子量较小的水溶性分子，如糖和氨基酸也具有渗透性。

**2. 细胞旁路途径**　极性或水溶性药物通常经细胞旁路途径（上皮细胞间的紧密连接和水性孔道）透过生物膜。紧密连接孔道的平均大小只有10埃，因此分子量小于1000Da的极性药物可顺利逹过细胞膜，而分子量大于2000Da的极性药物的透膜转运受到明显抑制。此外，细胞外间隙的脂质是药物，尤其是水溶性大分子药物透过的主要屏障。

### （二）药物口腔黏膜吸收特点

口腔黏膜递药具有以下优点：①颊黏膜和舌下黏膜几乎无角质化，血管密集，血流丰富，黏膜组织的通透性好，药物可通过毛细血管直接进入体循环，可避开肝脏首过效应及胃肠道的破坏；②起效快，适用于急症的治疗，如冠心病、心绞痛等；③口腔黏膜处酶活性较低，可减少药物的酶降解；④口腔黏膜具有较强的对外界刺激的耐受性，与鼻黏膜相比，口腔黏膜不易损伤，修复功能强；⑤给药方便，可根据组织通透情况进行局部调整，减少药物毒副作用发生概率；⑥既可治疗局部病变，又可发挥全身治疗作用。

同时，口腔黏膜药物递送系统存在以下不足：口腔黏膜的可渗透吸收面积较小，药物释放系统体积不能过大；不自主的唾液分泌以及咀嚼、吞咽等口腔活动会加速药物离开作用部位而影响吸收；该途径对药物制剂的味觉要求较高；受药物在口腔内滞留时间限制，只有具有较高药理活性的药物适合该系统。

### 三、影响药物口腔黏膜吸收的因素

#### （一）生理因素

**1. 口腔黏膜渗透性**　角质化上皮外层约 20% ~ 25% 的组织由复层扁平细胞构成，排列较紧密，为药物经口腔黏膜吸收的主要屏障，而颊黏膜和舌下黏膜上皮均未角质化，具有较好的渗透性。口腔黏膜渗透性的顺序为：舌下黏膜 > 颊黏膜 > 齿龈黏膜 ≈ 硬腭黏膜。舌下黏膜上皮层相对较薄，合适的药物在该部位可被快速吸收，适于速释给药，但由于唾液分泌及舌部活动的影响，药物难以与黏膜保持长时间接触。颊黏膜较舌下黏膜厚，渗透性相对较低，但吸收面积大，表面平滑，且相对不活动，受唾液影响小，药物可保留较长时间，适于缓控释给药。硬腭黏膜和齿龈黏膜虽也较薄，但由于其为角质化上皮，面积也较小，药物透过性较差，主要用于局部用药。

**2. 唾液的影响**　口腔中的唾液是由三大唾液腺（腮腺、舌下腺和下颚腺）以及黏膜下的颊腺和小唾液腺分泌的。唾液的流速影响其 pH 和组成，唾液 pH 的改变会影响药物的解离状态，因而影响药物的渗透性。同时，唾液的流速会影响药物在口腔给药部位的滞留时间，或在药物还没有被黏膜吸收之前就被吞咽了。另外，唾液分泌量有时间差异性，一般清晨唾液分泌最多，熟睡时分泌最少。

**3. 口腔黏膜酶系统的影响**　口腔中除唾液中的淀粉酶外，在黏膜中还含有一些降解酶，如酯酶、氨基肽酶、羧基肽酶、内肽酶等，这些酶会导致药物的代谢，妨碍药物的吸收。但与胃肠道相比，口腔中代谢酶活性要低得多。

此外，口腔运动对药物在黏膜处的停留时间有较大影响，如进食、说话、不自主吞咽等均会导致药物的快速流失。睡眠可显著延长口腔贴片的停留时间。

#### （二）药物理化性质

**1. 溶解度**　药物在渗透通过黏膜前必须先溶解于口腔黏液，因此药物在黏液中的溶解度会影响药物的吸收，某些药物由于在口腔黏液中溶解度极低，不适宜制成口腔制剂。

**2. 分子量**　亲水性物质主要经细胞旁路途径吸收，因此其吸收速度与分子量大小有关，小分子药物能迅速透过口腔黏膜，而分子量大于 2000Da 的药物，其口腔黏膜渗透性急剧下降；大分子药物在无吸收促进剂的存在下，生物利用度很低。

**3. 油水分配系数**　对于未解离的化合物，它们的相对通透性与其油水分配系数有关。脂溶性较大和分子体积较小的药物更易透过口腔黏膜。舌下给药时非离子型药物油水分配系数在 40 ~ 2000 之间较好（$\log P$ 1.6 ~ 3.3），$\log P$ 大于 3.3 的药物脂溶性过高则不溶于唾液，$\log P$ 小于 1.6 的药物则亲水性强，跨膜通透性差，需要增加给药剂量。具有适宜油水分配系数的分子型小分子药物可通过被动扩散机制吸收。

**4. 解离度**　口腔黏膜属于脂质膜，大部分弱酸和弱碱类药物的口腔黏膜吸收遵循 pH 分配学说，即分子型的药物易于透过，离子型药物难于透过，而分子型与离子型药物的比例则由环境的 pH 和药物的解离常数 $pK_a$ 决定。

**5. 药物与黏膜相互作用**　药物所带电荷会影响药物经口腔黏膜的吸收。带正电荷的药物能与口腔黏膜中带负电荷的组分相结合，因此当分子量增加时，电荷也随之增加而有利于吸收。对于多肽和蛋白质药物，其易与膜组分形成氢键，从而影响药物吸收，有时其影响程度比药物脂溶性或电离状态的影响更大。

### （三）剂型因素

口腔给药常用的剂型有贴剂、膜剂、喷雾剂、散剂、凝胶剂、软膏剂等。贴剂、膜剂比喷雾剂、散剂停留时间长，可以增加药物的吸收，而将药物制成单向多层贴片或膜剂可减少其黏膜外消除，增加药物吸收。目前研究最多的是生物黏附制剂，其可与黏膜层接触，通过疏水键、氢键、静电吸引力、范德华力等综合作用而产生黏附特性，延长药物在口腔的作用时间，利于药物吸收，并具有缓释作用。

## 四、口腔黏膜常用剂型

### （一）液体制剂

液体制剂包括溶液剂、混悬剂等，一般起局部作用。普通液体制剂不易在口腔中滞留或靶向作用于颊黏膜，疗效不佳。应用新型口腔液体制剂——喷雾剂及亚微乳，疗效显著提高。加拿大 Generex 生物技术公司开发的胰岛素口腔喷雾剂（Oral - lyn）已在多个国家上市，其中的胰岛素可通过口腔黏膜快速吸收。

### （二）半固体制剂

半固体制剂包括凝胶剂、糊剂、乳膏剂、软膏剂等，可通过局部给药治疗口腔局部病变或通过口腔黏膜吸收发挥全身治疗作用。目前已上市的有含 0.1% 曲安奈德的生物黏附型糊剂（康宁乐口内膏）。

### （三）固体制剂

口腔黏膜固体剂型主要包括口腔贴剂、口腔膜剂、口腔贴片、口腔黏附片、舌下片等，其中口腔贴片系指粘贴于口腔，经黏膜吸收后起局部或全身作用的片剂。因其能延长与黏膜的接触时间，且不影响患者进食和讲话而备受关注。

## 五、口腔黏膜递药制剂的质量评价

口腔黏膜药物递送系统不仅需满足各剂型下的质量要求，还须考虑口腔黏膜给药的特点，建立黏膜药物递送系统的质量评价体系。表 11-5 为不同口腔黏膜剂型所需满足的质量评价指标。

表 11-5　口腔黏膜常用剂型及质量评价指标

| 检查项 | 片剂 | 膜剂/贴剂 | 凝胶剂/膏剂/乳剂 | 喷雾剂 |
|---|---|---|---|---|
| 重量差异 | √ | √ | | |
| 含量均匀度 | √ | √ | √ | √ |
| 脆碎度 | √ | | | |
| 抗压碎性 | √ | | | |
| 抗张强度 | √ | √ | | |
| 黏度 | | | √ | |
| 雾粒粒径 | | | | √ |
| 崩解时限 | √ | √ | | |
| 溶出度 | √ | √ | √ | |
| 黏附时间 | √ | √ | √ | |

续表

| 检查项 | 片剂 | 膜剂/贴剂 | 凝胶剂/膏剂/乳剂 | 喷雾剂 |
|---|---|---|---|---|
| 黏附力 | √ | √ | √ | |
| 渗透性 | √ | √ | √ | √ |
| 口腔吸收试验 | √ | √ | √ | √ |
| 滞留时间 | √ | √ | √ | √ |
| 药动学研究 | √ | √ | √ | √ |
| 药效学研究 | √ | √ | √ | √ |

**例 11 - 7　硫酸吗啡颊膜片**

【处方】硫酸吗啡 3g，羟丙甲纤维素 12g，卡波姆 934 9g，硬脂酸镁 1%，制成 100 片。

【制备】将羟丙甲纤维素和卡波姆 934 的混合物 21g，加硫酸吗啡 3g 与 1% 硬脂酸镁，混匀，直接压片，在药片背衬上涂上不透水的聚丙烯酸树脂。

【适应证】用于缓解肿瘤疼痛、术后疼痛等各种疼痛。

【用法用量】贴于口颊内，每日 1 次，每次 1 片，必要时，可酌情增加给药次数。

# 第五节　鼻黏膜递药制剂

鼻黏膜递药制剂（intranasal preparation）系指直接用于鼻腔，药物经鼻黏膜吸收而发挥局部或全身治疗作用的制剂。鼻腔给药历史悠久，但过去大多用于治疗鼻炎、鼻塞等局部疾病，近年来，发挥全身治疗作用的鼻腔给药制剂受到人们的广泛关注。

## 一、鼻腔的生理结构及药物吸收途径

根据功能及组织结构的不同，可将鼻腔分为 3 个区域：鼻前庭、嗅区和呼吸区。鼻前庭（nasal vestibule）位于鼻子的最外部，为从鼻孔到鼻瓣膜区（nasal valve）15mm 的范围，几乎无吸收功能，只是空气流通过的第一道屏障。鼻腔位于鼻瓣膜后，长约 6cm，总容积约为 20ml。鼻中隔将鼻腔分为左右两个腔。

如图 11 - 13 所示，鼻前庭和呈褶皱状的上、中、下鼻甲使鼻腔的空气通道呈弯曲状，空气流入鼻腔受到阻力而改变方向，伴随空气流进入鼻腔的大粒子大部分沉积在鼻前庭，很难被鼻腔吸

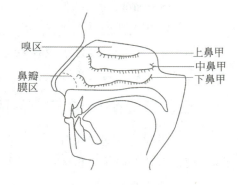

图 11 - 13　人体鼻腔横截面示意图

收。嗅区位于鼻腔的顶部，紧贴筛板之下，面积约 10cm$^2$。嗅区分布着无纤毛的嗅神经上皮细胞，其穿过薄薄的颅底筛板进入颅内，有些药物通过鼻腔给药后可通过嗅区转运，绕过血脑屏障直接进入脑脊液，从而进入中枢神经系统。呼吸区是鼻腔中最大的部分，也是鼻腔的主要吸收部位，药物由此吸收进入体循环。鼻腔壁上覆盖有黏膜，人鼻黏膜总面积约为 160cm$^2$，其黏膜表面上皮细胞遍布微纤毛，这些微纤毛结构大大增加了鼻腔的有效吸收面积，同时鼻黏膜上皮细胞下还含有许多大而多孔的毛细血管和丰富的淋巴毛细管，能使药液迅速通过血管壁。

根据药物性质不同，同其他黏膜相似，药物经鼻黏膜的吸收主要通过两种途径：细胞旁路途径和跨细胞途径。细胞间的水性通道为水溶性药物的主要吸收途径，其吸收程度受限于药物的分子量；其他药物主要通过被动扩散跨细胞途径吸收。

## 二、药物鼻腔吸收特点

药物鼻腔吸收主要优点包括：①相对较大的吸收表面积，约150cm²；②皮下血管丰富，血流量大，药物吸收迅速，起效快；③药物吸收后直接进入体循环，可避免肝脏首过效应；④给药方便，患者依从性好，适于急救、自救；⑤酶活性相对较低；⑥鼻腔组织的渗透性相对较高；⑦鼻黏膜给药后，一部分药物可经嗅觉神经绕过血脑屏障直接进入脑组织，有利于中枢神经系统疾病的治疗。

同其他给药途径一样，鼻腔递药亦存在一些缺点：分子量大于1000Da的药物，其透过性受到限制；沉积在鼻腔的药物能被黏膜纤毛快速清除；鼻腔黏膜中的酶可能将药物代谢失活；鼻黏膜给药具有较大的种属差异；制剂可能会对鼻黏膜造成刺激；鼻腔的有限容积限制了单次用药剂量。

## 三、影响药物鼻腔吸收的因素

### （一）生理学因素

生理学因素（年龄、性别、姿势、睡眠、运动等）和病理学因素均会影响药物的吸收。鼻黏膜中含有多种酶，这些酶会导致药物在鼻腔的代谢，妨碍药物的吸收。

### （二）药物的理化性质

药物必须穿过或克服各种生理屏障到达黏膜层下的毛细血管才能发挥全身作用，药物的理化性质影响药物通过这些屏障的能力及速率。

**1. 分子量**　药物分子量大小与药物吸收有密切关系，通常分子量小于1000Da的化合物易被吸收。应用吸收促进剂后，分子量6000Da的药物经鼻给药后也可获得很好的生物利用度。

**2. 脂溶性**　药物透过鼻黏膜的吸收受其油水分配系数的影响，药物亲脂性增强，其鼻黏膜吸收增加。药物从鼻腔向脑脊液中的递送也与药物的脂溶性有关。

**3. 解离程度**　对于有机弱酸或有机弱碱性药物，其解离程度取决于环境pH。非解离分子比例越大，其鼻黏膜吸收量越大。

**4. 药物与膜组分形成氢键的能力**　对于多肽和蛋白质药物，其易于与膜组分形成氢键，从而影响药物的吸收。

### （三）剂型因素

药物的鼻腔吸收不仅受传递途径内在特性的影响，而且受剂型影响。鼻腔气雾剂、喷雾剂和吸入剂在鼻腔中弥散度和分布面较广泛，药物吸收快，但易被黏膜纤毛清除。凝胶剂及生物黏附性微球因黏性较大，能降低鼻腔纤毛的清除作用，延长药物与鼻黏膜接触时间，改善药物的吸收。一些新的药物传递系统，如微球、脂质体、前体脂质体、纳米粒等，能保证药物在鼻腔的长时间滞留及与鼻黏膜的充分接触，因此更能提高药物的跨膜转运。

## 四、常用鼻腔给药剂型及质量要求

**1. 常用剂型**　鼻用制剂可分为鼻用液体制剂（滴鼻剂、洗鼻剂、喷雾剂等）、鼻用半固体制剂（鼻用软膏剂、鼻用乳膏剂、鼻用凝胶剂等）、鼻用固体制剂（鼻用散剂、鼻用粉雾剂和鼻用棒剂等）。鼻用液体制剂也可以固态形式包装，配套专用溶剂，在临用前配成溶液或混悬液。

**2. 质量要求**　鼻用制剂在生产及贮藏期间应符合下列规定。

（1）鼻用制剂可根据主要原料药物的性质和剂型要求选用适宜的辅料。通常含有调节黏度、控制pH、增加原料药物溶解、提高制剂稳定性或能够赋形的辅料。多剂量水性介质鼻用制剂在确定处方时，应评估和考虑加入抑菌剂的必要性、抑菌剂的种类和加入量，若加入抑菌剂，该处方的抑菌效力应符合抑菌效力法（通则1121）的规定。制剂本身如有足够的抑菌性能，可不加抑菌剂。

（2）鼻用制剂多剂量包装容器应配有完整和适宜的给药装置。容器应无毒并洁净，且应与原料药物或辅料具有良好的相容性，容器的瓶壁要有一定的厚度且均匀。除另有规定外，装量应不超过10ml或5g。

（3）鼻用溶液剂应澄清，不得有沉淀或异物；鼻用混悬液若出现沉淀物，经振摇应易分散；鼻用乳状液若出现油相与水相分层，经振摇应易恢复成乳状液；鼻用半固体制剂应柔软细腻，易涂布。

（4）鼻用粉雾剂中原料药物与适宜辅料的粉末粒径一般应为30~150μm，鼻用气雾剂和鼻用喷雾剂喷出后的雾滴粒子绝大多数应大于10μm。

（5）鼻用制剂应无刺激性，对鼻黏膜及其纤毛不应产生毒副作用。如为水性介质的鼻用制剂应调节pH与渗透压。

（6）除另有规定外，鼻用制剂还应符合相应制剂通则项下有关规定。

（7）除另有规定外，鼻用制剂应密闭贮存。

（8）除另有规定外，多剂量包装的鼻用制剂在开启后使用期最多一般不超过4周。

（9）鼻用制剂若为无菌制剂，应在标签或说明书中标明；如有抑菌剂还应标明抑菌剂的种类及浓度。

（10）定量鼻用气雾型、混悬型和乳液型定量鼻用喷雾剂及多剂量贮库型鼻用粉雾剂说明书应标明：总喷（揿）次、每喷（揿）主药含量及递送剂量、临床最小推荐剂量的喷（揿）次。

（11）定量鼻用气雾剂、定量鼻用喷雾剂应进行喷雾模式和喷雾形态研究。

## 五、鼻用制剂的质量评价

鼻用制剂应无刺激性，并不可影响鼻黏膜和鼻纤毛的功能。如为水性介质的鼻用制剂应调节pH与渗透压。除另有规定外，鼻用制剂还应符合相应制剂项下有关规定。鼻用制剂应密闭贮存。多剂量包装的鼻用制剂在启用后一般不超过4周。除另有规定外，鼻用制剂还应进行以下相应检查。

**1. 沉降体积比** 混悬型滴鼻剂沉降容积比应不低于0.9。

**2. 递送剂量** 均一性定量鼻用气雾剂、混悬型和乳液型定量鼻用喷雾剂及多剂量贮库型鼻用粉雾剂照《中国药典》方法测定10瓶，测定收集液中的药量，应符合规定。

**3. 装量差异** 除另有规定外，单剂量包装的鼻用固体制剂或半固体制剂，取供试品20个，分别称定内容物重量，计算平均装量，超过平均装量±10%者，不得过2个，并不得有超过平均装量±20%者。凡规定检查含量均匀度的鼻用制剂，一般不再进行装量差异检查。

**4. 装量** 除另有规定外，单剂量包装的鼻用液体制剂，取供试品10个，将内容物分别倒入经标化的量入式量筒内，在室温下检视，每个装量与标示装量相比较，均不得少于其标示量。凡规定检查递送剂量均一性的单剂量包装的鼻用喷雾剂，一般不再进行装量检查。多剂量包装的鼻用制剂，照最低装量检查法（通则0942）检查，应符合规定。

**5. 无菌** 除另有规定外，用于手术或创伤的，或临床必需无菌的鼻用制剂，照无菌检查法（通则1101）检查，应符合规定。

**6. 微生物限度** 除另有规定外，照非无菌产品微生物限度检查：微生物计数法（通则1105）和控制菌检查（通则1106）及非无菌药品微生物限度标准（通则1107）检查，应符合规定。

**例11-8 芬太尼鼻腔喷雾剂**

【处方】枸橼酸芬太尼314mg，果胶2g，苯乙基醇1ml，对羟基苯甲酸丙酯40mg，甘露醇8.3g，去离子水加至 200ml。

【制备】将 2g 果胶加入 180ml 去离子水中，搅拌使溶解。向溶液中加入 1ml 苯乙基醇和 40mg 对羟基苯甲酸丙酯，再加入 314mg 枸橼酸芬太尼和 8.3g 甘露醇，完全溶解后补加去离子水定容至 200ml。溶液的 pH 为 4.2，渗透压为 330mOsmol/L。

# 第六节　阴道黏膜递药制剂

阴道黏膜递药系统（vaginal drug delivery system）是指将药物置于阴道内，通过阴道黏膜吸收发挥局部或全身作用的一类制剂，可用于杀菌消毒、避孕、引产、流产、治疗癌症，甚至可实现蛋白、多肽类药物的全身吸收。

## 一、阴道的生理结构及吸收途径

### （一）阴道的生理结构

人体阴道位于盆骨腔内，前邻尿道，后邻直肠，为管状腔道，长 10 ~ 15cm，如图 11 - 14 所示。阴道是由黏膜和肌肉组织构成的富有弹性的管状器官，能收缩、扩张，通常呈紧缩褶皱状。阴道壁由三层组织构成：外层为疏松结缔组织，中层为肌层，内含平滑肌，内层为黏膜层。阴道黏膜为复层鳞状上皮，表层细胞含有透明胶质颗粒但无角化层。阴道黏膜形成黏性横向褶皱，并存在少量分泌物以保持湿润。阴道黏膜黏液中存在多种肽代谢酶，过氧化酶和磷酸脂酶，以及能够代谢药物的微生物群。正常生理条件下，阴道呈酸性环境（pH 4 ~ 5），

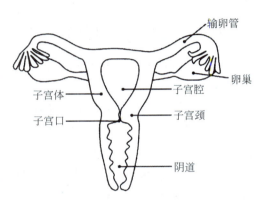

图 11 - 14　阴道生理结构示意图

绝经期后，阴道黏液变为碱性。阴道血管分布丰富，血流经会阴静脉丛流向会阴静脉，最终流向腔静脉，可绕过肝脏首过效应。

### （二）药物吸收途径

药物通过阴道黏膜吸收的途径主要有两种，一是通过细胞转运通道，另一种是通过细胞外转运通道。前者为脂溶性通道，后者为水性通道，阴道黏膜对药物转运以前者为主。药物在阴道黏膜的吸收除与其脂溶性及剂型有关外，还可能随月经周期而变化。

## 二、影响药物阴道黏膜吸收的因素

阴道黏膜吸收药物包含两个重要的步骤：药物从给药系统中释放并溶解于阴道液中和药物透过阴道黏膜。任何影响药物释放、溶解和药物膜转运的生理或制剂因素都能影响药物在阴道内的吸收。

### （一）生理因素

阴道分泌液量、阴道壁厚度、宫颈黏液、pH 及特异的胞浆受体会影响药物吸收。同时，排卵周期、妊娠和绝经期时阴道上皮及阴道内 pH 的变化会导致阴道壁厚度随之发生变化，进而影响药物的吸收。

### （二）药物理化性质

药物理化性质如分子量、亲脂性、电离性、表面电荷、化学性质等都会影响药物在阴道的吸收。药物必须具有足够的亲脂性，以扩散形式通过脂质膜，但也要求有一定程度的水溶性以保证能溶于阴道液体。对于阴道膜渗透性高的药物（如黄体酮、雌甾醇等），吸收主要受阴道黏膜表面的流体静压扩散层

通透性的影响。对于低阴道膜渗透性的药物（睾酮、氢化可的松等），吸收主要受阴道上皮渗透性的限制。

### （三）剂型因素

选择何种剂型取决于临床用药需求。如要求发挥局部疗效，一般选用半固体或能快速溶化的固体系统；如要求发挥全身作用，一般优先考虑阴道黏附系统或阴道环。如女性生殖器炎性反应的急性发作期需使用速效剂型；而慢性炎性反应、长效避孕药、提高局部或全身免疫力的抗原、抗体给药，则往往制成长效制剂。另外，制剂中所用材料的黏附性会影响药物在黏膜处的滞留时间，进而影响药物的吸收。

## 三、常用阴道给药剂型

阴道常用剂型包括阴道栓、阴道片、阴道泡腾片、阴道胶囊、阴用凝胶剂、阴用膜剂、阴道环、阴道黏膜黏附制剂、洗剂等。阴道栓、阴道片和阴道泡腾片是现阶段应用最多的阴道给药剂型，具有剂型简单、疗效确切、作用时间长的特点。

## 四、阴道黏膜递药制剂的质量评价

阴道黏膜药物递送系统不仅需满足各剂型项下的质量要求，还须考虑阴道黏膜给药的特点，开展相关的质量评价。

阴道黏附制剂的生物黏附强度必须合适，太大会对黏膜造成损害，太小则易脱落；通常选用动物的黏膜组织进行体外渗透实验；阴道滞留性研究可通过将药物制剂给予动物阴道后，分别于不同时间用阴道模拟液冲洗阴道，合并冲洗液，测定药物滞留量。多采用家兔模型研究阴道制剂对黏膜的刺激性，这是因为家兔阴道黏膜上皮由单层柱状细胞覆盖构成，人类阴道黏膜上皮则由复层扁平细胞构成，前者对外界黏膜刺激物具有更高敏感性。

答案解析

## 思考题

1. 简述吸入颗粒在肺部的沉积机制及影响药物肺部沉积的因素。
2. 栓剂的常用基质有哪些？何为栓剂的置换价？如何制备栓剂？
3. 影响药物眼部吸收的因素有哪些？
4. 简述药物口腔黏膜吸收的特点。
5. 简述影响药物鼻腔吸收的因素。
6. 简述影响药物阴道黏膜吸收的因素，常用阴道给药剂型有哪些？

（张　欣　苟靖欣）

书网融合……

微课

题库

本章小结

# 第十二章　外用制剂

PPT

📖 **学习目标**

1. 通过本章学习，掌握药物经皮吸收的影响因素，经皮给药制剂的基本种类和处方组成；熟悉药物经皮吸收的途径，皮肤递药制剂的质量检查方法和流变学基本概念和测定方法；了解促进药物经皮吸收的方法，制剂的制备工艺和流变学在药剂学中的应用。

2. 具有熟练辨析各类外用制剂的能力，具有分析外用制剂处方中各辅料的能力，具有根据临床需要，设计基础外用制剂的能力。

3. 树立科学的外用制剂设计理念，能深刻理解患者的临床需要，设计制备合适的外用制剂。树立严谨科学的思维方法和工作作风，更好地履行药学工作者的工作职责。

## 第一节　概　述

### 一、分类

外用制剂，包括经皮和局部药物递送系统（transdermal and topical drug delivery systems），是指药物以一定的速率透过皮肤经毛细血管吸收进入体循环发挥全身作用的制剂和药物停留在表皮发挥局部作用的制剂。通过皮肤用药治疗各类疾病可以追溯到远古时期。经皮给药的理念源于我国，在大约公元前1300 年的甲骨文中就有关于中药经皮给药的文字记载。现代经皮给药系统起源于美国，于 1979 年上市的第一个经皮药物递送系统（transdermal drug delivery systems，TDDS）产品——东莨菪碱贴剂一经出现，就以独特优点备受医药界的关注。

发挥局部作用的制剂一般包括软膏剂（ointments）、乳膏剂（creams）、糊剂（pastes）、凝胶剂（gels）、涂膜剂（paints）、巴布剂（cataplasms）、涂剂（liniments）、气雾剂（aerosols）、喷雾剂（sprays）、泡沫剂（foams）和微型海绵剂（microsponges）等，发挥全身作用的一般为贴剂（patches）。

### 二、特点

外用制剂具有如下独特优点：①直接作用于靶部位发挥药效；②避免肝脏的首过效应和胃肠因素的干扰；③避免药物对胃肠道的副作用；④长时间维持恒定的血药浓度，避免峰谷现象，降低药物毒副作用；⑤减少给药次数，患者可以自主用药，特别适合于婴幼儿、老人及不宜口服给药的患者，提高患者的用药依从性；⑥发现副作用时，可随时中断给药。

如同其他给药途径，经皮给药亦存在一些缺点：①不适合剂量大或对皮肤产生刺激的药物；②由于起效较慢，不适合要求快速起效的药物；③药物吸收的个体差异和给药部位的差异较大等。

# 第二节　药物经皮吸收 📱微课

## 一、皮肤的构造及药物经皮吸收途径

### (一) 皮肤的构造

皮肤可分为表皮层和真皮层,如图 12 - 1 所示。表皮 (epidermis) 层包括角质层、透明层、颗粒层、有棘层和基底层。角质层 (stratum corneum) 是表皮的最外层,厚度为 $10 \sim 20 \mu m$,是大多数物质经皮吸收的最主要屏障。角质层由角质细胞和角质层脂质构成,角质层脂质主要由神经酰胺、胆固醇及脂肪酸组成,以多重薄片状双分子膜的形式存在。

真皮层主要由结缔组织构成,包含大量毛细血管,淋巴及神经丛。皮肤的附属物包括毛囊和腺体(皮脂腺及汗腺)。这些附属器由表皮的管状开口延伸到真皮。

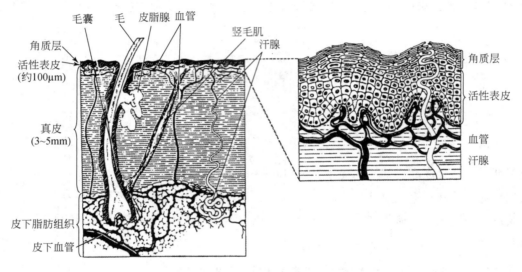

**图 12 - 1　人体皮肤基本结构示意图**

### (二) 药物经皮吸收途径

药物经皮吸收途径分为经表皮途径和经附属器途径(图 12 - 2)。

**1. 经表皮途径 (transepidermal route)** 是指药物吸收进入表皮,扩散至真皮被毛细血管吸收进入体循环的途径。此途径是药物经皮吸收的主要途径。此途径又分为细胞途径 (trancellular route) 和细胞间质途径 (intercellular route),前者系指药物穿过角质细胞达到活性表皮,而后者系指药物通过角质细胞间神经酰胺双分子层到达活性表皮,神经酰胺双分子层呈现亲脂性。由于角质细胞的渗透性极低,因此药物分子主要通过细胞间脂质途径吸收进入皮肤。

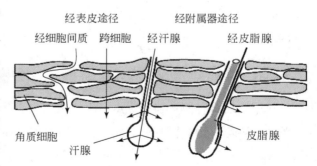

**图 12 - 2　药物经皮吸收的途径示意图**

**2. 经附属器途径 (appendageal route)** 另一条途径是经附属器途径,即药物通过毛囊、皮脂腺和汗腺吸收。药物通过附属器的渗透速度比经表皮途径快,但人体皮肤附属器仅占角质层面积的 1% 左右,因此该途径不是药物经皮吸收的主要途径。

## 二、影响药物经皮吸收的因素

### （一）生理因素

**1. 种属** 不同种属的皮肤，其角质层的厚度、脂质的种类不同是造成药物渗透性存在差异的主要原因。常用实验动物为家兔、大鼠、小鼠、豚鼠和猪，其中猪皮渗透性与人体皮肤的相关性最好。

**2. 性别** 男性皮肤比女性皮肤厚，女性在不同年龄段角质层脂质含量不同，而男性则没有变化，导致男性和女性皮肤的药物渗透性的差异。

**3. 部位** 人体不同部位皮肤的角质层厚度和细胞个数、皮肤附属器数量、脂质的种类和比例以及皮肤血流不同，因而对药物的渗透性也不同。

**4. 皮肤状态** 由于受到机械、物理、化学等损伤，皮肤结构被破坏时，会不同程度地降低角质层的屏障作用，致使药物对皮肤透过性明显增大。烫伤的皮肤角质层被破坏，药物很容易被吸收。皮肤水化后，引起组织软化、膨胀、结构致密程度降低，致使药物透过量增加。

**5. 皮肤温度** 正常人体表皮的温度约为32℃。随着皮肤温度的升高，药物的渗透速率也升高。

**6. 代谢作用** 由于皮肤内的酶含量很低，皮肤血流量也仅为肝脏的7%，并且经皮吸收制剂的面积很小，所以酶代谢对多数药物的皮肤吸收不会产生明显的首过效应。

### （二）药物理化性质

**1. 油水分配系数与溶解度** 药物的油水分配系数是影响药物经皮吸收的主要因素之一。亲脂性适宜的药物易通过角质层，而活性表皮是亲水环境，脂溶性太大的药物难以分配进入活性表皮，因此药物的油水分配系数（正辛醇 – 水分配系数，$K_{O/w}$）的对数值 $\log K_{O/w} = 1 \sim 2$ 最为适宜，且在水相及油相中均有一定的溶解度。

**2. 分子大小与形状** 药物分子的分子量或分子体积越大时，皮肤渗透速率越低，相对分子质量大于500Da的物质较难透过角质层。药物分子的形状与立体结构的影响也很大，线性分子的皮肤渗透能力要明显强于非线性分子。

**3. $pK_a$** 很多药物是有机弱酸或有机弱碱，它们以分子型存在时有较大的透过性，而离子型药物难以通过皮肤。表皮内 pH 为 4.2 ~ 5.6，真皮内 pH 为 7.4 左右。经皮吸收过程中药物溶解在皮肤表皮的体液中，可能发生解离。

**4. 熔点** 一般情况下，低熔点药物（<200℃）易于透过皮肤，这是因为低熔点的药物晶格能较小，在介质（或基质）中的热力学活度较大。

**5. 分子结构** 药物分子具有强氢键供体或受体，如羧基，会与角质层脂质形成氢键，降低药物渗透性。药物的左旋体和右旋体也显示不同的皮肤透过性。

### （三）剂型因素

**1. 剂型** 药物从制剂中释放越快或者越完全，越有利于经皮吸收。一般液体制剂和半固体制剂中药物的释放速率高于基质型贴剂。

**2. 基质** 药物与基质的亲和力越大释放越困难，药物的亲和力过小则载药量无法达到设计要求。

**3. 其他辅料** 经皮吸收促进剂可显著提高药物的皮肤吸收速率。作为溶剂和保湿剂的小分子醇类等，也会促进药物的经皮吸收。

**4. pH** 基质的 pH 能影响有机酸或有机碱类药物的分子型占比，因而影响药物的经皮吸收。

**5. 药物浓度与给药面积** 基质中药物浓度越大，药物经皮吸收绝对量越大。但当浓度超过皮肤最大通透量，吸收量便不再增加。给药面积越大，经皮吸收的量亦越大，因此一般贴剂通过面积来划分规格。

## 三、药物经皮吸收的促进方法

为了提高治疗效果，增加药物利用率，需要增加药物的皮肤渗透性。目前常用的促透方法包括：化学方法、物理方法和药剂学方法等。

### （一）化学方法

常用的化学促透方法包括应用经皮吸收促进剂和离子对。

**1. 经皮吸收促进剂** 经皮吸收促进剂（percutaneous penetration enhancers）简称促透剂，是增加药物皮肤渗透性的一类物质，具有可逆性地扰乱角质层脂质排列的作用，同时具有成本低廉，制剂设计简单，效果确切等优点，是促进皮肤吸收的首选方法。已上市制剂中常用的几类经皮吸收促进剂如下。

（1）月桂氮䓬酮 月桂氮䓬酮是强亲脂性物质，其 $\log K_{O/W} \approx 6.2$，常用浓度为 $1\% \sim 5\%$，促透作用广泛。

（2）油酸 油酸常与丙二醇合用产生协同作用，常用浓度小于 $10\%$，浓度超过 $20\%$ 会引起皮肤红斑和水肿。

（3）酯类 肉豆蔻酸异丙酯和棕榈酸异丙酯（可直接作为油相）较为常用，刺激性小，具有很好的皮肤相容性。其他应用于市售制剂的还有乳酸酯类、甘油单油酸酯、三乙酸甘油酯和油酸油酯等酯类促透剂。

（4）醇类 低级醇类可以增加药物的溶解度，改善其在组织中的溶解性，促进药物的经皮透过。在外用制剂中，常用丙二醇作保湿剂，乙醇作为药物溶剂。油醇是一种从油酸中提取的脂肪醇，熔点低（5℃），亲脂性高，与角质层具有很好相容性，皮肤刺激性低于油酸，目前已应用于多种上市制剂。

（5）薄荷醇 具有清凉和止痛作用，具有起效快、毒副作用小等优点，常与丙二醇合用产生协同作用，常用于非甾体抗炎药贴剂及中药贴剂中。

（6）表面活性剂类 阳离子表面活性剂的促透作用优于阴离子和非离子表面活性剂，但对皮肤有刺激作用，因此一般选择非离子表面活性剂。常用的表面活性剂有蔗糖脂肪酸酯类、聚氧乙烯脂肪醇醚类和失水山梨醇脂肪酸酯类等。

**2. 离子对** 通过加入与药物带有相反电荷的物质，形成离子对（ion pairs）后，离子对复合物的表观油水分配系数与药物不同，使之容易分配进入角质层脂质中。当离子对扩散到水性的活性表皮内，解离成带电荷的分子继续扩散到真皮。双氯芬酸和氟比洛芬等强脂溶性药物与有机胺（如二乙胺等）形成离子对后，可显著增加其经皮透过量。

### （二）物理方法

近年来，开发了多种物理促透方法，有效地扩大了经皮给药的药物选择范围，特别是蛋白质类和肽类药物。可通过控制外部能量，达到精密控制经皮吸收的目的，如离子导入（iontophoresis）通过电极输送含有可电离基团的药物；电致孔（electroporation）利用电流破坏多层脂质层递送药物；超声导入（sonophoresis）利用超声波来促进药物全身递送。微针（microneedles）是利用装载药物的微型针刺入皮肤产生角质层孔洞来递送药物。此外还有无针注射药物递送系统（needle–free drug delivery system）等。物理促透方法的应用，除了考虑成本因素外，安全性和患者依从性也应予以考虑。

### （三）药剂学方法

药剂学方法主要借助于微米或纳米药物载体，包括微乳（microemulsion）、脂质体（liposomes）、传递体（transfersomes）、醇脂体（ethosomes）、囊泡（niosomes）、纳米粒（nanoparticles）等，以改善药物透过皮肤的能力。

# 第三节　半固体制剂的流变学性质

## 一、流变学概述

流变学由 Bingham 于 1929 年提出，是一个研究物质变形与流动规律的力学分支，主要研究材料在多种条件下随时间变化的变形与流动规律。经半世纪发展，流变学已发展成为一门与物理、化学、生物、材料、工程、食品以及药剂学等多学科交叉的重要学科。

流变学的研究对象往往兼具液体的流动性质与固体的弹性变形性质，如软膏剂等半固体制剂静置固化、搅拌流动。在药剂学中，流变学理论广泛应用于混悬剂、乳剂、软膏剂、凝胶剂等药物制剂的评价中。此外，在制剂生产过程中，通过研究原料药与辅料流变性质，有助于解决工艺放大难题，提升制剂生产质量。

### （一）变形与流动

变形是指对某一物体施加压力时，其内部各部分的形状和体积发生变化的过程。流体在外力的作用下质点间相对运动而产生的阻力称为黏性（viscosity）。流动是液体的主要性质之一，流动的难易程度与物体本身的黏性有关。当对软膏剂或硬膏剂等半固体制剂施加较小外力时，观察不到变形，而施加较大的外力时可以发生变形，且解除外力后不能复原，这种性质称为塑性（plasticity），引起变形或流动的最小应力称为屈服值（yield value）。

### （二）剪切应力和剪切速率

假设一个能够发生形变的立方体，固定其底面 B，当对顶面 A 沿着切线方向施加力 $F$ 时，物体以一定速度 $\nu$ 发生形变，这种形变称为剪切应变（shearing strain，$\gamma$，图 12 − 3）。此时，单位面积上的作用力 $F/A$ 称为剪切应力（shearing stress，$S$）。

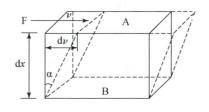

**图 12 − 3　牛顿黏性模型（剪切应变 $\gamma = \tan\alpha$）**

如果以同样的剪切力 $F$ 施加到液体时，液体会以一定速度流动，而且带动下层液体流动，此时在 AB 层间产生速度梯度 $d\nu/dx$，亦称剪切速率（rate of shear，$D$）。对于理想液体，剪切应力 $S$ 与剪切速率 $D$ 成正比，可用牛顿黏性定律（Newton's law of viscosity）表示。遵循牛顿黏性定律的流体叫作牛顿流体（Newtonian fluid）或黏性流体。

### （三）黏弹性

黏弹性（viscoelasticity）是指物体具有黏性与弹性的双重特性，具有这种性质的物体称为黏弹体（viscoelastic body），如软膏剂或凝胶剂等半固体制剂均具有黏弹性。黏弹体的力学性质不仅与应力和应变有关，还与力的作用时间有关。应力松弛（stress relaxation）和蠕变（creep）是研究黏弹性的两个重要概念。其中，应力松弛的特性参数，即松弛时间（relaxation time）和推迟时间（retardation time）常作为半固体制剂的质量评价指标。

## 二、流体的基本性质

根据流变特性通常把流体分为两类：一是牛顿流体，遵循牛顿黏性定律；另一类为非牛顿流体（non-Newtonian fluid），不遵循牛顿黏性定律。

### （一）牛顿流体

牛顿在 17 世纪论述了流体的黏性，提出了"流体内部的剪切应力与垂直于流体运动方向的速度梯度成正比"的关系，即牛顿公式：

$$S \propto \frac{dV}{dx}, \ S = \eta \cdot D \qquad\qquad \text{式（12-1）}$$

式中，$S$ 为剪切应力；比例系数 $\eta$ 称为黏度系数（简称黏度）；$D$ 为剪切速率。

凡符合牛顿公式的流体称为牛顿流体。将牛顿流体的剪切速率随剪切应力的变化绘制曲线，得到流变曲线（rheogram），如图 12-4a 所示。水、空气、油、液状石蜡等及低分子化合物的纯液体稀溶液，以及高分子稀溶液，都属于牛顿流体。

### （二）非牛顿流体

凡不符合牛顿黏度公式的流体统称为非牛顿流体。非牛顿流体的剪切应力和切变速率之比不是常数，它是切变速率的函数，这个比值用 $\eta^a$ 表示，称作表观黏度（apparent viscosity）。药剂学中的许多液体与半固体制剂，如高分子溶液、胶体溶液、乳剂、混悬剂、软膏剂等均属于非牛顿流体。非牛顿流体的流动可分为塑性流动、假塑性流动、胀性流动、触变性流动。它们的流变曲线不是直线，有些甚至不通过原点，如图 12-4 所示。

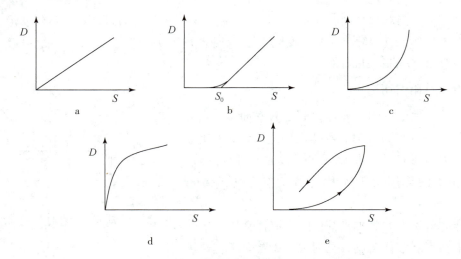

**图 12-4 不同物质的代表性流动曲线**
a. 牛顿流体；b. 塑性流体；c. 假塑性流体；d. 胀性流体；e. 触变性流体

## 三、流变学性质的测定

流变学性质的测定原理，就是求出物体流动的速度和引起流动所需力之间的关系。最常测定的流变学性质是黏度和稠度，测定方法快速易行，是简单的质量控制方法。

### （一）黏度的测定

常见的黏度测量仪器有毛细管黏度计、旋转黏度计和落球黏度计等。《中国药典》通则 0633 收载了毛细管黏度计和旋转黏度计测定法。

**1. 毛细管黏度计**　毛细管黏度计是基于相对测定法的原理设计，即依据液体在毛细管中的流出速度测量液体的黏度。此法因不能调节线速度，不便测定非牛顿流体的黏度，但对高聚物的稀薄溶液或低黏度液体测定较为方便。

**2. 旋转黏度计**　旋转黏度计（rotary viscoumeter）通常用于测定液体的动力黏度，系通过测定转子在流体内以一定角速度 $\omega$ 相对运动时其表面受到的扭矩 $M$ 来计算。根据旋转过程中作用于液体介质中的剪切应力大小进行测定。常用的旋转式黏度计有同轴圆筒型旋转黏度计（包括内筒转动型黏度计和外筒转动型黏度计）、锥板型旋转黏度计、转子型旋转黏度计等多种类型。

**3. 落球黏度计**　落球黏度计（falling ball viscometer）是根据 Stokes 定律设计的。其测定方法是将供试液和圆球装入到玻璃管内，使球位于玻璃管上端，随后准确地测定球经过上下两个标记线的时间，反复数次，进而计算出供试液的黏度。

### （二）稠度的测定

软膏等半固体制剂的流变性质，可用插度计（penetrometer）、平行板黏度计（spread meter）进行测定。其中，插度计主要用于测定软膏的稠度（consistency），平行板黏度计主要用于测定软膏剂的涂展性。近年来研制的自动平行板黏度计，可以通过附加的摄像头观察试样的变化，还可与计算机连接将测试数据进行处理与保存。

### （三）流变仪测定

流变仪（rheometer）通常用于测定聚合物熔体、聚合物溶液、悬浮液和乳液等样品的流变性质，可分为毛细管、旋转和转矩流变仪三种。毛细管流变仪分为恒速型（测压力）和恒压力型（测流速），用以测定材料在毛细管中的流变性能。旋转流变仪分为应变控制型（测力矩）和应力控制型（测旋转速度），其通过旋转剪切来快速确定材料的流变性能。转矩流变仪通过记录混合过程中材料的反扭矩变化，从而研究材料的流变学性质。制剂研发过程中，根据流变仪输出的各种数据、曲线和图表等科学信息来评估制剂的流变学性质，为新型制剂的开发应用、质量监控及教学科研提供科学的研究手段。

## 四、流变学在药剂学中的应用

由于流变学性质常常与制剂的质量、药理作用和稳定性密切相关，因而控制流变学性质是药物制剂处方设计和制备的关键。药物制剂的流变学性质主要有黏性、弹性、硬度、黏弹性、屈服值及触变性等，通过测定这些流变学参数可以进一步监控药物制剂的性质，如稳定性、可挤出性、涂展性、通针性、滞留性、控释性等，从而达到有效控制制剂质量的最终目的。

流变学理论在混悬剂、乳剂、软膏剂、凝胶剂、眼膏剂、硬膏剂、凝胶剂等药物制剂中得到广泛的应用。例如，在软膏剂中，软膏剂的涂展性和黏度与触变性相关，触变性又受剪切应力影响。屈服值关乎制剂流动性，可以影响形成的膜厚度。而软膏基质组分变化显著影响屈服值，如白蜡能使凡士林增稠，并提升其硬度与屈服值，同时黏度也随白蜡量增加而指数增长。

同时，流变学理论对于药物制剂的生产工艺也有重要影响。一般而言，牛顿流体型液体制剂（溶液剂、注射剂等）较易完成由小试放大至规模生产。而非牛顿流体型制剂（乳剂、混悬剂、软膏剂等）的生产工艺放大较为困难。大规模生产后，非牛顿流体型制剂的黏度和稳定性与实验室小试样品的性能会显著不同。因而在解决工艺放大问题和控制制剂产品的批间差异时，掌握流变学原理和流变学性质的影响因素至关重要。

# 第四节　软膏剂、乳膏剂、糊剂

## 一、概述

软膏剂、乳膏剂、糊剂为典型的半固体制剂，除局部应用于皮肤，治疗急性皮肤感染和慢性皮肤病外，在黏膜，如眼睛表面、口腔区域、鼻黏膜以及直肠和阴道组织中也可应用。半固体制剂的优点较为明显，如具有局部定位作用；可直接涂抹于皮肤病灶处治疗疾病；避免胃肠道首过效应，药物在局部组织浓度高，治疗效果显著；发现副作用可及时清除药物；患者用药方便。缺点为半固体剂型的药物剂量相对不准确；药物在局部组织停留时间短，易受到外界因素的影响，如汗水和衣物摩擦等。

软膏剂、乳膏剂、糊剂应符合以下规定：①均匀、细腻，涂于皮肤或黏膜上无刺激性；混悬型软膏剂中不溶性固体药物及糊剂的固体成分应预先粉碎成细粉，确保粒度符合规定。②具有适当的黏稠度，易涂布于皮肤或黏膜上，不融化，黏稠度随季节变化小。③性质稳定，软膏剂、乳膏剂、糊剂应无酸败、异臭、变色、变硬，乳膏剂不得有油水分离和胀气现象。④软膏剂、乳膏剂根据需要可加入保湿剂、抑菌剂、增稠剂、抗氧剂及促透剂。⑤软膏剂应遮光密闭贮存；乳膏剂、糊剂应遮光密封，于25℃以下贮存，不得冷冻。

## 二、软膏剂

软膏剂（ointments）系指原料药物与油脂性或水溶性基质混合制成的均匀的半固体外用制剂。根据药物在基质中分散状态，可分为溶液型软膏剂和混悬型软膏剂。溶液型软膏剂是药物溶解（或共熔）于基质或基质中的组分制成的软膏剂。混悬型软膏剂是原料药物细粉均匀分散于基质中制成的软膏剂。软膏剂在我国具有久远的历史，是一种古老的剂型，随着科学的发展，许多新的基质、新型促透剂、新型药物载体不断涌现，以及生产的机械化和自动化程度不断提高，推动了软膏剂的进一步发展。

### （一）常用的基质

软膏剂主要由药物和基质组成，此外还常加入抗氧剂、抑菌剂、增稠剂、保湿剂、促透剂等附加剂。基质是软膏剂成型和发挥药效的重要组成部分，对软膏剂的质量有很大的影响。理想的基质应满足以下条件：①无刺激性、不脱水、不油腻；②性质稳定、无生理活性、配伍性好；③均匀、细腻，具有适宜的稠度、润滑性和涂展性；④有吸水和吸收伤口分泌物能力；⑤容易洗除；⑥具有良好的释药性能。

目前尚无能同时具备上述要求的基质。在实际应用中，应根据药物性质、基质性质以及用药目的合理选择，必要时添加附加剂，以保证制剂的质量和临床需要。软膏剂常用的基质有油脂性基质和水溶性基质。

**1. 油脂性基质**　该类基质的特点是对皮肤的润滑、保护作用较其他基质强，性质稳定，不易霉变，涂于皮肤上能形成封闭性的油膜，促进皮肤的水合作用，使皮肤柔润，防止干裂；但释药性能差，疏水性强，不易用水洗除，不易与水性液体混合，因此，不适于有渗出液的创面、脂溢性皮炎、痤疮等。此类基质主要用于遇水不稳定的药物制备软膏剂。

（1）油脂类基质　目前常用从植物中得到的高级脂肪酸甘油酯及其混合物。但由于植物油脂分子结构中存在不饱和键，易氧化，需添加抗氧剂。常用芝麻油、棉籽油、大豆油、花生油、橄榄油等。常与熔点较高的蜡类合用以制成稠度适宜的基质。

氢化植物油系植物油在催化作用下加氢而成的饱和或近饱和的脂肪酸甘油酯，比植物油稳定，稠度大。

（2）烃类基质　系从石油中得到的各种烃的混合物，大多数为饱和烃，性质稳定，不易酸败。此类基质较少单独使用，多与其他基质合用。

1）凡士林（vaselin）　又称为软石蜡，有黄、白两种。凡士林是由分子量不同的烃类组成的半固体混合物，熔程为38～60℃。化学性质稳定，能与大多数药物配伍，特别适于遇水不稳定的药物。凡士林可单独用作软膏基质，对皮肤具有较强的软化、保护作用，但油腻性大、吸水性差，不适于急性且有多量渗出液的创面。可通过加入适量羊毛脂、胆固醇或某些高级醇类等改善其吸水性能。

2）液状石蜡（liquid paraffin）　为液体饱和烃混合物，主要用于调节软膏的稠度；还可作为加液研磨的液体，与药物粉末一起研磨，以利于药物与基质混合。

3）固体石蜡（paraffin）　为固体饱和烃混合物，熔程为 50~65℃，主要用于调节软膏的稠度。

4）微晶石蜡（microcrystalline wax）　为高沸点的长链烃类，熔程为 60~85℃。黏附性能好，与其他液体油混合时具有防止油分分离等特性。用作膏状产品的上光剂。

5）地蜡（ceresin）　主要为 $C_{29}$~$C_{35}$ 直链烃，与石蜡相比分子量较大，相对密度、硬度和熔点（61~95℃）也高。主要用于调节软膏的稠度。

（3）类脂类基质　系高级脂肪酸与高级脂肪醇化合形成的酯类，具有一定的表面活性作用和吸水性能，多与其他油脂性基质合用，也可用于乳膏剂基质中增加稳定性。

1）羊毛脂（lanolin）　通常指无水羊毛脂。为淡黄色黏稠半固体，稍有异臭，主要为胆固醇棕榈酸酯及游离的胆固醇类，熔程为 36~42℃。具有优良的吸水性能，可吸收 2 倍的水形成 W/O 型乳剂。羊毛脂的性质与皮脂接近，利于药物渗透进入皮肤，但黏性太大，很少单用使用，常与凡士林合用，以改善凡士林的吸水性与渗透性。常用含 30% 水分的羊毛脂（称为含水羊毛脂）。

2）蜂蜡（bees wax）　主要为棕榈酸蜂蜡醇酯，含有少量游离醇及游离酸，熔程为 62~67℃。属于弱的 W/O 型乳化剂，常用于 O/W 型乳膏剂基质中增加稳定性。

3）鲸蜡（spermaceti wax）　主要为棕榈酸鲸蜡醇酯，还含有少量游离醇类，熔程为 42~50℃。属于弱的 W/O 型乳化剂，常用于 O/W 型乳膏剂基质中增加稳定性。

（4）合成（半合成）油脂性基质　系由各种油脂或原料加工合成，不仅组成和原料油脂相似，保持其优点，而且在稳定性、皮肤刺激性和皮肤吸收性等方面都有明显的改善。常用的有角鲨烷、角鲨烯、羊毛脂衍生物、硅酮、脂肪酸、脂肪醇、脂肪酸酯等。

1）角鲨烷（squalane）和角鲨烯（squalene）　角鲨烷是由鲨鱼肝中取得的角鲨烯加氢反应制得，二者均有应用。角鲨烷为无色、无臭的油状液体，主要成分为六甲基二十四烷（异三十烷）及其纯度较高的侧链烷烃。具有良好的皮肤渗透性、润滑性和安全性。

2）羊毛脂衍生物　为克服羊毛脂存在的缺陷（色泽及气味不佳，贮存过久出现色泽、气味及黏着性发生改变等），对羊毛脂进行改性，制得羊毛醇、乙酰化羊毛脂、聚氧乙烯羊毛脂、氢化羊毛脂等。

羊毛醇（lanosterol）由羊毛脂皂化后，分离含醇和胆固醇的部分而得，熔程为 45~58℃。具有颜色浅、气味低、黏度低等优点。具有良好的乳化能力，可制成稳定的 W/O 型乳剂。在凡士林中加入 5% 羊毛醇后可吸收 3 倍的水，且使乳剂具有抵抗弱酸破坏的能力，加鲸蜡醇和硬脂醇可进一步提高乳剂的稳定性。

乙酰化羊毛脂由羊毛脂与乙酐反应制得，熔程 30~40℃。具有羊毛脂的所有优点，有较好的抗水性能和油溶性，能形成抗水薄膜，保持皮肤水分。

聚氧乙烯羊毛脂由羊毛脂醇与环氧乙烷加成而得，为非离子表面活性剂，对皮肤无刺激、无毒，可作为乳化剂、分散剂。

氢化羊毛脂由羊毛脂经还原反应而得，熔程 48~54℃。颜色浅、气味低、黏度低、稳定性高、吸水性好，可代替天然羊毛脂。

3）硅酮（silicones）　又称为硅油，是一系列不同分子量的聚二甲基硅氧烷的总称。常用二甲基硅油（dimethicone）和甲苯基硅油，均为无色或淡黄色透明油状液体，无臭、无味。化学性质稳定，疏水性强，表面张力很小，易于涂布，润滑性好，对皮肤无刺激、无毒。常用作乳膏剂中润滑剂，且可提高药物对皮肤的渗透能力。常与其他油脂性基质合用制成保护性软膏，用于防止水性物质如酸、碱液等对皮肤的刺激或腐蚀。

4）脂肪酸、脂肪醇及其酯　脂肪酸主要和氢氧化钾或三乙醇胺等合并作用，生成肥皂作为乳化剂，常用的有棕榈酸、硬脂酸、异硬脂酸等。脂肪醇主要为 $C_{12} \sim C_{18}$ 的高级脂肪醇，常用的有鲸蜡醇（十六醇）、硬脂醇（十八醇）等。脂肪酸酯多为高级脂肪酸与低分子量的一元醇酯化而成，与油脂可互溶，黏度低，延展性好，对皮肤渗透性好。

**例 12 −1　白软膏**

【处方】白蜂蜡 50g，白凡士林 950g。

【制法】取白蜂蜡于水浴上加热熔化，加入白凡士林，保温使之液化，搅拌混匀，撤离水浴，不断搅拌至冷凝，即得。

【注解】本品为油膏基质。若使用黄蜂蜡与黄（或白）凡士林，则制得黄软膏。

**2. 水溶性基质**　水溶性基质通常释药较快，无刺激性，易洗除，可吸收组织分泌液，适用于湿润或糜烂的创面。但对皮肤润滑、软化作用较差，且其中的水分易蒸发而使软膏变硬，易霉败，常需添加保湿剂和抑菌剂。常用的有聚乙二醇和甘油明胶。

聚乙二醇（polyethylene glycol，PEG）　常用适当比例的 PEG 4000 与 PEG 400 混合得到稠度适宜的软膏基质。PEG 易溶于水，能与渗出液混合，易洗除，化学性质稳定，不易霉败。但因吸水性强，常使皮肤有刺激感。一些含羟基、羧基的药物（如苯酚、水杨酸、苯甲酸、鞣酸等）可与 PEG 络合，导致基质过度软化；PEG 还会降低酚类、季铵盐类、羟苯酯类的抑菌活性。目前 PEG 基质已逐渐被水凝胶基质代替。

除上述基质外，还有 FAPG（fatty alcohol − propylene glycol）基质，它是一种无水无油基质，在国外有较多应用。主要由硬脂醇和丙二醇组成，还可含有少量聚乙二醇（增塑剂）、甘油或硬脂酸（增黏剂）、经皮吸收促进剂。其基本处方中硬脂醇含量为 15% ~45%，丙二醇为 45% ~85%，聚乙二醇为 0 ~15%。FAPG 基质的制品润滑、白皙、柔软，带有珠光。该基质具有以下特点：①无水，适于易水解的药物；②在皮肤上的铺展性好，黏附性好，可形成封闭性的薄膜；③不易水解，不易酸败，易洗除。

**3. 软膏剂的附加剂**　除了药物和基质外，软膏剂还常添加抗氧剂、抑菌剂、保湿剂、吸收促进剂等附加剂。常用的抗氧剂、螯合剂、抑菌剂和保湿剂见表 12 −1。

表 12 −1　软膏剂中常用的抗氧剂、螯合剂、抑菌剂与保湿剂

| | 种类 | 举例 |
|---|---|---|
| 抗氧剂 | 水溶性抗氧剂 | 亚硫酸氢钠、焦亚硫酸钠、硫代硫酸钠、亚硫酸钠、维生素 C、半胱氨酸、蛋氨酸等 |
| | 油溶性抗氧剂 | 叔丁基对羟基茴香醚（BHA）、二丁基羟基甲苯（BHT）、没食子酸丙酯（PG）、维生素 E 等 |
| | 抗氧增效剂 | 枸橼酸、酒石酸等 |
| 螯合剂 | | 乙二胺四乙酸（EDTA）及其二钠/钙钠盐等 |
| 抑菌剂 | 醇 | 三氯叔丁醇、苯氧乙醇等 |
| | 酸 | 苯甲酸、山梨酸等 |
| | 酚 | 苯酚、苯甲酚等 |
| | 酯 | 羟苯甲酯、羟苯乙酯等 |
| | 季铵盐 | 苯扎氯铵、苯扎溴铵等 |
| 保湿剂 | 多元醇 | 甘油、丙二醇、山梨醇等 |

### （二）制备

软膏剂的制备方法有研合法、熔合法。应根据药物与基质的性质、制备量以及设备条件选择具体方法。软膏剂的制备工艺流程如图 12 −5 所示。

**1. 基质的处理**　对于油脂性基质，使用前需加热熔融后趁热滤过，除去杂质，再加热至150℃灭菌1小时以上，并除去水分。

**2. 药物的处理**

（1）不溶性固体药物　需研成细粉后使用，药物细粉先与少量基质研匀或与液体成分研成糊状，再与其余基质研匀；或将药物细粉在不断搅拌下加到熔化的基质中，不停搅拌至冷凝。

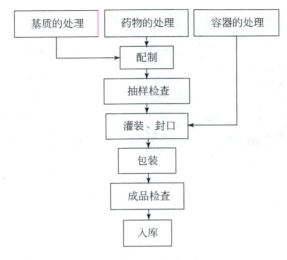

图 12-5　软膏剂制备工艺流程图

（2）可溶于基质的药物　应先用适宜的溶剂溶解，再与基质混匀；如生物碱盐类可先溶于少量水中，用羊毛脂吸收后再与其余基质混匀。若药物可溶于基质，则将油溶性药物（如樟脑、薄荷油、松节油等）溶于熔化的基质中制成油脂性溶液型软膏；水溶性药物溶于少量水后，与水溶性基质混匀制成水溶性溶液型软膏。

（3）半固体黏稠性药物　如鱼石脂，可直接与基质混合，必要时可先与少量羊毛脂或蓖麻油混匀，再与凡士林等油脂性基质混匀。

（4）中药浸出物　当为液体（如煎剂、流浸膏等）时，先浓缩至稠浸膏再加入基质中混匀。固体浸膏可与少量水或稀醇等先研成糊状，再与基质混匀。

（5）共熔组分　如樟脑、薄荷、麝香等挥发性低共熔成分，可先使其共熔，再与冷却至40℃以下的基质混匀。

（6）对热敏感药物或挥发性药物　应在基质温度降至40℃左右时加入。

**3. 制备方法**

（1）研合法　由半固体和液体组分组成的软膏基质可用此法。该法适用于对热不稳定且不溶于基质的药物。先将药物粉末与适量基质研成糊状，再按等量递加法与其余基质混匀。大量生产时常用三辊研磨机（图12-6）。

（2）熔合法　由熔点较高的组分组成的基质，常温下不能均匀混合，须用该法制备。先将高熔点的基质加热熔化，然后将其余基质依熔点高低顺序逐一加入，最后加入液体成分，熔合成均匀基质，再经过灭菌、过

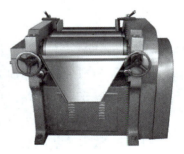

图 12-6　三辊研磨机

滤，称量后，加入药物（溶解或混悬其中），不断搅拌，均匀冷却至膏状即可。生产含不溶性固体药物的软膏剂时多使用搅拌机进行混合，并且通过齿轮泵回流数次，使软膏均匀。若不够细腻，通常用三辊研磨机进一步研磨使软膏更细腻均匀。

熔合法制备软膏剂时还须注意：①冷却速度不能太快，以免基质中高熔点组分呈块状析出；②冷却过程中需不断搅拌，以防不溶性药粉下沉，造成分散不均匀；③对热不稳定或挥发性成分应待冷至接近室温时加入；④冷凝成膏状后应停止搅拌，以免带入过多气泡。

**4. 灌封与包装**　大生产时使用软膏管（锡管、铝管或塑料管），采用软膏自动灌装、轧尾、装盒联动机进行灌封与包装（图 12 – 7a）。

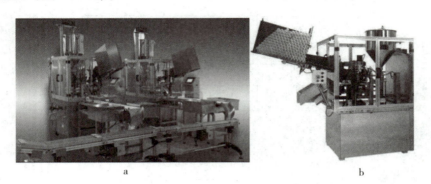

**图 12 – 7　软膏灌封包装设备**

a. 全自动软膏灌装、封尾、装盒联动机；b. 全自动软膏灌装、封尾机

**例 12 – 2　清凉油（油脂性基质软膏剂）**

【处方】薄荷脑 140g，樟脑 140g，薄荷油 80g，桉叶油 95g，丁香油 38g，樟脑油 10g，肉桂油 10g，石蜡 176.5g，地蜡 30g，白凡士林 280g，甲基硅油 0.5g。

【制法】将薄荷脑与樟脑一起研磨使共熔，再与薄荷油、桉叶油、丁香油、樟脑油、肉桂油混匀制成混合油料；另将石蜡、地蜡、白凡士林、甲基硅油加热至 110℃，以除去水分，过滤，放冷至 60 ~ 70℃，加入上述混合油，搅匀，即得。

【注解】本品具有清凉散热、醒脑提神、止痒止痛作用。用于感冒头痛、中暑、晕车、蚊虫叮咬等。

**例 12 – 3　复方酮康唑软膏（水溶性基质软膏剂）**

【处方】酮康唑 20g，依诺沙星 3g，无水亚硫酸钠 2g，PEG 4000 300g，PEG 400 605g，丙二醇 50g，蒸馏水 20g。

【制法】用丙二醇将酮康唑、依诺沙星调成糊状，备用；将无水亚硫酸钠溶于蒸馏水中，备用。将 PEG 4000 和 PEG 400 在水浴上加热至 85℃ 使熔化，待冷至 40℃ 以下时，加入上述糊状物和亚硫酸钠溶液，搅匀即得。

【注解】本品用于治疗浅表及深部真菌、细菌引起的各种皮肤感染和各种皮炎。

## 三、乳膏剂

药物溶解或分散于乳剂型基质中形成的均匀的半固体外用制剂称为乳膏剂（creams）。黏附或铺展于用药部位，主要使药物在局部发挥润滑皮肤、保护创面和治疗作用，如抗感染、止痒、消毒、麻醉等；也可吸收后发挥全身治疗作用。

### （一）常用的基质

乳剂型基质的主要组分为油相、水相和乳化剂。常用的油相有矿物油、凡士林、石蜡或液状石蜡、中链甘油三酯、棕榈酸异丙酯、植物油和硅油类、硬脂酸、蜂蜡、高级脂肪醇（如硬脂醇）等。乳剂型基质不妨碍皮肤分泌物的分泌和水分蒸发，对皮肤的正常功能影响较小。

乳剂型基质分为 O/W 型和 W/O 型两类。O/W 型基质俗称"雪花膏"，含水量较高，能与水混合，油腻性小，容易涂布和洗除，药物的释放和经皮吸收较快。在贮存过程中易霉变，水分也易蒸发而使软膏变硬，故常需加入抑菌剂和保湿剂。需注意的是，O/W 型基质用于分泌物较多的皮肤（如湿疹）时，分泌物可重新透入皮肤而使炎症恶化。通常乳剂型基质适用于亚急性、慢性、无渗出液的皮肤破损和皮肤瘙痒症，忌用于糜烂、溃疡、水疱和化脓性创面。遇水不稳定的药物不宜制成乳膏剂。W/O 型基质俗称"冷霜"，油腻性较油脂性基质小，容易涂布，且水分从皮肤表面蒸发时有和缓的冷却作用。

乳剂型基质常用的乳化剂见表 12-2。

### 表 12-2　乳剂型基质常用乳化剂

| 类型 | 名称 | | 常用品种 | 作用 |
|---|---|---|---|---|
| 阴离子 | 肥皂类 | 一价皂 | 一价金属（钠、钾、铵）氢氧化物或三乙醇胺等有机碱与脂肪酸生成的皂 | O/W 型乳化剂 |
| | | 多价皂 | 二、三价金属（钙、镁、锌、铝）氢氧化物与脂肪酸生成的皂 | W/O 型乳化剂 |
| | 脂肪醇硫酸酯 | | 十二烷基硫酸钠 | O/W 型乳化剂 |
| | 磷酸酯 | | 十二烷基聚氧乙烯醚磷酸单乙醇胺 | O/W 型乳化剂 |
| 非离子 | 高级脂肪醇 | | 鲸蜡醇、硬脂醇 | 弱 W/O 型乳化剂，可增加乳剂稳定性和稠度 |
| | 多元醇酯类 | 聚乙二醇脂肪酸酯 | 聚乙二醇-7-硬脂酸酯、聚乙二醇-20-硬脂酸酯 | O/W 型乳化剂 |
| | | 脂肪酸甘油酯 | 硬脂酸甘油酯 | 弱 W/O 型乳化剂，不能用作主要乳化剂；与 O/W 型乳化剂合用，增加乳剂稳定性和稠度 |
| | | | 聚乙二醇-7-氢化蓖麻油 | W/O 型乳化剂 |
| | | 脂肪酸山梨坦类 | 油酸山梨坦（司盘80）、硬脂酸山梨坦（司盘60）等 | W/O 型乳化剂，很少单独作乳化剂，常与 O/W 型乳化剂合用，以取得良好乳化效果 |
| | | 聚山梨酯类 | 聚山梨酯80、聚山梨酯20 等 | O/W 型乳化剂 |
| | 聚氧乙烯醚衍生物 | 脂肪醇聚氧乙烯醚 | 硬脂醇聚氧乙烯醚（平平加O）、山嵛醇氧乙烯醚等 | O/W 型乳化剂 |
| | | 烷基酚聚氧乙烯醚 | 乳化剂 OP | O/W 型乳化剂 |

**例 12-4　含有机铵皂的乳剂型基质（一价皂）（O/W 型）**

【处方】硬脂酸170g，羊毛脂20g，液状石蜡100ml，三乙醇胺20g，甘油50ml，羟苯乙酯1g，蒸馏水加至1000g。

【制法】将硬脂酸、羊毛脂、液状石蜡在水浴上加热至75~80℃使熔化（油相）；另将羟苯乙酯、甘油、三乙醇胺与水混匀，加热至与油相相同温度，然后缓缓加入油相中，边加边搅拌，直至冷凝，即得。

【注解】处方中部分硬脂酸与三乙醇胺生成有机铵皂作为 O/W 型乳化剂。羊毛脂起辅助乳化作用，可增加油相的吸水性和乳剂稳定性；液状石蜡用于调节基质稠度，并具润滑作用；羟苯乙酯为抑菌剂；甘油为保湿剂。

**例 12-5　含钙皂的乳剂型基质（多价皂）（W/O 型）**

【处方】硬脂酸12.5g，蜂蜡5.0g，单硬脂酸甘油酯17.0g，地蜡75.0g，白凡士林67.0g，双硬脂酸铝10.0g，液状石蜡410.0ml，氢氧化钙1.0g，羟苯乙酯1.0g，蒸馏水加至1000g。

【制法】将硬脂酸、蜂蜡、地蜡和单硬脂酸甘油酯在水浴上加热熔化，加入白凡士林、液状石蜡和双硬脂酸铝，加热至85℃（油相）；另将氢氧化钙、羟苯乙酯溶于蒸馏水中，加热至85℃（水相），缓缓加入油相中，边加边搅拌，直至冷凝，即得。

【注解】处方中部分硬脂酸与氢氧化钙生成的钙皂、双硬脂酸铝 W/O 型乳化剂。单硬脂酸甘油酯起辅助乳化和稳定作用；液状石蜡用于调节基质稠度；羟苯乙酯为抑菌剂。

**例 12 - 6** 含十二烷基硫酸钠的乳剂型基质（O/W 型）

【处方】硬脂醇 250g，白凡士林 250g，十二烷基硫酸钠 10g，丙二醇 120g，羟苯甲酯 0.25g，羟苯丙酯 0.15g，蒸馏水加至 1000g。

【制法】将硬脂醇与白凡士林水浴加热至 75℃ 使熔化（油相）；另将羟苯甲酯和羟苯丙酯等组分溶于蒸馏水中，加热至 75℃（水相），逐渐加入油相中，边加边搅拌，直至冷凝，即得。

【注解】处方中的十二烷基硫酸钠为主要乳化剂，硬脂醇起辅助乳化及稳定作用；丙二醇为保湿剂；羟苯甲酯、羟苯丙酯为抑菌剂。

**例 12 - 7** 油酸山梨坦为主要乳化剂的乳剂型基质（W/O 型）

【处方】单硬脂酸甘油酯 120g，蜂蜡 50g，石蜡 50g，白凡士林 50g，液状石蜡 250g，油酸山梨坦 20g，聚山梨酯 80 10g，山梨酸 2g，蒸馏水加至 1000g。

【制法】将单硬脂酸甘油酯、蜂蜡、石蜡、白凡士林、液状石蜡、油酸山梨坦在水浴上加热至 80℃ 使熔化（油相）；另将聚山梨酯 80、山梨酸溶于蒸馏水中，加热至相同温度（水相），逐渐加入油相中，边加边搅拌，直至冷凝，即得。

【注解】处方中油酸山梨坦为主要 W/O 型乳化剂，单硬脂酸甘油酯为较弱的 W/O 型乳化剂，起稳定与增稠作用。聚山梨酯 80 用以调节适宜的 HLB 值，形成稳定的 W/O 型乳剂型基质。

**例 12 - 8** 聚山梨酯为乳化剂的乳剂型基质（O/W 型）

【处方】硬脂酸 150g，单硬脂酸甘油酯 85g，白凡士林 100g，聚山梨酯 80 30g，甘油 75g，山梨酸 2g，蒸馏水加至 1000g。

【制法】将硬脂酸、单硬脂酸甘油酯、白凡士林在水浴上加热至 80℃ 使熔化（油相）；另将聚山梨酯 80、甘油、山梨酸溶于蒸馏水中，混匀，加热至相同温度，将油相缓缓加入水相中，边加边搅拌，直至冷凝，即得。

【注解】处方中聚山梨酯 80 为 O/W 型乳化剂。硬脂酸、单硬脂酸甘油酯、白凡士林为油相，单硬脂酸甘油酯还起辅助乳化及稳定作用；甘油为保湿剂；山梨酸为抑菌剂。

**例 12 - 9** 含平平加 O 的乳剂型基质（O/W 型）

【处方】鲸蜡醇 100g，白凡士林 100g，液状石蜡 100g，平平加 O 25g，甘油 50g，羟苯乙酯 1g，蒸馏水加至 1000g。

【制法】将鲸蜡醇、白凡士林、液状石蜡于水浴上加热至 80℃ 使熔化（油相）；另将平平加 O、甘油、羟苯乙酯溶于蒸馏水中，加热至相同温度（水相）；将油相加入水相，边加边搅拌，直至冷凝，即得。

【注解】处方中平平加 O 为 O/W 型乳化剂，鲸蜡醇、白凡士林、液状石蜡为油相，鲸蜡醇还起辅助乳化及稳定作用，液状石蜡用于调节稠度；甘油为保湿剂；羟苯乙酯为抑菌剂。

（二）制备

乳膏剂的制备采用乳化法，通常包括熔化过程和乳化过程，生产工艺流程如图 12 - 8 所示。

将处方中的油脂性和油溶性组分一起加热至 80℃ 左右使熔化，过滤后得到油相；另将水溶性组分溶于水后一起加热至 80℃ 左右（略高于油相温度，以防止两相混合时油相中的组分过早析出或凝结）得到水相，将水相溶液慢慢加入油相中，边加边搅至冷凝。生产中主要使用真空乳化机（图 12 - 9），还可在温度冷凝至约 30℃ 时再通过胶体磨或软膏研磨机使产品更加细腻均匀。

乳化法中油、水两相的混合方法有三种：①两相同时掺合，适用于大量生产的机械操作；②分散相加到连续相中，适用于含小体积分散相的乳剂系统；③连续相加到分散相中，适用于多数乳剂系统，在混合过程中乳剂发生转型，使分散相的粒子更细。

### 例 12－10　硝酸咪康唑乳膏

【处方】　硝酸咪康唑 2g，单硬脂酸甘油酯 12g，硬脂醇 5g，液状石蜡 5g，聚山梨酯 80 3g，羟苯乙酯 0.1g，丙二醇 15g，蒸馏水加至 100g。

【制法】　将硝酸咪康唑与适量丙二醇研成糊状，备用。将单硬脂酸甘油酯、硬脂醇、液状石蜡在水浴上加热至 75℃左右使熔化（油相）；另将聚山梨酯 80、丙二醇、羟苯乙酯溶于水，加热至与油相温度相近（水相），不断搅拌下，将水相加入油相中，搅拌冷凝，待膏体成半固体时，加入上述糊状物，搅匀即得。

【注解】　本品为白色或类白色乳膏，属于 O/W 型乳膏。本品为广谱抗真菌药，适用于体股癣、手足癣、花斑癣，皮肤、指（趾）甲念珠菌病，口角炎、外耳炎，念珠菌性的阴道炎。聚山梨酯 80 为 O/W 型乳化剂，丙二醇保湿剂，羟苯乙酯为抑菌剂。

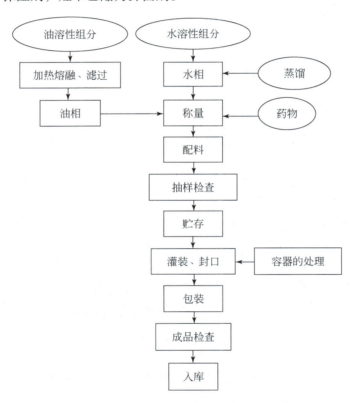

图 12－8　乳化法生产工艺流程图

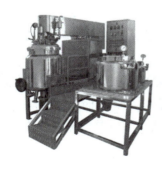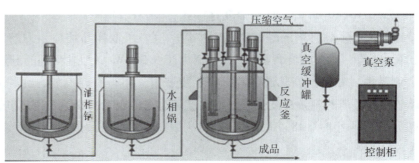

图 12－9　真空乳化机

## 四、糊剂

糊剂（pastes）系指大量的药物固体粉末（一般 25% 以上）均匀地分散在适宜的基质中所组成的半固体外用制剂。根据基质的不同，糊剂可分为含水凝胶性糊剂（如皮炎糊）和脂肪糊剂（如复方锌糊）。糊剂的稠度较软膏剂高，吸水能力较强，一般不妨碍皮肤的正常功能，具收敛、消毒、吸收分泌物作用。

制备糊剂时，药物应事先粉碎成细粉，再与基质搅匀成糊状。基质需要加热时，温度不能过高，应控制在 70℃ 以下，以免淀粉糊化。

**例 12 - 11** 皮炎糊

【处方】 白屈菜 500g，白鲜皮根 500g，冰片 1g，淀粉 100g。

【制法】 将白屈菜和白鲜皮根分别粉碎成粗粉，用 pH 4.0 的醋酸水和 70% 乙醇渗漉，制成流浸膏，加入淀粉，加热搅拌成糊状。再将冰片溶于少量乙醇后加入搅匀，即得。

【注解】 本品消炎，祛湿，止痒。用于稻田皮炎、脚气等。

## 五、质量检查

《中国药典》通则 0109 和通则 0110 规定软膏剂、乳膏剂、糊剂应检查粒度、装量、微生物限度等，用于烧伤［除程度较轻的烧伤（Ⅰ度或浅Ⅱ度）外］、严重创伤或临床必须无菌的软膏剂和乳膏剂还应进行无菌检查。此外，质量评价还应包括外观性状、主药含量、物理性质、刺激性、稳定性以及软膏中药物的释放与皮肤吸收等。

**1. 外观性状** 要求色泽均匀一致，质地细腻；软膏剂、乳膏剂、糊剂应无酸败、异臭、变色、变硬，乳膏剂不得有油水分离及胀气现象。

**2. 主药含量测定** 采用适宜的溶剂将药物从制剂中提取出来，再进行药物含量测定，测定方法必须考虑并排除基质对含量测定的干扰，测定方法的回收率要符合要求。

**3. 物理性质评价**

（1）熔点或滴点 油脂性基质（或原料）可应用熔点（或滴点）检查控制质量。滴点系指样品在标准条件下受热熔化后从管口落下第一滴时的温度。通常软膏剂的熔点以接近凡士林的熔点为宜。熔点测定应取数次测定的平均值进行评定。由于此法误差较大，生产上多采用滴点为 45～55℃ 的标准。

（2）黏度和流变性测定 对于牛顿流体（如液状石蜡、二甲基硅油等）测定黏度即可。大多数软膏剂和乳膏剂属于非牛顿流体，除黏度外，还有流体类型等流变性。考察半固体制剂的流变学性质，对剂型设计、处方组成及制备、制剂质量控制等具有重要意义。

常用的测定软膏剂黏度和流变性的仪器有旋转黏度计（适用范围 $10^2 \sim 10^{14}$ mPa·s），落球黏度计（适用范围 $10^{-2} \sim 10^6$ mPa·s）和插度计等。

（3）酸碱度 软膏剂的酸碱度以近中性为宜。可取样品加适当的溶剂（水或乙醇）振摇后，测定所得溶液的 pH。O/W 型乳膏剂的 pH 应不大于 8.3，W/O 型乳膏剂的 pH 应不大于 8.5。

**4. 刺激性（软膏剂、乳膏剂）** 涂于皮肤时，不得引起疼痛、红肿或产生斑疹等不良反应。皮肤用软膏剂和乳膏剂的刺激性试验一般将供试品涂在已剃毛的家兔背部皮肤上至少 4 小时。在去除药物后 30～60 分钟、24 小时、48 小时和 72 小时肉眼观察并记录涂敷部位有无红斑、水肿等情况，评价皮肤刺激强度。

**5. 稳定性（软膏剂、乳膏剂）** 加速试验在温度 30℃ ±2℃、相对湿度 65% ±5% 的条件进行 6 个月。定时取样检查性状、均匀性、含量、粒度、有关物质，乳膏剂还须检查分层现象，应符合规定。

乳膏剂还应进行耐热、耐寒试验，将供试品分别置于55℃恒温6小时及 −15℃放置24小时，应无油水分离。一般 W/O 型乳膏剂耐热性差，油水易分层；O/W 型乳膏剂耐寒性差，易变粗。

**6. 粒度**　除另有规定外，混悬型软膏剂取适量供试品，置于载玻片上涂成薄层，薄层面积相当于盖玻片面积，共涂3片，照粒度和粒度分布测定法检查，均不得检出大于180μm的粒子。

**7. 装量**　按照最低装量检查法（通则0942）检查，应符合规定。

**8. 无菌**　用于烧伤［除程度较轻的烧伤（Ⅰ度或浅Ⅱ度）外］、严重创伤或临床必须无菌的软膏剂和乳膏剂，按照无菌检查法（通则1101）检查，应符合规定。

**9. 微生物限度**　除另有规定外，照非无菌产品微生物限度检查：微生物计数法（通则1105）和控制菌检查法（通则1106）及非无菌药品微生物限度标准（通则1107）检查，应符合规定。

**10. 药物释放和经皮渗透性的测定方法**

（1）释放度检查法　释放度检查常用扩散池法、也可采用流通池法和浸没池法。采用伪无限上样量，即样品中的药物含量远大于释放量。膜通常由惰性材料制成，不吸收药物也不影响药物的释放。搅拌速度通常为600r/min，温度为32℃ ±0.5℃，采样时长至少4小时，接收介质必须形成漏槽条件，接收介质 pH 5~7 的缓冲液（或缓冲液 − 醇二元混合体系）。至少选取5个采样时间点。

（2）体外经皮给药法　采用离体皮肤法测定，设备为扩散池或者流通池。除另有规定外，推荐离体猪皮肤，因其与人类皮肤具有相似形态，且渗透相关性较高。采用4~6个供体的皮肤。温度和搅拌速度等与释放试验要求相同。上样量通常在2~15mg/cm²范围内。缓冲盐溶液作为接收介质，其中可加入0.1%~0.2%（W/V）的聚氧乙烯20油醚（CAS：9004 − 98 − 2）以获得漏槽条件。不建议使用有机溶剂，如乙醇等，会导致皮肤渗透性的改变。

（3）在体试验法　除了皮质类固醇用于皮肤产生血管收缩作用，以皮肤变白的程度（血管收缩法）作为衡量标准进行评价外，半固体制剂在体试验仍没有广泛的可接受方法。目前仍以临床终点、药效学、药动学评价法为主。

# 第五节　凝胶剂

## 一、概述

凝胶剂（gels）系指药物与能形成凝胶的辅料制成的具有凝胶特性的稠厚液体或半固体制剂。通常凝胶剂限局部用于皮肤及体腔（如鼻腔、阴道和直肠）。乳状液型凝胶剂又称为乳胶剂（emulgels）。由高分子基质（如西黄蓍胶等）制成的凝胶剂也可称为胶浆剂。小分子无机药物（如氢氧化铝）的小粒子以网状结构存在于液体中形成的凝胶剂，属两相分散系统，也称为混悬型凝胶剂。混悬型凝胶剂可具有触变性，静止时为半固体而搅拌或振摇时则成为液体。

凝胶剂的基质属于单相分散系统，可分为水性凝胶基质与油性凝胶基质。水性凝胶基质一般由水、甘油或丙二醇与纤维素衍生物、卡波姆和海藻酸盐、西黄蓍胶、明胶、淀粉等构成；油性凝胶基质由液状石蜡或脂肪油与胶体硅或铝皂、锌皂等构成。临床上应用较多的为水性凝胶基质凝胶剂。

近年来，随着制剂新技术以及凝胶材料的发展，出现了一些新型凝胶剂，如脂质体凝胶剂、微乳凝胶剂等复合凝胶剂以及温度敏感凝胶剂、pH 敏感凝胶剂等环境敏感型凝胶剂，成为近年研究热点。

凝胶剂应符合以下要求：①凝胶剂应均匀、细腻，常温时保持胶状，不干涸或液化；②混悬型凝胶剂中的胶粒应分散均匀，不应下沉结块；③根据需要，凝胶剂中可加入保湿剂、抑菌剂、抗氧剂、乳化剂、增稠剂和经皮吸收促进剂等；④凝胶剂基质不应与药物发生理化作用；⑤除另有规定外，凝胶剂应遮光密闭贮存，并应防冻。

## 二、水性凝胶基质

水性凝胶基质具有以下优点：①无油腻感，易于涂展，易于洗除；②能吸收组织渗出液，不妨碍皮肤正常功能；③稠度小，利于药物释放，特别是水溶性药物的释放。缺点是润滑性较差，容易失水和霉变，常需加入较大量的保湿剂和抑菌剂。

水性凝胶基质可使用天然、半合成及合成高分子材料，常用的海藻酸盐、壳聚糖、明胶、果胶、纤维素衍生物、淀粉及其衍生物、聚维酮、聚乙烯醇、聚丙烯酸类（如卡波姆、聚丙烯酸、聚卡波菲等）。

环境敏感型水凝胶（environmental sensitive hydrogels）也称为智能水凝胶（smart hydrogels），可对物理刺激（温度、光、电场、压力等）、化学刺激（pH 等）和生化刺激（特异的识别分子）等外界刺激产生响应，发生体积变化、凝胶 - 溶胶转变等物理结构和化学性质的突变。如聚丙烯酸类、壳聚糖衍生物、海藻酸、改性纤维素、结冷胶等 pH 敏感型水凝胶，泊洛沙姆 407、聚 N - 异丙基丙烯酰胺等温度敏感型水凝胶。

**1. 卡波姆**　卡波姆（carbomer）为丙烯酸与烯丙基蔗糖或烯丙基季戊四醇交联的高分子聚合物，按黏度不同分为卡波姆 934、卡波姆 940、卡波姆 941 等。本品为白色疏松性粉末，引湿性强。可在水中迅速溶胀，但不溶解，水分散液呈酸性，黏性较低。当用碱中和时，在水中逐渐溶解，黏度迅速增大，浓度较大时形成具有一定强度和弹性的半透明状凝胶。在 pH 6～11 达到最大黏度或稠度。卡波姆凝胶具有显著的塑性流变性质。以卡波姆为基质的凝胶剂具有释药快、无油腻性、易于涂展、润滑舒适、对皮肤和黏膜无刺激性等优点，特别适于治疗脂溢性皮肤病。盐类电解质、强酸可使卡波姆凝胶的黏性下降，碱土金属离子以及阳离子聚合物等可与之结合成不溶性盐。

**例 12 - 12　卡波姆为基质水凝胶**

【处方】卡波姆 940 10g，甘油 50g，聚山梨酯 80 2g，氢氧化钠 4g，乙醇 50g，羟苯乙酯 0.5g，蒸馏水加至 1000g。

【制法】取卡波姆 940、甘油、聚山梨酯 80 与 800ml 蒸馏水混合，使卡波姆溶胀，将氢氧化钠溶于适量蒸馏水中后加入上述液体中搅拌，将羟苯乙酯溶于乙醇后逐渐加入搅匀，再加入余量的蒸馏水，搅匀，即得透明凝胶。

【注解】氢氧化钠为 pH 调节剂，使形成凝胶；甘油为保湿剂，羟苯乙酯为抑菌剂。

**2. 纤维素衍生物**　常用的有羧甲纤维素钠（CMC-Na，4%～8%）、甲基纤维素（MC，2%～4%）、羟丙甲纤维素（HPMC，2%～6%）等。CMC-Na 易分散于水中形成透明胶状溶液，在乙醇等有机溶剂中不溶。CMC-Na 在 pH 低于 2 时产生沉淀，大于 10 时黏度迅速下降。CMC-Na 遇强酸、多价金属离子和阳离子型药物均可形成沉淀，应予以避免。MC 溶于冷水，不溶于热水、无水乙醇、乙醚、丙酮等。MC 在冷水中膨胀形成澄明及乳白色的黏稠胶体溶液，在 pH 2～12 时稳定。MC 与氯甲酚、鞣酸及硝酸银有配伍禁忌。HPMC 溶于冷水，不溶于热水、无水乙醇、乙醚等。HPMC 溶于冷水成黏性溶液，在 pH 3.0～11.0 时稳定。该类基质黏附性较强，较易失水干燥而有不适感，常需加入保湿剂。

**例 12 - 13　羧甲纤维素钠为基质水凝胶**

【处方】羧甲纤维素钠 50g，甘油 150g，三氯叔丁醇 5g，蒸馏水加至 1000g。

【制法】取羧甲纤维素钠与甘油研匀，加入热蒸馏水中，放置使溶胀形成凝胶，然后加三氯叔丁醇水溶液，并加水至 1000g，搅匀，即得。

**3. 泊洛沙姆**　泊洛沙姆（poloxamer）为聚氧乙烯 - 聚氧丙烯嵌段共聚物，具有一系列不同相对分子量和聚氧乙烯/聚氧丙烯比例的品种。已被国外药典收录的泊洛沙姆型号包括泊洛沙姆 124、泊洛沙姆

188、泊洛沙姆237、泊洛沙姆338 和泊洛沙姆407。泊洛沙姆407 中氧乙烯（EO）含量为71.5% ~ 74.9%，平均分子量为9840~14600Da。高浓度的泊洛沙姆407 水溶液具有温度敏感性，在冷藏温度下为自由流动的液体，而在室温或体温时形成凝胶。胶凝温度与聚合物中聚氧乙烯/聚氧丙烯比例、聚合物浓度、聚合物分子量等有关。

### 三、制备工艺

水凝胶剂制备时，通常将处方中的水溶性药物先溶于部分水或甘油中，必要时加热；处方中其余成分按基质配制方法先制成水凝胶基质，再与药物溶液混匀，然后加水至足量搅匀即得。水不溶性的药物可先用少量水或甘油研细、分散，再与基质搅匀。

#### 例 12 – 14 双氯芬酸钠凝胶剂

【处方】双氯芬酸钠5.0g，卡波姆940 5.0g，丙二醇50g，三乙醇胺7.5g，乙醇150ml，羟苯乙酯0.5g，蒸馏水加至500g。

【制法】将卡波姆940 加入适量蒸馏水中，放置过夜，使其充分溶胀，于搅拌下加入三乙醇胺，制成凝胶基质。另将双氯芬酸钠、羟苯乙酯溶于丙二醇及乙醇中，于搅拌下加入凝胶基质中，再加蒸馏水至足量，搅匀，即得。

【注解】本品为透明状半固体凝胶。本品用于缓解肌肉、软组织和关节的轻至中度疼痛，也可用于骨关节炎的对症治疗。

### 四、质量检查

《中国药典》通则0114 相关规定，凝胶剂应检查以下项目。

**1. 粒度** 除另有规定外，混悬型凝胶剂取适量供试品，置于载玻片上涂成薄层，薄层面积相当于盖玻片面积，共涂3 片，按照粒度和粒度分布测定法（通则0982）检查，均不得检出大于180μm 的粒子。

**2. 装量** 按照最低装量检查法（通则0942）检查，应符合规定。

**3. 无菌** 用于烧伤〔除程度较轻的烧伤（Ⅰ度或浅Ⅱ度）外〕、严重创伤或临床必须无菌的凝胶剂，按照无菌检查法（通则1101）检查，应符合规定。

**4. 微生物限度** 除另有规定外，照非无菌产品微生物限度检查：微生物计数法（通则1105）和控制菌检查法（通则1106）及非无菌药品微生物限度标准（通则1107）检查，应符合规定。

## 第六节 涂膜剂

### 一、概述

涂膜剂（paints）系指药物溶解或分散在含成膜材料的溶剂中，涂搽患处后形成薄膜的外用液体制剂，用时涂于患处，有机溶剂迅速挥发，形成薄膜保护患处，并缓慢释放药物发挥治疗作用。一般用于无渗出液的损害性皮肤病等。涂膜剂具有制备工艺简单，不需要特殊的机械设备，使用方便，不易脱落，易洗除等的特点。

涂膜剂应符合以下规定：无毒、无局部刺激性；无酸败、变色现象，根据需要可加入抑菌剂或抗氧剂；应采用非渗透性容器和包装，遮光、密闭贮存；通常在启用后最多可使用4 周；标签上应注明"不可口服"。

## 二、处方组成

涂膜剂由药物、成膜材料和挥发性有机溶剂组成。常用的成膜材料有人工合成聚合物，如聚乙烯醇（PVA）、聚维酮（PVP）、聚乙烯醇缩甲乙醛、聚乙二醇（PEG）、卡波姆、聚二甲基硅氧烷等。半合成高分子材料有壳聚糖、乙基纤维素、甲基纤维素等。挥发性溶剂常用乙醇、丁醇、丙酮、乙酸乙酯、苯甲醇或混合溶剂。涂膜剂中还需加入增塑剂，常用三乙酸甘油酯、甘油、丙二醇、邻苯二甲酸二丁酯等；必要时还可加入其他附加剂，如促透剂等。

## 三、制备工艺

涂膜剂通常用溶解法制备，若药物可溶于溶剂中，则直接加入溶解；若药物不溶于溶剂中，则先用少量溶剂充分研磨后再加入；若为中药，则应先制成乙醇提取液或提取物的乙醇-丙酮溶液，再加到成膜材料溶液中。

**例 12-15　复方酮康唑涂膜剂**

【处方】酮康唑 10g，丙酸氯倍他索 0.25g，硫酸新霉素 500 万 U，PVA 124 30g，氮酮 15ml，丙二醇 10ml，亚硫酸钠 2g，EDTA 0.5g，丙酮 100ml，无水乙醇 550ml，蒸馏水加至 1000ml。

【制法】将 PVA 124、丙二醇和蒸馏水适量在水浴上加热溶解，再加入硫酸新霉素、亚硫酸钠、EDTA，搅拌使溶解，得水溶液；另将酮康唑、丙酸氯倍他索加入无水乙醇和丙酮的混合液中使溶解，再加入氮酮，得乙醇混合液。在搅拌下，将乙醇混合液加入上述水溶液中，最后加水至全量，搅匀，即得。

【注解】本品具有抗真菌、止痒作用，用于手足癣、体癣、股癣等。处方中 PVA 124 为成膜材料；酮康唑易氧化，加入亚硫酸钠作为抗氧剂，EDTA 作为金属离子络合剂；氮酮和丙二醇为经皮吸收促进剂。

## 四、质量检查

《中国药典》通则 0119 规定，涂膜剂应检查以下项目。

**1. 装量**　除另有规定外，照最低装量检查法（通则 0942）检查，应符合规定。

**2. 无菌**　除另有规定外，用于烧伤［除程度较轻的烧伤（Ⅰ度或浅Ⅱ度）外］、严重创伤或临床必须无菌的涂膜剂，按照无菌检查法（通则 1101）检查，应符合规定。

**3. 微生物限度**　除另有规定外，照非无菌产品微生物限度检查：微生物计数法（通则 1105）和控制菌检查法（通则 1106）及非无菌药品微生物限度标准（通则 1107）检查，应符合规定。

# 第七节　贴膏剂

贴膏剂（plasters）系指药物与适宜的基质制成膏状物，涂布于背衬材料上供皮肤贴敷，可产生局部或全身性作用的一种薄片状柔性外用制剂。包括凝胶贴膏和橡胶贴膏。

贴膏剂应符合以下要求：①所用材料及辅料应符合国家标准的规定，且应考虑到对贴膏剂局部刺激性和药物性质的影响。②膏料应涂布均匀，膏面应光洁，色泽一致，无脱膏、失黏现象；背衬面应平整、洁净、无漏膏现象。③必要时可加入经皮吸收促进剂、表面活性剂、保湿剂、抑菌剂或抗氧剂等。④涂布中若使用有机溶剂，必要时应检查残留溶剂。⑤采用乙醇等溶剂应在包装中注明过敏者慎用。⑥除另有规定外，贴膏剂应密封贮存。

## 一、凝胶贴膏

### （一）概述

凝胶贴膏（gel plasters），原名凝胶膏剂或巴布膏剂（cataplasm），系指药物与适宜的亲水性基质混匀后，涂布于背衬材料上制成的贴膏剂。常用基质有聚丙烯酸钠、羧甲纤维素钠、明胶、甘油和微粉硅胶等。

与橡胶贴膏相比，凝胶贴膏具有以下特点：①与皮肤生物相容性好，亲水性高分子基质具有透气性、耐汗性、无致敏性以及无刺激性。②载药量大，尤其适合中药浸膏。③释药性能好，与皮肤亲和性强，能提高角质层的水化作用，有利于药物经皮吸收。④应用经皮吸收控释技术，使血药浓度平稳，药效持久。⑤使用方便，不污染衣物，易洗除，可反复粘贴。⑥生产过程中不使用有机溶剂，避免了对环境的污染。不足之处如下：①对亲脂性药物的溶解性差。②药物浓度低，贴膏剂的药物利用率低。③凝胶黏附力较弱，容易出现脱落等问题。

### （二）组成

凝胶贴膏的结构包括以下三部分：①背衬层，主要作为膏体的载体，常用无纺布、棉布等。②膏体层，即基质和主药部分，在贴敷中产生一定的黏附性使之与皮肤紧密接触，以达到治疗的目的。③防黏层，起保护膏体的作用，常用防粘纸、塑料薄膜、硬质纱布等。

基质的配方是凝胶贴膏研究的核心内容。基质原料的选择，是凝胶贴膏基质配方的重要环节，对凝胶贴膏基质的成型有很大影响。基质的选择应具备以下条件：①对主药的稳定性无影响，无不良反应；②有适当的弹性和黏性；③对皮肤无刺激和过敏性；④不因汗水作用而软化，在一定时间内具有稳定性和保湿性；⑤移除时不易在皮肤上残留，能保持凝胶贴膏的形状。

凝胶贴膏的基质主要由黏着剂、交联剂、保湿剂、填充剂、pH 调节剂和促透剂组成（表 12-3），还可加入软化剂、表面活性剂、抑菌剂、抗氧剂等其他成分。黏附性、赋形性、释放度等重要参数，受到黏着剂材料、交联密度、保湿剂保湿效果和膏体 pH 多方面的影响。

表 12-3　凝胶贴膏基质的组成及作用

| 成分 | 作用 | 常用材料 |
| --- | --- | --- |
| 黏着剂 | 基质骨架材料，也是产生黏性的主要物质 | 天然高分子材料：明胶、阿拉伯胶、海藻酸钠、西黄蓍胶等<br>半合成高分子材料：羧甲纤维素及其钠盐、甲基纤维素、羟丙纤维素等<br>合成高分子材料：聚丙烯酸及其钠盐，聚乙烯醇、聚维酮、丙烯酸酯共聚物等 |
| 交联剂 | 给予膏体赋形性 | 氯化铝、甘羟铝、甘氨酸铝、氢氧化铝 |
| 保湿剂 | 保持膏体含水量 | 甘油、丙二醇、山梨醇、聚乙二醇等 |
| 填充剂 | 增加膏体成型性 | 微粉硅胶、高岭土、氧化锌、碳酸钙、白陶土、硅藻土、二氧化钛等 |
| pH 调节剂 | 调节膏体 pH | 枸橼酸、酒石酸、乳酸、苹果酸 |

### （三）制备

凝胶贴膏的制备工艺流程如图 12-10 所示。

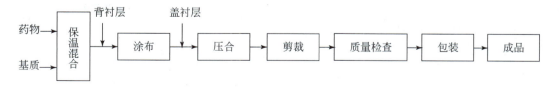

图 12-10　凝胶贴膏的制备工艺流程图

凝胶贴膏的制备工艺主要包括基质原料和药物的前处理、基质成型和制剂成型三部分。基质原料类型及其配比、基质与药物的比例、配制程序等均影响凝胶贴膏的成型。基质的性能是决定凝胶贴膏质量优劣的重要因素，黏附性与赋形性是基质处方筛选的重要评价指标。

**例12-16 骨友灵巴布膏**

【处方】红花180g，威灵仙180g，防风180g，延胡索310g，续断180g，鸡血藤180g，蝉蜕130g，何首乌30g，川乌180g，樟脑30g，薄荷脑37.5g，冰片30g，水杨酸甲酯15g，颠茄流浸膏60g，马来酸氯苯那敏5g，陈醋350ml，明胶91g，甘油1365g，制成1000片。

【制法】取上述中药组分制备的稠膏、清膏及冰片、樟脑、薄荷脑、水杨酸甲酯、马来酸氯苯那敏，依次加入由明胶甘油制成的基质中，搅拌均匀后，涂布，盖衬，切片，即得。

【注解】本品活血化瘀，消肿止痛。用于骨质增生引起的功能性障碍，软组织损伤以及大骨节病所引起的肿胀疼痛。

**（四）质量检查**

《中国药典》通则0122规定，凝胶贴膏应检查以下项目。

**1. 外观检查** 膏料应涂布均匀，膏面应光洁，色泽一致，无脱膏、失黏现象；背衬面应平整、洁净、无漏膏现象。

**2. 含膏量** 取供试品1片，依照规定方法检查，按标示面积换算成100cm²的含膏量。

**3. 赋形性** 取供试品1片，置于37℃、相对湿度64%的恒温恒湿箱中30分钟，取出，用夹子将供试品固定在一平整钢板上，钢板与水平面的倾斜角为60°，放置24小时，膏面应无流淌现象。

**4. 黏附性** 除另有规定外，凝胶贴膏照黏附力测定法（通则0952第一法）测定。

**5. 含量均匀度** 除另有规定或来源于动、植物多组分且难以建立测定方法的，照含量均匀度检查法，应符合规定。

**6. 微生物限度** 除另有规定外，照非无菌产品微生物限度检查：微生物计数法（通则1105）和控制菌检查法（通则1106）及非无菌药品微生物限度标准（通则1107）检查，应符合规定。

## 二、橡胶贴膏

### （一）概述

橡胶贴膏（rubber plasters）系指提取物和（或）化学药物与橡胶等基质混匀后，涂布于背衬材料上制成的贴膏剂。橡胶贴膏可直接贴于皮肤应用，不污染皮肤或衣物，基质化学惰性。但膏层较薄，载药量较小，维持时间较短，且有刺激性、过敏性、易老化等缺点。

### （二）组成

橡胶贴膏的结构包括以下三部分：①背衬层，一般采用漂白细布，也可用无纺布等。②膏料层，由基质和药物组成，为橡胶贴膏的主要成分。③膏面覆盖层，常用硬质纱布、塑料薄膜、防粘纸等。

橡胶贴膏的基质主要由基质（生橡胶）、增黏剂、软化剂、填充剂组成（表12-4）。

表12-4 橡胶贴膏基质的组成及作用

| 成分 | 作用 | 常用材料 |
|---|---|---|
| 基质 | 具有良好的黏性和弹性，不透气，不透水 | 生橡胶 |
| 增黏剂 | 增加膏体的黏性。松香中含有的松香酸可加速橡胶贴膏老化 | 松香（软化点70~75℃、酸价170~175）、甘油松香酯、氢化松香、β-蒎烯等 |
| 软化剂 | 使生胶软化，增加其可塑性，增加制品的柔软性、耐寒性及黏性 | 凡士林、羊毛脂、液状石蜡、植物油等 |
| 填充剂 | 与松香酸生成松香酸锌盐，增加膏料黏性，增加膏料与裱背材料间的黏着性；降低松香酸对皮肤的刺激性；缓和的收敛作用 | 氧化锌 |

## （三）制备

橡胶贴膏的制备方法常用的有溶剂法和热压法。

**1. 溶剂法**　常用的溶剂为汽油、正己烷。其制备工艺流程如图 12-11 所示。

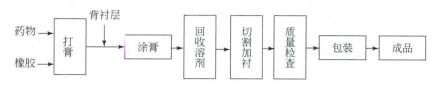

图 12-11　溶剂法制备橡胶贴膏工艺流程图

（1）药料处理　药材用适当的有机溶剂和方法提取、滤过、浓缩后备用，化学药物则粉碎成细粉或溶于溶剂中。

（2）制膏料　取生橡胶洗净，在 50~60℃ 干燥或晾干后，切成大小适宜的条块，在炼胶机中塑炼成网状薄片，摊开放冷，消除静电后，浸于适量汽油中浸泡 18~24 小时，待完全溶胀成凝胶状后移入打膏机中，搅拌 3~4 小时后，分次加入凡士林、羊毛脂、氧化锌和松香等制成基质，再加入药物浸膏或细粉，继续搅拌成均匀胶浆，经滤胶机过滤后的膏浆即为膏料。

（3）涂膏　将膏料置于装好布裱褙的涂膏机（图 12-12）上涂膏。

（4）回收溶剂　涂布了膏料的胶布，以一定的速度经过封闭的加热干燥和溶剂回收装置，进行干燥后卷于滚筒上。

（5）加衬、切割及包装　先将膏布在切割机上切成一定宽度，再移至纱布卷筒装置上，使膏面上覆盖一层硬质纱布或塑料薄膜，再切割成小块后包装。

**2. 热压法**　取橡胶洗净，在 50~60℃ 干燥或晾干后，切成大小适宜的条块，在炼胶机中塑炼呈网状薄片，加入处方中油脂性药物使溶胀，再加入其他药物和锌钡白、松香等，炼压均匀，放入烘箱（60℃以上）20~30 分钟，即可保温涂膏，切割，加衬，包装。该法在制膏工艺中省去了汽油，且制成的膏药黏性小而持久，剥离时不伤皮肤，成品香味也较好。

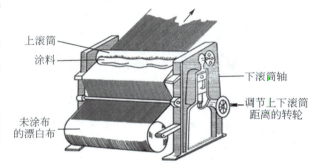

图 12-12　橡胶贴膏涂膏机的涂布部分

**例 12-17　麝香镇痛膏**

【处方】人工麝香 0.125g，生川乌 50g，水杨酸甲酯 50g，颠茄流浸膏 96g，辣椒 100g，红茴香根 200g，樟脑 140g。

【制法】以上七味，人工麝香研成细粉，分别用适量乙醚和适量无水乙醇浸渍，倾取上清液，静置，滤过，滤液备用；辣椒、生川乌、红茴香根粉碎成粗粉，用 90% 乙醇作溶剂进行渗漉，收集漉液，等待有效成分完全漉出，回收乙醇，浓缩成稠膏；另取橡胶 410g、氧化锌 440g、松香 380g、凡士林 80g、羊毛脂 60g，搅匀，制成基质，再加入颠茄流浸膏、樟脑、水杨酸甲酯和上述滤液、稠膏，制成涂料。进行涂膏，切段，盖衬，切成小块，即得。

【注解】本品为淡棕色的片状橡胶贴膏；气芳香。本品活血散瘀，消肿止痛。用于闭合性新旧软组织损伤和肌肉疲劳疼痛。

## （四）质量检查

《中国药典》通则 0122 规定，橡胶贴膏应检查以下项目。

**1. 外观检查**　膏料应涂布均匀，膏面应光洁，色泽一致，无脱膏、失黏现象；背衬面应平整、洁净、无漏膏现象。

**2. 含膏量**　取供试品 2 片，依照规定方法检查，按标示面积换算成 $100cm^2$ 的含膏量。

**3. 耐热性**　除另有规定外，取供试品 2 片，除去盖衬，在 60℃加热 2 小时，放冷后，膏背面应无渗油现象；膏面应有光泽，用手指触试应仍有黏性。

**4. 黏附性**　除另有规定外，橡胶贴膏照黏附力测定法（通则 0952 第二法）测定。

**5. 微生物限度**　除另有规定外，照非无菌产品微生物限度检查：微生物计数法（通则 1105）和控制菌检查法（通则 1106）及非无菌药品微生物限度标准（通则 1107）检查，每 $10cm^2$ 不得检出金黄色葡萄球菌和铜绿假单胞菌。

涂布中若使用有机溶剂的，必要时应检查残留溶剂。

# 第八节　贴　剂

贴剂（patches）系指原料药物与适宜的材料制成的、供贴敷在皮肤上的，可产生全身性或局部作用的一种薄片状柔性制剂。现代经皮药物递送系统的实施起源于美国，于 1979 年上市的第一个贴剂产品——东莨菪碱贴剂一经出现，就以独特优点备受医药界的关注。由于皮肤强大的屏障作用，截至 2024 年，只有 20 余种药物的 TDDS 获准使用。

## 一、选择药物的原则

### （一）剂量

给药剂量小、药理作用强、日剂量小于 10mg 的药物为宜。

### （二）物理化学性质

药物的相对分子质量小于 500Da；$\log K_{o/w} = 1 \sim 2$；熔点一般小于 200℃；药物在液状石蜡与水中的溶解度应大于 1mg/ml；分子中的氢键受体或供体小于 2 个为宜。

### （三）生物学性质

药物的生物半衰期短，对皮肤无刺激，不发生过敏反应。

## 二、贴剂的种类

贴剂一般由背衬膜、含药基质层、（药物）胶黏层、控释膜和防黏层等数层组成。按结构可分为三种，黏胶分散型（drug in adhesive）、周边黏胶骨架型（peripheral adhesive）和贮库型（drug in reservoir）（图 12 - 13）。

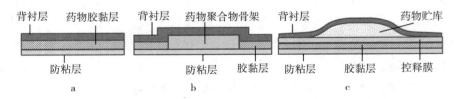

图 12 - 13　贴剂的种类

a. 黏胶分散型；b. 周边黏胶骨架型；c. 贮库型贴剂

### （一）黏胶分散型贴剂

黏胶分散型贴剂是将药物分散在压敏胶中，铺于防粘层上，加背衬层而成，用时弃去防粘层，贴附后与皮肤接触的胶面都可以递送药物。该系统具有生产方便、依从性好、成本低等特点，是目前新研发贴剂的常用类型。不足之处是药物的释放随给药时间延长而减慢，出现剂量衰竭现象，导致后期药物递送速率降低。

### （二）周边黏胶骨架型贴剂

周边黏胶骨架型贴剂是将药物溶解或分散在聚合物骨架中，由聚合物骨架控制药物的释放。通常使用亲水性聚合物材料作骨架，如聚乙烯醇、聚乙烯吡咯烷酮、聚丙烯酸酯和聚丙烯酰胺等；骨架中还含有一些润湿剂如水、丙二醇和聚乙二醇等；含药的骨架粘贴在背衬材料上，在骨架层上涂压敏胶，加防粘层即成。

### （三）贮库型贴剂

贮库型贴剂是利用高分子包裹材料将药物和经皮吸收促进剂包裹成贮库，主要利用包裹材料的性质控制药物的释放速率。一般由背衬层、药物贮库、控释膜、胶黏层、防粘层组成。药物分散或溶解在半固体基质中组成药物贮库。该系统在控释膜表面涂加一定剂量的药物作为冲击剂量，缩短用药后的时滞。如果该系统控释膜损坏，会造成大量药物释放，引发严重的毒副作用。贮库型贴剂生产工艺复杂，贴剂面积较大，依从性较差，目前贴剂设计中应用较少。

## 三、贴剂的辅料

### （一）压敏胶

压敏胶（pressure–sensitive adhesive，PSA）是对压力敏感的胶黏剂，它是一类无需借助溶剂、热或其他手段，只需施加轻度指压，即可与被粘物牢固黏合的胶黏剂。压敏胶在 TDDS 中起着多重作用：①使贴剂与皮肤紧密贴合；②作为药物贮库或载体材料；③调节药物的释放速度等。作为药用辅料的压敏胶应具有良好的生物相容性，对皮肤无刺激性，不引起过敏反应，具有足够的黏附力和内聚强度，化学稳定良好，对温度和湿气稳定，且有能黏结不同类型皮肤的适应性，能容纳一定量的药物与经皮吸收促进剂而不影响化学稳定性和黏附力。经皮吸收制剂中常用的压敏胶有如下四类。

**1. 聚丙烯酸酯压敏胶（polyacrylic PSA）**　聚丙烯酸酯压敏胶是以丙烯酸酯（碳数 4~8）为主成分，配合其他丙烯酸酯类单体共聚制得。丙烯酸酯压敏胶在常温下具有优良的压敏性和黏合性，不需加入增黏剂、抗氧化剂等，很少引起皮肤刺激性和过敏性，同时又具有优良的耐老化性、耐光性和耐水性，长期贮放压敏性能不会明显下降。目前应用最为广泛。

**2. 聚异丁烯压敏胶（polyisobutylene PSA）**　聚异丁烯为一种自身具有黏性的合成橡胶，系由异丁烯在三氯化铝催化下聚合而得的均聚物。聚异丁烯较长的碳氢主链上，仅在端基含不饱和键，反应部位相对较少，故本品非常稳定，耐氧化、耐热性及抗老化性良好，但对水的通透性很低。聚异丁烯压敏胶处方多由生产厂家自行配制，可以采用不同配比的高、低分子量聚异丁烯为原料，通常添加适当的增黏剂、增塑剂、填料、软化剂和稳定剂等。

**3. 硅酮压敏胶（silicone PSA）**　硅酮压敏胶是低黏度聚二甲基硅氧烷与硅树脂经缩聚反应形成的聚合物。硅酮压敏胶具有耐热氧化性、耐低温、疏水性和内聚强度较低等特点。硅酮压敏胶的软化点较接近于皮肤温度，故在正常体温下具有较好的流动性、柔软性以及黏附性。

**4. 热熔压敏胶**　苯乙烯-异戊二烯-苯乙烯嵌段共聚物（styrene–isoprene–styrene，SIS）常作为热熔压敏胶（hot-melt PSA）应用于贴剂。加热到 150℃ 左右时，SIS 呈热可塑性。典型热熔压敏胶处方有四种组分：热熔压敏胶聚合物（~33%）、树脂（~33%）、蜡（~32%）和抗氧化剂（~1%）。采用热熔压敏胶时，在贴剂的生产过程中不需有机溶剂和干燥设备，贴剂表面不出现气泡，生产过程安全、节能、环保。SIS热熔压敏胶的皮肤黏附性好，过敏性和刺激性低于天然橡胶。

### （二）其他辅料

**1. 背衬材料**　一般采用着色的铝-聚酯膜、聚乙烯、聚酯-聚乙烯复合膜、着色的聚乙烯-铝-聚酯/乙烯-乙酸乙烯复合膜、多层聚酯膜、聚酯-EVA复合膜、无纺布、弹力布等。

**2. 控释膜**　一般采用多孔聚丙烯膜、乙烯-乙酸乙烯共聚物（ethylene vinyl acetate，EVA）控释膜、聚乙烯膜、多孔聚乙烯膜等，三种类型的贴剂均可应用。

**3. 骨架和贮库材料**　一般采用压敏胶、EVA、胶态二氧化硅、肉豆蔻酸异丙酯、月桂酸甘油酯、月桂酸甲酯、油酸乙酯、羟丙甲纤维素、轻质液状石蜡、乙醇、乳糖、硅油、聚乙二醇、卡波姆、甘油等。

**4. 防粘层材料**　一般采用硅化聚酯薄膜、氟聚合物涂覆聚酯薄膜、铝箔-硅纸复合物、硅化铝箔、硅纸等。

## 四、贴剂的生产工艺

TDDS的类型与结构不同，其生产工艺也不同，下面介绍两种典型贴剂的生产工艺。

黏胶分散型贴剂生产工艺流程如图12-14所示，其涂布设备如图12-15所示。

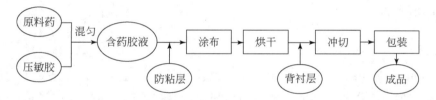

图12-14　黏胶分散型贴剂的生产工艺流程图

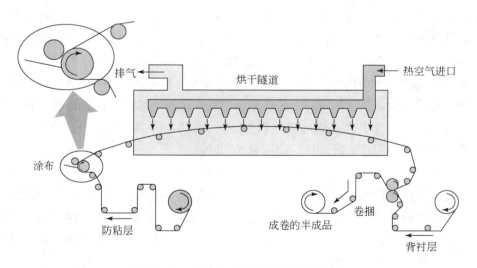

图12-15　黏胶分散型贴剂涂布机示意图

**例12-18　黏胶分散型奥昔布宁贴剂**

【**处方**】奥昔布宁游离碱36g，甘油三乙酸酯21g，聚丙烯酸酯压敏胶441.75g。聚酯/乙烯-乙酸乙烯共聚物膜3.9m²，硅化纸3.9m²，共制得1000贴。

【**制法**】将奥昔布宁游离碱、甘油三乙酸酯溶于聚丙烯酸酯压敏胶中并混合均匀。在两用区涂覆/

干燥/层压烘箱中，以 12.8mg/cm² 的涂覆率将药-胶溶液涂布到硅化纸防黏层上，待含药胶层干燥后，将厚度为 15μm 的聚酯/乙烯-乙酸乙烯共聚物膜背衬层压到含有奥昔布宁的黏性基质的干燥胶层上，冲切，得到尺寸为 39cm² 的贴剂，每贴含药量为 36mg。

【注解】 （1）该贴剂可贴在腹部、髋部或臀部，每周用药 2 次。除了标注贴剂的每贴含药量（36mg/39cm²）外，还标注了药物的人体递送速率（3.9mg/24h）。奥昔布宁经皮递药制剂可克服口服制剂及膀胱给药的不足和局限性，减少不良反应的发生频率和严重程度。

（2）甘油三乙酸酯是促透剂，对 $pK_a$ 为 8 或更大的碱性药物或其加酸成盐后的药物具有促透作用。处方中的聚丙烯酸酯压敏胶为溶剂型压敏胶，其固含量为 35%，即压敏胶分子占总重的 35%，有机溶剂占总重的 65%，有机溶剂在制备贴剂过程中蒸发回收。奥昔布宁的 $pK_a$ 值为 10.3，经研究表明，甘油三乙酸酯是奥昔布宁的优良经皮吸收促进剂，而熟知的其他促透剂，如脱水山梨醇单油酸酯、$N$-甲基吡咯烷酮、月桂醇、肉豆蔻酸异丙酯或单油酸甘油酯，不能显著增加奥昔布宁游离碱的经皮吸收量。

### 知识拓展

#### 《化学仿制药透皮贴剂药学研究技术指导原则（试行）》

2020 年 12 月，国家药品监督管理局药品审评中心颁布的《化学仿制药透皮贴剂药学研究技术指导原则（试行）》中，推荐了贴剂剂量的表示方法。目前国内已上市透皮贴剂的规格有载药量、载药量/贴剂面积、递送速率等多种表达方式，而在欧美国家目前通常以递送速率，即递送量/释放时间（例如，××mg/d 或 ××mg/h 或 ××mg/24h）表示，递送速率能够更好反映贴剂中药物进入人体的速度和程度，有利于临床应用。

#### 例 12-19 贮库型芬太尼贴剂（10mg 规格）

【处方】 芬太尼 10g，乙醇 400ml，羟乙纤维素 8g，乙烯-乙酸乙烯共聚物膜 4m²，聚硅氧烷压敏胶适量，聚乙烯-铝-聚酯/乙烯-乙酸乙烯共聚物复合膜 4m²，硅化纸 4m²，共制成 1000 贴。

【制法】 ①将芬太尼加入 95% 乙醇中，搅拌使药物溶解，制备含有芬太尼的乙醇溶液。②将 8g 羟乙纤维素缓慢加入上述溶液中，搅拌形成光滑的凝胶。③在硅化纸上展开聚硅氧烷压敏胶溶液，并挥发溶剂，得到 0.05mm 厚的压敏胶层。④将 0.05mm 厚的乙烯-乙酸乙烯共聚物（乙酸乙烯含量为 9%，控释膜）层压在压敏胶层上。⑤使用旋转热封机将含药凝胶封装到聚乙烯-铝-聚酯-乙烯/乙酸乙烯共聚物复合膜（背衬层）和乙烯-乙酸乙烯共聚物膜之间，封装面积为 10cm²。⑥该贴剂制备后需要平衡至少两个星期，使得药物和乙醇在限速膜和压敏胶层中达到平衡浓度。

【注解】 （1）芬太尼的正辛醇/水分配系数为 860，分子量是 336.46Da，熔点为 84℃，对皮肤刺激性小，非常适合制成透皮贴剂。

（2）处方中乙醇为贮库中的溶剂，羟乙纤维素形成凝胶后有利于制剂成型性。乙烯-乙酸乙烯共聚物膜为控释膜，控制药物释放速率。聚硅氧烷压敏胶为胶黏层，帮助贴剂黏附于皮肤上。聚乙烯-铝-聚酯/乙烯-乙酸乙烯共聚物复合膜为背衬层，采用含金属铝的复合膜可有效阻止乙醇的挥发。硅化纸为防黏层，用时弃去。

（3）本品有五种规格，1.25mg/5cm²、2.5mg/10cm²、5mg/20cm²、7.5mg/30cm²、10mg/40cm²，药物释放速率分别为 12.5μg/h、25μg/h、50μg/h、75μg/h 和 100μg/h。1 贴/次，1 次/72h。应将贴剂贴到平坦皮肤上，如胸部、背部、侧腹或上臂。贴敷时用手掌按压 30 秒以保证贴敷牢固。应为每位患者单独制订给药方案，并在开始使用本品治疗后的前 24～72 小时内密切监测患者的呼吸抑制情况。初始剂量应根据说明书将患者从口服或其他给药途径的阿片类药物的剂量转换为本品剂量。

### 五、贴剂的质量控制

#### （一）体外评价方法

体外经皮透过性研究的目的是预测药物经皮吸收特性，揭示经皮吸收的影响因素，为处方设计、选择经皮吸收促进剂及压敏胶提供试验依据。

体外经皮吸收研究通常是将剥离的皮肤或高分子材料膜夹在扩散池中，药物给予皮肤角质层一侧，在一定的时间间隔测定皮肤另一侧接收介质中的药物浓度，分析药物经皮透过动力学行为，求算药物经皮透过的稳态速率、扩散系数、透过系数和时滞等参数。

**1. 试验装置** 体外经皮吸收试验一般采用扩散池，根据研究目的可以选用不同类型的扩散池。常用的扩散池由供给池（donor cell）和接收池（receptor cell）组成，分为卧式和立式两种（图 12 – 16），前者主要用于药物溶液和贴剂经皮透过的研究，而后者主要用于软膏剂、凝胶剂等半固体制剂的体外透过性的研究。接收池应有搅拌装置，避免在皮肤表面存在扩散边界层，一般采用星型搅拌子配合进行磁力搅拌。

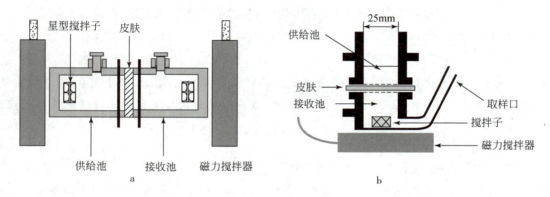

**图 12 – 16 经皮吸收实验用双室扩散池示意图**
a. 卧式双室扩散池；b. 立式双室扩散池

**2. 离体皮肤的处理及保存方法** 体外经皮透过试验应选择不同供体的皮肤，由于人体皮肤较难获得，一般利用猪、家兔、大鼠和豚鼠等皮肤进行试验。而猪皮肤的外观形态和渗透性与人体皮肤最为接近，可优先选择。由于毛发对制剂与皮肤的黏合造成影响，应尽量用物理方法（如剃毛刀）剔除干净，不建议使用化学方法除毛。

经皮透过试验最好采用新鲜皮肤，需要保存部分皮肤供后期试验使用时，一般真空封闭包装后在 −70℃ 以下保存，且最好在一个月内使用，冷冻时间过长或储存温度过高易增加离体皮肤的渗透性，给试验带来误差。皮肤的屏障功能可用经皮水分散失法、氚化水渗透法和电阻/电导值法测定。

**3. 接收液的选择** 在体经皮吸收的药物能很快被皮肤血流移去，形成漏槽条件（sink condition），因此体外试验时接收液应满足漏槽条件。接收液应有适宜的 pH，一般为 5~7，常用 pH 7.4 磷酸盐缓冲液。对于一些脂溶性强的药物，如油水分配系数大于 1000 的药物，由于它们在水中溶解度小，为了满足漏槽条件，接收液中可加入 0.1%~0.2%（W/V）聚氧乙烯 20 油醚（CAS：9004 – 98 – 2）。不建议使用有机溶剂，如乙醇等，会导致皮肤渗透性改变。接收液中的气泡会影响药物透过，因此接收液需要预先脱气处理。常加入约 0.1% 叠氮化钠或约 0.01% 硫酸庆大霉素以防止微生物滋生。

**4. 温度和湿度的控制** 为了减少药物经皮透过试验的误差，一般将试验装置的温度设定在接近于皮肤表面温度的 32℃ ±0.5℃。环境温度一般控制在 21℃ ±2℃ 范围内，相对湿度控制在 50% ±20% 内。

**5. 数据处理** 在药物经皮透过试验中，为了描述药物透过特性，需要从累积通透量-时间数据中求算出特征参数。常用的参数有药物稳态透过速率（flux，$J_s$）、扩散系数（diffusion coefficient，$D$）、渗透系数（permeation coefficient，$P$）与时滞（lag time，$t_L$）。一般认为药物透过是一个被动扩散过程，常用 Fick 扩散定律描述。

若给予皮肤表面的药物是饱和系统，扩散过程中药物浓度保持不变，将皮肤看作一个均质膜，则药物累积经皮透过量 $M$ 与时间 $t$ 的关系为：

$$M = \frac{DC_0't}{h} - \frac{hC_0'}{6} - \frac{2hC_0'}{\pi^2}\sum_{n=1}^{\infty}\frac{(-1)^n}{n^2}\exp\left(-\frac{Dn^2\pi^2t}{h^2}\right) \qquad \text{式（12-2）}$$

式中，$M$ 为单位面积累积透过量，$\mu g/cm^2$；$D$ 为药物在皮肤中的扩散系数，$cm^2/s$；$C_0'$ 为皮肤最外层组织中的药物浓度；$h$ 为皮肤厚度；$n$ 为从 1 到 $\infty$ 的整数，根据计算精度而定。

从式（12-2）中可见 $M-t$ 关系是条曲线，如图 12-17 所示。当时间充分大时，式（12-2）的右边第三项可以忽略，则：

$$M = \frac{DC_0'}{h}\left(t - \frac{h^2}{6D}\right) \qquad \text{式（12-3）}$$

式（12-3）表达药物通过皮肤的扩散达到稳态时的 $M-t$ 关系，即图 12-17 的直线部分。由于皮肤最外层组织中的药物浓度 $C_0'$ 一般不能测得。而与皮肤接触的介质中的药物浓度 $C_0$ 可知，当 $C_0'$ 与 $C_0$ 达到平衡后，可由分配系数 $K$ 求得 $C_0'$，即

$$C_0' = KC_0 \qquad \text{式（12-4）}$$

将式（12-4）代入式（12-3），并进行微分，可得稳态透过速率 $J_s$

$$J_s = \frac{\mathrm{d}M}{\mathrm{d}t} = \frac{DKC_0}{h} \qquad \text{式（12-5）}$$

$J_s$ 就是药物累积透过量-时间曲线的直线部分的斜率。式（12-5）中的 $DK/h$ 称作渗透系数 $P$，单位是 $cm/s$ 或 $cm/h$，它表示透过速率与药物浓度之间的关系，即

$$J_s = PC_0 \qquad \text{式（12-6）}$$

如果皮肤内表面所接触的不是"漏槽"，则透过速率与皮肤两侧的浓度差 $\Delta C$ 成正比，即

$$J_s = P\Delta C \qquad \text{式（12-7）}$$

图 12-17 中曲线的直线部分延伸与时间轴相交，得截距，即 $M=0$ 的时间，称为时滞 $t_L$。

$$t_L = \frac{h^2}{6D} \qquad \text{式（12-8）}$$

### （二）药物动力学评价方法

经皮递药制剂的生物利用度 $F$ 测定方法有血药法、尿药法和血药加尿药法，这里仅介绍血药法。

血药法是对受试者分别给予经皮递药制剂和静脉注射剂，测定相应血药浓度，根据血药浓度-时间曲线求算的 AUC 计算生物利用度。

$$\text{经皮吸收量} = CL \cdot AUC_{TDDS} \qquad \text{式（12-9）}$$

式中，$AUC_{TDDS}$ 是经皮递药后测得的血药浓度-时间曲线下面积；$CL$ 为药物的总清除率，它由静脉注射一个剂量 $D_{iv}$ 后测得的 $AUC_{iv}$ 计算。

$$CL = \frac{D_{iv}}{AUC_{iv}} \qquad \text{式（12-10）}$$

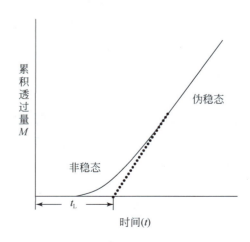

**图 12-17 药物经皮透过累积透过量-时间曲线**

$$F = \frac{CL \cdot AUC_{TDDS}}{D_{TDDS}} = \frac{AUC_{TDDS}}{D_{TDDS}} \cdot \frac{D_{iv}}{AUC_{iv}}$$

式（12–11）

式中，$D_{TDDS}$ 为经皮递药制剂的剂量。

### （三）贴剂的质量要求

《中国药典》通则 0121 规定，贴剂应检查以下项目。

**1. 外观**  贴剂外观应完整光洁，有均一的应用面积，冲切口应光滑，无锋利的边缘。

**2. 残留溶剂**  使用有机溶剂涂布的贴剂应照残留溶剂（通则 0861）检查，应符合规定。

**3. 黏附力**  除另有规定外，按照黏附力测定法（通则 0952）测定，即初黏力、持黏力、剥离强度和黏着力。

**4. 释放度**  除另有规定或来源于动、植物多组分且难以建立测定方法的贴剂外，按照溶出度与释放度测定法（通则 0931 第四、五法）测定，应符合规定。

**5. 含量均匀度**  贴剂照含量均匀度测定法（通则 0941）测定，应符合规定。

**6. 重量差异**  除来源于动、植物多组分且难以建立测定方法的贴剂外，中药贴剂按规定的检查法测定，应符合规定（进行含量均匀度检查的品种，可不进行重量差异）。

**7. 微生物限度**  除另有规定外，照微生物限度检查：微生物计数法（通则 1105）和控制菌检查法（通则 1106）及非无菌药品微生物限度标准（通则 1107）检查，应符合规定。

## 第九节　微　针

### 一、概述

微针（microneedles）是一种创新的经皮给药技术，其由上百个长度为 25～2000μm 的细小针尖以阵列的方式集成于基座上组成，可定向突破皮肤角质层屏障，形成数百个机械微孔道用于药物递送且不触及皮下痛觉神经而降低疼痛。因而，突破了传统经皮给药制剂对药物分子量和亲水性的限制。

微针皮内注射的概念于 1958 年由美国科学家 Alan Richard Wagner 首次提出，但由于当时制备技术的限制，微针研究仅停留在理论层面。随后，1976 年，Gerstel 和 Place 在此基础上提出了微针经皮给药的设想，然而依然未能实现产品化。直到 1995 年，随着微机电系统（micro-electro-mechanical system，MEMS）技术的发展，Hasmhi 等人通过蚀刻技术在硅晶片上成功制备了微针阵列，推动了这一领域的实质性进展。1998 年，美国佐治亚理工学院的 Henry 等人首次将微针用于经皮给药研究，标志着微针技术在药物递送领域的应用正式开启。

近年来，随着 MEMS、生物材料合成、3D 打印等技术的蓬勃发展，微针技术取得了长足的进展，不仅在药物递送领域取得了显著的成果，在疾病诊断、治疗药物监测、医疗美容等领域也展现了巨大的应用前景。

### 二、微针的分类

根据微针递送药物的方式，微针通常可分为固体微针、涂层微针、中空微针、可溶微针和水凝胶微针。每种类型微针都具有各自独特的优点，可根据实际应用需求选择合适的微针类型，达到提高药物递送效率和患者依从性的目的。常用的微针类型及其特点如图 12–18 及表 12–5 所示。

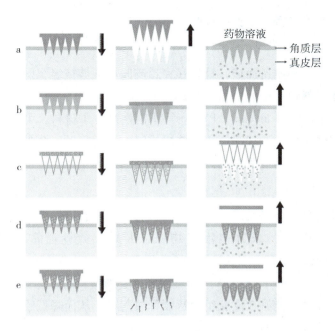

**图 12-18 不同类型微针给药方式**

a. 固体微针；b. 涂层微针；c. 中空微针；d. 可溶微针；e. 水凝胶微针

**表 12-5 常用微针类型及特点**

| 微针类型 | 给药方式 | 优缺点 |
|---|---|---|
| 固体微针 | 针体穿刺移除后再给药 | 机械强度高；给药不便，针体断裂安全性问题 |
| 涂层微针 | 针体穿刺后移除 | 机械强度高；载药量低，涂层脱落问题，针体断裂安全性问题 |
| 中空微针 | 针体穿刺注射后移除 | 机械强度高，给药量精确，给药量大；针体断裂性安全性问题，针体堵塞问题 |
| 可溶微针 | 针体穿刺后溶解吸收 | 使用便捷，安全性高；机械强度较低，储存要求条件高 |
| 水凝胶微针 | 针体穿刺后溶解吸收 | 缓控释给药，使用便捷；机械强度较低，保存要求条件高 |

## （一）固体微针

固体微针是最早开发和应用的微针类型，其结构为坚固的实心针状体。微针穿刺皮肤建立微通道后将微针移除，随后外加药物渗透入皮肤微孔道递送药物。这类微针通常由金属（如不锈钢、钛、镍）、硅等材料制成，具备较高的机械强度和生物兼容性，能够有效穿透皮肤表层。由于其制造工艺简单、成本较低，实心微针在早期的微针研究中占据了主导地位。然而，由于其自身不携带药物，药物递送需要依赖其他手段，如药物溶液或贴片，使用不便。

## （二）涂层微针

涂层微针是在固体微针的基础上进一步发展的微针技术，其制备材料也基本与固体微针一致，包括不锈钢、钛、硅等。涂层微针通过在针表面涂覆药物或生物活性物质来实现药物递送，微针插入皮肤后，涂层迅速溶解或脱落，将药物释放到目标区域。涂层微针的优势在于能够通过微针穿刺皮肤后直接释放药物，但由于其有限比表面积，通常载药量较低，对使用产生了一定的限制。

## （三）中空微针

中空微针最大的特征在于针内部呈现空腔结构，空腔结构用于装载液体药物直接注入皮肤下的目标区域。空心微针同样主要使用金属、硅等材料制备。空心微针的给药过程通常包括以下三个步骤：空心微针首先刺入皮肤，然后在压力或电力驱动下通过空腔将药物注入皮肤。给药完成后，将空心微针从皮肤中拔出。中空微针常用于需要精确控制给药量和深度的药物。然而，空心微针制备工艺复杂，且在给药过程中还容易产生针头断裂和管腔堵塞的风险。

### （四）可溶微针

可溶微针由可生物降解材料制备而成，针体在穿透皮肤后能够被组织间隙液溶解并释放所携带的药物。可溶微针的主要制备材料包括透明质酸（hyaluronic acid，HA）、聚乙烯吡咯烷酮（polyvinylpyrrolidone，PVP）、聚乙烯醇（polyvinyl alcohol，PVA）等水溶性高分子材料。可溶微针在给药后不会造成针头残留，也解决了硅、玻璃等微针断裂滞留于皮肤内难以处理的问题。此外，可溶微针在一定程度上提高了微针的载药量，扩大了微针的应用范围。

### （五）水凝胶微针

水凝胶微针由吸水性高分子材料制成，在穿刺皮肤后，水凝胶微针能够吸收皮肤中的组织间隙液而膨胀和溶解，从而逐渐释放药物或其他治疗物质。水凝胶微针通常由透明质酸甲基丙烯酸酯（hyaluronic acid methacrylate，HAMA）、甲基丙烯酰化明胶（gelatin methacryloyl，GelMA）、甲基丙烯酰化丝素蛋白（silk fibroin methacryloyl，SilMA）等可溶胀聚合物材料组成，这些材料具有良好的生物相容性并在人体内降解。水凝胶微针能够在皮肤组织持续释放药物，从而降低给药频次和提高了患者用药依从性，尤其适合需要长期治疗的慢性疾病。此外，水凝胶微针能够提取组织间隙液用于疾病代谢标志物、药物浓度等的检测，因而近年来被广泛应用于疾病的诊断与治疗监测。

## 三、微针的制备

### （一）制备材料

微针制备材料不仅影响微针的成型性和机械性能，也决定了其在不同应用中的适用性。金属、硅、聚合物、陶瓷和水凝胶材料各自的特点使其适合制备不同类型的微针，新材料的开发为微针的广泛应用提供了更多可能，推动微针技术在药物递送、疫苗接种和医疗美容等领域的进一步发展。

**1. 金属材料**　金属材料由于其高机械强度和耐久性，广泛用于制备固体微针、涂层微针与中空微针中，常见的金属材料包括不锈钢、钛合金和镍钛合金。然而，由于金属微针材料不可降解，若残留在体内会造成安全性问题。此外，金属微针的制造成本也较高，这些因素都限制了它的广泛应用。

**2. 硅材料**　硅材料在精密加工领域表现优异，通常可用于固体微针和中空微针的制备。使用硅制备的微针可以达到非常精细的结构，适合用于需要复杂微结构的应用场景。但硅脆性较大，容易在高应力条件下断裂，而且生物降解性差，不易在体内自然分解，这些因素都限制了它的广泛应用。

**3. 陶瓷材料**　陶瓷材料如氧化铝和磷酸钙，因其硬度高、耐化学腐蚀性强，常用于制备固体微针和中空微针。然而，陶瓷材料的脆性较大，容易在穿刺时断裂，而且生物降解性差，不容易被体内吸收，这使得其应用范围受到了一定的限制。

**4. 天然高分子材料**　用于制备微针的天然高分子材料主要可分为两类：①糖类，如透明质酸、右旋糖苷、壳聚糖等；②蛋白质类，如丝素蛋白、明胶。这些天然高分子材料可溶于水，具有良好生物相容性与可降解性，被广泛应用于可溶微针的制备。然而，糖类高分子材料在贮存与使用过程中易吸潮，从而可能会降低微针机械强度和递药效率。

**5. 合成高分子材料**　合成高分子材料可以通过改变化学结构和合成条件来调整其物理化学性质，如降解速率、机械强度和药物释放特性，且成本相对较低。常用于制备微针的合成类高分子材料包括聚乙烯吡咯烷酮（polyvinylpyrrolidone，PVP）、聚乳酸-羟基乙酸共聚物［poly（lactic-co-glycolic acid），PLGA］、聚乳酸（polylactic acid，PLA）、聚乙烯醇（polyvinyl alcohol，PVA）、羧甲纤维素（carboxymethyl cellulose，CMC）等。

### （二）制备方法

最早期的微针是通过 MEMS 技术制备而成，并在此基础上发展出了微模塑法、光刻法、3D 打印法等微针制备方法。其中，微模塑法具有操作简单、成型性好、成本较低等优点，是目前最常见的微针制备方法。常用微针制备方法的特点如表 12-5 所示。

**表 12-6　微针主要制备方法**

| 方法 | 应用微针类型 | 优点 | 缺点 |
|---|---|---|---|
| MEMS 制备法 | 固体微针、涂层微针、可溶微针、中空微针 | 高可重复性、高重现性 | 操作复杂 |
| 微模塑法 | 固体微针、涂层微针、可溶微针、水凝胶微针 | 低成本、易操作、高重现性、适合大批量生产、固化方式多样 | 模具固定、灵活性低 |
| 光刻法 | 固体微针、可溶微针、中空微针、涂层微针 | 设计制备工艺灵活、高重现性 | 影响因素多，材料选择有限 |
| 3D 打印法 | 固体微针、涂层微针、可溶微针、水凝胶微针、中空微针、异形微针 | 高生产效率，设计制备工艺灵活 | 材料选择有限 |

**1. MEMS 制备法**　MEMS 通过在微米和纳米级别的尺度上对材料进行加工，其制备过程主要是通过在硅基板上沉积方形或圆形氧化物并形成相应图案后，将未被图案覆盖的部分使用各向同性反应离子蚀刻工艺蚀刻掉。针体由各向异性 Bosch 工艺形成，针的直径由掩模布局决定，高度则由蚀刻时间和湿法蚀刻决定。MEMS 方法制备出的微针小巧精细，可以与微电子设备结合发挥出更多优势。

**2. 微模塑法**　微模塑法也叫微模具浇铸法，是目前实验室研究最常用的微针制备方法之一。一般先使用 MEMS 技术制得金属微针阳模（图 12-19），然后用聚二甲基硅氧烷（polydimethylsiloxane，PDMS）制作阴模得到微针模板，最后借助真空或离心等外力，使基质材料与混合药液填充入模具孔洞，模具干燥后脱离即得。

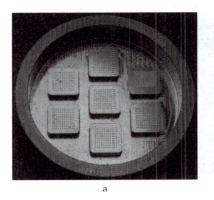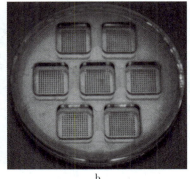

a　　　　　　　　　　b

**图 12-19　微针的（a）阳模与（b）阴模示意图**

**3. 光刻法**　光刻法是利用光化学反应，将光刻胶涂覆在基底上，通过光照射和显影步骤形成微针结构。光刻法适用于制造复杂结构的微针，特别是在大规模生产中具有优势。光刻法制备的微针结构精细、尺寸可控，适合应用于需要高精度制备的场合。然而，光刻法工艺复杂，设备昂贵，且对环境条件要求较高。光刻法包括热拉伸光刻法、紫外光衍射光刻法、磁流变光刻法、倾斜旋转光刻法和离心光刻法等方法。

**4. 3D 打印法**　3D 打印法是一种通过逐层打印材料构建三维结构的制造方法，近年来逐渐被应用于微针的制备。3D 打印法能够自由地设计微针的形状和结构，适合制作个性化和复杂结构的微针。此外，3D 打印法还能够在同一微针上集成多种功能材料，进一步扩展了微针的应用范围。目前，3D 打印法已成功用于制备药物微针、监测微针和传感微针，显示出广泛的应用潜力。

## 四、微针的质量检查

**1. 形貌表征** 微针的形貌表征主要涉及微针的形状、尺寸、针尖角度。微针的形貌可通过使用光学显微镜、扫描电子显微镜进行考察。微针应结构完整、针尖尖锐，长度、直径和针尖角度应控制在±10%的公差范围内，确保穿刺深度和药物递送精度。此外，可通过荧光素标记药物来分析药物在微针中的分布情况。

**2. 机械性能** 微针应具备良好的机械强度和韧性以穿刺皮肤并将药物递送到皮下组织。微针的机械性能通常采用压缩测试、弯曲测试等方式测定微针在不同载荷下的力学响应。质构仪（图 12-20）是常用的微针机械性能测定设备，能够用来评价微针的最大屈曲荷载。当微针的针尖部位接触到探头时，开始记录施加的作用力大小和受力时位移的变化，最后绘制应力-位移曲线，计算微针的断裂力、弹性模量等物理参数。

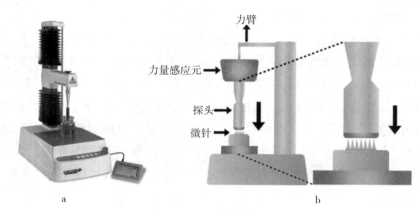

力臂

力量感应元

探头

微针

a                              b

**图 12-20　质构仪示意图**
a. 质构仪；b. 质构仪检测微针机械强度示意图

**3. 穿刺性能** 为了评估微针穿刺皮肤的性能，可以将微针负载台盼蓝或罗丹明 B 等染料，将微针施用于离体的人体皮肤或猪皮上，随后在显微镜下观察并统计皮肤中形成具有染料的圆点个数，计算圆点个数于微针阵列数之比，得到成功穿刺率。同时，对微针穿刺后的皮肤组织进行冷冻切片，在显微镜下观察微针插入皮肤的深度。

**4. 溶解行为** 可溶微针与水凝胶微针在穿刺皮肤后溶解，将负载的药物释放到皮肤内。其溶解行为直接影响药物释放速度和释放量。将微针施用于离体皮肤后，测量微针的溶解时间和溶解速率。另外，可将可溶微针插入明胶形成的水凝胶中，在显微镜下观察不同时间点微针的溶解情况及其形貌变化。

**5. 体外经皮渗透性** 可溶微针中体外渗透性研究对其给药时间、给药剂量至关重要。微针的体外透过性评价方式与贴剂、软膏剂、凝胶剂等制剂类似。常采用 Franz 扩散池装置考察微针的经皮渗透行为，将微针贴片施用于离体皮肤后，以缓冲液为接收液，在不同的时间点对接收液或皮肤进行取样，采用高效液相色谱法、紫外-可见分光光度法等方法定量分析药物经皮透过量或药物皮肤滞留量。接收池应有很好的搅拌装置，避免在皮肤表面存在扩散边界层，常使用磁力搅拌子与具有加热与磁力搅拌功能的透皮扩散试验仪搭配使用（图 12-21）。由于小鼠或大鼠皮肤易被微针刺穿，应首选使用人体皮肤或者与人体皮肤厚度接近的乳猪皮肤进行体外经皮渗透行为研究。

**6. 稳定性评价** 微针的稳定性评价是确保其在贮存和运输过程中不发生物理或化学变化的重要步骤。稳定性评价通常包括温度、湿度和光照条件下的微针机械性能、药物含量及其杂质含量等检测。通

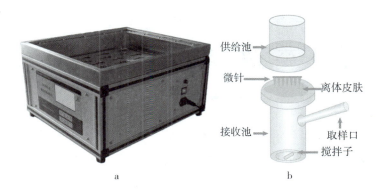

供给池
微针
离体皮肤
接收池
取样口
搅拌子

a                    b

**图 12 - 21 体外透过性评价仪器**

a. 透皮扩散试验仪；b. Franz 扩散池法评价微针经皮渗透行为示意图

过稳定性评价，可以确定微针的保存条件和有效期，确保其在使用时的安全性和有效性。

答案解析

## 思考题

1. 影响药物经皮吸收的因素都有哪些？

2. 软膏剂和乳膏剂的种类都有哪些？各种基质的特点分别是什么？如何影响药物的释放？

3. 如何利用流变学知识测试软膏的相关流变学行为？

4. 黏胶分散型贴剂的处方组成有哪些？如何评价贴剂中药物的皮肤递送量？

5. 微针的种类都有哪些？材料和制备方法都有哪些？

（刘 超 潘 昕）

书网融合……

微课

题库

本章小结

# 第十三章　靶向递药系统

PPT

📖 学习目标

　　1. 通过本章学习，掌握靶向制剂的基本概念、类型；熟悉靶向制剂的靶向原理；了解靶向制剂的质量控制要求。

　　2. 具有创新意识和创新思维能力。

　　3. 树立终身学习理念，培养严谨求实的科学态度、创新意识和批判性思维，不断追求工作优质高效和专业卓越发展。

## 第一节　概　述

　　靶向递药系统（targeted drug delivery system，TDDS）亦称靶向制剂，系指借助载体、配体或抗体将药物通过局部给药或全身血液循环而选择性地浓集定位于靶组织、靶器官、靶细胞或细胞内结构的给药系统。相对于普通制剂，靶向制剂具有更高的安全性、有效性、可靠性和患者依从性。

　　靶向递送的概念是由德国免疫学家 Paul Ehrlich 于 1906 年提出的。这位免疫学和化学疗法的奠基人提出了"魔弹"（magic bullet）的构想，期望采用对器官有亲和性的载体物质将药物或毒物带到病灶上去，减少对正常组织或细胞的损伤，并发明了所谓的"魔弹"——抗梅毒药"606"。受到当时科学认知的限制，"606"虽然对梅毒的治疗确实有效，但并非真正意义上的靶向制剂，它的治疗过程缓慢、痛苦，且具有风险。直到 1948 年，Pressman 和 Keightley 重新提出"用抗体作为细胞生长抑制剂和放射性同位素的载体"，"魔弹"的研究才正式进入实践阶段。1975 年，Kohler 和 Milstein 发明了单克隆抗体技术，靶向药物进入了以单抗为主流的时代。单抗识别肿瘤细胞表面特异性的抗原，将它们与正常细胞区分开来，达到像导弹一样的靶向精度。自 20 世纪 80 年代以来，TDDS 的研究已成为医药领域的研究热点之一，对靶向制剂的靶向机制、制备方法、药剂学性质、体内分布和代谢规律有了较为清楚和全面的认识。与此同时，一些 TDDS 也相继上市，如多柔比星脂质体、阿糖胞苷脂质体、两性霉素 B 脂质体等。

　　按照给药后药物在体内分布的程度，一般可将靶向制剂分为三级：第一级指到达特定的靶组织或靶器官；第二级指到达特定的靶细胞（如肿瘤细胞）；第三级指到达细胞内的特定部位（如细胞核）。当然，除了要求药物到达特定的靶部位外，靶向制剂还应在相应部位滞留一定时间，以发挥疗效。对于一个成功的靶向制剂，应同时具备靶向浓集、控制释放以及无毒可生物降解三个要素。

　　按照靶向递送的机制，靶向制剂可分为被动靶向制剂、主动靶向制剂和物理化学靶向制剂三类。被动靶向制剂（passive targeting preparations）利用巨噬细胞将进入体内的微粒作为外界异物吞噬的生理行为，而改变其体内分布特征。所采用的微粒包括乳剂、脂质体、纳米粒、微球、微囊等。其经静脉注射给药后，在体内的分布取决于微粒的粒径大小及微粒表面性质。主动靶向制剂（active targeting preparations）是用修饰药物载体作为"导弹"，可主动识别靶组织或靶细胞，将药物定向地运送到靶区浓集发挥药效。最常用的即为配体或单克隆抗体修饰的载药微粒，也可采用前药策略达到肿瘤靶向、脑靶向、结肠靶向或肝靶向的效果。物理化学靶向制剂（physico-chemical targeting preparations）是用某些物理化学方法将药物递送到特定部位发挥药效的靶向制剂，通常采用磁、温度和 pH 等作为响应信号来实现药物于靶部位的浓集与可控释放。例如，应用磁性微球、磁性纳米囊等装载药物，给药后可通过体外磁响应导向到特定部位；使用对温度敏感的材料制备热敏制剂，在局部热源作用下，使热敏制剂在靶部位释放药物；采用 pH 敏感材料制备 pH 敏感制剂，使药物在特定的 pH 靶区内释药；用栓塞微球阻断靶区的血供与营养，同时释放药物起到栓塞和化疗的双重作用，也属于物理化学靶向制剂。

需要指出的是，由于机体和疾病的复杂性，真正意义上的靶向制剂还很少，在靶向制剂的生产与临床应用上仍存在较多问题，如安全高效的载体材料的选择、成熟稳定的生产工艺、体内外的稳定性、靶向效率的提高、体内药动学行为的评价等。因此，靶向递药系统仍是现代药剂学最具挑战性的研究领域之一。

# 第二节　被动靶向制剂 ⓔ 微课 1

被动靶向制剂的递药机制与单核吞噬细胞系统的生理功能有关。肝脏的库普弗细胞（Kupffer cell）、肺部的巨噬细胞和循环系统中的单核细胞等都是主要的吞噬细胞，它们可以将一定大小的微粒作为异物而吞噬，通过正常的生理过程运送至其他器官，一些较大的微粒由于不能滤过毛细血管床，则被机械截留于某些部位。因此，循环系统生理因素和微粒自身性质均有可能影响体内分布。

## 一、循环系统基本生理

药物的体内分布主要包括两个步骤：①从血液通过毛细血管壁向组织间液转运；②由组织间液通过细胞膜向细胞内转运。因此，毛细血管流量、通透性以及组织细胞亲和力等生理学和解剖学屏障均会影响药物的体内分布。

### （一）体循环基本生理

体循环包括血液循环和淋巴循环，但血流速度比淋巴流速快 200~500 倍，药物主要通过血液循环转运，但药物的淋巴转运有时也十分重要。

血液循环对分布的影响主要取决于组织的血流速率。一般情况下，血流量大、血液循环好的器官和组织，药物的转运速度和转运量较大；反之，药物的转运速度和转运量较小。比如脑、肝脏和肾脏即为循环较快的脏器，而脂肪和结缔组织则为循环较慢的组织。毛细血管的通透性也会影响药物的分布，其通透性由管壁的类脂质屏障和微孔的大小决定。不同脏器毛细血管的通透性并不一致，如肝窦中毛细血管管壁缺口较多，即使大分子药物也能透过；脑和脊髓的毛细血管内壁结构致密，形成连续性无膜孔的毛细血管壁（血脑屏障）。因此，虽然脑部血液循环速度较快，但普通纳米粒也很难富集于脑内。

淋巴循环是静脉循环的辅助组成部分，起始于毛细淋巴管。毛细淋巴管存在于组织间隙，其内皮细胞上有允许小分子通过的小孔，细胞间有缺口，有的甚至大至数微米。因此，毛细淋巴管通透性非常大，组织间隙中的大分子往往因难以进入毛细血管而选择淋巴系统进行转运。而组织间隙中的水和小分子物质，由于毛细血管的血流速度较快，则主要通过毛细血管转运。

抗肿瘤药物的全身非靶分布是造成其毒副作用大的主要原因，因此也是靶向制剂的主要研究对象。正常组织中的微血管内皮间隙致密、结构完整，大分子和微粒不易透过血管壁。但肿瘤部位为满足快速生长的需求，血管生成较快，导致血管壁间隙较宽、结构完整性差，因而纳米粒能穿透肿瘤部位的毛细血管间隙进入肿瘤组织；同时，肿瘤组织的淋巴回流功能并不完善，造成大分子类物质和微粒具有选择性的高通透性和滞留性，这种现象被称作实体瘤组织的增强渗透和滞留（enhanced permeability and retention，EPR）效应（图 13 - 1）。EPR 效应曾经是靶向制剂设计的金标准，但 EPR 效应在临床实践中并未得到充分的体现，主要原因在于动物接种的皮下瘤模型与临床中癌症患者的肿瘤发生、发展有较大差异，导致许多基于 EPR 效应的靶向制剂在临床试验中失败。在动物模型的构建中，肿瘤可以在几周内长出，而人类肿瘤的发展往往需要耗费数年时间，这导致动物肿瘤模型不具有人类肿瘤的遗传多样性，也无法形成完整的二级结构，从而表现出良好的 EPR 效应。

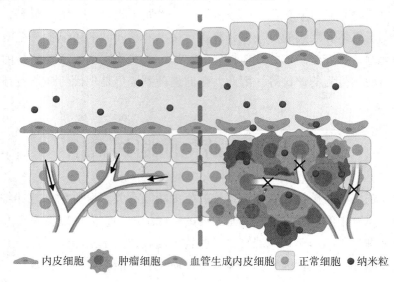

图 13 - 1　肿瘤组织 EPR 效应和正常组织中血管外渗及淋巴回流的比较

### （二）细胞摄取

靶向制剂主要通过细胞的内化作用进入胞内，具体的内化方式可包括内吞（endocytosis）和融合（fusion）等。

**1. 内吞**　是指外物通过质膜的变形运动进入细胞的过程，是通过细胞膜上的受体和配体之间的相互作用来实现的。一般情况下，血液中的微粒大多会被调理素（opsonin，包括 IgG、补体 C3b 或纤维结合素等）调理，进而被吞噬细胞识别，通过内吞作用进入细胞形成内吞体。该内吞体在细胞浆中可能进入溶酶体，在溶酶体酶的作用下释放药物。

根据入胞物质的大小和入胞机制，可将内吞作用分为三种类型：吞噬作用、吞饮作用、受体介导的内吞作用（图 13 - 2）。

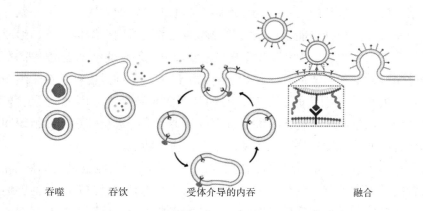

吞噬　　　吞饮　　　受体介导的内吞　　　融合

图 13 - 2　细胞对药物的内吞和融合作用

（1）吞噬作用（phagocytosis）　是指摄入直径大于 1μm 的固体颗粒的过程。摄入时，细胞部分变形，使质膜凹陷或形成伪足将颗粒包裹摄入细胞。形成的小囊泡称吞噬体。

（2）吞饮作用（pinocytosis）　又称胞饮作用（cellular drinking），吞入的物质通常是液体或溶解物。细胞吞饮时细胞膜局部下陷形成一小窝，包围外物，然后小窝离开质膜形成小泡，进入细胞。所形成的小囊泡的直径小于150nm。吞饮作用又可分为液相内吞和吸附内吞。液相吞饮是非特异性的连续过程，可把细胞外液（包括混悬及溶解于其中的物质）摄入细胞内；吸附吞饮则是指细胞外大分子或颗粒物质以某种方式吸附在细胞膜表面被内化的过程。

（3）受体介导的内吞作用（receptor mediated endocytosis）　是依靠细胞表面的受体特异性地摄取细胞外生物大分子的过程。被转运的物质（配体）与细胞表面受体特异性结合形成复合物，使质膜内陷形成有被小窝，与质膜脱离后形成有被小泡，进而将细胞外物质摄入细胞内。激素、生长因子、淋巴因子和一些营养物都是通过这种方式进入细胞的。

以 Abraxane 的体内转运为例，进一步说明如何通过与细胞相互作用改善体内分布。Abraxane 为白蛋白结合型注射用紫杉醇，是第一个基于白蛋白结合技术研发上市的产品，研发的初衷是为了规避处方中的增溶剂 cremophor EL 及其相关的毒性。经静脉滴注后，Abraxane 迅速分散形成 8~30nm 的小颗粒，大部分为白蛋白结合的紫杉醇复合物，利用白蛋白激活血管内皮细胞表面的 GP-60 受体，使细胞膜内陷形成窝，将复合物摄取并通过内皮细胞转运至肿瘤细胞间隙。肿瘤间质中富含半胱氨酸的酸性分泌蛋白抗原（secreted protein acidic and rich in cysteine，SPARC）过度表达，白蛋白可以与 SPARC 高度结合。因此，肿瘤细胞间隙的紫杉醇复合物经由 SPARC 进一步富集于肿瘤组织，提高抗肿瘤效果。

**2. 融合**　脂质体的摄取主要通过细胞融合。脂质体是由磷脂等两性分子组成的双层结构囊泡，与细胞膜的组成成分相似，能够与细胞表面的磷脂双层相互作用，发生物理上的吸附和扩散。在脂质体膜中加入溶血磷脂、磷脂酰丝氨酸或表面活性剂等融合因子可促进融合。

## 二、被动靶向原理

被动靶向制剂经静脉注射后，被单核-吞噬细胞系统巨噬细胞（尤其是肝脏的 Kupffer 细胞）摄取，通过正常生理过程运送至肝、脾等器官。粒径是影响被动靶向制剂体内分布的首要因素。粒径较大的微粒，主要通过机械性栓塞作用分布到相应的部位。如粒径大于 $7\mu m$ 的微粒通常被肺的毛细血管床以机械滤过的方式截留，被单核细胞摄取进入肺组织或肺气泡。小于 $7\mu m$ 时，一般由肝、脾中的吞噬细胞摄取；200~400nm 的微粒集中于肝后被迅速清除；而 100~200nm 的微粒很快被巨噬细胞吞噬从血液中清除，最终到达肝 Kupffer 细胞溶酶体中；50~100nm 的微粒可进入肝实质细胞中。小于 50nm 的微粒可通过肝内皮细胞或通过淋巴传递到脾和骨髓中。

微粒表面性质对分布也起着重要作用，微粒的表面性质决定了吸附调理素的种类和程度，进而决定了微粒以何种方式被内吞。例如，用戊二醛处理的红细胞易受 IgG 的调理，从而通过 Fc 受体被迅速吞噬；而用 N-乙基马来酰亚胺处理过的红细胞可被 Cb3 因子调理，以最少的膜受体接触被吞噬。带负电荷的微粒，ζ 电位绝对值越大，越易为肝的单核-吞噬细胞系统滞留而聚集于肝；带正电荷的微粒则易被肺部的毛细管截留，靶向于肺部。

## 三、隐形化原理

网状内皮系统（RES）是人体内具有吞噬功能的各种细胞的总称，具有吞噬病菌、异物的功能，其在清除循环和组织中的颗粒和可溶性物质中起重要作用。网状内皮系统的组成包括：肝脏的 Kupffer 细胞、脑小胶质细胞、肺泡巨噬细胞和骨髓淋巴结、肠道及其他组织中的巨噬细胞。因此，常规设计的被动靶向制剂在体内很快被 RES 吞噬，血中消除很快，临床应用受到极大限制，要到达其他靶部位也较为困难。通过运用物理化学和生物学方法，对微粒进行表面修饰，改善微粒表面的亲水性、增加微粒的柔韧性及其空间位阻，可使其逃避人体 RES 的摄取，延长在循环系统中的滞留时间，从而提高对非 RES 系统组织和器官的靶向性，同时也可提高微粒在体内外的稳定性。目前最常用的方式就是采用表面修饰技术，将聚乙二醇（PEG）、泊洛沙姆、聚山梨酯 80 等以共价结合的方式引入到微粒表面，使微粒具有隐形效果，不易被巨噬细胞识别和吞噬。这类制剂又被称为长循环（long-circulating）、隐形（stealth）或空间稳定（steric stable）靶向制剂。

盐酸多柔比星脂质体注射液即是一款经典的长循环脂质体制剂，1995 年 11 月 17 日经 FDA 批准上市，适应证包括卵巢癌、HIV 相关的卡波西肉瘤和多发性骨髓瘤。该药处方中加入二硬脂酰磷脂酰乙醇胺聚乙二醇化衍生物（DSPE–mPEG 2000），使 PEG 链在脂质体表面交错重叠形成空间位阻，其高亲水性和柔韧性会干扰脂质体与血浆蛋白之间的非特异性相互作用，减少巨噬细胞对脂质体的摄取，发挥隐形效果，实现脂质体在体内的长循环。该药首次使用硫酸铵梯度法对盐酸多柔比星进行主动载药，药物分子在内水相中与硫酸根结合形成晶状或胶状硫酸盐沉淀，使药物稳定包封不易泄露。因此，游离多柔比星的消除半衰期为 0.2 小时，AUC 为 $3.81\mu g \cdot h/ml$，而该药的消除半衰期可达 $41 \sim 70$ 小时，AUC 为 $902\mu g \cdot h/ml$。同时，临床研究表明该药通过减少在心肌释药以降低多柔比星的心脏毒性。

除脂质体外，其他微球、微乳、纳米粒等微粒递药系统都可以采取类似的策略进行有效修饰，产生隐形作用。具有隐形设计的纳米粒，长时间在血管中循环，其通过 EPR 效应更多地分布到肿瘤部位的概率大大增加。

# 第三节　主动靶向制剂 微课2

近几十年来，随着分子生物学、细胞生物学、材料学及免疫学等学科的飞速发展，主动靶向制剂的研究已成为药剂学研究的热点领域之一，其靶向策略主要包括前药和修饰的药物载体两大类。

前药（prodrug）又称前体药物，一般是指一类本身没有活性或者活性很弱，在生物体内转化以后，生成具有药理活性或药理活性显著增强的代谢物或原药（parent drug）的化合物。主要是将抗癌药物通过化学键合与其他化学基团、片段或分子合成新的化学实体，使其本身无活性或其活性低于母体药物，但是可在体内经酶作用或化学反应裂解，释放出母体药物发挥作用。前体药物可改变母体药物的极性或大小，使其能够进入某些特殊部位；抑或裂解所需的酶仅在靶部位所特有，或修饰分子对某些部位具有特殊的亲和性，则可达到肿瘤靶向、脑靶向、结肠靶向或肝靶向的效果。

根据所采用的修饰物的不同，修饰的药物载体又可分为两大类，基于抗体的主动靶向制剂和基于配体的主动靶向制剂。单纯采用靶向修饰的微粒尚不能达到理想的主动靶向效果，需联合隐形原理，从而更加有效地分布至实体瘤部位，发挥主动靶向的效果。

## 一、基于抗体的主动靶向原理

抗体介导的主动靶向是指利用抗体与抗原的特异性结合，使药物载体主动识别作为抗原的病灶组织，像"导弹"一样将药物定向地运送到靶部位而发挥药效。单克隆抗体具有靶点特异性高、不良反应较低、患者治疗依从性好等优点，作为抗肿瘤药物的载体具有较好的应用前景。抗体介导的主动靶向制剂可以通过两种策略实现，可以将抗体与载药微粒连接，如免疫脂质体、免疫纳米粒、免疫微球等，也可以将抗体与药物结合制备免疫复合物。

### （一）免疫脂质体

免疫脂质体（immunoliposomes，IML）是将载药脂质体与单克隆抗体或基因抗体共价结合得到的。借助抗体与抗原的特异性结合作用，达到对靶细胞分子水平上的识别作用，可提高脂质体的靶向专一性。比如将抗细胞表面病毒糖蛋白抗体连接于阿昔洛韦脂质体，可以靶向识别眼部疱疹病毒结膜炎的病变部位，而游离药物和非免疫脂质体均无此效果。

### （二）免疫纳米粒

免疫纳米粒是在偶联剂的作用下，将天然或修饰的单抗分子偶联到含有适宜功能基团的纳米粒上，具有靶向性强、毒副作用小、半衰期长、运载量大等优点。如将人肝癌单克隆抗体 HAb18 与白蛋白纳米粒偶联，能很好地与人肝癌细胞 SMMC－7721 特异性结合，对靶细胞产生剂量依赖性与选择性杀伤作用。

单抗与纳米粒的偶联主要包括非共价吸附与共价偶联两种方式。非共价吸附需要提供适合的吸附条件，即静电或疏水性相互作用。可通过控制基质的离子强度达到合适的 pH 或带电情况来调节吸附行为。非共价吸附是可逆的非特异性反应，其缺点是抗体必须具有较高的浓度才能产生理想的吸附量；且由于非共价吸附的不稳定性，单抗可能被其他生物分子所取代。单抗也可以采用共价偶联的方式不可逆地偶联到纳米粒上，形成的共价键稳定且重现性好，也可避免单抗被血液中竞争性成分所取代。但是共价偶联需要单抗和纳米粒表面具有适合偶联的基团，且必须确保单抗的生物活性不被影响或改变。两种偶联方式各有其优缺点，具体用哪种方法需视具体情况而定。

### （三）免疫微球

免疫微球是表面偶联有抗体的微球。其特点及偶联方式与免疫纳米粒类似，此类微球不但能用于抗癌药的靶向治疗，还可用于标记和分离细胞做诊断和治疗。后者常常通过免疫磁性微球的方式来实现。

### （四）免疫复合物

免疫复合物（immunoconjugates）系将抗体直接或间接与药物连接而构成的复合物。Kadcyla 即为曲妥珠单抗和小分子微管抑制剂 DM1 偶联而成。通过曲妥珠单抗靶向作用于乳腺癌和胃癌人表皮生长因子受体 2（HER2），引起偶联物释放 DM1，进而杀死肿瘤细胞。

## 二、基于配体的主动靶向原理

肿瘤细胞表面或肿瘤相关血管表面的受体与肿瘤生长增殖密切相关，并在肿瘤组织中过度表达。将药物或药物载体与配体结合，通过受体的介导作用，可增加病灶区的药物浓度、提高疗效、降低毒副作用，从而达到靶向治疗的目的。目前研究较多的受体主要有表皮生长因子受体、唾液酸糖蛋白受体、低密度脂蛋白受体、转铁蛋白受体、叶酸受体、白介素受体等，有些受体已证实可作为特定肿瘤靶向的靶点，提高主动靶向效率。针对这些受体，常用的配体包括糖蛋白、脂蛋白、转铁蛋白、叶酸和多肽等。

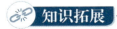 **知识拓展**

### 抗 HER2 抗体药物偶联物的发展

抗体药物偶联物（antibody drug conjugate，ADC）由单克隆抗体药物和小分子细胞毒药物偶联而成，兼具化疗药物的细胞毒作用和抗体药物的肿瘤靶向性。该设计来自 Paul Ehrlich 教授于 1913 年提出的"魔弹"的概念，历经 90 年的发展才得以实现。T－DM1 为第一个成功上市的 ADC，由曲妥珠单抗和小分子微管抑制剂 DM1 偶联而成。曲妥珠单抗可靶向人表皮生长因子受体 2（HER2），与其结合来阻止人体表皮生长因子在 HER2 上的附着，从而阻断癌细胞的生长。曲妥珠单抗是第一个靶向 HER2 的抗体药物，但并非能够促使所有的 HER2 阳性细胞凋亡。而 T‑DM1 进入人体后，通过曲妥珠单抗与肿瘤表面的 HER2 受体结合，并通过内吞进入肿瘤细胞，在溶酶体的降解作用下释放游离 DM1，发挥细胞毒作用。

# 第四节　物理化学靶向制剂

## 一、磁性靶向制剂

磁性靶向制剂是将磁性物质包裹于载药微粒中，在病变部位施加体外磁场，使载药微粒定位浓集发挥疗效。$FeO \cdot Fe_2O_3(Fe_3O_4)$ 磁粉或磁流体为常用的磁性物质。$FeO \cdot Fe_2O_3$ 可经由 $Fe^{3+}$ 和 $Fe^{2+}$ 在碱性条件下反应制得，亦可进一步变为 $Fe_2O_3$，为粒径在 $2 \sim 15nm$ 范围的超细球形粒子，亦称磁流体。

## 二、栓塞靶向制剂

动脉栓塞已是成熟的医疗技术，通过动脉插入导管，将栓塞物输送到靶组织或靶器官，阻断靶区的供血和营养，使靶区肿瘤细胞坏死。常用的栓塞物有栓塞微球和栓塞复乳。在栓塞的同时，还可将装载的抗肿瘤药物释放出来，达到栓塞和靶向化疗的双重作用。

## 三、热敏靶向制剂

热敏靶向制剂利用载体对温度的敏感性而实现药物的靶向递送。实际应用时，通过外部热源使靶区温度高于正常体温，载体转运到靶部位时，高温使其结构破坏释放出药物发挥作用，而在其他部位则能保持结构稳定。热敏脂质体是一类典型的热敏靶向制剂，利用磷脂在相变温度（phase transition temperature）前后的结构改变而实现。温度低于相变温度时，脂质体双分子层中磷脂分子有序排列，呈"胶晶"态；而温度高于相变温度时，磷脂酰基链活动性增强，脂质体膜转变为"液晶"态，其厚度减小，流动性增加，造成包裹的药物释放。相变温度取决于磷脂的种类，酰基侧链越长相转变温度愈高；脂肪酸不饱和度增加，相转变温度降低；磷脂纯度越高，相转变温度越窄。也可以将 $NH_4HCO_3$ 包载于脂质体内水相制得热敏脂质体，当肿瘤局部温度升高至 $40℃$ 时，$NH_4HCO_3$ 分解释放的 $NH_3$ 和 $CO_2$ 使磷脂双分子层破裂，释放药物，也能达到温度敏感靶向递送的目的。当然，热敏靶向制剂并不局限于热敏脂质体，采用其他温敏材料制成的热敏凝胶、胶束等制剂均能实现热敏靶向的作用。

## 四、pH 敏感的靶向制剂

疾病状态会改变病理组织（发炎、感染、肿瘤组织等）的 pH，如实体瘤细胞外 pH 为 6.5，明显低于生理 pH 7.4，溶酶体囊泡内的 pH 也明显低于细胞质的 pH，采用 pH 敏感载体可将药物靶向释放到这些部位。例如，在 pH 中性时，二油酰磷脂酰乙醇胺（DOPE）可以与胆甾醇半琥珀酸酯，形成脂质体双层膜结构；但在酸性条件下，胆甾醇半琥珀酸羧基质子化，磷脂分子间斥力消失，DOPE 转相形成反六角相结构，释放药物，实现 pH 敏感递药。

另外，消化道不同部位也呈现不同的 pH 范围，利用这些 pH 差异，选择合适的材料包衣也可选择性地靶向到消化道的特定位置。比如，采用丙烯酸树脂、醋酸纤维素钛酸酯、羟丙甲纤维素钛酸酯等在 pH 较高溶液中溶解的材料即可实现 pH 敏感型肠定位递药系统。

# 第五节　靶向制剂质量控制

纳米载体是实现药物靶向递送的重要手段，对于这些纳米药物的质量检查项目（包括有害有机溶剂的限度检查、形态、粒径及其分布的检查、载药量和包封率的检查、突释效应或渗漏率的检查、氧化程度的检查、靶向性评价和稳定性等）可参见《中国药典》指导原则9014微粒制剂指导原则和本教材第八章特殊注射剂相应内容。纳米药物的体内转运过程对于制剂的靶向性至关重要，而纳米药物在组成上与普通制剂有着本质区别，不能按传统的药物浓度测定法开展研究。因此，本节就国家药监局药审中心2021年8月27日发布的《纳米药物质量控制研究技术指导原则（试行）》和《纳米药物非临床药代动力学研究技术指导原则（试行）》中的关于纳米药物的定义以及相应研究的指导思想进行讲解。

## 一、纳米药物的特点

纳米药物系指利用纳米制备技术将原料药等制成的具有纳米尺度的颗粒，或以适当载体材料与原料药结合形成的具有纳米尺度的颗粒等，以及其最终制成的药物制剂。不同于普通药物，纳米药物具有独特的纳米尺度效应和纳米结构效应等理化特性，可以实现多种目标。纳米药物通常分为三类：药物纳米粒、载体类纳米药物和其他类纳米药物。以载体类纳米药物为例，由药物、载体材料和载体共同组成，存在载药粒子、游离型药物、载体材料及代谢产物等多种形态，这些形态间的动态变化，影响其体内过程和药物递送能力。这一特点对纳米药物的质量控制和药代动力学研究提出了特殊要求，必须建立相应的质量控制方法，进行优化和验证，也必须根据不同纳米药物的特点，科学合理地进行药代动力学研究，以支持开展相应的临床试验。

## 二、纳米药物质量研究技术指导原则

### （一）纳米药物的原辅料质量控制

对于纳米药物，其原料药和载体材料等关键辅料的质量是影响药物质量的重要因素。除对原料药进行常规质量控制之外，还应关注其粒径、晶型等。载体材料关系到活性成分的包载、保护以及最终产品的体内外性能，应明确载体类材料的规格、纯度、分子量和分子量分布范围等，并通过处方工艺和质量控制研究等证明载体材料选择的合理性。同时，鉴于载体材料可能对药物纳米粒的形成、粒径大小、稳定性、生物利用度、生物相容性等产生重要影响，应对最终制剂中的相关辅料进行质量控制研究。

### （二）纳米药物的粒径大小及分布

纳米药物的粒径大小不仅影响活性成分的载药量和释放行为，也与药代动力学、生物分布和清除途径等密切相关，甚至可能与纳米药物的递送机制相关。纳米药物的粒径分布涉及纳米药物质量稳定或变化的程度。因此，纳米药物的粒径大小和分布对其质量和药效发挥具有重要影响，是纳米药物重要的质量控制指标。准确的粒径及分布的控制对于保证纳米药物的质量稳定性是必需的。对纳米药物的粒径与分布的控制标准，可根据纳米药物的类型、给药途径和临床需求等综合选择制定。粒径大小及分布的常用测定方法见表13-1。

### （三）纳米药物的结构及形态

纳米药物的结构和形状可能影响纳米药物在体内与蛋白质和细胞膜的相互作用、药物的释放、纳米颗粒的降解和转运等。不同纳米技术制备的纳米结构包括囊泡、实心纳米粒、空心纳米粒、核-壳结构或多层结构等；纳米药物常见的形状包括球形、类球形、棒状或纤维状等。纳米药物的结构形状可通过电子显微镜等不同的技术方法进行检测。

### （四）纳米药物的表面性质

纳米药物的表面电荷可能影响其聚集性能和稳定性、与细胞的相互作用和生物分布等。表面电位取决于纳米药物的粒径大小、组成以及分散介质等。纳米药物的表面电荷一般是基于 Zeta 电位进行评估。纳米药物表面的包衣或功能化修饰可能改善其生物相容性、增加体内循环时间、实现靶向递送等。采用适当的表征技术对纳米药物的表面结构等进行分析可提供评价信息。

### （五）纳米药物的包封率和载药量

对于载体类纳米药物，有效的药物包封和载药能力可能增加药物的体内外稳定性、控制药物释放速度、调节药物的体内分布等。包封率和载药量与纳米药物处方组成和制备工艺等密切相关，应结合具体药物的特点、给药途径以及治疗剂量等进行标准的制定。

### （六）纳米药物的体外溶出或释放

药物的溶出/释放是纳米药物的重要质量属性，对药物的吸收、体内安全性、有效性和体内外稳定性等可能有明显影响。体外溶出/释放不仅是纳米药物的质量控制指标，也可在一定程度上反映纳米药物的体内行为。无论是使用现有方法或修订及重新建立，纳米药物的溶出/体外释放测定法均应经过充分验证，以确保方法的准确性和重现性；对于产品之间存在的可能影响其临床疗效的差异，应具有较好的区分性，对处方和生产过程中的变化具有一定的敏感性。

### （七）纳米药物的稳定性研究

纳米药物稳定性的研究包括储存期间、配制阶段和临床使用中的稳定性以及影响因素考察。

建立适当的方法来准确评估纳米药物的稳定性非常重要。可能会影响纳米药物稳定性的因素包括：聚合物或纳米颗粒的降解、纳米颗粒的聚集、药物的降解、载体内药物的泄漏、表面修饰分子或包衣材料的降解等。通过简单的粒径和表面电荷测定有时难以全面评估纳米粒的稳定性，需要结合纳米药物自身特点，建立符合要求的评价方法或指标。

稳定性试验应关注但不限于以下指标及其变化：粒径及粒度分布、粒子形状和电荷；药物或纳米颗粒的分散状态；纳米颗粒的再分散性；药物的体外溶出、释放或泄露；纳米颗粒的降解（包括表面配体的清除或交换）；纳米颗粒和包材的相容性；配制与使用中与稀释液、注射器、输液袋等的相容性。

表 13 –1　纳米药物理化表征的常用方法

| 属性 | 方法 | 测量参数 | 优势 | 劣势 |
|---|---|---|---|---|
| 粒径 | 动态光散射（DLS） | 水动力学粒径 | 操作方便，成本低，速度快 | 不适合多分散体系，分辨率低，不适合非球形纳米药物 |
| | 粒子示踪分析（PTA） | 水动力学粒径 | 操作方便，成本低，速度快，逐粒测量 | 需要进行更多的方法优化，小粒子分辨率低，不适用非球形纳米药物 |
| | 可调电阻脉冲感应技术（TRPS） | 原始粒径 | 操作方便，成本低，速度快，逐粒测量 | 不适用于小颗粒（<40nm），不适用非球形纳米药物 |
| | 差分离心沉降法（DCS） | 水动力学粒径 | 操作方便，可分离，分辨率高 | 适用低密度粒子，不适用非球形纳米药物 |
| | 场流分离串联多角度光散射检测器或（FFF-MALS） | 水动力学粒径 | 高分辨率，自动化，形状区分 | 需要复杂的条件优化和校准，偏向大粒子，需要操作 |
| | 电镜（EM） | 核粒径 | 直接可视化，形状信息，高分辨率 | 密集型，低通量，干燥样品，低密度原子不太敏感 |

续表

| 属性 | 方法 | 测量参数 | 优势 | 劣势 |
|------|------|----------|------|------|
| 粒度分布 | 动态光散射（DLS） | PDI | 多分散性的简要描述 | 小颗粒被大颗粒隐藏，不适用于多分散体系 |
| | 粒子示踪分析（PTA） | 粒子群大小 | 逐粒测量 | 分辨率有限 |
| | 可调电阻脉冲感应技术（TRPS） | 粒子群大小 | 逐粒测量 | 不适用于小粒径的纳米药物 |
| | 差分离心沉降法（DCS） | 粒子群大小 | 有分离性 | 不适用于多分散体系 |
| | 场流分离串联动态光散射或多角度光散射检测器（FFF-DLS，FFF-MALS） | 粒子群大小 | 有分离性，高分辨率 | 对大粒子的偏差，需要操作 |
| | 电镜（EM） | 粒子群大小 | 高分辨率，逐粒测量，可视化 | 低能量 |
| 形状 | 电镜（EM） | 形态 | 直接可视化，适用不同形状和结构 | 需要操作，低能量，低密度原子不太灵敏 |
| | X射线衍射（XRD） | 结构信息 | 非常敏感 | 需要高度的专业知识，而不是直接获得形状 |
| | 原子力显微镜（AFM） | 形貌 | 超分子组装体 | 需要专业知识，横向分辨率有限 |
| 表面电荷 | 电泳光散射法（ELS） | Zeta电位 | 高分辨率 | 不适合多分散，高度依赖条件（电导率，pH，溶剂），表观值 |
| | Zeta粒子示踪分析 | Zeta电位 | 操作方便，成本低，速度快 | 小粒子分辨率有限，表观值 |
| | 可调电阻脉冲感应技术（TRPS） | Zeta电位 | 操作方便，成本低，速度快，逐粒测量 | 不适用小粒径的纳米药物，表观值 |
| | 电声光谱 | Zeta电位 | 操作方便，成本低，速度快，逐粒测量 | 模型复杂，表观值 |
| 表面化学 | X射线光电子能谱法（XPS） | 表面组成 | 适合于浓缩样品 | 要干燥样品，易产生偏差，需要操作 |
| | 二次离子质谱（SIMS） | 表面组成 | 半定量，化学分析 | 需要特定技术，干燥样品和恶劣的条件可能会改变纳米药物 |
| | 核磁共振（NMR） | 接枝大分子的量 | 三维分辨率，表面和内部成分分析，高灵敏度 | 需要氘化介质，没有构象信息 |
| | 色谱-质谱联用 | 接枝大分子的量 | 高灵敏度，可自动化的 | 没有沉积、构象和同质性信息 |
| | 紫外-可见光或荧光光谱 | 靶分子连接 | 可用，定量 | 没有配体方向的信息、依赖配体 |
| | 表面等离子共振技术（SPR） | 靶分子连接 | 低成本，直接，量化 | 间接，缺乏可靠的方法 |

## 三、载体类纳米药物药代动力学研究

与普通药物相比，载体类纳米药物具有特殊的纳米尺寸、纳米结构和表面性质等，这可能导致药物的理化性质和生物学行为发生变化，如提高药物的体内外稳定性、改善药物的溶解性、改善药物的释放特性、促进药物的跨膜转运、改变药物的药代动力学特征、体内分布以及对组织器官或细胞的选择性等。充分了解载体类纳米药物的体内、体外药代动力学信息对其非临床安全性和有效性评价具有重要的意义。

## （一）体外试验

**1. 生物样本中的稳定性** 在体内试验前，应对载体类纳米药物在合适的动物种属和人的全血或血浆、其他生理体液、生物组织匀浆中的体外稳定性进行研究，观察指标包括载体类纳米药物泄漏或释放情况、载体材料降解、载药纳米粒的分散程度等。

**2. 血浆蛋白吸附** 对于具有长循环效应的纳米药物，其体内（尤其是全血或血浆中）的滞留时间是决定纳米药物向 RES 以外的靶部位定向分布的关键因素之一，而血浆调理素的吸附及其介导的吞噬作用则是体内长循环时间的最主要限制因素。因此，对于经注射进入体循环或经其他途径给药但最终进入体循环的纳米药物，应在体外进行血浆蛋白吸附试验，以评价血浆蛋白对纳米药物的调理作用。

**3. 蛋白冠研究** 在体内环境中，蛋白可能附着于载体类纳米药物表面形成蛋白冠，蛋白冠的形成可能影响纳米药物的血液循环时间、靶向性、生物分布、免疫反应和毒性等。必要时，可考虑采用动物和人血浆在模拟体内条件下对蛋白冠的组成及其变化进行定性和/（或）定量分析。

**4. 细胞摄取与转运** 细胞对纳米药物的摄取与转运可能与普通药物存在差异。必要时，在充分考虑纳米药物体内处置过程的基础上，选择适当的细胞系进行细胞摄取以及胞内转运过程和转运机制的研究。

## （二）体内试验

载体类纳米药物进入体内后，存在载药粒子、游离型药物、载体材料及代谢产物等多种形态成分。"载药粒子–游离型药物–载体材料"始终处于一个动态的变化过程中，对其体内相互关系进行全面解析，是载体类纳米药物药代动力学研究的关键。

**1. 吸收** 普通药物的体内吸收特征主要通过测定体循环中的活性药物浓度来体现。载体类纳米药物与普通药物的区别在于其功能单位"载药粒子"的存在。因此，需要分别测定血液中游离型药物和负载型药物的浓度，另外建议测定血液中载体材料和载药粒子的浓度（以质量计），以进一步获得体内药物释放动力学及载体解聚/降解动力学的相关信息。

值得注意的是，某些载体类纳米药物静脉注射（如聚乙二醇化载药粒子）可诱导免疫反应。再次注射后，在血液中会被加快消除，甚至丧失长循环特性，并且在肝脾等 MPS 组织的聚集量增加，即"加速血液清除"（accelerated blood clearance，ABC）现象。因此，此类载体类纳米药物在多次给药试验时，建议考察是否存在 ABC 现象。

**2. 分布** 载药粒子是药物的运输工具和储库，靶部位/靶点（如肿瘤组织）中的游离药物是发挥药效的物质基础，而其他组织中的游离药物、载药粒子、载体材料等则可能是导致毒性/不良反应的物质基础。因此，应进行不同组织中总药物分布研究，如可行，建议对靶器官和潜在毒性器官中的游离型药物和负载型药物分别进行测定。对于缓慢生物降解或具有明显穿透生理屏障性质的高分子载体材料，建议进行不同组织中总载体材料的分布研究。同时，鼓励在不同组织中进行总粒子分布动力学和释药动力学研究。

**3. 代谢** 载体类纳米药物中的活性药物及其解聚的载体材料在体内主要经肝脏和其他组织中的代谢酶代谢。此外载药粒子易被 RES 吞噬，进而被溶酶体降解或代谢，可能对药物和载体材料代谢/降解产物的种类和数量产生影响。因此，应确定活性药物和载体材料的主要代谢/降解途径，并对其代谢/降解产物进行分析。

**4. 排泄** 载体类纳米药物中的活性药物和载体材料可能通过肾小球滤过和肾小管分泌进入尿液而排泄，或通过肝脏以胆汁分泌形式随粪便排泄。载药粒子自身一般不易经过上述途径直接排泄，需解聚成载体材料或载体材料降解后主要经肾脏排泄。因此，应确定给药后活性药物的排泄途径、排泄速率及物质平衡。同时鉴于载体材料的特殊性，建议根据载体材料的具体情况对其开展排泄研究。

**5. 药物相互作用**　载体类纳米药物进入体内后可能会对代谢酶和转运体产生影响。联合用药时，可能发生基于载药粒子、游离型药物、载体材料与其他药物之间的相互作用，而带来潜在的安全性风险。建议评估载体类纳米药物是否存在对代谢酶及转运体的抑制或诱导作用。

## （三）样品分析

药物的分析方法与普通制剂相同，但纳米药物在进入体内后，活性药物一般会以游离型与负载型药物的形式存在，在进行药代动力学研究时需要对二者进行有效分离后分别测定。常用的分离方法包括平衡透析、超速离心、超滤、固相萃取、排阻色谱、柱切换色谱等。目前，尚没有适用于所有类型纳米药物的标准处理方法，应基于载药粒子和活性药物的性质来选择合适的方法。

鼓励对载药粒子进行体内检测。可采用荧光、放射性物质等标记载药粒子，采用小动物活体荧光成像仪（IVIS）、单光子发射计算机断层成像术（SPECT）、全身放射自显影等示踪载药粒子，并基于影像信号进行半定量分析。在适用条件下，鼓励采用环境响应探针，如基于聚集导致淬灭（ACQ）、荧光共振能量转移（FRET）、聚集诱导发光（AIE）效应的近红外荧光探针，标记载药粒子，进行载药粒子的体内定量或半定量分析。

高分子载体材料由于自身及其体内代谢/降解产物分子量呈多分散性，采用荧光或放射标记的方法可对其进行体内定性和半定量分析，但是需通过试验证明标记物在体内不会脱落或被代谢。随着 LC‑MS/MS 法在高分子材料中的广泛应用，可尝试采用 LC‑MS/MS 法进行载体材料体内定性与定量分析研究。

载药粒子在组织匀浆过程中易被破坏或释放药物，从而可能导致无法准确测定组织中不同形态药物或载体材料的真实浓度，因此，建议选择合适的组织样品预处理与分离方法。

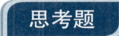

答案解析

1. 什么是靶向制剂？靶向制剂是如何分类的？
2. 研制靶向制剂有何意义？
3. 生理因素如何影响药物的体内分布？
4. 主动靶向制剂的设计策略有哪些？
5. 物理化学靶向制剂的设计策略有哪些？

（吴　伟　卢　懿）

**书网融合……**

微课1　　　　　　微课2　　　　　　题库　　　　　　本章小结

# 第十四章 生物技术药物制剂

PPT

📖 **学习目标**

1. 通过本章学习，掌握生物技术药物制剂的概念和特点、蛋白多肽类药物制剂的处方组成和制备方法、核酸及细胞类药物的制剂特点；熟悉蛋白多肽类药物的新型药物递送系统、核酸类药物递送载体的设计、病毒类药物制剂的特点；了解生物技术药物制剂的质量评价及前沿生物技术药物的制剂技术。

2. 具备蛋白多肽类药物液体和固体制剂处方设计的能力。

3. 培养科学的思维方法，敢于大胆探索，勇于创新。

## 第一节 概 述

生物技术药物（biotechnology drugs，biologics）系采用现代生物技术人为地创造条件，借助生物体（微生物、动物和植物等）或其组成部分（器官、组织、细胞、酶等）生产的医药产品。全球第一个生物技术药物于 1982 年获准上市，即美国 Lilly 公司开发的基因工程药物——重组人胰岛素；截至目前，生物技术药物的上市品种已超过 100 个。生物技术发展非常迅速，为整个医药工业发展的方向带来了巨大影响，也给制药行业带来了巨大的革命。

### 一、生物技术药物的分类

生物技术药物按用途可分为治疗型生物技术药物和预防型生物技术药物。治疗型代表药物有胰岛素、干扰素、生长激素等；预防型生物技术药物主要是指疫苗，其代表药物有脊髓灰质炎疫苗、水痘疫苗、卡介苗等。生物技术药物按作用类型可分为细胞因子、酶、激素和抗体等；按照生化特性可分为蛋白多肽类药物、核酸类药物、细胞类药物、病毒类药物等。

生物技术药物也可根据其化学特性、制造方法与临床用途进行如下综合分类。

**1. 天然生物技术药物** 从动物、植物、微生物等中发现、研究和生产的天然生物技术药物，是生物制药工业的重要研究领域，也是新药的重要先导物。

**2. 基因工程药物** 应用基因工程和蛋白质工程技术制造的重组活性多肽、蛋白质及其修饰物，如治疗性多肽、激素、酶、抗体、细胞因子、疫苗和融合蛋白等。

**3. 核酸药物（基因药物）** 这类药物以基因物质（DNA 或 RNA 及其衍生物）作为疾病治疗或预防的物质基础，包括基因治疗用的重组目的 DNA 片段、mRNA 药物、miRNA 药物、反义核酸药物与小干扰 RNA 药物，以及用于疾病预防的 mRNA 疫苗等。核酸药物不仅可用于遗传病、抗病毒治疗，也可用于治疗心血管疾病、肿瘤、糖尿病等。

已上市的部分代表性生物技术药物见表 14 - 1。

表 14 - 1　已上市的部分生物技术药物

| 药品名称 | 英文或缩写 | 适应证 |
|---|---|---|
| **蛋白多肽类药物** | | |
| 　重组细胞因子药物 | | |
| 　　干扰素 α | IFN - α | 白血病、肝炎、癌症、AIDS 等 |
| 　　干扰素 γ | IFN - γ | 慢性肉芽肿、过敏性皮炎等 |
| 　　粒细胞 - 集落刺激因子 | G - CSF | 骨髓移植、粒细胞减少、AIDS、再生障碍性贫血等 |
| 　　粒细胞巨噬细胞 - 集落刺激因子 | GM - CSF | 骨髓移植、粒细胞减少、AIDS、再生障碍性贫血等 |
| 　　人促红细胞生成素 | EPO | 各种贫血症 |
| 　　白细胞介素 - 2 | IL - 2 | 癌症、免疫缺陷、免疫佐剂 |
| 　　表皮生长因子 | EGF | 外用治疗烧伤与溃疡 |
| 　　碱性成纤维细胞生长因子 | BFGF | 外用治疗烧伤、外周神经炎 |
| 　重组激素类药物 | | |
| 　　人胰岛素 | insulin | 糖尿病 |
| 　　人生长激素 | rhGH | 促进身体长高 |
| 　治疗性抗体 | | |
| 　　曲妥珠单抗 | trastuzumab | 转移性乳腺癌 |
| 　　利妥昔单抗 | rituximab | 复发性或耐药的滤泡性中央型淋巴瘤 |
| 　　英夫利昔单抗 | infliximab | 瘘管性克罗恩病、类风湿关节炎等 |
| 　　阿达木单抗 | adalimumab | 类风湿关节炎和强直性脊柱炎 |
| **核酸类药物** | | |
| 　mRNA 药物 | | |
| 　　呼吸道合胞病毒(RSV) mRNA 疫苗 | RSV mRNA | 预防由 RSV 感染引起的下呼吸道疾病 |
| 　ASO 药物 | | |
| 　　依非韦伦 | efavirenz | 抗 HIV 药物 |
| 　　福米韦生钠 | fomivirsen sodium | 局部治疗携带巨细胞病毒的艾滋病患者 |
| 　siRNA 药物 | | |
| 　　英克司兰 | inclisiran | 治疗成人原发性高胆固醇血症（杂合子家族性和非家族性）或混合型血脂异常 |
| **细胞类药物** | | |
| 　CAR - T | | |
| 　　阿基仑赛 | axicabtagene ciloleucel | 治疗复发或难治性（R/R）弥漫大 B 细胞淋巴瘤/滤泡细胞淋巴瘤。 |
| 　干细胞 | | |
| 　　lentiglobin | lentiglobin | 治疗 β - 地中海贫血和镰刀型细胞贫血症 |
| **病毒类药物** | | |
| 　溶瘤病毒药物 | | |
| 　　DELYTACT | teserpaturev | 治疗恶性胶质瘤 |
| **基因编辑药物** | | |
| 　casgevy | casgevy | 治疗镰状细胞病 |

## 二、生物技术药物的特点及生物药剂学特性

**1. 特点**　生物技术药物大多为蛋白、多肽和核酸类药物，其特点如下。

（1）药理活性强，安全性高。

（2）生产工艺复杂，对生产工艺和设备稳定性的要求较高。

（3）物理化学稳定性差，易变性、酶解、失活，也易被微生物污染。

（4）体内快速降解、清除，生物半衰期短。

（5）相对分子质量较大，生物膜透过性差，很难透过胃肠道上皮细胞层，口服不易吸收。

（6）主要给药途径为注射给药，体内半衰期短。

（7）具有种属特异性。

**2. 生物药剂学特性** 生物技术药物与小分子化学药物有着不同的生物药剂学特性，主要表现在其相对分子质量较大、脂溶性差、膜渗透性差、吸收困难，口服给药生物利用度极低，一般仅为百分之几。而吸收进入体循环的药物，体内稳定性差，易于降解失活，生物半衰期短，血浆蛋白结合率高，表观分布容积小（0.04~0.2L/kg），体内转运困难，一般需借助特异的受体或转运蛋白的作用透过细胞膜，体内分布具有特异性。多肽蛋白类药物主要在肝脏代谢，相对分子量较小的该类药物经肾脏排泄，分子量较大的药物及其代谢产物经胆汁排泄。由此可见，由于这类药物固有的不稳定性、多变的代谢性质和胃肠道吸收的限制，将其制成稳定、安全、有效的制剂是一项艰巨任务，面临诸多的挑战。

# 第二节　蛋白多肽类药物制剂 ⓔ微课

## 一、蛋白多肽类药物介绍

蛋白多肽类药物具有药理活性强、特异性高、毒性低等优点，已成为药物研发中具有广泛应用前景的生物大分子。随着生物技术的广泛应用，越来越多的蛋白多肽类药物成为药物研发的热点，如干扰素、细胞因子药物、单克隆抗体药物、重组激素类药物等。目前，蛋白多肽类药物在抗肿瘤、抗病毒、治疗心血管疾病及自身免疫缺陷病等领域发挥着不可替代的作用。

蛋白质和多肽的基本单位是氨基酸。氨基酸按一定的排列顺序由肽键（酰胺键）连接形成肽链。肽键是由一个氨基酸残基的 α-羧基和另一个氨基酸残基的 α-氨基缩合而成。肽链含有的氨基酸少于 10 个就称作寡肽，超过 10 个的就称为多肽。氨基酸为 50 个以上的多肽便是蛋白质。蛋白质有一级、二级、三级、四级结构。蛋白质的一级结构（primary structure）就是蛋白质多肽链中氨基酸残基的排列顺序，也是蛋白质最基本的结构。蛋白质的二级结构（secondary structure）是指多肽链中主链原子的局部空间排布即构象，一般有 α 螺旋和 β 折叠等结构形式。在各种二级结构的基础上再进一步盘曲或折叠就形成了具有一定规律的三维空间结构，称为蛋白质的三级结构（tertiary structure）。蛋白质三级结构的稳定主要靠次级键，包括氢键、疏水键、盐键及范德华力等。次级键都是非共价键，易受环境中 pH、温度、离子强度等的影响，有变动的可能性。具有两条或两条以上独立三级结构的多肽链组成的蛋白质，其多肽链间通过次级键相互组合而形成的空间结构称为蛋白质的四级结构（quaternary structure）。蛋白质的空间结构就是指蛋白质的二级、三级和四级结构。其中，每个具有独立三级结构的多肽链单位称为亚基（subunit）。四级结构实际上是指亚基的立体排布、相互作用及接触部位的布局。

蛋白多肽类药物通常是利用哺乳动物细胞（如中国地鼠卵巢细胞系）以及细菌（如大肠埃希菌）或酵母细胞来进行制备。制备过程中，在编码所需目标蛋白的基因被人工插入细胞内之后，细胞在大型发酵罐中生长，并在特定时期被酶解，其中所含的目标蛋白用离心或过滤的方法被分离，最后进行纯化。蛋白产率是评价这一过程的效率的重要指标。尽管有一些多肽类药物也可通过基因重组方式来制备，但大部分多肽类药物都是通过固相合成技术来制备。制备完成后，还应当利用多种分析手段，如十二烷基硫酸钠－聚丙烯酰胺凝胶电泳（SDS－PAGE）、毛细管区带电泳、高效液相色谱以及多种光谱方法等对蛋白和多肽类药物进行表征，以确定其特性和纯度。

## 二、蛋白多肽类药物的分类

**1. 抗体药物**　抗体药物是指以基因工程技术为主导，应用抗体工程化技术制备的含有抗体基因片段的大分子蛋白质类药物，具有高特异性、高均一性等优点。根据抗体制备技术的发展阶段，抗体药物一般可分为多克隆抗体、单克隆抗体和基因工程抗体。

**2. 多肽药物**　多肽是由氨基酸通过肽键缩合而成的一类化合物，具有生物活性多样性及良好的安全性等特点。根据其所含氨基酸的种类、数量和排列顺序不同，其化学性质与生物活性功能也有所不同，甚至存在很大差异。按照多肽的来源可将多肽分为：动物来源多肽，植物来源多肽和化学合成多肽。

**3. 细胞因子与激素类药物**

（1）细胞因子　细胞因子（cytokine）是人类或动物的各类细胞分泌的具有多种生物活性的小分子多肽或糖蛋白，具有广泛的生理活性，包括调节细胞生理功能、介导炎症反应、参与免疫应答和组织修复等各种生物学效应。重组细胞因子（recombinant cytokine）是利用大肠埃希菌、酵母菌、昆虫细胞、哺乳动物细胞等工程细胞大规模生产的重组细胞因子纯品，其产量、纯度、成本等指标均优于天然来源的细胞因子。细胞因子类药物按照功能不同，分为白介素、干扰素、集落刺激因子、肿瘤坏死因子、转化生长因子、生长因子和趋化因子等。自1957年 Issacs 和 Lindenmann 发现第一个细胞因子——干扰素，迄今已陆续发现了200多种细胞因子。

（2）激素　激素类生物技术药物是指通过生物技术生产与人体或动物激素结构相同或相似、作用原理相同、能发挥内源性激素生理作用的一类药物，包括肽类（如甲状腺激素类）或蛋白质类（如胰岛素类、生长激素类）、脂类（如性激素类）。目前上市的蛋白质激素类药物达几十种，如重组人胰岛素及其类似物、重组人生长激素、重组人甲状旁腺激素、重组人促黄体激素、重组人绒毛膜促性腺激素等。

**4. 融合蛋白类似物**　融合蛋白（fusion protein）是利用基因工程技术有目的地将两段或多段编码功能蛋白的基因连接在一起，经表达后得到的由不同的功能蛋白拼合在一起而形成的新型多结构域的人工蛋白。

## 三、蛋白多肽类药物制剂的设计与制备工艺

蛋白多肽类药物的活性与其结构的完整性密切相关，主要取决于其化学稳定性和物理稳定性（即空间构象的稳定性）。蛋白多肽类药物的化学不稳定性主要表现在新化学键的形成和原化学键的断裂，形成新的化学实体从而导致其一级结构改变，包括蛋白质或多肽的水解、脱酰氨基、氧化、外消旋、β－消除、二硫键断裂与交换等。物理不稳定性是指蛋白质的一级结构不变，高级结构（二级及二级以上结构）发生改变的过程，包括去折叠、聚集、沉淀和表面吸附或界面吸附等。影响蛋白质稳定性的因素有很多，包括温度、pH、蛋白质浓度、离子环境、表面活性剂、机械作用力等。这些因素在蛋白质类药物的制剂设计和工艺研究中都需要重点关注。

为保证生物利用度，目前市售的蛋白多肽类药物主要是通过注射给药。剂型包括液体剂型（溶液型和混悬型）和注射用冻干粉针剂。液体剂型具有制备简便、易于应用等特点，但冻干制剂更有利于解决稳定性问题。

**1. 液体剂型蛋白多肽类药物的处方设计和制备工艺**　蛋白多肽类药物制剂研究内容主要包括：

①纯化药物：确保药物纯度在95%以上，无有害物质存在，工艺稳定可重复。②处方前研究：药物的物理化学性质的考察，如等电点、溶解度、吸附性、聚集、离子强度、辅料相容性和降解途径等。③制剂研究：缓冲液选择，确定pH、稳定剂和其他辅料。蛋白多肽类药物因其固有的不稳定性，通常要低温或冷冻保存，故其处方设计首先要解决其稳定性的问题。

（1）液体剂型蛋白多肽类药物的稳定化方法　液体剂型蛋白多肽类药物的稳定化方法分两类：①改造其结构，提高蛋白质的伸展自由能；②加入辅料改变与其接触的溶剂性质，其作用机制包括：加强蛋白质的稳定作用力和使其变性状态不稳定，如通过加入一定浓度的盐、多元醇溶液或某些有机溶剂，加强蛋白质非共价键强度。最广泛被接受的辅料稳定蛋白质的机制是"优先相互作用"机制，即蛋白质优先与水或辅料（如共溶质、共溶剂）相互作用。优先水化是由于空间作用（如聚乙二醇）、表面张力作用（如糖、盐和氨基酸）或者化学不相容的一些形式（如电荷效应）使辅料被排除在蛋白质表面外，即在蛋白质分子的表面有较高的水分子和较少的辅料，蛋白质被完全水化。共溶剂可通过与蛋白质表面的非特异性或特异性部位结合来稳定蛋白质。

稳定蛋白质类药物常加入的辅料有以下几类：缓冲液、糖和多元醇、氨基酸、盐、大分子化合物、表面活性剂等。这些辅料提高蛋白的稳定化程度与其浓度和蛋白质的种类有关。

1）缓冲液　一般蛋白质的稳定pH范围很窄，选择合适的缓冲盐种类和浓度准确控制制剂pH是蛋白质稳定化的第一步。常用的缓冲液有磷酸盐、醋酸盐和枸橼酸盐缓冲液，最常用的是磷酸盐，如干扰素α-n3、干扰素α-2b、rhGH、乙肝疫苗等均选择磷酸盐缓冲体系。

2）糖和多元醇　糖和多元醇属于非特异性蛋白质稳定剂。常用的糖类有蔗糖和海藻糖，避免选用还原糖，因其与氨基酸有相互作用的可能。常用的多元醇有甘油、甘露醇、山梨醇（浓度为1%～10%），其中甘油最为常用。糖和多元醇类的稳定作用与其使用浓度密切相关，一般认为0.3mol/L（或5%）的浓度是其作为稳定剂使用的最小量，提取分离时糖的浓度可达1mol/L、多元醇可达10%。

3）表面活性剂　表面活性剂可降低蛋白质溶液的表面张力，抑制蛋白质在疏水性表面的聚集、沉淀和吸附，或阻止蛋白质的化学降解。非离子表面活性剂因临界胶团浓度低，使用少量即可起到作用，故较为常用，如吐温80已被用于重组人干扰素α-2b、G-CSF和组织纤溶酶原激活剂等制剂中，用于抑制蛋白聚集。

4）盐类　盐对蛋白质的稳定性和溶解度的影响主要取决于其种类、浓度、离子相互作用的性质及蛋白质的电荷。低浓度的盐通过非特异性静电作用提高蛋白质的稳定性和溶解度，而高浓度下有可能发生盐析。NaCl作为一种常用盐在稳定蛋白质中起关键作用，它能提高牛血清白蛋白（BSA）的变性温度和热熵，也能提高白介素-1（IL-1）的热稳定性；其次，KCl也是蛋白质有效的稳定剂。

5）聚乙二醇类　高浓度的聚乙二醇（PEG）类常作为蛋白质的低温保护剂和沉淀/结晶剂。不同分子量的PEG作用不同，如0.5%或2%的PEG 300可抑制重组人角化细胞生长因子（recombinant human keratinocyte growth factor，rhKGF）的聚集，而PEG 200、PEG 400、PEG 600和PEG 1000可稳定BSA和溶菌酶。

6）大分子化合物　很多大分子化合物具有稳定蛋白质的作用，其稳定机制可能是大分子的表面活性、优先排除、大分子-蛋白质相互作用的空间隐蔽、高黏度限制蛋白质运动及优先吸附作用等。人血白蛋白（HSA）是稳定蛋白质常用的大分子物质，但由于来源及有可能存在的病原菌污染问题而限制了其使用。

7）羟丙基-β-环糊精（hydroxypropyl-β-cyclodextrin，HP-β-CD）　系良好的蛋白质稳定剂，其本身是增溶剂，且可静脉注射。HP-β-CD可抑制由温度和界面吸附引起的人生长激素（human growth hormone，hGH）的变性、抑制rhKGF的聚集和稳定牛胰岛素等。

此外，右旋糖酐、肝素、羟乙基淀粉和聚乙烯吡咯烷酮也有稳定蛋白质的作用。

8）金属离子 一些金属离子如钙、镁、锌与蛋白质结合，使整个蛋白质结构更加紧密、结实、稳定，从而使蛋白质稳定。不同金属离子稳定作用的浓度不同，而且种类具有特异性，应通过稳定性试验进行选择。

9）氨基酸 一些氨基酸单独或与其他辅料合用时，可通过优先排除机制稳定蛋白质。如组氨酸、甘氨酸、天冬氨酸钠、谷氨酸及赖氨酸盐酸盐，可不同程度抑制 45℃ 10mmol/L 磷酸钾缓冲液中 rhKGF 的聚集。某些氨基酸也可抑制蛋白质的化学降解，如甲硫氨酸是一种有效的抗氧剂。

表 14-2 列出了蛋白多肽类药物制剂中常用的稳定剂的作用或用途。

表 14-2 蛋白多肽类药物制剂中常用的稳定剂及作用或用途

| 稳定剂 | 作用、用途 |
| --- | --- |
| 蛋白质 | |
|  人血清白蛋白 | 抑制表面吸附；结构稳定剂、络合剂、冷冻保护剂 |
| 氨基酸 | |
|  甘氨酸 | 稳定剂 |
|  丙氨酸 | 增溶剂 |
|  精氨酸 | 缓冲剂、增溶剂 |
|  亮氨酸 | 抑制聚集 |
|  谷氨酸 | 热稳定剂 |
|  天冬氨酸 | 异构抑制剂 |
| 表面活性剂 | |
|  聚山梨酯 20 或聚山梨酯 80 | 阻止聚集 |
|  泊洛沙姆 407 | 防止变性，澄明度稳定剂 |
|  磷脂酰胆碱、磷脂酰乙醇胺 | 稳定剂 |
| 聚合物 | |
|  PEG | 稳定剂 |
|  PVP 10、PVP 24、PVP 40 | 防止聚集 |
| 多元醇 | |
|  山梨醇、甘露醇、甘油、蔗糖、葡萄糖、丙二醇、聚乙二醇、乳糖、海藻糖 | 防止变性、聚集、冷冻干燥添加剂、稳定构象、防止聚集 |
| 抗氧剂 | |
|  维生素 C、盐酸半胱氨酸、单巯基甘油醇、单巯基乙醇酸、单巯基山梨醇、谷胱甘肽 | 防止氧化 |
| 还原剂 | |
|  硫醇类 | 抑制二硫键形成、阻止聚集 |
| 络合物 | |
|  EDTA 盐、谷氨酸、天冬氨酸 | 除去金属离子、抑制氧化 |
| 金属离子 | |
|  $Ca^{2+}$，$Ni^{2+}$，$Mg^{2+}$，$Mn^{2+}$ | 稳定蛋白质构象 |

（2）液体剂型蛋白多肽类药物的处方组成 液体剂型蛋白多肽类药物的处方除包含活性组分和缓冲液外，通常还含有以下组分。

1）增溶剂 蛋白质特别是非糖基化蛋白质易于聚集和沉淀，提高其溶解度的方法包括选择合适的增溶剂，如氨基酸（如赖氨酸、精氨酸）、表面活性剂（如十二烷基硫酸钠增溶 IL-2）和 HP-β-CD 等。如碱性氨基酸精氨酸，可显著增加组织纤溶酶原激活物（tissue type plasminogen activator，tPA）的表观溶解度。氨基酸除了可降低表面吸附和保护蛋白质的构象之外，还可防止蛋白多肽类药物的热变性与聚集。氨基酸类可稳定干扰素、促红细胞生成素（EPO）、尿激酶和门冬酰胺酶等。

2）抗吸附和抗聚集剂 通常选择表面活性剂如聚山梨酯 80 和白蛋白（1%）。

3）抗氧剂 常用抗氧剂有维生素 C、亚硫酸氢钠、单巯基甘油、半胱氨酸和 α-生育酚，常用浓度为 0.1% 以上。此外，还可采取在容器内填充惰性气体。

4）防腐剂 蛋白类药物相对于小分子更易染菌，特别是对多剂量注射剂需加入防腐剂。常用的防腐剂有苯酚、苯甲醇、氯丁醇、间甲酚、尼泊金类等。选择防腐剂时应特别注意以下问题：抗菌活性、药物的失活、使用浓度、稳定性、溶解度及相容性。

5）等渗调节剂 常用的等渗调节剂有葡萄糖、氯化钠、氯化钾，糖比盐的效果更好。

（3）液体剂型蛋白多肽类药物制备工艺的特殊性

1）制备工艺临界参数的控制 液体剂型蛋白多肽类药物（注射液）的制备工艺与小分子化学药品注射液的制备工艺基本相同，但需特别关注能使蛋白质变性的各种工艺参数的筛选和控制。可能影响蛋白多肽类药物最终产品质量的工艺参数有：①温度；②pH；③搅拌、振荡、剪切应力、超声分散；④配料的顺序；⑤容器等。这些工艺参数在产品小试、中试和放大生产的不同阶段可能有明显的变化，引起蛋白质变性、吸附、聚集等，影响蛋白质稳定性，故必须对其临界参数进行研究和控制。

2）膜过滤 膜过滤是现行蛋白质药物制剂除菌的常用方法。过滤对蛋白质药物有可能产生的不良影响有：①因吸附作用，导致含量下降；②与过滤膜发生相互作用，导致蛋白质药物聚集、失活。市售的膜材中硝酸纤维素和尼龙膜对蛋白质的吸附量最高，其后依次是聚砜、二醋酸纤维素和聚偏氟乙烯。

（4）贮存 蛋白多肽类药物溶液型注射剂一般要求在2~8℃下保存，不能冷冻或振摇，取出后在室温下一般要求在6~12小时内使用。需要低温保存的蛋白多肽类药物不宜反复冻融，此外，溶液型产品还需关注内包材对活性成分的吸附问题。

**2. 固体剂型中蛋白多肽类药物的稳定化与制备工艺** 液体剂型蛋白多肽类药物虽有很多优点，但因其在溶液环境中稳定性较差，往往需低温保存，给存储、运输和使用带来不便。采用适合热敏感药物干燥的冷冻干燥与喷雾干燥将蛋白质类药物干燥成固体，可改善其稳定性和保存条件。

（1）冷冻干燥 冷冻干燥制备蛋白质类药物主要考虑以下两个问题：①选择适宜的辅料，提高蛋白多肽类药物在干燥和贮藏过程中的稳定性；②冷冻干燥工艺参数的优化，如一次干燥和二次干燥温度，干燥时间，真空度等。

蛋白多肽类药物冷冻干燥的辅料主要包括填充剂、缓冲剂、冻干保护剂和稳定剂等。由于单剂量的蛋白多肽类药物剂量一般都很小，因此为了冻干成型需要加入填充剂，糖类和多元醇等常用的填充剂往往兼具有冷冻保护剂的作用，如甘露醇、山梨醇、蔗糖、葡萄糖、乳糖、海藻糖和右旋糖酐等；一些稳定剂（如盐类和氨基酸类）也因具有充填或赋形作用而被用作填充剂。此外，在选择冻干制剂缓冲体系时需考虑低温对缓冲盐溶解度和缓冲体系 pH 的影响。冻干保护剂的稳定作用机制可能有以下几个方面：在冷冻干燥过程中随着周围的水被除去，蛋白多肽类药物容易发生变性，而糖类和多元醇等多羟基化合物可代替水分子与蛋白质产生氢键，满足干燥蛋白质极性基团对氢键的需要，维持蛋白多肽类药物的稳定；提高冷冻物的玻璃化转变温度；吸收瓶塞的水分；减慢二次干燥过程，避免因过度干燥使蛋白质多肽药物的非极性基团暴露，复溶时出现混浊。

冷冻干燥过程中，工艺参数的选择也是必不可少的，如冻干箱温度、压力、干燥温度、时间的选择对蛋白多肽类药物的稳定性、最终产品的外观、含水量等质量方面及经济成本均有较大的影响。

（2）喷雾干燥 喷雾干燥是将药液经雾化后与热空气接触，使溶剂迅速汽化进而得到大小可控且流动性较好的干燥粉的工艺。因该方法制得的样品，干燥时间短，比表面积大，已广泛用于对温度敏感的蛋白多肽类药物吸入制剂的制备。喷雾干燥在制备控释制剂、开发新的给药系统中也极为有用，例如用喷雾干燥方法将牛生长激素包埋于脂肪或蜡质材料中制成缓释微球。

应用喷雾干燥工艺制备蛋白多肽类药物时，应对其进行赋形剂和稳定剂的筛选，重点关注其收率和水分含量。

**3. 蛋白质多肽类药物的新型给药系统**　蛋白多肽类药物作用特殊、药理活性强、起效浓度低，是理想的候选药物。但因其口服和经皮给药生物利用度极低，注射给药体内半衰期较短，需要频繁给药，故从患者的依从性和经济角度考虑，研究开发蛋白多肽类药物的新型给药系统，提高其生物利用度、延长体内半衰期具有重要的意义。

蛋白多肽类药物的新型给药系统的研究需重点解决以下问题：①给药部位的低透过性问题；②体液造成药物水解或酶解；③肝脏首过效应；④靶向性低的问题等。

鼻腔和肺部给药应用于蛋白多肽类药物已展现出较好的应用前景。通过鼻、直肠、阴道、眼和口腔黏膜给药能绕过肝脏首过效应，这些部位黏膜角质化程度低，通透性相对较好；毛细血管相对比较丰富，吸收迅速，药物可避免胃肠道消除直达患处或进入循环，使药物更好地被吸收。

（1）注射给药　蛋白多肽类药物可通过静脉注射、肌内注射、皮下注射、腹腔注射途径给药。该类药物一般体内血浆半衰期较短，清除率高，因此，注射途径给药往往需通过其他方法延长药物体内作用时间。最简单的延长药物体内作用时间的方法是静脉注射给药改为肌内注射或皮下注射。采取此法时应注意随之引起的蛋白质降解和体内处置的变化。因为肌内注射和皮下注射较静脉注射相比延长了药物在给药部位的滞留时间，同时也增加了药物降解的概率。

在设计蛋白多肽类的给药体系时，应注意治疗性蛋白质药物的药动学特征相差很大。这些物质治疗成功的关键因素是到达靶细胞、滞留在靶细胞、释放时间合理；特别是旁分泌和自动分泌的蛋白质治疗剂最需要定位释放，否则在靶区外则发生副作用，如细胞因子、白介素-2、肿瘤坏死因子的副作用已见报道。因此，蛋白质定位释放、控速释放在设计和开发蛋白质作为治疗剂时至关重要。开发可注射缓释蛋白给药系统的困难，主要是在制备过程中和给药后蛋白质的不稳定。对于小分子药物采取的缓释剂型的处方和制备工艺通常不适于蛋白质类。此外，还要求蛋白质在生理条件下必须以水合形式存在。

（2）口服给药　口服给药途径方便、简单、易于被患者所接受，故在各种非注射给药制剂中，蛋白多肽类药物的口服给药研究最早最多，也最具有挑战性，其主要原因为该类药物的口服给药存在以下限制。①胃肠道降解：蛋白质药物口服在胃中首先受到胃蛋白酶及肽酶的水解生成小肽，小肽在肠黏膜上进一步水解成氨基酸或二肽、三肽；②胃肠黏膜的穿透性差：肠黏膜的孔径约 0.4nm，氨基酸、二肽和三肽可以穿透肠壁，而蛋白多肽类生物大分子药物则不易穿透；③形成多聚体；④肝脏的首过代谢作用。基于此，目前蛋白多肽类药物口服制剂研究的重点主要集中在寻找促进吸收、提高生物利用度方面，其主要策略如下。

1）提高吸收屏障的通透性　加入吸收促进剂，如脂肪酸、磷脂、胆盐、苯基甘氨酸烯胺衍生物、酯和醚型（非）离子型表面活性剂、皂角苷类、水杨酸酯衍生物、甘草酸衍生物或甲基-β-环糊精；使用脂质体、微球、微乳和纳米粒等载体，如已上市的口服多肽类药物环孢素即是使用自乳化给药系统，体内形成自发微乳后进行吸收。

2）降低吸收途径和吸收部位肽酶的活性　加入抑肽酶、杆菌肽、大豆酪氨酸抑制剂、硼酸亮氨酸、硼酸缬氨酸等酶抑制剂。

3）分子结构修饰　防止降解。

4）延长作用时间　如采用生物黏附技术延长给药制剂在吸收部位的滞留，延长吸收时间。

（3）其他给药途径　蛋白多肽类药物的其他途径给药系统包括鼻黏膜、肺部、直肠、口腔黏膜、皮肤给药系统等。各种给药系统主要解决的问题仍是生物利用度过低的问题，其优缺点见表14-3。

表 14-3　蛋白多肽类药物其他给药途径的优缺点

| 给药途径 | 优点 | 缺点 |
|---|---|---|
| 鼻黏膜 | 容易接受；吸收快；低蛋白酶活性；避免肝脏首过效应 | 重复性差（特别是在病理条件下）；安全性差（纤毛毒性）；生物利用度低 |
| 肺部给药 | 相对易于接受；吸收快；低蛋白酶活性；有胰岛素吸收实例 | 重复性差（有病理、吸烟/不吸烟条件的影响）；安全性差（免疫原性）；存在巨噬细胞 |
| 直肠给药 | 易接受；部分避免肝脏首过效应；可能低的蛋白水解酶活性；有吸收促进剂 | 生物利用度低 |
| 颊黏膜给药 | 易接受；避免肝脏首过效应；可能低的蛋白水解酶活性；随时终止给药 | 生物利用度低 |
| 经皮给药 | 易接受；避免肝脏首过效应；随时终止给药；缓控释药物 | 生物利用度低 |

## 四、蛋白多肽类药物制剂的质量评价

蛋白多肽类药物制剂的质量控制对于其安全性和有效性至关重要。通常根据纯化工艺过程、产品理化性质、生物学性质、给药途径等来确定质量控制项目，除外观、装量、无菌等制剂常规的检查外，还需要考察以下六方面。

**1. 蛋白质或多肽理化性质的鉴定**　包括特异性鉴别、相对分子质量、等电点、肽图、吸收光谱、N端氨基酸测序、氨基酸组成分析、C端氨基酸测序及其他项目。在进行蛋白多肽类药物的稳定性评价时，一般不能用高温加速实验的方法来预测药物在室温下的有效期，因为蛋白多肽类药物在高温和室温下的变化过程可能是不一致的。

**2. 蛋白质或多肽含量和纯度的测定**　重组蛋白药物检测的两个重要指标是蛋白质纯度检测和蛋白质含量的测定。蛋白质纯度检查必须用两种或两种以上不同原理的方法测定，一般标准规定必须用非还原 SDS-PAGE 和高效液相色谱（HPLC）两种方法测定蛋白质纯度，纯度要达到 95% 以上。某些重组蛋白药物的纯度要求达到 99% 以上，纯度的检查通常在原液中进行，而剂量较大的抗体类产品则需要对成品和原液都进行检测。蛋白质含量测定主要用于原液比活性计算和成品规格控制，准确测定蛋白质含量对于产品分装、比活性计算和残留杂质的控制等都有重要的意义。根据蛋白质的理化性质的不同，测定方法主要有福林酚法（Lowry 法）、染色法（Bradford 法）、双缩脲法、紫外吸收法、HPLC 法、荧光法和凯氏定氮法等，其中 Lowry 法和 Bradford 法是质量检定中的常用方法。

**3. 生物学活性（比活性）**　蛋白多肽类药物生物学活性测定包括：①生物学效价测定。效价测定必须采用国际上通用的方法，多肽或蛋白质药物的生物学活性是蛋白多肽类药物的重要质控指标。蛋白质的生物学活性与其免疫学活性不一定相平行，因此，免疫学效价的测定不能替代生物学活性的测定。②比活性（UI/mg）。比活性是每毫克蛋白质的生物学活性，这是重组蛋白质药物的一项重要的指标，由于蛋白质的空间结构不能常规测定，而蛋白质空间结构的改变特别是二硫键的错配可影响蛋白质的生物学活性，从而影响蛋白质药物的药效，比活性可间接地部分反映这一情况。

**4. 杂质检测**　主要包括：外源 DNA 测定、残余宿主细胞蛋白测定、残余鼠源型 IgG 含量、残余小牛血清、内毒素测定、残余抗生素、生产和纯化过程中加入的其他物质等。

**5. 安全性试验**　主要包括：无菌试验、热原试验、异常毒性试验。

蛋白多肽类药物的临床前安全性评价与化学药品和中药制剂相比较应注意其特殊性。常规的药物毒性试验方法不一定适合于生物技术药物，因为后者具有结构和生物学性质的专一性和多样性，包括高度种属特异性、免疫原性和无法预料的多种组织亲和性、体液与细胞免疫活性、联合用药反应等。

（1）无菌试验　按照《中国药典》的方法进行。

（2）热原试验 热原试验一般采用家兔法。每只家兔耳缘静脉注射人用最大量的 3 倍量药物，判断标准为每只家兔体温升高不得超过 0.6℃，3 只总和不超过 1.6℃。对生物活性比较高的细胞因子产品可以考虑用内毒素检测替代家兔热原试验。

（3）异常毒性试验 主要检查生产工艺中是否含有目标产品以外的有毒物质，具体方法参考《中国药典》。由于大多数重组产品本身有很强的生物活性，注射量过大会导致药物本身的生物活性引起毒性反应，因此，不同重组产品的剂量选择和注射途径要根据各自的生物学活性来确定。

蛋白多肽类药物可致机体产生对新抗原的经典免疫反应（过敏反应）和免疫耐受崩溃两种明显不同的免疫反应。药物引起的抗体反应会影响药动学、药效和（或）毒性。其中许多因素可以影响蛋白多肽类药物的免疫原性，如结构（序列和糖基化等）、下游处理工艺、贮存条件（氧化引起的变性和聚集）、污染或杂质、给药剂量、时间和途径、制剂配方、制剂包装材料和患者的遗传特异性等。由于免疫原性与免疫反应的发生及发生率的不可预见性，外加在临床广泛应用中的多因性，对生物技术药物临床前安全评价尚有较大的难度，这需要在进行质量评价时，选择相关动物种属与有针对性及灵敏的观察指标，给药方式与给药量的合理，准确判定其在动物体内反应的临床意义。

**6. 稳定性研究** 药物的稳定性是评价药物有效性和安全性的重要指标，也是确定药物保存条件和使用期限的主要依据。对于蛋白多肽类药物，维持其分子构型和各种共价或非共价键从而保持其生物活性是至关重要的。通过稳定性研究可以了解药物原液或制剂成品在温度、湿度和光照等环境因素下质量随时间的变化情况，特别是变性、失活等，进而建立药物贮存条件、复验期和有效期，并为确定产品生产工艺、产品制剂处方、包装材料选择和质量标准的制定提供参考和依据。

## 五、应用实例

### （一）液体剂型（溶液型注射液）

**1. 粒细胞集落刺激因子（granulocyte colony stimulating facto，G－CSF）（300μg/ml）**

辅料：醋酸钠 10mmol/L，0.004% 聚山梨酯 80，甘露醇 50mg。

**2. 促红细胞生成素（EPO）（200~10000IU/瓶）**

辅料：枸橼酸钠 5.8mg，枸橼酸 0.06mg，HSA 2.5mg，NaCl 5.8mg。

**3. 干扰素 α－n3（500 万 U/ml）**

辅料：$Na_2HPO_4$ 1.74mg，$KH_2PO_4$ 0.2mg，NaCl 8mg，KCl 0.2mg，HSA 1mg，苯酚适量。

**4. 干扰素 γ－1b（100μg/0.5ml）**

辅料：枸橼酸钠 0.36mg，聚山梨酯 20 0.5mg，甘露醇 20mg。

**5. 小鼠抗人 $CD_3$ 单克隆抗体（OKT3）（0.015~0.24mg/5ml）**

辅料：$Na_2HPO_4$ 2.3mg，$NaH_2PO_4$ 0.55mg，HSA 1mg，甘氨酸 20mg。

**6. 乙肝疫苗/Al(OH)₃（20μg HBS－Ag/ml）**

辅料：$Na_2HPO_4$、$KH_2PO_4$、NaCl 各 9mg，硫柳汞适量。

### （二）注射用无菌粉末

**1. 粒细胞巨噬细胞刺激因子（granulocyte－macrophage colony stimulating factor，GM－CSF）（每瓶 250μg）**

辅料：氨丁三醇 1.2mg，甘露醇 40mg，蔗糖 10mg。

**2. 人生长激素（hGH）（每瓶 5mg）**

辅料：$Na_2HPO_4$ 1.13mg，甘露醇 25mg，甘氨酸 5mg。

**3. 干扰素 α-2b**（每瓶 5mg）

辅料：$Na_2HPO_4$ 9mg，$NaH_2PO_4$ 2.25mg，NaCl 43mg，聚山梨酯 80 1mg。

**4. 组织纤溶酶原激活剂（t-PA）**（每瓶 20mg）

辅料：$H_3PO_4$ 0.2g，L-精氨酸 0.7g，聚山梨酯 80 1.6mg。

蛋白质药物通常要低温或冷冻保存。

# 第三节 核酸类药物制剂

核酸类药物的发现可以追溯至 20 世纪 50 年代，是现代医药领域的一项革命性进展，它们利用核酸分子的调控功能，从疾病的分子层面进行干预，具有针对性强、疗效显著的优势，为人类攻克恶性肿瘤、遗传性疾病、基因突变等多类型疾病提供了可能性。但核酸类药物的开发困难重重，其原因在于核酸易被核酸酶分解而失效、生物膜渗透性差、缺乏靶向特异性等。尽管化学修饰可在一定程度上改善其稳定性，但更适宜的给药系统仍亟待开发。

## 一、核酸类药物的分类、结构和性质

核酸类药物制剂是一类具有治疗疾病功能的 DNA 或 RNA，它们能够直接作用于致病靶基因或靶 mRNA，调控致病基因的表达，是精准医疗的有效手段之一。核酸药物主要包括小核酸药物和信使 RNA（mRNA）两大类，其中小核酸药物可进一步分为：反义核酸（ASO）、小干扰核酸（siRNA）、微小 RNA（miRNA）、核酸适配体（aptamer）和转运 RNA（tRNA）碎片等。核酸类药物制剂的发展面临一些挑战，包括药物的传递系统、体内核酸分子的不稳定性以及核酸药物的不良反应等。

在制剂学方面，已上市的核酸类药物采用了不同的递送系统，以克服核酸在体液和细胞内运输的障碍，如快速降解、肝肾快速清除、细胞摄取效率低以及难以从内体逃逸等问题。

**1. DNA 药物** DNA（deoxyribonucleic acid）由含有腺嘌呤（A）、鸟嘌呤（G）、胸腺嘧啶（T）和胞嘧啶（C）4 种碱基的脱氧核苷酸组成的大分子聚合物。4 种碱基沿 DNA 链的排序是其转录 mRNA 指导合成蛋白质氨基酸序列的依据。在细胞核内，DNA 与组蛋白等共同组成染色体，储存遗传信息。除了染色体 DNA，生物体中还存在另一类质粒 DNA（plasmid），大部分为环状双链分子，但也有少数为线性分子。目前的 DNA 类基因治疗药物即以基因重组技术，生产编码治疗性蛋白的质粒 DNA，导入人体发挥治疗作用。

**2. mRNA 药物** mRNA（messenger RNA）是细胞中的一种单链核糖核酸分子，是 DNA 遗传信息转录的产物，在遗传信息的转录和翻译过程中扮演着关键角色。mRNA 携带编码蛋白质的遗传信息，可在核糖体指导氨基酸按特定顺序连接起来形成蛋白质，发挥生物活性功能。近年来，mRNA 主要用于疫苗、蛋白替代疗法和基因编辑疗法等，在传染性疾病、代谢性遗传疾病、癌症、心脑血管疾病等领域都有潜在的应用。

**3. miRNA 药物** 微小 RNA（micro RNA）是一类在基因调控中起关键作用的非编码 RNA 分子。它们通过与靶 mRNA 结合调节基因表达，影响细胞的发育、分化、增殖和凋亡等过程。因此，miRNA 在医药领域具有广泛的应用前景，常作为疾病诊断的生物标志物和药物作用的靶点。目前，全球范围内有多个与 miRNA 药物相关的临床试验正在进行中，涉及多种疾病，如肝炎、肺纤维化、癌症等。尽管 miRNA 的研究和应用前景广阔，但仍面临难以精确有效递送和避免脱靶效应或副作用等问题。

**4. ASO 药物** 反义寡核苷酸（antisense oligonucleotides），也称为反义核酸（antisense nucleic acid），是指可以与目标基因 mRNA 互补结合，并影响其正常功能的一段寡核苷酸分子，长度多为 15 ~

30 个核苷酸。利用反义核酸特异性地抑制或封闭某些基因表达，使之低表达或不表达的技术研制的药物称为反义核酸类药物，包括反义 RNA 分子、反义 DNA 分子、由部分 RNA 和部分 DNA 形成的 RNA－DNA 嵌合分子以及经高度化学修饰的寡核苷酸类似物。ASO 药物的研发具有多重优势，包括成药靶点数量多、研发成功率高、治疗领域广、药效二、耐药率低、应用领域广等。然而，ASO 药物的研发也面临体内的稳定性差、细胞内递送效率低以及免疫原性高等问题，故其化学修饰、递送系统以及生产工艺均是当前研发中的重点和难点。

**5. siRNA 药物**　小干扰 RNA（small interfering RNA），也称为短干扰 RNA 或沉默 RNA，是一类长度约为 20～24（正常为 21）个碱基对的双链 RNA。它通过在转录后降解 mRNA 来干扰具有与其互补核苷酸序列的特定基因的表达，从而阻止翻译。2018 年，Alnylam Pharmaceuticals 公司基于脂质纳米粒递送系统研发的 Onpattro（patisiran）获批用于治疗成人遗传性转甲状腺素蛋白介导（hATTR）淀粉样变性多发性神经病，是全球首个上市的 siRNA 药物。

## 二、核酸类药物制剂递送载体的设计

核酸类药物需要借助载体递送至细胞核或细胞质而发挥作用。因此，核酸类药物对其递送载体有着较高的要求，理想的递送系统应该具备以下特性：①能够保护核酸分子免受核酸酶降解，确保其在体内的稳定性；②具有将核酸特异性递送到目标细胞或组织的能力，减少对非靶细胞的影响；③减少免疫反应，避免引发不必要的炎症或细胞因子释放；④能够承载足够量的核酸分子，以达到治疗效果；⑤使用对生物体无害的材料，且载体能在完成任务后安全降解；⑥避免被免疫系统快速清除，具有较长的循环时间；⑦帮助核酸分子从内体中逃逸到细胞质中，以便发挥功能；⑧递送系统应便于大规模生产，成本效益高；⑨能够集成多种功能，如 pH 敏感性、靶向性、刺激响应性等，以提高递送效率和特异性。目前常用的核酸类药物递送载体主要包括病毒载体和非病毒载体。病毒载体的相关信息将在病毒类药物制剂章节进行介绍。

非病毒载体因具有高安全性、低毒性、低免疫原性、对核酸的体积大小没有限制、操作简单、易于大规模制备和结构尺寸可控等优点，是核酸类药物首选的递送载体，目前上市的 siRNA 和 mRNA 药物均使用非病毒基因载体。非病毒核酸药物载体主要包括脂质类载体（脂质体、脂质纳米粒）、聚合物（聚乙烯亚胺、聚阳离子多肽、树枝状大分子）、多糖大分子（壳聚糖、环糊精）等。

**1. 脂质类载体**　脂质体（liposome）是脂质自组装形成的双层（单层）和（或）多个双层（多层）封闭中心水腔的闭合球体结构，脂质体的粒径范围从 30nm 到微米级，磷脂双分子层膜厚为 4～5nm。采用阳离子脂质制备的脂质体具备包载和递送核酸类药物的能力，可用于递送 DNA、siRNA 和质粒等核酸类药物。广泛使用的阳离子脂质，包括 N－[1－(2,3－二油酰氧基）丙基]－N,N,N－三甲基氯化铵（DOTMA）、1,2－二油酰氧－3－三甲基丙胺丙烷氯化物（DOTAP）、1,2－硬脂酰－3－三甲基丙胺丙烷（DSTAP）和 1,2－二肉豆蔻酰－3－三甲基丙胺丙烷（DMTAP）等。然而，由于阳离子脂质体带有恒定的正电荷，存在一定的毒副作用，且在给药后容易被机体的网状内皮系统（reticuloendothelial system, RES）清除，故使用阳离子脂质体做递送载体的核酸药物在有效性及安全性方面存在较大挑战。

脂质纳米粒（lipid nanoparticle, LNP）是目前最为成熟的核酸药物递送载体。LNP 通常由可离子化脂质、中性磷脂、胆固醇和聚乙二醇（PEG）修饰的脂质组成。可离子化脂质通常带有一个或多个叔胺结构的基团，其在生理 pH 环境下保持电中性，但在低 pH 环境下，其脂质分子中的叔胺的两个孤电子能够迅速质子化并带正电荷。这种 pH 敏感性对于核酸药物的包载和体内递送至关重要。在脂质纳米颗粒（LNP）的制备中通过调节溶液的 pH，使其在酸性条件下带正电荷，并与带负电荷的核酸分子在静电吸附作用下自组装形成脂质纳米颗粒，制备完成后，通过溶剂置换等方式调节制剂的 pH，使其呈电中性，以最小化 LNP 的毒性。被细胞摄取后，LNP 中的可离子化脂质在内体的酸性环境中质子化带正电荷并与内体带负电的磷脂膜相互作用，实现内体逃逸和核酸释放。

**2. 聚合物载体** 聚合物载体具有制备简单、稳定性好、载药量大、易于功能性修饰、组织渗透性好、免疫原性较低以及易于大规模生产等优点。聚合物是核酸类药物递送的常用载体，特别是带正电荷的阳离子聚合物，可通过静电相互作用与带负电荷的核酸药物结合，自组装成纳米颗粒，并通过促进细胞内化、促进内体破坏以及在细胞内降解实现核酸的递送和释放。

聚乙烯亚胺（polyethylenimine，PEI）是最早用来递送基因的阳离子聚合物。从结构上来说，大量胺基结构（伯胺、仲胺和叔胺）使其正电荷较高，具有较强的核酸结合能力。进入细胞后，在酸性的溶酶体条件下，PEI 快速质子化，细胞质中的水会大量涌入、胀破溶酶体，从而实现纳米颗粒的溶酶体逃逸。这一现象被称为 PEI 的"质子海绵效应"，也赋予了 PEI 较高的基因转染效率。然而，PEI 类基因载体面临着许多生物安全性问题，尤其是在体内应用方面，如高阳离子性质和不可降解的化学结构带来的细胞毒性。

聚阳离子多肽也可用于核酸类药物的递送，常见的主要有聚赖氨酸（polylysine，PLL），聚精氨酸（polyarginine，PLR）以及聚鸟氨酸（polyornithine，PLO）。其中，PLL 是研究最广泛的聚阳离子多肽基因载体之一，其具有线性、树枝状和超支化三种结构，线性结构的 PLL 的基因递送性能最差，而超支化的 PLL 的递送性能最好。然而，在体内循环的过程中，PLL 很容易与带负电物质如血清蛋白、抗体等结合并发生聚集沉淀，很快会被网状内皮系统识别清除，从而降低基因转染的效率。为了解决这些问题，亲水性聚合物如 PEG 修饰、亲油性基团修饰、靶向基团修饰等策略被用来降低 PLL 类载体的细胞毒性以及提高靶向递送效率。

树枝状大分子化合物是由支链聚合物组成，相较于普通的聚合物，树枝状大分子采用收敛或发散分布生长聚合生产，结构与 PLL 相似。以聚酰胺-胺树枝状大分子（polyamidoamine dendrimers，PAMAM）为代表的树枝状大分子也可用于核酸药物的递送，但其介导的基因转染效率与分子量和细胞毒性间存在正相关性，限制了其临床应用。目前主要通过化学修饰来降低该类材料的细胞毒性、增强生物相容性以及靶向性等。

**3. 多糖大分子** 天然多糖来源于自然界中的动植物，在自然界中储量丰富。相较于其他的非病毒基因载体，天然多糖通常具有优异的生物相容性、可降解性。近年来，具有阳离子性质的天然多糖大分子已被证明是一类安全、有效的基因递送载体，在生物材料领域引起了越来越多的关注。

壳聚糖（chitosan）又称脱乙酰甲壳素，是几丁质经过部分脱乙酰化得到的多糖大分子，具有生物安全性好、生物可降解性、抗氧化活性等优良性能，常常作为核酸类药物的递送载体。

环糊精（cyclodextrin，CD）是天然存在的环状寡糖分子，具有良好的生物相容性和多个反应位点，将阳离子低聚物接枝到环糊精表面可以增强其正电荷，并赋予其递送核酸类药物的能力。另外，有研究表明，CD 的拓扑结构在增强转染性能方面起着重要作用，因此也有研究以环糊精为核心构建新型载体，通过拓扑结构提高转染效率。

## 三、核酸类药物制剂的制备工艺

核酸类药物制剂的制备原理主要基于核酸分子的保护、递送和细胞内表达。在制备工艺方面，需要考虑如何从实验室规模扩大到工业生产规模的同时保持核酸分子的稳定性和递送效率。核酸类药物制剂的研究内容主要包括递送载体种类、制剂处方和制备工艺的选择和优化以及选择和开发适合线性化放大的生产设备；其制剂工艺流程主要包括：溶液配制、核酸药物的包载、缓冲介质置换、除菌过滤、分装（冻干）、包装等过程。其中选择合适的递送载体及配方对核酸类药物进行有效包载是核酸类药物制剂工艺开发的关键。目前常用核酸类药物包载工艺有静电吸附孵育包载和自组装包载两种。前者需提前制备出带正电荷的纳米粒子，通过与带负电荷的核酸类分子进行孵育，通过静电吸附作用使两者结合在一起，完成包载，主要用于含阳离子材料的递送载体；后者通过将含核酸分子的酸性水溶液与含脂质材料的有机溶液在微流控芯片中进行快速、高效的微混合，使脂质分子析出的过程中与核酸分子自组装形成核酸－脂质纳米颗粒复合物，完成包载。微流控技术是目前实现自组装包载工艺的主要方式，也是最常用的核酸类药物包载技术，它通过精确控制有机相（脂质溶液）及水相（核酸溶液）的流体混合，有助于生产出具有一致质量和特性的纳米颗粒，且易于实现从小规模到大规模的线性化放大和连续生产，具有批次间重现性，并且设备占地面积小，是最为主流的方法。

在核酸制剂的放大工艺中，还需要考虑制备过程中核酸类药物分子的稳定性和制剂的贮存运输稳定性等问题。例如，mRNA 分子极易被环境中广泛存在的核酸酶降解失活，需对生产环境、设备和容器具中酶的含量进行严格控制；mRNA 药物在水性环境中易降解，需低温保存和运输，可设计冻干工艺制备成冻干产品，改善其存储和运输条件。此外，核酸分子的序列设计、修饰方式和递送载体的选择都需要根据目标靶点的特性和预期的治疗效果进行优化。

## 四、核酸类药物制剂的质量评价

近年来，核酸药物的临床研究及商业化进程正加速推进，但其稳定性相对较差，在生产或贮存过程中易发生核酸降解、包封率下降、载体材料的降解、纳米颗粒的聚集和沉淀等问题，产品质量控制存在较大困难。根据核酸类药物制剂的特性选择合适的指标进行规范的质量研究和评价，对保证其产品安全、有效和质量可控具有重要意义。

核酸类药物制剂质量研究应采用先进、成熟的分析方法，全面了解产品质量属性，评估质量属性与产品安全性、有效性的相关性，研究内容应覆盖所有可能与产品安全性、有效性相关的特性，一般包括结构、鉴别、一般理化特性、纯度、生物学活性、基因转导效率、杂质、基因型、表型等，具体研究项目应根据产品类型、作用机制、原材料和生产工艺决定。纳入质量标准的检定项目、可接受限度，应结合特性分析数据、临床前和（或）临床研究多批次样品的数据、工艺验证批次的数据、稳定性研究数据等综合确定。

**1. 鉴别与序列确认**　根据核酸药物制剂的情况，采用多种方法，如测序、限制性酶切谱图等，对载体完整的基因序列进行确认，尤其是目的基因以及相关的选择/调节/控制元件，基因中应不含有致瘤或促瘤基因等，对于 RNA，同时关注 poly(A) 序列的正确性。

**2. 结构特征**　结构特性的研究包括一级结构和高级结构。对于不同种类的核酸需采用合适的方法对结构完整性和大小均一性进行研究。如对于 DNA，可关注其是否存在单链、双链、线性/开环、环状和超螺旋等多种结构形式；对于 mRNA，可关注其不同区域结构的完整性［如 5′－帽或帽类似物结构、poly(A) 长度］、碱基修饰结构以及去磷酸化程度等。

**3. 理化特性**　测定分子量、核酸浓度/含量、修饰位点及比例（如有）、物理特性（如 pH、渗透压）等。

**4. 效价**　效价测定通常包括对基因转移效率（感染性/转导效率/传递效率）、目的基因表达的水平、表达产物的功能或整个制品的直接活性等。效价检测研究和方法学建立应依据产品适应证、给药途径和作用机制进行开发，尽可能建立与作用机制相同或相似的体内/外分析方法，优先采用定量的方法；如体外感染、转染或转导易感细胞后，对表达产物的功能测定（如测定酶活性、细胞生长的刺激或抑制等），关注表达产物是否与预计一致或蛋白表达/基因是否被抑制、空间结构是否符合设计（如多聚体）等。

**5. 纯度和杂质分析** 杂质主要包括工艺相关杂质和产品相关杂质。

（1）总纯度 应采用琼脂糖凝胶电泳、高效液相色谱、SDS - PAGE、紫外吸收等方法测定纯度。

（2）工艺相关杂质 主要由生产工艺引入，一般包括起始原材料（如宿主细胞蛋白、宿主细胞DNA、包装质粒等）、生产原材料（如培养试剂、纯化试剂等），以及设备来源杂质（如生产管线和包装容器的浸物、色谱填料脱落物等）。研究应对所有工艺相关杂质的残留水平进行检测或分析，并评估其安全性。

（3）产品相关杂质 对产品相关杂质的检测包括非目标或非功能形式的生产产物等。可能包括缺失、重排、杂交或突变序列等相关杂质，需要进行定性和定量的相关研究。对于DNA类基因修饰系统，相关研究可以包括开环/线性DNA含量、过度甲基化修饰的分子等。对于mRNA类基因修饰系统，相关研究可以包括降解/断裂产生的RNA片段、加帽不完全的mRNA、修饰过度的RNA、RNA错配序列、RNA氧化产物等。

**6. 一般安全性试验** 根据制品特性而定，应至少包括无菌检查、细菌内毒素检查、异常毒性检查等。

# 第四节　细胞类药物制剂

## 一、细胞类药物的分类及特点

**1. 细胞类药物的基本概念** 细胞治疗（cell therapy）是指利用某些具有特定功能的细胞，采用生物工程方法获取或通过体外扩增、特殊培养等处理后，使这些细胞具有增强免疫、杀死病原体或肿瘤细胞、促进组织器官再生和机体康复等治疗功效，从而达到治疗疾病的目的。细胞类药物（cell drug）制剂是以不同细胞为基础的用于治疗疾病的制剂、药物或产品的统称，可实施个性化治疗。

**2. 细胞类药物的分类及作用方式** 目前正在开发用于治疗用途的各种细胞类药物可根据其自身在机体内的生理功能主要分为免疫细胞、干细胞和其他体细胞等类型。用于开发细胞类药物的细胞来源主要有：自体细胞、同种异体细胞和非人类细胞，这些细胞可以在体内/外进行基因修饰以提升治疗疾病的能力。细胞类药物治疗疾病的机制主要分为两类，即：①直接作用，直接运用细胞特定的生物活性杀伤靶细胞或修复受损伤的组织和器官，起到特异性或非特异性的杀伤/修复作用；②间接作用，如分泌相关的细胞因子或活性分子，调节患者自身细胞的增殖和功能活动。

（1）免疫细胞药物 凡参与免疫应答或与免疫应答有关的细胞均称为免疫细胞（immunocyte）。通过人为激活免疫细胞的方法来加强免疫细胞对特定目标的识别，可以起到治疗疾病的作用。目前全球已有多个免疫细胞药物上市，主要为嵌合抗原受体T细胞（chimeric antigen receptor T cell therapy，CAR - T）药物、肿瘤浸润淋巴细胞（tumor infiltrating lymphocytes，TIL）药物和自体树突状细胞（dendritic cell，DC）疫苗药物。除上述免疫细胞药物外，全球还有其他类型的免疫细胞药物正在研发中，如细胞因子诱导的杀伤细胞（CIK），$\gamma\delta$T细胞、自然杀伤细胞等。

1）CAR-T疗法 CAR-T疗法是指在体外将能够识别肿瘤抗原的抗体表达于患者的T细胞上，使其能够识别肿瘤细胞表面抗原，而后将改造好的CAR-T细胞回输到患者体内，达到识别和杀灭癌细胞的治疗效果。目前CAR-T已发展至第四代技术，与前三代技术相比，第四代CAR-T细胞组装的第二信号分子与共刺激因子可提高T细胞生存、活化和对肿瘤细胞的记忆效应及杀伤活性。此外，第四代CAR-T细胞中还导入了细胞因子的表达元件，能够起到募集各类免疫细胞增强杀伤作用的目的。

2）TIL疗法 肿瘤浸润淋巴细胞（TIL）是一类从肿瘤组织中分离出的、具有抗原效应的T淋巴细胞群，包括T细胞、B细胞和NK细胞，其中，$CD_8^+$T细胞在杀伤靶细胞中发挥重要作用。从术中切下的肿瘤组织、癌性胸/腹腔积液或肿瘤引流淋巴结中分离获得的具有抗肿瘤活性的 T 淋巴细胞，在体外经白介素－2（IL－2）刺激大量扩增后回输到患者体内，可实现对肿瘤的裂解和杀伤效果。TIL 疗法由多种免疫细胞构成，能够识别多种肿瘤抗原，因此与其他过继性细胞疗法相比，扩增后能够靶向多种抗原，进一步实现广谱杀伤肿瘤癌细胞的作用。TIL 通常表达趋化因子受体，在患者体内容易归巢到抗原性不同的肿瘤组织，更好地到达并浸润肿瘤组织。由于 TIL 是人体本身的免疫细胞，不存在免疫原性，因此输到患者体内不会对患者自身细胞发挥杀伤作用，安全性高。

3）DC 疫苗　DC 是体内抗原呈递能力最强的专职抗原呈递细胞，特点是能够刺激初始 T 细胞，是体内免疫应答的主要启动者，并可通过直接或间接方式促进 B 细胞的增殖与活化，调控体液免疫应答，刺激记忆 T 细胞活化，诱导再次免疫应答。此外，DC 还能诱导免疫耐受，参与调节性 T 细胞的产生和诱导。

（2）干细胞药物　干细胞（stem cell）具有无限或较长期自我更新能力，可在生物体内至少产生一种高度分化的子代细胞，在生物体生长、发育和生命维持中均起到重要作用。干细胞药物（stem cell drug）是一类通过不同途径将干细胞输入体内以改善身体健康状态或防治各种疾病的制剂。多能干细胞，如造血干细胞（hematopoietic stem cell，HSC）、间充质干细胞（mesenchymal stem cell，MSC）和胚胎干细胞（embryonic stem cell，ESC）是用于临床治疗的第一代干细胞，它们可产生组织限制或谱系特异性的细胞类型。据不完全统计，目前国际上已批准多个干细胞药物上市，但总体数量仍较少，大部分药物仍处在临床前和临床研究阶段。

（3）其他体细胞药物　体细胞治疗（somatic cell therapy）是指人的自体、同种异体或异种的非生殖性活细胞的治疗应用，其中包括经体内或体外途径扩增、筛选、药物处理或用其他方法改变了生物学性质的人用血液制品。可用于临床移植治疗的传统体细胞主要有软骨细胞、肝细胞、胰岛细胞、嗅鞘细胞等。在临床上有过多种体细胞移植的尝试，1987 年，哥德堡大学的医学院伦理委员会批准自体软骨细胞修复可用于治疗关节软骨缺损患者，现已成为一种较为成熟的关节软骨缺损治疗技术。

## 二、细胞类药物制剂的制备工艺

细胞类药物制剂的制备工艺指从供者获得供者细胞到细胞成品输入到受者体内的一系列体外操作的过程。研究者应进行工艺的研究与验证，证明工艺的可行性和稳健性。生产工艺的设计应避免细胞发生非预期的或异常的变化，并满足去除相关杂质的要求；需建立规范的工艺操作步骤、工艺控制参数、内控指标和废弃标准，对生产的全过程进行监控。研究者应不断优化制备工艺，减少物理、化学或生物学作用对细胞的特性产生非预期的影响，以及减少杂质的引入，比如蛋白酶、核酸酶、选择性的使用抑制剂等。建议尽量采用连续的制备工艺，如果生产过程中有不连续生产的情况时，应对细胞的保存条件和时长进行研究与验证；建议尽量采用封闭的或半封闭的制备工艺，以减少污染和交叉污染的风险。

## 三、细胞类药物制剂的质量评价

随着越来越多的细胞类药物通过临床试验获得上市批准，对稳定且明确的药物生产方法的需求也越来越迫切。细胞类药物获得上市许可的两个首要条件是安全性和有效性，因此，在新型细胞类药物的临床前开发过程中，必须评估药物的毒性风险。有助于确定细胞类药物安全性的评估包括：①细胞类型和其固有的生物学特征（干细胞样特性、细胞分化潜力、增殖能力等）；②供体来源（自体或异体）；③操作类型和水平（体外扩增与基因工程，最小处理与高度复杂的合成生物学过程等）；④生产过程和技术（如自动化程序、封闭系统、GMP 验证协议、基于病毒灭活工程技术等）；⑤递送方式（全身输注或局部植入）；⑥预期的不良反应和毒性（如，细胞因子释放综合征、移植物抗宿主病、严重的免疫抑制等）。此外，细胞类药物制剂应满足完全无菌、无支原体、无外源病毒、无其他外来微生物感染等关键要求，以确保其安全性。

# 第五节 病毒类药物制剂

## 一、病毒类药物的分类及特性

病毒类药物是指利用病毒的特性功能或通过基因修饰以治疗人类疾病的药物。这类药物包括溶瘤病毒药物、基因治疗病毒载体类药物、病毒载体疫苗等，它们通过感染细胞或激发免疫反应来治疗疾病，逐渐成为生物技术药物的重要研究方向。

**1. 溶瘤病毒药物** 溶瘤病毒（oncolytic viruses，OVs）是一类能够选择性地感染并杀死癌细胞的病毒类药物，通常用于癌症的治疗。它们通过直接破坏肿瘤细胞、释放肿瘤抗原并激发宿主的抗肿瘤免疫反应来起作用。根据病毒种类可分为腺病毒类溶瘤药物、疱疹病毒类溶瘤药物、麻疹病毒类溶瘤药物、牛痘病毒类溶瘤药物等。因其高效的基因转染能力和易于基因编辑的特性，通过对其进行基因改造和优化，能够实现选择性地感染并裂解肿瘤细胞，以增强其靶向性和治疗效果。

溶瘤病毒药物的递送途径对其治疗效果至关重要。根据治疗的不同需求，主要有以下两种递送方式：①局部注射，直接将疱疹病毒类溶瘤药物注射到肿瘤组织中，以确保病毒能够高效感染并裂解癌细胞，适用于实体肿瘤，尤其是浅表性肿瘤，如黑色素瘤和头颈部癌症；②通过静脉注射或其他全身递送方式，病毒类药物能够通过血液循环到达远处转移的肿瘤细胞，该递送方式虽有助于治疗转移性癌症，但病毒可能被免疫系统快速清除，降低其疗效，故适用于治疗转移性癌症或深部难以局部注射的肿瘤。

**2. 基因治疗病毒载体类药物** 基因治疗病毒载体类药物是利用病毒载体将治疗性基因或调控性基因导入患者细胞从而治疗疾病的一种方法。病毒载体因其天然的高效基因转染能力和细胞感染特性，广泛应用于基因治疗中。根据所用病毒载体的类型和功能，可分为逆转录病毒载体、腺病毒载体、腺相关病毒载体、单纯疱疹病毒等多种类型。

（1）逆转录病毒载体（retroviral vectors） 逆转录病毒载体是基因治疗领域中早期使用的病毒载体之一，它能够将其 RNA 基因组逆转录成 DNA 并整合到宿主细胞的基因组中进行稳定表达，包括 $\gamma$ 逆转录病毒载体和慢病毒载体。

（2）腺病毒载体（adenoviral vectors） 腺病毒载体是最常用的非整合型病毒载体之一，它可以感染分裂和非分裂细胞，且不将其基因组整合到宿主细胞的 DNA 中，因此基因表达是暂时的。腺病毒载体容量大，能够携带较大的基因片段，并能在多种细胞类型中高效转染。

（3）腺相关病毒载体（adenoassociated viral vectors，AAV） 腺相关病毒（AAV）是小型、无包膜的单链 DNA 病毒，是基因治疗中应用最广泛的病毒载体之一。AAV 不整合入宿主基因组，通常以游离的外源基因形式存在，因此在宿主细胞中表达相对安全。AAV 的基因组容量较小，但它能长期表达目的基因，且免疫原性较低。

（4）单纯疱疹病毒载体（herpes simplex virus vectors，HSV） 单纯疱疹病毒（HSV）是一种具有大基因组容量的双链 DNA 病毒，能够携带多个外源基因，可感染神经细胞并长期存在于宿主细胞内而不影响宿主基因组，适合用作神经系统疾病的基因治疗工具，广泛用于中枢神经系统疾病的基因治疗。

其他病毒载体还包括痘病毒载体和副黏病毒载体，这些病毒载体均具有较高的免疫原性，主要适用于免疫治疗和疫苗领域。

**3. 病毒载体疫苗** 病毒载体疫苗（viral vector vaccines）是通过基因工程将病毒改造成载体，递送目标抗原基因到人体，激发免疫反应的一类疫苗。这类疫苗利用病毒天然的高效传递能力，将抗原编码基因引入宿主细胞内，诱导宿主免疫系统产生针对特定病原体的免疫反应。

**4. 病毒为基础的基因编辑药物** 基因编辑技术通过精确修改生物体的基因组来治疗疾病，近年来取得了快速发展。病毒因其天然的基因递送能力和较高的转染效率，成为基因编辑的重要载体之一。在基因编辑药物中，病毒不仅可以用于递送基因编辑工具（如 CRISPRCas 系统、TALENs、ZFN 等），还能够帮助实现特异性靶向和高效转基因整合。

## 二、病毒类药物制剂的制备与质量控制

病毒类药物制剂的设计需重点考量靶向性、稳定性、免疫逃逸、生物利用度、耐药性管理和安全性等，旨在通过合理的设计，研发出更有效且安全的病毒类药物，实现增效减毒。病毒类药物制剂的制备工艺包括病毒扩增、收获、纯化、修饰、浓缩与配制、灭菌、分装等多个步骤，科学合理的制备工艺可以提高病毒类药物的产量、纯度和稳定性，确保其在临床使用中的安全性和有效性。

**1. 病毒类药物制剂的制备**

（1）病毒的培养、扩增与收获 采用悬浮培养或贴壁培养技术扩增宿主细胞，培养过程中需要确保培养基的成分、pH、氧气供应等因素稳定，以保证细胞生长和病毒产量。在宿主细胞达到合适的密度后，将病毒种子接种到细胞中进行扩增。病毒扩增至一定数量后，对于细胞内复制的病毒，通过物理（超声波、冻融等）或化学（裂解缓冲液）方法裂解细胞以释放病毒颗粒；对于分泌型病毒，直接从培养基中分离病毒颗粒。

（2）病毒的纯化 病毒类药物制剂纯度要求较高，纯化是其关键工艺步骤之一。病毒类药物制剂通常采用密度梯度离心法、柱色谱法、超滤和透析法等进行纯化。

（3）病毒的修饰和功能化 为了提高药物的靶向性、稳定性和生物利用度，可以通过表面修饰、靶向配体修饰和重组 DNA 等方法对病毒进行功能化。

（4）病毒药物的浓缩与配制 纯化和修饰后的病毒类药物通常需要进行超滤浓缩并调整至合适的药物浓度。

（5）病毒制剂的灭菌处理 病毒类药物制剂在生产过程中可能引入微生物污染，因此需要进行灭菌处理，常用的灭菌方法有无菌过滤、辐射灭菌等。

**2. 病毒类药物制剂的质量控制** 病毒类药物制剂需要通过严格的质量控制措施，确保其纯度、活性和安全性。

（1）活性检测 通过生物学活性实验（如病毒滴度测定、$TCID_{50}$ 测定）检测病毒颗粒的感染活性和功能。

（2）纯度分析 通过 HPLC、SDS-PAGE、电泳等方法，分析病毒制剂中的蛋白质、DNA、RNA 等成分含量，并计算其与活性成分的比例。

（3）安全性检测 进行无菌、内毒素、残留 DNA 等安全性检测，确保药物的安全性。

（4）稳定性研究 病毒类药物制剂需要进行系统的稳定性研究，以确定最适合的储存条件和有效期，确保其在储存、运输和使用过程中的稳定性。

# 第六节 前沿生物技术药物的制剂技术

## 一、基因编辑技术相关的制剂技术

**1. 基因编辑技术** 基因编辑（gene editing）是指通过基因编辑技术对生物体基因组特定目标进行

修饰的过程，该技术能够高效而精准的实现基因插入、缺失或替换，从而改变其遗传信息和表现型特征。基因编辑技术的核心是人工核酸酶，广义上讲，只要具备特异性结合并切割核酸序列且其结合序列可被人工改造的核酸酶均可用于基因编辑。目前比较成功的人工核酸酶主要有归巢内切核酸酶、ZFN、TALEN 以及 CRISPR 核酸酶。其中，CRISPR 核酸酶，尤其是 Cas9 核酸酶，以其载体构建便捷、切割效率高、靶向位点丰富等优点，展现出巨大的临床应用潜力，已经被探索用于遗传病、癌症、心血管疾病、代谢性疾病、神经退行性疾病等各种人类疾病的基因治疗，基于 CRISPR 基因编辑技术的临床诊断、体内基因治疗以及工程化细胞治疗的药物已经陆续获批开展临床试验研究。

**2. 基因编辑工具的体内导入方式**　基因编辑的体内导入需要借助一定的载体，如病毒载体或非病毒载体。

（1）病毒载体　目前基因编辑体内导入主要是以各类病毒为载体作为基因导入系统，包括腺病毒载体、腺相关病毒载体、慢病毒载体、逆转录病毒载体等。逆转录病毒能够将外源基因整合到宿主基因组中，大多只活跃于分裂细胞；腺病毒不能将外源基因整合到宿主基因组中，通常在细胞分裂过程中不复制；慢病毒可同时感染分裂期细胞和非分裂期细胞、容纳外源性基因片段大并长期表达；腺相关病毒可将外源基因整合到基因组中，并能够高效率持久性感染分裂细胞和非分裂细胞。目前用于 Cas9 递送的最常见病毒载体是腺相关病毒载体。

（2）非病毒载体　因病毒载体存在包载量有限、致癌、免疫原性、靶向不精准、工业化生产困难等缺点，故对非病毒载体进行研究显得越来越重要。非病毒载体需将基因编辑工具，如 CRISPR Cas9 递送到体内的靶器官、组织、细胞，故其须具有血清稳定性或靶向能力，并能将基因编辑工具递送到靶位置的同时保护免受体内生物酶的降解，保持一定的稳定性和活性。因此选择非病毒载体时，多选择具有优良的生物组织相容性、低毒或无毒、高稳定性的材料，如脂质、聚合物（聚乙烯亚胺等），制备成纳米粒、微球、囊泡、胶束等，使其免受细胞内外各种复杂环境的影响。当然，非病毒载体也存在转染效率低、靶向性差等问题，因此，对其转染效率和靶向性进行改造是主要研究方向。

## 二、活体生物药物的制剂技术

**1. 活体生物药物**　活体生物药物（live biotherapeutic products，LBP）是一种生物活性药物，具有以下的特点：①含有活的生物体，如细菌；②具有预防、治疗人类疾病的功能；③不是疫苗。目前开发的活体生物药可分为单菌药物、复合菌药物、工程菌药物三类。单菌药物即利用天然的单菌种微生物制成活体生物药，其药效明确、成分单一。复合菌药物由两种或多种天然菌种复配而成，成分和药效模型都更为复杂。工程菌药物主要是通过人工设计和改造微生物并赋予其特殊功能，具有智能响应、表达高效、靶向明确、功能多样等优势。这三种类型的活体生物药在疾病治疗方面已逐步展现出明确的疗效和临床应用价值。

**2. 活体生物药物的制剂技术特点**　活体生物药的制备过程涉及多个步骤，包括菌株筛选与鉴定、培养、收集菌体、干燥、制剂化等多个环节。以下是活体生物药制备的一般流程。

（1）菌株筛选与鉴定　从自然环境或人体样本中分离目标微生物。通过形态学观察、生理生化鉴定、全基因组测序等方法确定菌株的分类地位和特性。

（2）培养　选择合适的培养基和培养条件（如温度、pH、氧气供应等）进行菌株的培养。监控培养过程中的微生物生长情况，确保菌株的纯度和活性。

（3）收集菌体　在培养达到一定阶段后，收集微生物细胞。通过离心、过滤等方法分离出微生物细胞团。

（4）干燥　将收集的菌体进行干燥处理，通常采用喷雾干燥或冷冻干燥技术。干燥后的菌粉需要保持活性，以便于后续的制剂化过程。

（5）制剂化　将干燥的菌粉与适宜的辅料混合，制成不同的剂型，如片剂、胶囊剂、颗粒剂或散剂等。制剂过程中需考虑微生物的稳定性和活性，以及最终产品的贮存和运输条件。

（6）质量控制　对制备的活体生物药进行质量控制，包括微生物数量、活性、纯度、安全性等方面。

除了生物制品的一些共同特征以外，活菌药物具有一些特有的研究重点，如鉴定菌株的稳定性、抗生素敏感性、耐药性、是否转移以及存在移位的可能，还有产品的生产控制与稳定性等。

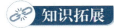 **知识拓展**

### 生物治疗

生物治疗（biotherapy）是现代生物技术与制药技术的高科技结晶，是生物医学交叉融合的典范，已成为国际上竞相争夺的战略制高点。生物治疗以其交叉性、前沿性、引领性和变革性的特征，带动多个学科和前沿领域的快速融合与发展，成为推动当代科学发展的新引擎。生物治疗适用于多种恶性肿瘤、遗传性疾病、代谢性疾病、感染性疾病等的治疗，以其适应性广、安全性高、持久性长、彻底性和全面性的优势，逐渐成为重大难治性疾病的有效治疗手段。

答案解析

### 思考题

1. 请举例说明蛋白多肽类药物制剂中常用的稳定剂的作用或用途。
2. 蛋白多肽类药物的新型给药系统有哪些？
3. 可用于核酸类药物递送的载体有哪些，请举例说明。

（宋相容）

**书网融合……**

微课　　　　　　　题库　　　　　　本章小结

# 第十五章　现代中药制剂

PPT

## 第一节　概　述

### 一、中药制剂的常用术语

**1. 中药**（traditional Chinese medicine，TCM）　是指在传统中医理论指导下应用的药物。

**2. 炮制**（processing）　是根据中医药理论，依照临床辨证施治用药的需要和药物自身性质，以及调剂、制剂的不同要求，将中药材制备成中药饮片所采取的一项制药技术。

**3. 饮片**（prepared slices of Chinese crude drugs）　系指药材经过炮制后可直接用于中医临床或制剂生产使用的药品。

**4. 中药制剂**（Chinesematerial medical preparation）　是根据法定处方或其他有规定依据的中药处方，将中药加工制成具有一定规格的药物制品，包括成方制剂和医院制剂。

**5. 中成药**（Chinese patent medicine）　为中药成方制剂的简称，是指以中药饮片为原料，在中医药理论指导下，按法定处方和制法大批量生产，具特有名称，并注明功能主治、用法用量和规格，实行批准文号管理的药品。

**6. 中药调剂**（dispensing）　是指按照医师处方专为某一患者配制，注明用法用量的药剂调配操作，按照配方程序和原则，及时、准确地调配和发售药剂的一项操作技术。

### 二、中药制剂的特点

　　中药具有特殊的理论体系和应用形式，与中医基础理论相互依存，互相促进，密不可分。中医传统理论的主要精髓之一是整体观念和辨证论治思想，中药制剂具备与中医药理论体系基本内容相适应的特征。中药制剂的特点，主要体现在整体观指导下的多成分综合疗效；辨证论治思想指导下的个体化用药原则，以及中药炮制等方面。

**1. 发挥多成分综合疗效**　中医药整体观认为，人是一个有机的整体，以五脏为中心，通过经络系统，把五脏、六腑、九窍、四肢百骸等全身器官有机地联系起来，并通过气、血、精、津的作用，来完成机体统一的功能活动。中医治疗疾病时，是以在人体整体层面上的辨证诊断结果为依据，制定组方用药的具体方案。现代研究表明，无论是单味药制剂，还是中药复方制剂，都含有多种成分，具有多种功效。中药制剂针对的是人体内的多个作用靶点，通过多种渠道协同作用，发挥整体疗效。

**2. 个体化用药原则**　在中医辨证论治思想指导下的用药方案，是以具体病症和人的个体特征为依据，实现了人的个体差异化用药。用药对证，方可获得预期的疗效，同病可异治，异病可同治。如以感冒为例，由于外感"病邪"性质及机体的反应性不同，临床证候可分为风寒、风热、气虚、阳虚、阴虚之别，因此，首先要辨清具体患者是风寒表证、风热表证，或是虚证感冒，才能确定是采用辛温解表、辛凉解表或是扶正解表的治疗法则，再根据治则选择适宜的制剂，确定疗程和用量。

**3. 药材炮制后入药应用**　中药材因其性能和作用相对复杂，不能完全适应临床治疗的广泛要求。通过炮制可以降低或消除药物的毒性或副作用，改变或缓和药物的性能，增强药物疗效，改变或增强药物的作用趋向，使药物洁净，利于调剂和服用。例如，生何首乌味苦、性平，具有解毒、润肠通便的功效，若需用其补肝肾、填精血，就应将其制成熟首乌。研究表明，生首乌炮制成为制首乌后，总蒽醌、结合蒽醌成分转化成为游离蒽醌，磷脂类成分和糖的含量增加，使补益作用更加突出。以炮制合格的饮片入药应用，才能适应中医辨证施治、灵活用药的要求，保证用药有效、安全。

## 三、中药制剂的基本理论

传统中药制剂的理论主要涉及剂型、制药、施药等三方面。

### （一）剂型理论

传统中药制剂理论对剂型的特点和选择都有规律性的认识。如《神农本草经》云"汤者，荡也，去大病用之；散者，散也，去急病用之；丸者，缓也，舒缓而治之也；膏者，润也，滋补缓治：丹者，精也，取效速捷"、《医学源流论》强调"欲速用汤，稍缓用散，甚缓用丸"、《本草纲目》阐释"水丸取其易化，蜜丸取其缓化，糊丸取其迟化，蜡丸取其难化"。以上论述分别对传统剂型的适用病证、释药速度、剂型原理进行了总结，逐步形成了传统剂型理论。

传统中药制剂对剂型选择的理论，可以总结为"方－剂""证－剂"的对应思想，其核心内容符合现代药剂学理论，即根据临床治疗需求和药物性质选择给药途径和剂型。"方－剂"对应，是指根据方中药味的性质选择相应的剂型，以达到保护或增强药物功效，减缓药物毒性和刺激性，矫正药物不良气味等目的。对于富含挥发性成分的处方，因浸提、浓缩、干燥等操作可导致有效成分的散失，故宜以药粉制成丸剂，利于保护药性，如安宫牛黄丸、冠心苏合丸等。"证－剂"对应是指根据病症特点选择相应的剂型，使剂型的定位、缓急、强弱等特点与病症部位（上下表里）、病势（缓急）、病情（轻重）等特征相对应。通常情况下，重症用汤剂，急症用散剂，病势缓、病情轻用丸剂，局部病症用外用膏剂。如抵当汤与抵当丸，处方基本相同，用汤剂主治下焦蓄血的重症，用丸剂主治下焦蓄血的轻症。不同剂型的作用趋势和定位不同，如丸剂偏于走里，多用于里证；汤剂通达内外，表里证都适用。又如"去下部之疾者，其丸极大而且圆；去中焦者次之；去上焦者极小；稠面糊取其迟化，直至下焦；或酒、或醋、或蜜、或水，取其收引之意。水调生面和丸，可治上焦之疾患"（李东垣）。即根据病位上、下之不同，分别采用稠面糊和水面糊制丸，使丸剂的释药性能符合临床要求，药物疗效得以充分发挥。

### （二）制药理论

中药制药理论系指将药材加工制成适宜剂型的全过程中所总结的规律性认识，包括制药技术和辅料两方面。

**1. 制药技术**　主要论述了炮制、前处理及制剂成型的操作方法与要求。

（1）炮制 炮制是根据中医药理论，依照辨证施治用药的需要和药物自身性质，以及调剂、制剂的不同要求，所采取的一项制药技术。包括对原药材进行一般修治整理和部分药材的特殊处理。古代称为炮炙、修治、修事。中药炮制之后能使药材达到降低或消除毒性或副作用、改变或缓和药物的性能、增强疗效、便于制剂和保存药效等目的。炮制后用药是中药制剂的主要特点，不同的处方、不同的剂型有不同的炮制要求和方法。中药炮制方法通常分为修制、水制、火制、水火共制、其他制法五大类。

（2）前处理 前处理是指制剂成型前的药材加工过程，主要包括干燥、粉碎、筛分、混合等。传统制药理论认为干燥方法可影响中药药性，如熏干可制约药物的寒利之性，阴干则可使药物禀受阴凉之气。粉碎技术方面，传统的方法如"串油""串料""蒸罐""水飞"在实际生产应用广泛；"轻研冰片、重研麝香"等经验在细料药粉碎操作中具有理论指导价值。混合技术方面，采用"打底套色法"制备散剂时对混合后的药粉很注重"色气"，即散剂外观色泽。为了防止"咬色"（即色浅质松的药料将色深的药物极细粉吸附），很注重混合顺序，如益元散由朱砂、甘草、滑石三味药细粉混合均匀而制得，在混合时，正规操作是用很少量滑石粉饱和乳钵后，以朱砂极细粉"打底"，先与滑石粉套研，均匀后，再用甘草粉与上两味混合粉套研均匀。这样朱砂极细粉不会被甘草粉吸附于缝隙中而"咬色"。

在"凡丸散药，亦先切细暴躁（燥）乃捣之""丸散须青石碾、石磨、石臼，其砂石者不良"，"并忌铁器"等论述中则对粉碎工序、器具进行了明确规定。散剂、丸剂制备方面，"凡筛丸散，用重密绢，各筛毕，更合臼中，捣数百遍，色理和同，乃佳也"，对药材的粉碎、筛析、混合等做了详细规定。

（3）制剂成型 传统制药理论对不同剂型的制备要点有一定论述。如关于汤剂制备，《本草纲目》记载："凡服汤药，虽品物专精，修治如法，而煎者卤（鲁）莽造次，水火不良，火候失度，则药亦无功。"说明了煎药用水、火候的重要性。此外，传统理论对煎药器具、用水量、浸泡时间、煎煮次数等技术细节也有说明，针对药物性质的特殊性，还拟定了先煎、后下、包煎、另煎、烊化等技术要求。又如眼用散，强调了采用水飞法将药物碎成极细粉，以满足眼部用药的特殊要求。

**2. 制剂辅料** 现代制剂要求辅料为惰性材料，不能有药理作用。传统制剂则不同，选择辅料时，一般选用与主药起协同作用的物料，辅料具备了赋形和药效双重作用。具体选用时，一是根据制剂工艺要求，从处方药味中选择适宜性能的药料为辅料，如粉性强的白芷、葛根常作为填充剂使用；二是处方外添加的辅料，一般具有辅助该方功效的作用，如蜜丸所用蜂蜜，除作为黏合剂外，还具有滋补、解毒、润燥、止痛等功效。

### （三）施药理论

施药理论是指根据临床需要，将药物施于人体的过程中所总结的规律性认识，主要包含三个方面。

**1. 给药途径** 传统给药途径有口服、皮肤、孔窍、腔道及穴位给药等。根据疾病的治疗需求，应用制剂时应该选择适宜给药途径，如《备急千金要方》记载，阴囊阴冷肿痛，"以布裹蜀椒适量，热气大通，日再易之，以消为度"；耳卒聋闭，"以菖蒲根一寸，巴豆一粒去心，同捣作七丸，绵裹一丸，塞耳，日一换"；大便不通，"以猪胆汁适量，自肛门纳入三寸灌之，立下"。

**2. 服药时间** 根据疾病特征和药物性质选择相应的服药时间。

（1）根据疾病病位选择适宜的服药时间 如"病在心上者，先食而后药；病在心下者，先药而后食；病在四肢血脉者宜空腹而在旦；病在骨髓者，宜饱满而在夜"。

（2）根据药物性质或作用选择服药时间 如驱虫、攻下等治疗肠道疾病的药，宜在清晨空腹时或饭前服药，利于提高疗效；对胃有刺激性的药宜饭后服用，可减缓刺激；缓下通便药宜睡前服用，以便翌日清晨排便。

**3. 服药方法** 包括服药剂量、频率、冷热、药引等具体适用情况。

（1）根据病位上下、病情轻重、药物特点选择相应的服药剂量、服用频率和服药方法。如"少服则滋荣于上，多服则峻补于下。凡云分再服、三服，要令药势相及，并视人强弱，病之轻重，以为进退增减，不必泥法"（张仲景）；"病在上不厌频而少，在下不厌顿而多"（李东垣）；"若用毒药疗病，先起如黍粟，病去即止，不去倍之，不去十之，取去为度"（《神农本草经·序例》）。另外，对病情急重者，应尽快服药或频服；呕吐患者服药宜小量频服，避免药入即吐，频服以保证药量；服用药力较强的发汗药、泻下药时，应适可而止，一般以得汗或得下为度，以免因汗、下太过，损伤正气。

（2）服药冷热的选择　　通常治疗热证用寒凉药宜冷服，治疗寒证用温热药宜热服，可辅助药力发挥作用，如祛风寒药用于外感风寒表实证，不仅药宜热服，服药后还要温覆取汗。当病情严重时，则应考虑采用反佐服法，即以寒药热服，热药冷服，以防邪药格拒。

（3）药引的应用　　丸剂、散剂等传统制剂常以药引送服，以协助药效的发挥或降低药物的毒副作用，如香连丸以米汤送服，因米汤具有"暖脾胃，止虚寒、泄利"的功效，既可协助香连丸发挥清热燥湿止痢的功效，又能缓和方中黄连苦寒伤胃的不良反应。

## 四、传统中药制剂的发展回顾

在中医药发展的历史进程中，中药制剂的剂型理论、制药技术和临床应用等内容不断形成、发展和完善。历代主要本草著作中均有关于剂型及制药技术的记载，详见表 15－1。

**表 15－1　历代本草有关剂型及制药技术的部分记载**

| 年代 | 本草著作 | 记载的剂型和制药技术 |
| --- | --- | --- |
| 夏禹时代 | — | 酿酒技术形成，出现酒剂、曲剂 |
| 商汤时期 | 《汤液经》 | 记载了汤剂及其制备技术 |
| 战国时期 | 《黄帝内经》 | 提出了"君、臣、佐、使"的组方原则；汤、丸、散、膏、药酒等剂型及其制法；汤剂和酒剂的应用 |
| 秦、汉时代 | 《五十二病方》 | 外敷、内服、药浴、烟熏或蒸气熏、药物熨法等用药方法；酒制丸、油脂制丸、醋制丸等不同的丸剂制法及其用法 |
| 东汉时期 | 《神农本草经》 | 现存最早的本草专著，提出制药理论和制备法则，强调根据药物性质需要选择剂型 |
| 东汉末年 | 《伤寒论》《金匮要略》 | 记载了汤剂、丸剂、散剂、膏剂、酒剂；创制了新剂型：坐剂、导剂、洗剂、搐鼻剂、粥剂、含化剂、滴耳剂、浸膏剂、糖浆剂及脏器制剂；发展了新辅料：用动物胶汁、炼蜜、枣肉和淀粉糊为丸剂的赋形剂 |
| 晋代 | 《肘后备急方》 | 创制铅硬膏、蜡丸、浓缩丸、锭、条、灸、尿道栓、饼等剂型；将成药、防疫药及兽用药列专章论述；首次提出成药剂的概念 |
| 梁代 | 《本草经集注》 | 提出以治病的需要来确定剂型和给药途径的理论；规定了汤、丸、散、膏、药酒的制作常规 |
| 唐代 | 《新修本草》 | 第一部官修本草，具有药典的性质 |
| | 《备急千金要方》 | 收载成方5300首，有汤剂、丸剂、散剂、膏剂、丹剂、灸剂等剂型；设制药总论专章，叙述了制药理论、工艺和质量问题 |
| 宋、元时期 | 《太平惠民和剂局方》 | 对"处方""合药""服饵""服药食忌"和"药石炮制"等均作专章讨论；我国最早的一部制剂规范，中药制剂发展史上的第一个里程碑 |
| 明、清时期 | 《普济方》 | 对外用的膏药、丹药及药酒列专篇介绍 |
| | 《本草纲目》 | 收载了药物剂型近40种，除片剂、注射剂等新剂型外，几乎都有记载；对16世纪以前本草学全面总结 |
| 近代 | 《理瀹骈文》 | 系统论述了中药外用膏剂的制备与应用 |
| | 《中国制药学》 | 记载了制药学总论及丸、散、膏、丹、酒、露、胶、锭剂的制法和成药贮藏和生药制法等 |

注：—表示该时期暂未发现本草专著。

## 五、现代中药制剂的发展概况

现代科学技术的不断进步，为中药制剂的发展创造了有利的条件，提升了中药制剂的科技水平。

### （一）传统剂型的改进和新剂型的创制

**1. 传统剂型的改进**　主要从提高成品的安全性、有效性、稳定性和可控性方面进行改进。如对丸剂的改进，主要从选择赋形剂、研发制丸设备、提升质量控制标准及提高生物利用度等方面进行研究。

**2. 新剂型的创制**　颗粒剂、片剂（分散片、口腔贴片、泡腾片）、胶囊剂、滴丸、注射剂、气雾剂等现代剂型伴随着新技术、新材料的出现，被引入中药领域，推动了中药剂型的发展和应用。随着制剂技术的进一步发展，口服缓控释、靶向制剂、口服定位释药、经皮给药系统以及中药复方多元释药系统等在中药制剂中得到研究与应用，加快了中药制剂迈向现代化的步伐。

### （二）中药制剂新技术、新设备、新辅料的研究与应用

**1. 新技术**　①粉碎技术，如超低温粉碎、超微粉碎等。②提取分离技术，如超临界流体萃取、微波提取、动态循环阶段连续逆流提取、超声提取、大孔树脂分离、膜分离等。③干燥技术，如真空干燥、喷雾干燥、沸腾干燥、冷冻干燥、微波干燥等。④制粒技术，如快速搅拌制粒、沸腾制粒、喷雾干燥制粒等。⑤制剂技术，如薄膜包衣、环糊精包合、固体分散、原位凝胶、纳米囊泡、微囊化、微球、微乳、脂质体。

**2. 新设备**　①针对提取、浓缩、纯化、干燥、灭菌、制剂成型等生产过程建立了组装式自动化流水线，推进了工艺参数在线检测和自动化控制系统及其装备的产业化开发与应用。②引进快速搅拌制粒机、沸腾制粒机、喷雾干燥机、一步制粒机、粉末直接压片机、高速压片机、中药防粘冲压片机等国内外先进成套装备，提升了我国中药装备水平，促进了中药制剂产业的技术升级。

**3. 新辅料**　辅料在制剂的研究中占有非常重要的地位，中药制剂辅料的选用具有"药辅合一"的特点。一些新辅料，如纤维素衍生物、淀粉衍生物、合成半合成油脂、磷脂、合成表面活性剂、乙烯聚合物、丙烯酸聚合物、可生物降解聚合物的出现，为中药缓释、控释、靶向制剂等各种给药系统的研究提供了必备的物质基础。

### （三）中药制剂质量控制体系的建立

中药制剂质量问题关系到中医临床用药的有效性和安全性。近年来，中成药质量控制体系获得了全面提升，控制技术与方法已经从单一技术发展到联用技术。原子吸收光谱、原子发射光谱、气相色谱、毛细管电泳、高效液相色谱、气相－质谱联用、液相－质谱联用、毛细管电泳－质谱联用等已广泛应用于中药制剂的质量控制。

中药制剂质量标准不断完善和提高，已从过去对制剂的一般性要求，发展到有定性、定量、检查及稳定性等控制项目。含量测定指标从主要检测单一成分到检测多种成分含量，2015 年版《中国药典》将指纹图谱引入到中药制剂的质量控制体系，强化了制剂质量的可控性。

# 第二节　中药制剂的单元操作 📱微课

## 一、粉碎、筛分和混合

### 1. 中药粉碎的操作要点

（1）单独粉碎　单独粉碎是指将一味中药单独粉碎，常用于以下性质的中药。①贵重中药，如牛黄、羚羊角、麝香；②含大量树胶、树脂，如乳香、没药；③含毒剧成分，如马钱子、雄黄、轻粉；

④氧化性药物与还原性药物，如硫黄、火硝、雄黄。

（2）混合粉碎　混合粉碎是指两种以上的药料同时在一起粉碎。适用于处方中药味性质相似的群药粉碎，也可在一般药料中掺入一定比例的黏性、油性药料进行粉碎。混合粉碎的优点是将粉碎、混合结合进行，节省工时。传统混合粉碎方法中主要包括了"串料""串油""蒸罐"等制药技术。①串料是将处方中"黏性"大的药料留下，先将处方中其他药料混合粉碎成粗粉，然后用此混合药粉陆续掺入"黏性"药料，再粉碎一次。适用于大量含黏液质、糖分或树脂等成分的"黏性"药料，如麦冬、熟地黄、肉苁蓉、枸杞子、黄精等。②串油是将处方中"油性"大的药料留下，先将处方中其他药料混合粉碎成细粉，然后用此混合药粉陆续掺入"油性"药料，再粉碎一次。适用于处方中大量含油脂性药料，如桃仁、杏仁、牛蒡子、核桃仁等。③蒸罐是将处方中新鲜的动物药与植物药间隔排入铜罐或夹层不锈钢罐内，加黄酒或其他药汁，加盖密封，隔水或夹层蒸气加热 16～18 小时（或 96 小时），以液体辅料基本蒸干为度。目的是使药料由生变熟、增加温补功效，经蒸制的药料干燥后便于粉碎。适用于新鲜动物药、需蒸制的植物药，如乌鸡、鹿胎、熟地黄、制何首乌等。

（3）湿法粉碎　湿法粉碎是指在药物中加入适量水或其他液体一起研磨粉碎的方法。湿法粉碎常用于冰片、樟脑、薄荷脑、朱砂、珍珠等药物，借液体分子的辅助作用，使药物易于粉碎及粉碎得更细腻，同时避免有较强刺激性或有毒性药物粉尘飞扬。中药湿法粉碎的代表方法是水飞法。水飞法具体操作是将药物与水共置研钵或球磨机中研磨，使细粉漂浮于水面或混悬于水中，然后将此混悬液倾出，余下粗料再加水反复操作，至全部药物研磨完毕。有些难溶于水的矿物药如朱砂、珍珠、滑石等要求特别细度时，常采用水飞法进行粉碎。

（4）低温粉碎　利用物料在低温性脆的特点，在粉碎之前或粉碎过程中将物料进行冷却的粉碎方法。适于常温粉碎困难的物料，软化点低、熔点低及热可塑性物料，如树脂、树胶、干浸膏等，也可用于富含糖分，具一定黏性的物料。可获得更细的粉末，能保留挥发性成分。

**2. 中药筛析的操作要点**

（1）选择适宜的药筛　根据药材粉末的黏性、形状、带电性、水分含量及所需药粉细度，正确选用药筛的材质和筛号。

（2）采用适当的运动方式　过筛时需要不断地振动和旋动，但振动速度应适中，太快或太慢均会降低过筛效率。

（3）粉末应干燥　粉末的含水量过高，药粉黏性增强，易阻塞筛孔，影响过筛的效率。

（4）粉层厚度应适中　加到药筛中药粉不宜太多，应让药粉在筛网上有足够多的余地在较大范围内移动，有利于过筛，但也不宜太少，药粉层太薄，否则也影响过筛的效率。

**3. 中药混合的操作要点**　不同药物粉末混合的总原则为混合均匀一致。但是，对于不同剂量、不同质地、不同色泽的药物组分混合还应遵循如下原则。

（1）选择适宜混合比例　比例相差过大，难以混合均匀，可采取等量递增法和打底套色法混合。另外毒剧药物可制成倍散，也可加入少量食用色素，便于识别。

（2）注意各组分密度与粒度的影响　密度差异较大，一般应先装密度小者后装密度大者，并且混合时间应适当。

（3）考虑各组分的黏附性与带电性　一般将量比较大，黏附性小的组分先放入垫底，量少或易吸附的组分后放。

（4）含液体或易湿成分的混合　处方中含有液体成分，可用处方中其他固体成分吸收，或用一些吸收剂，如磷酸钙、白陶土等。

## 二、浸提

### （一）浸提的目的

浸提（extraction）是指用适当的溶剂和方法浸出中药材所含有效成分或有效部位的操作，又称浸出或提取。浸提是中药制剂中最重要、最基本的操作之一，主要目的是保留中药有效成分（部位）和辅助成分，去除无效成分和组织成分。中药浸提的意义是促进中药制剂有效成分吸收、提高疗效，提高有效成分稳定性，便于生产，缩小体积、减小用量，方便服用等。

### （二）浸提溶剂

理想的浸提溶剂应对有效成分溶解度大，对无效成分溶解度小，安全无毒，价廉易得。常用浸提溶剂极性如图 15-1。中药制剂浸提操作中实际应用的溶剂主要是极性溶剂水和乙醇，丙酮常用于新鲜动物药材的脱脂或脱水。三氯甲烷、乙醚、石油醚等非极性溶剂很少应用，偶尔可用于挥发油、亲脂性物质的浸提，或浸提液脱脂。

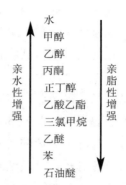

图 15-1　常用浸提溶剂极性示意图

**1. 水**　经济易得，极性大，溶解范围广。药材中的苷类、有机酸盐、鞣质、蛋白质、色素、多糖类以及酶和少量的挥发油均能被水浸提。水作为浸提溶剂，缺点是针对性或选择性差，容易浸提出大量无效成分，给制剂的制备带来困难，而且还会引起一些有效成分的水解，或促使某些化学变化。

**2. 乙醇**　乙醇作为浸提溶剂的优点是可通过调节乙醇的浓度，选择性浸提某些有效成分或有效部位。乙醇含量大于 90% 时，适于浸提有机酸、树脂、挥发油、叶绿素等；在 50%～70% 时，适于浸提生物碱、苷类等；在 50% 以下时，适于浸提苦味质、蒽醌苷类化合物等；在 40% 以上时，能延缓酯类、苷类等成分的水解，增加制剂稳定性；在 20% 以上时具有防腐作用。

### （三）浸提过程及影响因素

矿物、植物、动物三类中药材浸提过程有所不同。矿物药材无细胞结构，其有效成分可直接溶解或分散悬浮于溶媒中。植物药材有效成分一般为小分子成分，浸出时可以透过细胞膜扩散至溶媒中，大分子的无效成分则多数保留在细胞组织中。动物药材有效成分多是蛋白质或多肽类，分子量大，难以透过细胞膜，细胞结构破坏愈碎，有效成分就愈易浸提出来。

植物性药材的浸提过程可以分为浸润、渗透、解吸、溶解、扩散、置换几个阶段。在已经确定浸提溶剂后，影响药材浸提效果的因素主要有以下八方面。

**1. 药材及其成分的理化性质**　一般情况下，药材细胞具有多孔的细胞壁结构，其成分易浸提；细胞壁木质化或木栓化则扩散过程慢，浸提效率低。被提取成分为可溶性化学成分，浸提效率高；药材中分子量小的化学成分一般先溶解，先扩散，容易浸提。

**2. 药材的粉碎程度**　通常情况下，药材粗，扩散面积小，浸提效率低，而药材细则扩散面积增大，浸提效率高。但在浸提实际应用操作中药材不能太细，因为药材太细会吸附有效成分，增加杂质浸出，同时给后续分离操作带来困难。浸提实际操作中，以水为溶剂时药材一般切薄片、小段或最粗粉；以乙醇为溶剂时药材一般粉碎成颗粒或最粗粉。

**3. 药材的浸润**　干药材润湿后能使组织细胞膨胀，利于溶剂的穿透浸提。一般采用水煎煮法时用冷水浸润 30～60 分钟，采用乙醇渗漉法时应浸润药材 0.5～6 小时，再装渗漉筒。

**4. 浸提时间**　通常浸提时间长，浸出成分的量增加，当达到扩散平衡时，时间太长却容易导致高分子杂质增多，小分子有效成分水解，因此要合理选择浸提时间。

**5. 浸提温度**　浸提温度升高，可使植物组织软化，促进膨胀，从而加速溶剂对药材的渗透及对药物成分的解吸、溶解，同时促进药物成分的扩散，提高浸提效果。温度适当升高，可杀死微生物，有利于提高制剂的稳定性。但浸提温度高，能使药材中某些不耐热成分或挥发性成分分解、变质或挥发散失。此外，高温浸提液中，往往无效杂质较多，影响制剂后续操作。因此浸提过程中，要适当控制温度。

**6. 浓度梯度**　浓度梯度越大，浸提速度越快，因此浸提操作时，经常采用搅拌、更换溶剂、循环、用流动溶剂渗漉等措施提高浸提效率。

**7. 浸提压力**　提高浸提压力可加速溶剂对药材的浸润与渗透过程，使开始发生溶质扩散过程所需的时间缩短。同时，在加压下的渗透，可能使部分细胞壁破裂，亦有利于浸出成分的扩散。当药材组织内已充满溶剂之后，再加大压力对扩散速度则没有显著影响。

**8. 新技术的应用**　应用一些新的浸提技术，可以提高浸提效率、提高制剂质量，大大缩短浸提时间，如采用超声波、微波辅助浸提。

### （四）常用的浸提方法

**1. 煎煮法（decoction）**　是指以水为溶剂，加热煮沸浸提药材中有效成分的方法。该法浸提范围广，可杀死微生物和酶。但浸出杂质较多，为后续工艺带来不便，水煎出液易霉败，应及时处理。适用于能溶于水，且对湿、热较稳定的有效成分的浸提。

（1）操作方法　药材置适宜煎煮器中，加水，浸泡适宜时间，加热至沸，保持一定时间，分离煎出液，药渣再煎煮，一般 2～3 次，合并各次提取液。

（2）常用设备　如敞口倾斜式夹层锅、圆柱形不锈钢罐、多能提取机组等。多能提取机组是目前中药厂应用最广的提取设备，见图 15－2。其罐体由不锈钢制成，可进行常压提取、加压高温提取或减压低温提取。可用于水提、醇提，提取挥发油、回收药渣中溶剂等。

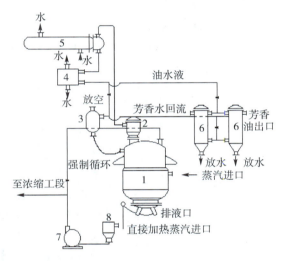

**图 15－2　多能提取机组示意图**

1. 提取罐；2. 泡沫捕集器；3. 气液分离器；4. 冷却器；
5. 冷凝器；6. 油水分离器；7. 水泵；8. 管道过滤器

**2. 浸渍法（maceration）**　系指在一定温度下，用适宜的溶剂浸渍药材，获得药材提取液的方法。一般用不同浓度的乙醇或白酒做溶剂，密闭浸渍。按浸提温度可分为冷浸法与热浸法；按提取效率优化方式则可采用重浸渍法。所用药材通常粉碎成粗粉，可用重浸渍，加强搅拌，促进溶剂循环等措施以提高浸出效果。适用于黏性药材、无组织结构的药材、新鲜及易于膨胀的药材、价格低廉的芳香性药材的浸提。不适用于贵重药材、毒性药材及高浓度的制剂。常用不锈钢罐、搪瓷罐等作为浸渍容器，使用时应装多孔假底，铺垫滤网及滤布。药渣用螺旋压榨机压榨或离心机分离浸出液。

（1）冷浸法　将药材置于有盖容器中，加入定量的溶剂，密闭，室温下浸渍 3～5 日或至规定时间，经常振摇或搅拌，滤过，压榨药渣，压榨液与滤液合并，静置 24 小时后，滤过，即得浸渍液。本方法可直接制得酒剂和酊剂。将浸渍液浓缩后，可用于制备其他制剂。

（2）热浸法　将药材置有加热装置的浸渍容器中，加定量的溶剂，水浴或蒸汽加热至 40～60℃，或煮沸后自然冷却进行浸渍，以缩短浸渍时间，其余与冷浸法操作相同。浸出液冷却后有沉淀析出，应分离除去。花、叶、全草类药材，多采用煮沸后保温 80℃ 左右热浸提取。

（3）重浸渍法　将全部浸提溶剂分为几份，先用一份浸渍后，药渣再用另一份溶剂浸渍，如此重复2~3次，将各份浸渍液合并即得。此法可减少因药渣吸附浸出液所致药效成分的损失。

**3. 渗漉法（percolation）**　系指将适度粉碎的药材置渗漉器中，由上部连续加入溶剂，溶剂流经药材浸出药效成分的方法。与浸渍法相比，渗漉法属于动态浸提，有效成分浸出完全，适用于贵重药材、毒性药材及高浓度制剂；也可用于有效成分含量较低药材的提取。不适用新鲜药材、易膨胀的药材、无组织结构的药材。渗漉法通常采用不同浓度的乙醇或白酒为溶剂。

（1）单渗漉法　取药材粗粉、最粗粉或薄片以浸提溶剂润湿；在渗漉器底部装假底并铺垫适宜滤材，将已润湿的药材分层均匀装入，松紧一致；从渗漉筒上部添加溶剂，同时打开下部渗漉液出口排除空气；添加溶剂后应浸渍放置一定时间，使溶剂充分渗透扩散后开始渗漉，渗漉速度应符合各品种项下的规定。

（2）重渗漉法　是将浸提溶剂依次通过多个串联组合的单渗漉器进行渗漉的方法。本法可以提高渗漉液浓度，避免了因加热浓缩导致有效成分损失，成品质量好，且溶剂用量少，提取效率高。

**4. 回流法（circumfluence）**　是指用乙醇等易挥发的有机溶剂提取药材成分，挥发性溶剂馏出后又被冷凝，流回浸出器中浸提药材，反复循环直至有效成分提取完全的浸提方法。回流法浸提较渗漉法省时，但提取液受热时间较长，适用于热稳定成分的浸出。所用药材通常为粗粉、最粗粉或薄片。浸提设备常用多能提取机组、动态热回流低温提取浓缩机组等。动态热回流低温提取浓缩机组可以同时进行药材的浸提、浓缩两道工序，并能将提取罐内的工作温度控制在50~70℃，尽量减少对药材中热敏成分的破坏。其主要工作原理类似索氏提取器，在密闭状态下连续而同步地进行提取与浓缩，浓缩时产生的溶剂蒸汽经冷凝后回流到提取罐中，作为新溶剂加到药材里，进行动态提取，见图15-3。

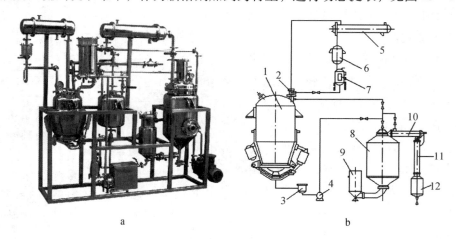

图15-3　动态热回流低温提取浓缩机组

a. 外观；b. 基本结构示意图

1. 提取罐；2. 消泡器；3. 过滤器；4. 泵；5. 提取罐冷凝器；6. 提取罐冷却器；7. 油水分离器；
8. 浓缩蒸发器；9. 浓缩加热器；10. 浓缩冷却器；11. 浓缩冷凝器；12. 蒸发料液罐

**5. 水蒸气蒸馏法（vapor distillation）**　是指将含有挥发性成分的药材与水或水蒸气共同蒸馏，挥发性成分随水蒸气一并馏出，经冷凝分取挥发性成分的一种浸提方法。常用设备为多能提取机组、挥发油提取器。

（1）水中蒸馏（共水蒸馏）　将药材加水在提取器中共同加热蒸馏的提取方法。蒸馏分取挥发性成分时，还可以得到药材的煎煮液，习称"双提法"。

（2）水上蒸馏　水蒸气通过放置在有孔隔板上的药材进行蒸馏的提取方法。适于少量而不收集水煎液的药材中挥发性成分的蒸馏提取。

（3）通水蒸气蒸馏　高压蒸汽直接通入药材的蒸馏提取方法。

### 6. 超临界流体提取法（supercritical fluid extraction，SFE）

超临界流体系指处于临界温度与临界压力以上的流体。超临界流体既具有类似气体的低黏度、高扩散系数，又具有接近于液体的高密度和良好的溶解能力。这种溶解能力对系统压力与温度变化十分敏感，可以通过调节温度和压力来选择性地提取药材中的成分。$CO_2$的临界压力（$P_C$）为 7.38MPa，临界温度（$T_C$）为 31.05℃，是最常用的超临界流体，图 15-4 为 $CO_2$ 压力温度相图。超临界流体提取法具有提取速度快、效率高，提取温度低、无氧，药材成分不易分解，可选择性地提取药材中的成分，溶剂可以循环利用等特点。

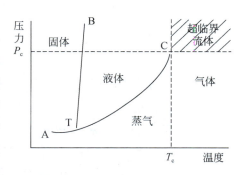

图 15-4　$CO_2$压力温度相图

该法适于提取亲脂性、相对分子质量较低的物质，尤适于热敏性、易氧化的有效成分的提取。若用于提取极性较大、相对分子质量较大的物质则需加夹带剂或升高压力。

### 7. 超声波提取法（ultrasonic extraction，UE）

超声波提取法即超声波辅助萃取（ultrasound-assisted extraction，UAE），是指在超声波作用下，提取药物有效成分的方法。超声波是指频率为 20kHz～50MHz 的电磁波，通过超声波产生的机械效应（machinery effect）、空化效应（cavitation effect）及热效应（thermal effect）提高浸提效率。

（1）机械效应　超声波在介质中传播时使介质产生振动，强化了介质的扩散与传播，这种现象称为超声波的机械效应。机械效应使溶剂与中药之间产生速度梯度和摩擦力，使有效成分更快地溶解于溶剂中。

（2）空化效应　介质内部存在的一些微气泡在超声波的作用下产生振动，当声压达到一定值时，气泡增大，形成共振腔，然后突然闭合，这种现象称为超声波的空化效应。空化效应会在气泡周围产生几千个大气压的压力，造成植物细胞壁及整个生物体破裂，而且整个破裂过程在瞬间完成，有利于有效成分的溶出。

（3）热效应　超声波在介质中传播时，声波能量不断被介质的质点吸收，介质将所吸收的全部或大部分能量转变成热能，从而导致溶剂温度升高，增大了药物有效成分的溶出速度。

超声波提取法的特点是：①浸提温度低，适用于热敏性成分的提取。②提取效率高、浸提时间短，节约药材原料，提高生产效率。③溶剂用量少，提取能耗低，节约成本。

中药浸提方法的选择，应根据处方药味特性、溶剂性质、剂型要求等因素，结合生产实际情况综合考虑，常用浸提方法适用范围对比见表 15-2。

表 15-2　常用浸提方法适用范围

| 浸提方法 | 适用范围及特点 |
| --- | --- |
| 煎煮法 | 有效成分溶于水，对湿、热较稳定的药材 |
| 浸渍法 | 黏性药材、无结构组织；新鲜、易膨胀药材 |
| 渗漉法 | 贵重、毒性药材；高浓度制剂的制备 |
| 回流法 | 对湿、热稳定，有效成分溶于有机溶剂的药材 |
| 水蒸气蒸馏法 | 含挥发性成分的药材 |
| 超临界流体提取法 | 含脂溶性、热敏性、易氧化有效成分的药材 |
| 超声波提取法 | 生产效率高，成本低；适用于含热敏性成分药材 |

## 三、分离和精制

### （一）分离

将固-液非均相体系用适当方法分开的过程称为分离（separation）。常用的分离方法主要有沉降分离法、离心分离法和滤过分离法。

**1. 沉降分离法（separation by sedimentation）** 系指固体物与液体介质密度相差悬殊，固体物依靠重力自然下沉，用虹吸法吸取上层澄清液，使固体与液体分离的一种方法。中药浸出液经一定时间的静置冷藏后，固体与液体分层界限明显，利于上清液的虹吸。沉降分离法一般分离不够完全，还需进一步滤过或离心分离，但它已去除了大量杂质，利于进一步分离操作，实际生产中常采用。通常料液中固体物含量少、粒子细而轻者及料液易腐败变质者不宜使用。

**2. 离心分离法（separation by centrifuge）** 是指利用物料密度差，借助于离心机的高速旋转产生的离心力进行分离的方法。离心分离适用于：①含不溶性微粒，且粒径很小或黏度很大的滤浆；②密度不同且不相混溶的液体混合物；③采用一般分离法较难分开的料液。

离心设备按分离因数（离心机转鼓内的悬浮液或乳浊液在离心力场中所受的离心力与其重力的比值，即离心加速度与重力加速度的比值，以 $F_r$ 表示。）的大小可分为三类：①常速离心机（图15-5）：$F_r < 3000$，适用于易分离的混悬滤浆的分离及物料的脱水；②高速离心机：$F_r = 3000 \sim 50000$，主要用于细粒子、黏度大的滤浆及乳状液的分离；③超高速离心机：$F_r > 50000$，主要用于微生物及抗生素发酵液、动物生化制品等的固-液两相的分离，一般伴有冷冻装置，可使离心操作在低温下进行。

**3. 滤过分离法** 是将固-液混悬液通过多孔的介质，使固体粒子被介质截留，液体经介质孔道流出，从而实现固——液分离的方法。

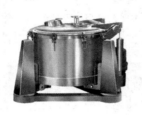 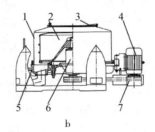

**图 15-5　三足式离心机**

a. 外观；b. 基本结构示意图

1. 机壳；2. 转鼓；3. 机盖；4. 电机；5. 底盘；6. 主轴；7. 离合器

### （二）精制

精制（refinement）是指采用适当的方法和设备除去中药提取液中杂质的操作。常用的精制方法有：水提醇沉淀法、醇提水沉淀法、超滤法、盐析法、酸碱法、澄清剂法、透析法、萃取法等。

**1. 水提醇沉淀法（water extraction followed by ethanol sedimentation）** 简称水醇法，是以水为溶剂提取中药有效成分，再用不同浓度的乙醇沉淀去除提取液中杂质的方法。根据各种成分在水和乙醇中的溶解性不同，可保留生物碱盐类、苷类、氨基酸、有机酸等有效成分，去除蛋白质、糊化淀粉、黏液质、树胶、部分糖类、油脂、脂溶性色素、树脂等杂质。

水醇法操作要点：提取液浓缩至约每毫升相当于原中药 $1 \sim 2g$，分次加入适量乙醇调节含醇量，静置冷藏适当时间，分离去除沉淀，回收乙醇，最后制成澄清的液体。

**2. 醇提水沉淀法（ethanol extraction followed by water sedimentation）** 简称醇水法，是以适宜浓度的乙醇为溶剂提取中药成分，再用水沉淀去除提取液中杂质的方法。采用醇提可避免淀粉、蛋白质、黏液质的浸出，加水可除去醇提液中的树脂、油脂、脂溶性色素等杂质。醇水法适于含黏液质、蛋白质、糖类杂质较多而药效物质为醇溶性或在醇水中均有较好溶解性的药材的提取。如果中药有效成分在水中难溶或不溶，不能采用水沉处理。

**3. 盐析法（salt fractionation）**　是在含高分子物质的药液中加入大量的无机盐，使其溶解度降低沉淀析出，而与其他成分分离的方法。主要用于蛋白质分离纯化，且不使其变性。常用的盐有：硫酸铵、硫酸钠、氯化钠。

**4. 酸碱法（acid-base method）**　是在溶液中加入适量酸或碱，调节 pH 至一定范围，使单体成分溶解或析出，以达到分离目的的方法。如生物碱一般不溶于水，加酸后生成生物碱盐能溶于水，再调 pH 重新生成游离生物碱析出，从而与杂质分离。

**5. 大孔树脂吸附法**　是将中药浸提液通过大孔吸附树脂（macroporous adsorptive resins），利用其多孔结构和选择性吸附功能将药液中的有效成分或有效部位吸附，再经洗脱回收，以除去杂质的一种纯化方法。如药液通过大孔树脂后，使用 70% 乙醇可以洗脱皂苷，再用 95% 乙醇、水、强酸、强碱轮换冲洗掉其上吸附的其他物质而使树脂再生后重新应用。

**6. 澄清剂法**　是在药液中加入一定量的澄清剂，加速药液中悬浮粒子的沉降，经滤过除去沉淀物获得澄清药液的方法。其原理是：①利用澄清剂具有可降解某些高分子杂质的性质，降低药液黏度，使得悬浮粒子易于沉降。②某些澄清剂具有吸附、包合固体微粒的性质，能够加速药液中微细悬浮粒子的沉降。澄清剂法能较好地保留药液中的有效成分，除去杂质，操作简单，能耗低。常用澄清剂有壳聚糖、明胶、琼脂、硫酸铝等。

## 四、浓缩与干燥

### （一）浓缩

浓缩（concentration）是采用适当的方法除去提取液中的部分溶剂，以提高其浓度的过程。中药提取液一般需浓缩至适宜程度后进行精制处理，进而制成各种制剂。蒸发（evaporation）是中药提取液浓缩的主要方法。此外，还有反渗透、超滤等浓缩方法。中药提取液性质复杂，应根据其性质和浓缩程度的要求选择适宜的浓缩方法与设备。

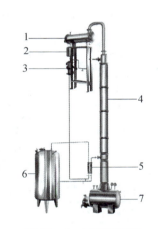

**图 15-6　乙醇蒸馏塔**
1. 冷凝器；2. 稳压罐；3. 冷却器；4. 蒸馏塔；5. 流量计；6. 乙醇贮罐；7. 蒸馏釜

**1. 常压蒸发（atmospheric evaporation）**　是在正常气压下的蒸发浓缩，耗时较长，易导致某些成分损失。适用于对热较稳定的药液的浓缩。常用的设备为敞口倾倒式夹层蒸汽锅，浓缩过程中应加强搅拌，避免表面结膜。若提取液含有乙醇或其他有机溶剂，则可采用常压蒸馏装置回收，如图 15-6 所示。

**2. 减压浓缩（decompression evaporation）**　是指降低蒸发器内的压力，在低于常压下进行的蒸发浓缩。减压浓缩能使溶液的沸点降低，传热温度差增大，提高了蒸发效率；能不断地排除溶剂蒸汽，有利于蒸发顺利进行。适用于含热敏性成分药液的浓缩；也可用于回收溶剂，但应注意因真空度过大或冷凝不充分造成乙醇等有机溶剂的损失。常用设备有减压蒸馏器、真空浓缩罐、管式蒸发器、多效浓缩器（图 15-7）等。

**3. 薄膜浓缩（thin-film evaporation）**　系指药液在快速流经加热面时，形成薄膜并且因剧烈沸腾产生大量的泡沫，达到增加蒸发面积，显著提高蒸发效率的浓缩方法。其特点是：①浸提液的浓缩速度快，受热时间短；②不受液体静压和过热影响，成分不易被破坏；③可在常压或减压下进行连续操作；

④溶剂可回收重复使用。常用设备有升膜式、降膜式、刮板式和离心式薄膜浓缩器（图 15-8），均适用于热敏性药液的浓缩和溶剂的回收，但由于结构不同而具有不同的特点与适用性。

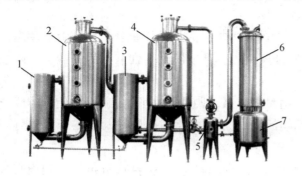

图 15-7　双效浓缩器

1. 加热室；2. 蒸发室；3. 二效加热室；4. 二效蒸发室；
5. 气液分离器；6. 冷凝器；7. 受液罐

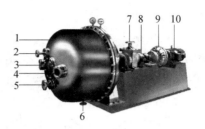

图 15-8　离心式薄膜浓缩器

1. 真空筒体；2. 原料液进口；3. 检修口；
4. 观察窗；5. 浓缩液出口；6. 排污口；7. 蒸汽座；
8. 出水座；9. 液体耦合器；10. 电动机

## （二）干燥

干燥（drying）是指利用热能除去湿物料中的水分或其他溶剂，获得干燥物品的工艺操作。干燥按压力可分为常压及减压干燥；按操作方式可分为间歇式及连续式干燥；按温度可分为高温、低温及冷冻干燥；按供热方式可分为传导、对流及辐射干燥；按物料状态可分为动态及静态干燥。可根据药料性质、数量及产品要求选择适宜的干燥方法与设备。不同干燥方法在中药制剂中的适用范围见表 15-3。

表 15-3　不同干燥方法的适用范围

| 干燥方法 | | 适用范围 |
|---|---|---|
| 常压干燥 | 烘干干燥 | 有效成分对热稳定的药物；稠浸膏、糖粉、丸剂、颗粒剂等制剂与物料干燥 |
| | 鼓式干燥 | 中药浸膏的干燥和膜剂的制备 |
| | 带式干燥 | 中药饮片、颗粒剂、茶剂等物料干燥 |
| 减压干燥 | | 适用于稠膏及热敏性物料的干燥 |
| 沸腾干燥 | | 颗粒性物料的干燥，如片剂、颗粒剂湿颗粒和水丸的干燥 |
| 喷雾干燥 | | 液体物料，特别是含热敏性成分的液体物料的直接干燥 |
| 冷冻干燥 | | 热敏性药物的干燥 |
| 红外线干燥 | | 热敏性物料；中药固体粉末、湿颗粒及水丸等薄料层、多孔性物料的干燥 |
| 微波干燥 | | 饮片、散剂、水丸、蜜丸等制剂与物料的干燥 |

干燥操作注意事项：①应根据被干燥物料数量、含水量、耐热性、剂型制备等，选用适宜的干燥方法及干燥设备；②箱式干燥物料不可过厚过密，升温速度不宜过快；③减压干燥应控制好加热蒸汽压力、真空度及装盘量，避免起泡溢盘；④喷雾干燥应控制好药液的相对密度、进液速度、进风温度、出风温度，以防粘壁。

# 第三节　常用中药剂型

## 一、中药散剂

散剂（powders）系指原料药物或与适宜的辅料经粉碎、均匀混合制成的干燥粉末状制剂。中药散剂按医疗用途，可分为内服散剂和局部用散剂；按药物组成，可分为单方散剂和复方散剂；按药物性质，可分为一般散剂、含毒性药物散剂、含液本药物散剂、低共熔药物散剂和眼用散剂；按剂量，可分为单剂量型散剂和多剂量型散剂。中药散剂的一般制备方法与西药散剂基本相同，如制剂处方中含有毒性药物、含低共熔混合物或液体药物的特殊散剂，要注意以下制备要点。

**1. 含毒性药物的散剂**　一般采用等量递增法制成倍散（稀释散）备用，稀释倍数视药物剂量而定，剂量小于 0.01g 者应制成 100（1∶99）或 1000（1∶999）倍散，剂量在 0.01~0.1g 者可制成 10（1∶9）倍散。稀释剂应为惰性物质，可加入着色剂用于区分并显示均匀性。某些含毒性成分的中药，配制前常先测定药物中毒性成分含量，并用辅料调整含量至规定标准制成调制粉后使用，如马钱子散等。

**2. 含低共熔混合物的散剂**　两种或更多药物按一定比例混合后，室温条件下，有时出现润湿或液化的现象，这种现象称为低共熔现象。含低共熔混合物的散剂，是否采用低共熔法制备，应根据低共熔混合物对药物作用的影响，以及处方中所含其他固体成分的比例而定。如果形成低共熔混合物后药效增强则宜采用此法，并可适当减少用药剂量；若药效减弱应避免低共熔法；如药效不变可以从混合的方便性及均匀性考虑。如果处方中含挥发油或能溶解低共熔物的液体时，可先将低共溶组分溶解，采用喷雾法与其他组分混匀。

**3. 含液体药物的散剂**　当处方含有挥发油、液体药物、提取液、流浸膏等组分时，可根据液体组分的性质、用量及其他固体组分用量选择适当制法。如果液体组分少可直接利用固体组分吸收后研匀；液体组分多时，宜加入适当辅料吸收后混匀；液体组分过多且属非挥发性药物时，可先浓缩大部分水分，再加入固体药物或辅料后，低温干燥，粉碎，混匀即得。

## 二、中药丸剂

### （一）丸剂的含义与分类

丸剂（pills）系指原料药物与适宜的辅料制成的球形或类球形固体制剂。中药丸剂包括蜜丸、水蜜丸、水丸、糊丸、蜡丸、浓缩丸和滴丸等。

**1. 蜜丸**　系指饮片细粉以炼蜜为黏合剂制成的丸剂。其中每丸重量在 0.5g（含 0.5g）以上的称大蜜丸，每丸重量在 0.5g 以下的称小蜜丸。

**2. 水蜜丸**　系指饮片细粉以炼蜜和水为黏合剂制成的丸剂。

**3. 水丸**　系指饮片细粉以水（或根据制法用黄酒、醋、稀药汁、糖液、含 5% 以下炼蜜的水溶液等）为黏合剂制成的丸剂。

**4. 糊丸**　系指饮片细粉以米粉、米糊或面糊等为黏合剂制成的丸剂。

**5. 蜡丸**　系指饮片细粉以蜂蜡为黏合剂制成的丸剂。

**6. 浓缩丸**　系指饮片或部分饮片提取浓缩后，与适宜的辅料或其余饮片细粉，以水、炼蜜或炼蜜和水等为黏合剂制成的丸剂。根据所用黏合剂的不同，分为浓缩水丸、浓缩蜜丸和浓缩水蜜丸。

**7. 滴丸**　系指原料药物与适宜的基质加热熔融混匀，滴入不相混溶、互不作用的冷凝介质中制成的球形或类球形制剂。

### （二）丸剂的特点

**1. 水丸**　体积小，表面致密光滑，便于吞服，不易吸潮，利于保管贮存；制备时可根据药物性质、气味等分层泛入，掩盖不良气味，防止其芳香成分挥发；服后较易溶散、吸收，显效较快；设备简单，但操作繁难。

**2. 蜜丸**　蜂蜜营养丰富，具有滋补、提神、镇咳、缓下、润燥、解毒、矫味等作用；炼蜜黏性强，有较强可塑性，表面光滑；含有大量还原糖，能防止药物氧化变质；溶散慢，作用持久；用蜜量较大，易吸潮，霉变。

**3. 水蜜丸**　丸粒小、光滑圆整、易于吞服，节省蜂蜜，降低成本，易于贮存。

**4. 浓缩丸**　体积小、服用量小、携带和运输方便，节省大量的赋形剂；既符合中医用药特点又适于机械化生产。

**5. 糊丸**　质较坚硬，在胃内崩解迟缓，药物缓慢释放，延长药效。适于含有毒性或刺激性较强的药物处方。

**6. 蜡丸**　在体内释放药物极缓慢、延长药效；可调节用蜡量，使丸药在胃中不溶解而在肠中溶散；可防止药物中毒或对胃起强烈的刺激。

### （三）丸剂的制法

**1. 泛制法**　泛制法用于水丸、水蜜丸、浓缩丸、糊丸等制备，以泛制法制备的丸剂又称泛制丸。

制法：原料准备→起模→成型→盖面→干燥→选丸。

**2. 塑制法**　塑制法用于蜜丸、浓缩丸、糊丸、蜡丸等制备，以塑制法制备的丸剂又称塑制丸。

制法：原料准备→制软材→制丸→干燥→选丸→盖面。

## 三、中药片剂

**1. 中药片剂的含义与分类**　片剂（tablets）系指原料药物或与适宜的辅料制成的圆形或异形的片状固体制剂。中药片剂的原料药物，可以是饮片全粉、浸膏、半浸膏、有效部位、有效成分等。

片剂以口服普通片为主，另有含片、舌下片、口腔贴片、咀嚼片、分散片、口崩片、可溶片、泡腾片、阴道片、阴道泡腾片、缓释片、控释片、肠溶片等。

**2. 制备方法**　中药片剂与化学药物片剂制备方法基本相同，不同之处是对中药材进行前处理之后，才能获得中间体。中药片剂所采用的制备工艺多数是湿法制粒压片法。

**3. 中药片剂生产中易出现的问题及解决方法**

（1）粘冲　①中药浸膏片含易引湿成分较多，易产生粘冲。可以通过控制环境湿度，或将浸膏干燥后用乙醇制粒，或选用抗湿性良好的辅料等方法解决。②冲模表面粗糙或刻字太深。可通过调换冲头或打磨擦亮冲头，使之光滑。

（2）变色或表面斑点　①中药浸膏制成的颗粒过硬，或润滑剂的颜色与浸膏不同，易出现片面斑点。可采用浸膏粉制粒，润滑剂经细筛筛过后与颗粒混匀。②挥发油吸附不充分，渗透到片剂表面。可将挥发油制成包合物或微囊后使用。③机器带入，要充分清理机器，先压空白片后再正式压片。

（3）吸潮　中药片吸潮大多是由于浸膏中含糖类、树胶、淀粉、黏液质、鞣质、无机盐等易引湿性成分所致。解决的办法：①在干浸膏中加入适量辅料，如磷酸氢钙、氢氧化铝凝胶粉等；也可加入部分中药细粉，一般为原药总量的 10% ~20%。②采用水提醇沉淀法除去部分引湿性杂质。③用 5% ~15% 的玉米朊乙醇溶液、聚乙烯醇溶液喷雾或混匀于浸膏颗粒中，隔绝空气，待干后进行压片。④制成包衣片剂，降低引湿性。⑤改进包装，在包装容器中放入干燥剂，以防吸潮。

## 四、中药酒剂与酊剂

### （一）酒剂

酒剂（medicinal wines）又称药酒（古代称"醪醴"），系指饮片用蒸馏酒提取调配制成的澄清液体制剂。酒剂多供内服，少数外用，内服可加入蜂蜜、蔗糖矫味或加着色剂。

酒剂的浸提方法可采用冷浸法、热浸法、渗漉法、回流热浸法等。

制法：饮片＋蒸馏酒→浸提→配液→静置澄清→滤过→分装→成品。

## （二）酊剂

酊剂（tinctures）系指将原料药物用规定浓度的乙醇提取或溶解而制成的澄清液体制剂，也可用流浸膏稀释制成。供口服或外用。除另有规定外，含毒剧药物酊剂每100ml相当于原饮片10g，其他酊剂每100ml相当于原饮片20g。

酊剂以乙醇为溶剂，含药量高、服用量小、易于保存，但由于乙醇有药理作用，应用受到一定限制。

酊剂的制备方法：①溶解法：适用于中药有效部位或提纯品酊剂的制备。②渗漉法：适用于毒剧药料、贵重药料及不易引起渗漉障碍的药料制备酊剂。③浸渍法：适用于树脂类、新鲜及易于膨胀的药料及价格低廉的芳香性药料等制备酊剂。④稀释法：适用于中药流浸膏制备酊剂。

酒剂与酊剂均是含醇液体制剂，二者在浸提溶剂、附加剂、制备方法、质量控制等方面各有异同。酒剂与酊剂的比较见表15-4。

表15-4　酒剂与酊剂的比较

|  | 酒剂 | 酊剂 |
|---|---|---|
| 浸提溶剂 | 不同浓度的蒸馏酒 | 规定浓度的乙醇 |
| 附加剂 | 加糖、蜂蜜等矫味剂 | 不加矫味剂 |
| 制备方法 | 冷浸法、渗漉法、热回流法 | 浸渍法、渗漉法、溶解法、稀释法 |
| 质量控制 | 贮存期间允许有少量摇之易散的沉淀 | 酊剂组分无显著变化的前提下，久置允许有少量摇之易散的沉淀 |

## 五、中药注射剂

### （一）含义与特点

注射剂（injections）系指原料药物或与适宜的辅料制成的供注入体内的无菌制剂。注射剂可分为注射液、注射用无菌粉末与注射用浓溶液等。

中药注射剂在急、重症疾病领域具有一定优势，优于其他给药途径制剂，尤其适用于不宜口服给药的患者。在中药注射剂的多年研究、生产及应用过程中，也体现出了一些问题：①传统理论对注射剂处方配伍、临床应用指导作用有限。②总体上基础研究相对薄弱。③质量控制水平亟待提高。④临床使用欠规范，说明书应完善。

### （二）制备工艺

中药注射剂的制备包括原料制备及注射剂成型两部分，制备工艺要重点关注原料的制备，即中药材预处理、浸提、浓缩、精制等过程都要做到全程监控，要采用先进技术，如超临界萃取、大孔树脂分离技术、分子蒸馏等，最大限度地保留有效成分，去除无效成分。

## 六、其他中药制剂

**1. 煎膏剂**　煎膏剂（concentrated decoctions）系指饮片用水煎煮，取煎煮液浓缩，加炼蜜或糖（或转化糖）制成的半流体制剂。煎膏剂也称膏滋，主要用于内服。膏滋味甜、可口，服用方便、易于贮存，膏滋以滋补为主，兼有缓慢的治疗作用。

**2. 流浸膏剂与浸膏剂**　流浸膏剂、浸膏剂（fluid extracts and extracts）系指饮片用适宜的溶剂提取，蒸去部分或全部溶剂，调整至规定浓度而成的制剂。除另有规定外，流浸膏剂每1ml相当于饮片1g；浸膏剂分为稠膏和干膏两种，每1g相当于饮片2~5g。

流浸膏剂多用渗漉法制备，也可用浸膏剂稀释制成；浸膏剂用煎煮法或渗漉法制备，全部煎煮液或渗漉液应低温浓缩至稠膏状，加稀释剂或继续浓缩至规定的量。

流浸膏剂应含20%以上的乙醇，若以水为溶剂提取的流浸膏，成品中也应加入20%～25%的乙醇作防腐剂，便于贮存。浸膏剂分为干浸膏与稠浸膏，干浸膏含水约为5%，稠浸膏含水约为15%～20%。

流浸膏剂除少数品种可供临床直接应用外，多数用作配制合剂、糖浆剂、酊剂或其他制剂的中间体。浸膏剂除少数品种直接用于临床外，多数用作配制散剂、颗粒剂、胶囊剂、片剂、丸剂等固体制剂的中间体。

**3. 贴膏剂** 贴膏剂系指将原料药物与适宜的基质制成膏状物，涂布于背衬材料上供皮肤贴敷、可产生全身性或局部作用的一种薄片状柔性制剂。贴膏剂包括凝胶贴膏（原巴布膏剂或凝胶膏剂）和橡胶贴膏（原橡胶膏剂）。

**4. 膏药（plaster）** 系指饮片、食用植物油与红丹（铅丹）或宫粉（铅粉）炼制成膏料，摊涂于裱背材料上制成的供皮肤贴敷的外用制剂。前者称黑膏药，后者称白膏药。

**5. 胶剂（glues）** 系指将动物皮、骨、甲或角用水煎取胶质，浓缩成稠胶状，经干燥后制成的固体块状内服制剂。其主要成分是动物水解蛋白类物质，并加入一定量的糖、油脂及酒（黄酒）等辅料。一般切成小方块或长方块。胶剂多供内服，其功能为补血、止血、祛风以及妇科调经等，以治疗虚劳、吐血、崩漏、腰腿酸软等症。

**6. 露剂（distillates）** 系指含挥发性成分的饮片用水蒸气蒸馏法制成的芳香水剂。

**7. 茶剂（medicinal teas）** 系指饮片或提取物（液）与茶叶或其他辅料混合制成的内服制剂，可分为块状茶剂、袋装茶剂和煎煮茶剂。

**8. 锭剂（lozenges）** 系指饮片细粉与适宜黏合剂（或利用饮片细粉本身的黏性）制成不同形状的固体制剂。

# 第四节　中药制剂的质量控制

## 一、影响中药制剂质量的因素

影响中药制剂质量的因素很复杂，概括起来主要体现在中药材质量和中药制剂制备工艺方面。

**1. 中药材质量** 中药材是中药制剂所用的主要原料，中药材的品种基原、产地、采收加工方法、采收季节、炮制及贮藏等因素都影响其质量。

（1）产地差异　传统中医用药讲究"道地药材"，因中药材易受产地环境、气候、光照、土质等影响，不同产地的药材质量差异很大。

（2）采收时间　一般认为中药材的品质，取决于有效物质含量的多少。有效物质含量的高低与采收季节、时间、采收方法有着密切的关系，如淫羊藿最佳采收期是9月中旬，其所含淫羊藿苷含量显著高于其他月份。

（3）炮制加工　中药制剂的特点之一，就是不同的处方、不同的剂型对药材有不同的炮制要求和方法。通过炮制可以降低或消除药物的毒性或副作用、改变或缓和药物的性能、增强疗效、便于制剂和保存药效。以炮制合格后的饮片入药，才能适应中医辨证施治的要求，保证制剂有效安全。

（4）饮片贮藏保管　中药饮片在入药前需要经历较长时间的运输、储存过程，期间如果贮藏保管方法和条件不当，就会产生虫蛀、发霉、泛油、变色、气味散失等变异现象。如果使用出现变异现象的饮片制备中药制剂，轻者疗效下降，甚者出现安全性问题。

**2. 中药制剂制备工艺** 中药制剂的制备流程一般要经过浸提、精制分离、浓缩干燥、制剂成型、包装等工序。各工序的工艺参数对制剂质量会有不同程度的影响，确定工艺参数应有充分的理论和实践依据。

（1）浸提 药材的浸泡时间、浸提溶剂的种类、浸提方法和时间等因素均会影响中药成分的提取率，从而影响制剂质量。

（2）精制 精制方法不同，制剂所含成分差异显著，如吸附澄清法与水提醇沉法相比，保留了多糖等成分。同一精制方法工艺参数不同成分含量也有差别，如大孔吸附树脂洗脱溶剂的梯度选择对有效成分的保留和去除率有显著影响。

（3）干燥 物料的干燥温度和受热时间对所含热敏性成分有显著影响，应根据制剂主要成分的性质，结合生产实际需要综合考虑确定。

（4）成型 同一剂型采用不同的成型方法，制剂的一些质量指标会有显著变化。如颗粒剂采用干法制粒、沸腾制粒和快速搅拌制粒法制备，其粒度分布、颗粒硬度、溶化性等具体数值一般有显著差异。同一成型方法的具体工艺参数不同，成品的一些质量指标也会有不同。如片剂成型中选择的压片机压力和片剂厚度不同，或者物料中所含细粉比例不同，成型后的片剂在硬度、崩解时间、脆碎度甚至溶出度等指标的具体数值上可能有显著差异。

（5）包装 包装材料、环境及操作人员的操作方式能对成品的稳定性产生影响。

## 二、中药制剂质量控制的特点和要点

中药及其制剂化学成分复杂，有效成分难以确定，目前的方法是首选君药、贵重药和毒剧药建立分析方法。分析时，考虑药材来源与炮制等方面的影响，同时针对不同工艺、剂型和辅料等选择适宜的分析方法和检测项目。此外中药制剂杂质来源多途径，应针对性地进行控制，可以采用多指标多成分分析方法。除了通过对主要成分的鉴别和含量测定控制质量外，不同剂型的制剂有不同的质量控制要点。

**1. 中药材及饮片** 中药材及饮片是中药制剂的生产原料，是中药生产过程中质量保证的首要环节。质量控制时应首先执行国家中药材标准和中药材炮制规范，目前尚未列入国家中药材标准的药材应执行省、自治区、直辖市药材标准，重点控制浸出物、含量测定、霉变等项目。

**2. 液体制剂**

（1）合剂（口服液）、糖浆剂容易出现酸败、异臭、产生气体或其他变质现象，应重点控制相对密度、pH、微生物限度等项目。

（2）酒剂和酊剂放置过程中易产生混浊沉淀，应重点控制乙醇含量。

（3）注射剂在生产、使用过程中易出现可见异物与不溶性微粒、刺激性和疗效不稳定问题，应重点加强澄清度、pH、无菌、热原、溶血、刺激性等项目控制。

**3. 半固体制剂** 煎膏剂在贮存期间可能出现析出糖的结晶现象，故应重点控制性状（反砂、分层）、相对密度及溶化性检查等项目。流浸膏剂要注意控制乙醇量。

**4. 固体制剂**

（1）丸剂 泛制法制备的丸剂容易出现外观色泽不匀、粒度不均、溶散超时限等问题，故水丸、水蜜丸、浓缩丸、糊丸、微粒丸应着重控制性状、重量差异、溶散时限等项目。塑制法制备的蜜丸、水蜜丸等容易出现表面粗糙、空心、丸粒过硬、皱皮、微生物限度超标等问题，应重点控制性状、水分、微生物限度检查等项目。

（2）散剂 散剂贮存过程中容易出现潮解、结块、流动性下降、变色、分解、微生物污染等现象，应重点控制性状、外观均匀度、装量差异、水分、微生物限度检查等项目。

（3）颗粒剂　含有浸膏或以糖为主要赋形剂的颗粒剂容易出现吸潮结块、潮解，从而发生微生物繁殖、药物降解等变化，故应重点控制性状、水分、粒度检查、微生物限度检查等项目。

（4）片剂　中药片剂容易出现松片、崩解迟缓、片重差异超限、变色或表面有斑点及微生物污染等问题，应重点控制性状、硬度、重量差异、崩解时限、微生物限度检查等项目。

### 三、中药制剂质量控制的具体过程

中药制剂进行质量控制的具体过程主要包括取样、鉴别、检查、含量测定、检验记录等步骤。

**1. 取样**　取样时多采取估计取样，即将整批中药抽出一部分具有代表性的供试样品进行分析、观察，得出规律性"估计"的一种方法。

**2. 鉴别**　中药制剂进行鉴别时，应根据中药材、中药制剂的性状、组织学特征以及所含化学成分的理化性质，采用一定的分析方法来判断该中药材及其制剂的真伪。鉴别内容包括性状鉴别、显微鉴别、理化鉴别。①性状鉴别多以外观、形状及感观性质等特征作为真伪鉴别的依据，性状鉴别往往需要鉴别人员具有丰富的实践经验。②显微鉴别是利用显微镜来观察药材及含药材粉末的中成药的组织构造、细胞形状以及化合物的特征，以鉴别中药的真伪。显微鉴别具体操作时，应选具有专属性的特征进行鉴别；多来源的药材应选择共有的特征进行鉴别。③理化鉴别是根据中药及其制剂中所含主要化学成分的理化性质，采用物理、化学或物理化学的方法进行鉴别，从而判断其真伪。

具体方法包括：显微化学反应、微量升华法、颜色反应与沉淀反应法、荧光法与分光光度法、色谱鉴别法。

**3. 杂质检查**　杂质检查的主要项目有水分、总灰分和酸不溶性灰分、重金属、砷盐、农药残留。不同杂质的来源及检查意义各有侧重。水分主要来源于动、植物药材组织和环境中，容易导致药材及制剂结块、霉变或有效成分水解。灰分检查主要是控制药物组织中及所附带的泥土、沙石等无机杂质。重金属主要来源于环境污染和使用农药引入。砷盐为剧毒成分，常由除草剂、杀虫剂或化肥引入。农药残留检查侧重针对有毒农药，如有机氯和有机磷农药。

**4. 含量测定**　中药制剂含量测定项目的选定原则一般为首选君药、贵重药及剧毒药建立含量测定方法，其次考虑臣药及其他药味；有效成分明确的，可选有效成分；成分类别清楚的，可测某一类总成分的含量；检测的成分应归属某单一药味；检测成分应与中药制剂的功能主治相近；目前尚无法进行含量测定的，可测定浸出物含量。

目前中药制剂常用的含量测定方法有化学分析法、分光光度法、色谱法等。

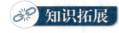 **知识拓展**

---

**指纹图谱**

指纹图谱是指通过现代分析技术（如高效液相色谱、气相色谱、红外光谱等）对中药及其制剂中的多种化学成分进行系统表征，所获得的能够反映其整体化学特征的图谱。这种图谱如同人类的指纹一样具有唯一性和特征性，能够全面展示中药复杂体系中的化学成分群。在中药制剂开发中，指纹图谱技术发挥着"化学全景地图"的重要作用。以清金益气方为例，研究人员建立的 HPLC 指纹图谱成功标定了 13 个特征峰，其中 7 个关键成分（如黄芩苷、马鞭草苷、异阿魏酸等）得到明确鉴定。通过化学模式识别分析，研究人员发现黄芩和马鞭草的质量差异是导致不同批次制剂质量波动的主要原因。这种"整体特征＋关键成分比"的质量控制模式，既符合中医药整体观的理论特色，又满足了现代药品质量控制的技术要求。目前，指纹图谱已被《中国药典》收载为多种中药注射液的关键质控指标，标志着中药质量控制进入了"整体特征识别"的新时代。

## 思考题

答案解析

1. 简述中药制剂的特点。
2. 简述浸提过程及影响因素。
3. 简述渗漉法的特点。
4. 简述 $CO_2$ 的超临界萃取原理及特点。
5. 简述影响蒸发的因素。
6. 简述水提醇沉淀法、醇提水沉淀法、超滤法、澄清剂法的原理。
7. 简述蜜丸、水蜜丸、水丸、糊丸、蜡丸、浓缩丸和滴丸的定义。
8. 简述中药片剂生产中出现的粘冲、变色或表面斑点、吸潮等问题的解决方法。
9. 简述流浸膏剂、浸膏剂、胶剂、露剂、茶剂、锭剂和煎膏剂的定义。

（刘志东）

**书网融合……**

微课　　　　　题库　　　　　本章小结

# 第十六章　药品包装

PPT

📖 学习目标

1. 通过本章学习，掌握药品包装分类、药品包装技术；熟悉与药品直接接触的包装材料和容器；了解药品包装设备、药品包装相关法规。

2. 具备创新意识、自主学习和获取新知识的能力，能够运用所学知识和实验手段解决药品包装的设计、材料的选择与技术的实施能力。

3. 树立科学的世界观、人生观、价值观，践行社会主义核心价值观，遵守职业伦理，具有社会责任感，具备全球公民素质，能够在药物制剂包装的设计、研究与应用实践中理解并遵守职业道德和规范，履行责任。

## 第一节　概　述 📱微课

药物制剂的成品即药品，是药物经过一定的处方和工艺制备而成的制剂产品，能够用于预防、治疗或诊断疾病，是可供临床使用的商品。药品包装系指药品生产企业生产的药品和医疗机构配制的制剂所使用用于包装药品的材料和容器，其中直接与药品接触的包装材料和容器常称为药包材。作为药品的一部分，药品包装本身的质量、安全性、使用性能以及药包材与药物之间的相容性对药品质量有着十分重要的影响。

药品包装应具有良好保护性、相容性、安全性、功能性、便利性、稳定性等。随着科学技术的发展及新型包装材料的不断开发和应用，药品包装已不再是单纯作为盛装药品的附属工序和辅助项目，而是通过包装创新使药品更加方便临床使用，如已出现单剂量包装、多剂量包装、疗程包装、按给药途径要求的一次性使用的包装，以及为提高药物疗效、降低毒副作用而设计的包装等。

我国制药工业的发展和激烈的市场竞争，促使制药机械生产企业积极研制生产了多种先进的全自动药品包装设备，如 PP 泡罩包装机、片剂/胶囊装瓶机、全自动胶囊充填机、铝箔封口机、不干胶贴标机等，有些产品基本达到国际同类产品水平，对提高药品包装机械化、自动化水平，保护药品并减少在流通过程的损失起到重要作用。

### 一、药品包装的概念

药品包装（drug packaging）系指为了在药品的储存、运输、销售和使用的整个过程中保护药品安全、有效、稳定，方便储运，指导患者合理用药，提高患者用药的依从性和便利性及促进销售，按一定技术方法而采用的容器、材料及辅助物等的总体名称，也包括为了达到上述目的而采用容器、材料和辅助物的过程中施加一定技术方法的操作活动。药品包装可概括为两个方面：一是指包装药品所用的物料、容器及辅助物，即药品的包装；二是指包装药品时的操作过程，即包装药品，它包括包装方法和包装技术。

## 二、药品包装的分类

药包材可以按包装层次、包装容器剂量、包装材料、用途和形制等分类。

### （一）按包装层次分类

药品包装按其包装层次可分为内包装和外包装。

**1. 内包装（primary pack）**　　系指直接与药品接触的包装（如安瓿、注射剂瓶、输液瓶、铝箔等）。内包装应该保证药品在生产、运输、贮存及使用过程中的质量，并便于临床使用，应根据药品的理化性质及所选用材料的性质，对药品内包装材料、容器进行稳定性试验，考察所选材料与药品的相容性。

**2. 外包装（secondary pack）**　　系指内包装以外的包装。外包装应根据内包装的包装形式和材料特性，选用不易破损、防潮、防冻、防虫鼠的包装，以保证药品在运输、贮存、使用过程中的安全。

本章所述的药品包装一般是指内包装，即直接接触药品的包装形式。

### （二）按包装容器剂量分类

药品包装按其包装容器剂量可分为单计量容器、多剂量容器和单位剂量容器。

## 三、药品包装的作用

一种药品，从原料、中间体、成品、制剂、包装到使用，一般要经过生产和流通两个阶段。药品包装在这两个阶段中间起着重要的桥梁作用，有其特殊的功能，体现如下。

### （一）保证药品的有效性

国家药品监督管理局（National Medical Products Administration，NMPA）和美国 FDA 在评价一个药品时，要求该制剂的包装在整个使用期内能够保证其药效的稳定性。因此，药品包装材料的保护功能是首要考虑因素。

包装应当使药品与外界隔离，既要防止药物活性成分挥发、逸散及泄漏；又要防止外界的空气、光线、水分、异物、微生物与药品接触。空气中含有氧气、水分、大量的微生物和异物颗粒，进入到包装容器后会导致药品氧化、降解、污染和发酵。含有机活性成分的固体药品长时间暴露在空气中会逐渐氧化、降解，而液体制剂如糖浆剂、合剂成分挥发并可能发酵。某些药物见光分解，除在制剂处方中加入遮光剂外，包装材料还应采取以下措施：用棕色瓶包装、用铝塑复合膜材包装、在包装材料中加遮光剂等。

此外，某些药品对温度较为敏感，包装材料还应当具有隔热、防寒作用。需在药物制剂处方筛选时考察包装材料对制剂稳定性的影响。

### （二）防止药品损坏

药物在运输、贮存过程中，可能受到各种外力的振动、挤压和冲击，造成药品的破坏。药品在选择包装材料时，应当考虑到这些因素。片剂和胶囊剂等固体制剂包装时，常于内包装容器内多余空间部位填装消毒的棉花等，以起到抗震缓冲的作用；单剂量包装的外包装多使用瓦楞纸或具有适当厚度的硬质塑料，将每个容器分隔且固定起来。目前采用的新材料还有发泡聚乙烯、泡沫聚丙烯等缓冲材料，效果较好。药品的外包装应当有一定的机械强度，起到防震、耐压和封闭作用。

### （三）标示作用

在药品包装中，对药品起标示作用的分为以下两方面。

**1. 标签与说明书**　　为了科学准确地介绍具体药品的基本内容，以便使用时识别，在每个单剂量包装上都应有标签,内包装应有单独的药品说明书。标签内容包括:注册商标、品名、批准文号、主要成分及含量、适应证、用法、剂量、禁忌证、厂名、生产批号、有效期等。而说明书上除标签内容外,还应当更详细介绍药品的成分、药理作用、使用范围、使用方法及有特殊要求时的使用包装图示、注意事项、贮存条件等。因此,标签与说明书是药品包装的重要组成部分。

**2. 包装标志**　为在药品的分类、运输、贮存和临床使用时便于识别和防止用错。包装标志通常应含品名、装量等,包装材料上还应当加特殊标志,即一方面要加安全标志,如对剧毒、易燃、易爆等药品应加特殊标志,在外用药品标签上标示"外用"。另一方面要加防伪标志,如包装容器的封口处贴有特殊标志,配合商标以防掺伪和造假。为防止药品在贮存和运输过程中质量受到影响,每件外包装即运输包装上应有特殊标志,如识别标志(包括图案、代用简字等特定记号、品名、规格、数量、批号、出厂日期、有效期、体积、重量、生产单位等);运输与放置标志(包括对装卸、搬运操作的要求或存放保管条件,如"向上""防湿""小心轻放""防晒""冷藏"等)。

### (四) 便于携带和使用

在药品研究过程中,除考察包装材料对药品稳定性的影响外,还应考虑方便携带和使用,实现包装的多样化和方便化。

**1. 单剂量包装 (unit package)**　单剂量包装可采用一次性包装,适用于临时性或一次性给药的药品,如止痛药、抗晕动药、抗过敏药、催眠药;也可采用一个疗程一个包装,适用于不同的药物疗程需要,如抗生素药物、抗癌药、驱虫药等。

**2. 配套包装 (set package)**　包括使用方便和达到治疗目的的配套包装,如输液药物配带输液管和针头,可将数种药物集中于一个包装盒内便于旅行和家用。

**3. 儿童安全包装 (child-resistant packaging)**　为配合儿童用药方便和安全而设计的包装,方便给药,可防止儿童误食。目前,向下按压才能开启的塑料瓶盖已获得广泛应用。

**4. 老年人易开包装 (senior-friendly packaging)**　便于开启是老年人基本的心理要求。包装设计时应从包装材料盒、包装结构等方面入手改进开启方式。如增加撕启齿孔的数目;减少密封胶的用量;加大开启阀,增加触摸面积;使用质地优良的瓶盖和拉伸薄膜等。

## 四、制剂包装的注意事项

在进行药品包装时,除应保障药品有效性和保护性外,还应注意以下四方面。

(1) 药品包装要适应生产的机械化、专业化和自动化,符合药品社会化生产的要求。药品包装要从贮运和使用的方便性出发,考虑药品包装的尺寸、规格、形态等。药品包装既要适应流通过程中的仓储、陈列的需要,也要便于临床应用中的摆设和保管等。

(2) 使用有质量保证的药包材,确保在药品有效期内质量稳定,多剂量包装的药包材应保证药品在使用期间质量稳定。禁止使用不能确保药品质量、国家公布淘汰或存在安全隐患的药包材。

(3) 药包材的原料应经过物理、化学性能和生物安全评估,应具有一定的机械强度、化学稳定性,且无毒。药包材的生产条件应与所包装制剂的生产条件相适应;环境和工艺流程应符合空气洁净度要求;生产不洗即用药包材,其洁净度要求应与所包装的药品生产洁净度相同。根据不同的生产工艺及用途,药包材的微生物限度或无菌应符合要求;注射剂用药包材的热原或细菌内毒素、无菌等应符合所包装制剂的要求;眼用制剂用药包材的无菌等应符合所包装制剂的要求。

(4) 药品生产企业生产的药品及医疗机构配制的制剂应使用符合国家标准的、符合生产质量规范的药包材,药包材的适用范围应与所包装药品的给药途径和制剂类型相适应。

# 第二节 药品包装相关法规

## 一、药品包装的相关法规

《中华人民共和国药品管理法》是为加强药品监督管理，保证药品质量，保障人体用药安全，维护人民身体健康和用药的合法权益制定的法律。1984 年 9 月第六届全国人大常委会第七次会议通过《中华人民共和国药品管理法》，现行版本为 2019 年 8 月 26 日第十三届全国人大常委会第十二次会议表决通过，于 2019 年 12 月 1 日实施。

第四十六条 直接接触药品的包装材料和容器，应当符合药用要求，符合保障人体健康、安全的标准。

对不合格的直接接触药品的包装材料和容器，由药品监督管理部门责令停止使用。

第四十八条 药品包装应当适合药品质量的要求，方便储存、运输和医疗使用。

发运中药材应当有包装。在每件包装上，应当注明品名、产地、日期、供货单位，并附有质量合格的标志。

第四十九条 药品包装应当按照规定印有或者贴有标签并附有说明书。

标签或者说明书应当注明药品的通用名称、成份、规格、上市许可持有人及其地址、生产企业及其地址、批准文号、产品批号、生产日期、有效期、适应症或者功能主治、用法、用量、禁忌、不良反应和注意事项。标签、说明书中的文字应当清晰，生产日期、有效期等事项应当显著标注，容易辨识。

麻醉药品、精神药品、医疗用毒性药品、放射性药品、外用药品和非处方药的标签、说明书，应当印有规定的标志。

第一百二十五条 违反本法规定，有下列行为之一的，没收违法生产、销售的药品和违法所得以及包装材料、容器，责令停产停业整顿，并处五十万元以上五百万元以下的罚款；情节严重的，吊销药品批准证明文件、药品生产许可证、药品经营许可证，对法定代表人、主要负责人、直接负责的主管人员和其他责任人员处二万元以上二十万元以下的罚款，十年直至终身禁止从事药品生产经营活动：

（一）未经批准开展药物临床试验；

（二）使用未经审评的直接接触药品的包装材料或者容器生产药品，或者销售该类药品；

（三）使用未经核准的标签、说明书。

《中国药典》收载通则 4000 药包材检测方法、指导原则 9621 药包材通用要求指导原则及指导原则 9622 药品包装用玻璃材料和容器指导原则。

药包材的原料应经过物理、化学性能和生物安全评估，应具有一定的机械强度、化学性质稳定、对人体无生物学意义上的毒害。药包材的生产条件应与所包装制剂的生产条件相适应；药包材生产环境和工艺流程应按照所要求的空气洁净度级别进行合理布局，生产不洗即用药包材，从产品成型及以后各工序其洁净度要求应与所包装的药品生产洁净度相同。根据不同的生产工艺及用途，药包材的微生物限度或无菌应符合要求；注射剂用药包材的热原或细菌内毒素、无菌等应符合所包装制剂的要求；眼用制剂用药包材的无菌等应符合所包装制剂的要求。

2017 年 11 月，国家食品药品监督管理总局发布了《总局关于调整原料药、药用辅料和药包材审评审批事项的公告》。取消药用辅料与直接接触药品的包装材料和容器审批，原料药、药用辅料和药包材在药品制剂注册申请时一并审评审批。

2019 年 7 月，国家药品监督管理局发布了《国家药监局关于进一步完善药品关联审评审批和监管工作有关事宜的公告》，进一步明确了原料药、药用辅料、药品的包装材料和容器与药品制剂关联审评审批和监管有关事宜。

## 二、美国 FDA 对药品包装的规定

美国 FDA 规定，评价一种药物时，必须确定此药品使用的包装在整个使用期内保持其药效、纯度、一致性、浓度和质量。在美国《联邦食品、药品及化妆品法案》中，虽然对容器或密封件没有提出规格要求，但包装任何食品或药品前必须获得批准。

FDA 对容器所用材料不是仅对容器进行审批。FDA 公布"一般认为安全"（generally recognized as safe，GRAS）的材料名单，若采用 GRAS 中不包括的或以前批准的任何材料包装药品或食品时，必须由制造厂进行试验，并向 FDA 提供数据。美国《联邦法规 21》（Code of Federal Regulations Title 21）的 210 部分是"现行药品生产与质量管理规范、制备、加工、包装或药品贮存总则（current good manufacturing practice in manufacturing，processing，packing，or holding of drugs，general）"。FDA 公布的第 133 条规定是根据《联邦食品、药品及化妆品法案》第 501 条提出的，该条款要求药品生产必须符合现行药品生产与质量管理规范（Current Good Manufacturing Practice，cGMP）。规定第 133 条中第 9 款中公布的包装容器标准，可用作生产、加工、包装或保存药品的指导原则。FDA 有关药品的这项规则是："为了适合预期的用途，容器、密封件及其他包装的组成部分，不得与药品发生反应，对药物的均一性、浓度、质量和纯度不得产生影响或对药物有吸收作用。"在药品上市之前，药品使用的任何容器必须与药品共同获得批准。制药厂应将容器及与药物接触的包装部分的数据，列举在新药申请书（new drug application，NDA）中，如 FDA 能确定药物是安全有效的，并认定包装适宜，FDA 即可批准此药品和包装。一经批准，在再次取得 FDA 批准前，任何情况下均不得改变包装。

## 三、GMP 对药品包装的要求

美国最早颁布了 GMP 法规，对于药品的包装比较严格，其要求之一是防止污染与混淆。GMP 规定药品的包装应达到以下要求。

（1）与药品直接接触的包装材料和印刷包装材料的管理和控制要求与原辅料相同。

（2）中间产品和待包装产品应有明确的标识。

（3）印刷包装材料应由专人保管，并按照操作规程和需求量发放。

（4）有数条包装线同时进行包装时，应采取隔离或其他有效防止污染、交叉污染或混淆的措施。

（5）待用分装容器在分装前应保持清洁，避免容器中有玻璃碎屑、金属颗粒等污染物。

（6）产品分装、封口后应及时贴签。未能及时贴签时，应按照相关的操作规程操作，避免发生混淆或贴错标签等差错。

（7）在包装过程中，进行每项操作时应及时记录，操作结束后，应由包装操作人员确认并签注姓名和日期。

（8）包装结束时，已打印批号的剩余包装材料应由专人负责全部计数销毁，并有记录。将未打印批号的印刷包装材料退库，应按照操作规程执行。

（9）包装成品放行前应进行检验。

GMP 法规的管理效果极好，已被许多国家采纳，且越来越普遍。日本对包装十分重视，《日本药事法》中明确规定药品包装容器、包装材料、内袋、外部容器、外包装材料、附加说明书、封口等包装术语的含义。《日本药局方》通则第 7 条也有相关包装事项。

# 第三节 直接接触药品的包装材料和容器

## 一、药品包装材料的作用

药品包装材料对于药品的稳定性和安全性有极其重要的作用。

**1. 药品包装的物质基础** 在药品包装中，包装材料决定包装的整体质量。它是制约医药包装工业发展速度和水平的主要因素。

**2. 实现药品保护功能的重要保证** 药品包装材料对实现药品保护功能起着重要作用。优质的药品包装材料可以有效地减少药品的破损，保证药品的有效期。因此，对不同药品，只有合理选择恰当的药品包装材料和恰当的包装形式，才能真正实现药品包装材料的保护功能。

**3. 促进药品包装技术、包装设备和包装设计的发展** 新型药品包装材料，如收缩包装膜、真空充气包装腔、塑料安瓿、多层非 PVC 输液共挤膜（袋）、蒸煮袋、冷冲压成型材料等的出现，促进药品包装新技术和新工艺的改进。同时，现代包装生产的机械化、自动化以及包装设计的造型、印刷要求，也极大地促进药品包装技术、包装机械及包装设计的发展。

## 二、药品包装材料和容器的分类

**1. 按成分分类** 可分为塑料类、金属类、玻璃类、陶瓷类、橡胶类和其他类（如纸、干燥剂）等，也可以由多种材料复合或组合而成（如复合膜、铝塑组合盖等）。

**2. 按用途和形制分类** 可分为输液瓶（袋、膜及配件）、安瓿、药用（注射剂、口服或者外用剂型）瓶（管、盖）、药用胶塞、药用预灌封注射器、药用滴眼（鼻、耳）剂瓶、药用硬片（膜）、药用铝箔、药用软膏管（盒）、药用喷（气）雾剂泵（阀门、罐、筒）、药用干燥剂等。

表 16-1 汇总了各种常用药用包装材料、容器适用的范围。

**表 16-1 药用包装材料、容器适用的范围**

| 包装材料或容器名称 | 适用范围 | 备注 |
| --- | --- | --- |
| 塑料输液瓶 | 输液 | 材料有聚丙烯，低密度聚乙烯 |
| 输液膜、袋 | 输液 | 材料有 PVC，共挤膜、袋 |
| 玻璃输液瓶 | 输液 | |
| 冻干注射剂瓶 | 注射剂 <50ml | |
| 模制、管制玻璃注射剂瓶 | 注射剂 <50ml | |
| 安瓿 | 注射剂 <50ml | |
| 口服固体药用塑料瓶 | 片剂、胶囊剂、丸剂 | |
| 玻璃药瓶 | 酊剂、搽剂、洗剂 | |
| 聚氯乙烯固体药用塑料硬片 | 片剂、胶囊剂 | 铝塑泡罩包装 |
| 聚氯乙烯/聚乙烯/聚偏二氯乙烯固体药用复合硬片 | 片剂、胶囊剂 | 铝塑泡罩包装 |
| 聚氯乙烯/聚偏二氯乙烯固体药用复合硬片 | 片剂、胶囊剂 | 铝塑泡罩包装 |
| 冷冲压成型固体药用复合硬片 | 片剂、胶囊剂、栓剂 | |
| 双铝包装 | 片剂、胶囊剂 | |
| 聚氯乙烯/低密度聚乙烯硬片 | 片剂、胶囊剂、栓剂 | |
| 玻璃滴眼剂瓶 | 滴眼剂 | |

续表

| 包装材料或容器名称 | 适用范围 | 备注 |
|---|---|---|
| 药用滴眼剂塑料瓶 | 滴眼剂 | |
| 药用滴耳剂塑料瓶 | 滴耳剂 | |
| 药用滴鼻剂塑料瓶 | 滴鼻剂 | |
| 外用液体药用塑料瓶 | 酊剂、搽剂、洗剂 | |
| 口服液体药用塑料瓶 | 糖浆剂、口服溶液剂、混悬剂、乳剂 | |
| 玻璃管制口服液瓶 | 糖浆剂、口服溶液剂、混悬剂、乳剂 | |
| 药用包装用复合膜、袋 | 散剂、颗粒剂、片剂 | |
| 药品包装用铝箔 | 片剂、胶囊剂 | |
| 药用软膏铝管 | 软膏、眼膏剂、散剂 | |
| 药用硬型铝管 | 片剂（泡腾片） | |
| 药用铝塑管 | 软膏、眼膏剂 | |
| 气雾（喷雾）罐、阀门 | 气雾剂、喷雾剂 | 材料有铝、塑料 |
| 药用丁基胶塞 | 注射剂 | 材料有溴化、氯化丁基橡胶 |
| 合成异戊二烯垫片 | 输液 | |
| 药用铝盖、铝塑组合盖 | 口服溶液剂、注射剂 | |
| 预灌封注射器 | 注射剂 <50ml | |
| 药用干燥剂 | 片剂、胶囊剂、丸剂或其他需控制水分或防潮制剂 | |
| 药用铝瓶 | 原料药 | |
| 药瓶包装用聚乙烯膜（袋） | 原料药 | |

## 三、制剂包装材料的性能要求

### （一）力学性能

药品包装材料的力学性能主要包括弹性、强度、塑性和韧性等。

**1. 弹性**　药品包装材料的缓冲防震性能主要取决于弹性。变形量愈大，弹性愈好，缓冲性能愈佳。

**2. 强度**　药品包装材料的强度分为抗压性、抗拉性、抗跌落性、抗撕裂性等，用于不同场合和范围的药品包装材料，其承受外力的形式不同。因此，强度指标对于不同的药品包装材料具有不同的重要意义。

**3. 塑性**　塑性是指药品包装材料受外力作用发生不可逆形变且没有破裂现象的性能，形变大但不破裂，则塑性好。

**4. 韧性**　韧性是指药品包装材料在塑性变形直至断裂前吸收能量的能力，韧性越好，说明材料发生脆性断裂的可能性越小。

### （二）物理性能

药品包装材料的物理性能主要包括密度、吸湿性、阻隔性、导热性、耐热性和耐寒性等。

**1. 密度**　是表示和评价药品包装材料的重要参数，对判断材料的紧密度、多孔性、投料量和价格性能比具有重要意义。现代医药生产需要的药品包装材料应具有价格性能比优、密度小、质轻、易流通的特点。

**2. 吸湿性**　是指药品包装材料在一定的温度和湿度条件下，从空气中吸收或释放水分的性能。药品包装材料吸湿性的大小，对所包装的药物影响很大。吸湿率和含水量对控制水分，保障药物的质量，具有重要的意义。

**3. 阻隔性** 是指药品包装材料对气体如氧气、氮气、二氧化碳和水汽的阻隔性能，是防湿、保香和保障药品质量的重要性能。阻隔性的反面是透气性和透水性，是指能被空气或水透过的性能。阻隔性主要取决于药品包装材料结构的紧密程度。材料的紧密程度愈好，阻隔性能就好。

**4. 导热性** 是指药品包装材料对热量的传递性能。由于药品包装材料的配方或结构的差异，药品包装材料的导热性也千差万别。金属材料的导热性好，陶瓷的导热性较差。

**5. 耐热性和耐寒性** 是指药品包装材料在不同温度条件下保持性能稳定的能力。耐热性的大小取决于药品包装材料的配比和结构的均匀性。一般来说，金属材料的耐热性最高，玻璃材料次之，塑料最低。药品包装材料有时需在低温或冷冻条件下使用，因此要求其具有耐寒性，即在低温下保持韧性、脆化倾向小。

### （三）化学稳定性

化学稳定性是指药品包装材料在外界环境的影响下，不易发生化学作用（如老化、锈蚀等）的性能。

**1. 老化** 是指高分子材料在可见光、空气及高温的作用下，分子结构受到破坏，物理机械性能急剧变化的现象。塑料的老化会造成高分子结构的主链断裂、分子量降低、材料变软、机械性能变差。为了加强药品包装材料的防老化性能，通常在材料制造过程添加防老剂。

**2. 锈蚀** 是指金属表面受周围电介质腐蚀的现象。为提高金属药品包装材料的抗锈蚀性能，可采用金属合金、电镀、涂防锈油，采用气相防锈或表面涂保护剂等方法。抗锈蚀性主要要求药用金属包装材料能耐酸、耐碱、耐水、耐腐蚀性气体等，使药用金属包装材料不易与上述物质发生化学反应。

### （四）加工成型性能

药品包装材料应能够适应工业生产的加工处理，包括可印刷性、着色性、可塑性和可成型性。药品包装材料加工、成型性能的好坏，对该产品的推广使用会产生较大的影响。对不同的药品包装材料和加工成型工艺有不同的加工性能的要求。

### （五）生物安全性

生物安全性是指药品包装材料必须无毒、无菌、无放射性等。确保药品包装材料对人体无伤害，对药品无污染和影响，充分体现材料的生物惰性功能。

### （六）绿色环保

药品包装工业的发展，一方面改善了药品的包装、促进了药品包装技术的发展和市场的繁荣，另一方面也给社会带来了严重的危害，如"白色污染""包装垃圾"等。这一问题已引起人们的足够重视。目前许多国家都已禁止或限制某些药品包装材料的使用。随着包装技术的发展和社会的进步，药品包装材料应具有绿色环保、无污染、自然分解、易回收利用等特性。

## 四、典型制剂包装材料

### （一）玻璃

玻璃（glass）是一种高温熔融、冷却而得到的非晶态透明固体，化学性能稳定，主要成分是二氧化硅（silica）、碳酸钠（soda ash）、碳酸钙（limestone）等。玻璃常随不同的要求改变其主要成分的比例，并加入不同量的各种添加剂。添加剂将金属元素引入而使玻璃具有不同的性质。

按英美等国家药典规定，将药品包装用玻璃分为Ⅰ型高阻抗硼硅玻璃（highly resistantboroslicate glass）、Ⅱ型表面经处理钠钙玻璃（treated soda – lime glass）、Ⅲ型钠钙玻璃（regular soda – lime glass）三类，其用途详见表16 – 2。

表 16-2　美国药典收载的玻璃类型与一般用途

| 类别 | 说明 | 一般用途 |
|---|---|---|
| I | 高阻抗硼硅玻璃 | 化学中性，耐腐蚀性好，可用于所有酸、碱药液瓶、安瓿 |
| II | 表面经处理钠钙玻璃 | 碱性腐蚀耐受性差，用于 pH <7 的缓冲水溶液、干燥粉末、油性溶液 |
| III | 钠钙玻璃 | 化学耐腐蚀性差，用于注射用干燥粉末，油性溶液 |

玻璃是药品包装应用最为普通的材料之一，如果经适当密封，可成为优良的包装容器。表 16-3 所示为玻璃包装容器所具有的一般特点。

表 16-3　玻璃包装容器的一般特点

| 项目 | 内容 |
|---|---|
| 优点 | 具有化学惰性成分，耐水性、耐溶剂性好；无透湿性、无透气性、无透香性；卫生，易洗涤、灭菌、干燥；透明有光泽；抗拉强度大，不变形；原料容易得到，且可再生；价格便宜；易成型；再密封性良好；耐热性、耐腐蚀性强 |
| 缺点 | 耐冲击性差；密度大；耐热冲击性低；有时会析出碱，并成片脱落；在易截断、黏度大等高精细加工方面比较困难 |

玻璃因具有化学性质稳定、阻隔性好、价格便宜、可回收等优点，成为药物包装的常用材料，广泛应用于注射剂（大容量注射液、小容量注射剂、粉针剂、冻干粉针剂、生物制品及血液制品）、口服液等药品包装。

药品包装选用玻璃容器，尤其是注射用安瓿（ampoule）、西林瓶（vial），其清洁度要求甚高，盛药前需充分洗涤干净，这要求玻璃具有良好的耐水性。各类玻璃的耐水性能为：I 类玻璃 > II 类玻璃 > III 类玻璃（具有中等耐水性）。

虽然玻璃含有大量惰性成分，但也含有一定量的各种金属氧化物，这些成分遇水后会发生不同程度的水解作用而生成氢氧化物，出现脱片现象。溶出的碱与药液中某些物质作用生成的沉淀和脱下的细小鳞片状物，随注射液进入人体内将导致过敏或栓塞。

### （二）橡胶

橡胶（rubber）属于高分子材料，根据其成分不同，可用于药品和生物制品的瓶塞、瓶盖内衬、气雾剂垫片以及滴管部件，主要用途是作为注射剂容器的瓶塞。橡胶可分为天然橡胶（natural rubber）和合成橡胶（synthetic rubber）。各种橡胶的性质比较如表 16-4 所示。

表 16-4　各种橡胶的性质比较

| 性能 | | 丁基橡胶 | 天然橡胶 | 氯丁基橡胶 | 聚丁二烯橡胶 | 丁苯橡胶 | 硅橡胶 | 含氟橡胶 | 三元乙丙橡胶 |
|---|---|---|---|---|---|---|---|---|---|
| 水蒸气渗透性 | | 优 | 良 | 一般 | 一般 | 一般 | 差 | 良 | 良 |
| 气体渗透性 | | 优 | 良 | 一般 | 良 | 良 | 差 | 良 | 优 |
| 碎片剥离性 | | 一般 | 优 | 良 | 一般 | 差 | 差 | 一般 | 差 |
| 耐压缩性 | | 差 | 优 | 良 | 良 | 一般 | 差 | 良 | 一般 |
| 杀菌性 | | 优 | 良 | 良 | 良 | 良 | 优 | 优 | 良 |
| 耐磨损性 | | 良 | 一般 | 一般 | 良 | 一般 | 一般 | 良 | 良 |
| 耐溶剂型 | 水 | 优 | 良 | 一般 | 良 | 一般 | 优 | 良 | 良 |
| | 动物油 | 优 | 差 | 良 | 优 | 差 | 良 | 优 | 一般 |
| | 植物油 | 优 | 差 | 良 | 优 | 差 | 优 | 优 | 一般 |
| | 矿物油 | 差 | 差 | 良 | 优 | 差 | 一般 | 优 | 差 |
| | 脂肪族溶剂 | 差 | 差 | 良 | 优 | 差 | 差 | 优 | 差 |
| | 芳香族溶剂 | 良 | 良 | 差 | 良 | 良 | 差 | 优 | 差 |
| | 氯化溶剂 | 差 | 差 | 差 | 差 | 差 | 差 | 优 | 差 |

橡胶在包装上多为瓶塞（stopper）与垫片（gaske），用于密封玻璃瓶口，这是橡胶包装材料的主要用途。橡胶的密封性来源于它的弹性。丁基橡胶塞（特别是卤化丁基橡胶塞）以其优异的化学、物理和生物特性得到药品行业的认可，在药品包装行业得到广泛应用。

由于橡胶配料中加有一定量的无机或有机的添加剂，当与某些制剂接触时，添加剂就会发生迁移而污染药品。其中，最突出的是锌和有机物。

橡胶能吸收制剂中的某些组分，而影响药品的稳定性。如防腐剂被橡胶吸收则制剂防腐能力降低。为了防止橡胶包装物影响制剂质量，尤其是注射用药品的稳定性，橡胶在使用前应进行必要的清洗和干燥。

### （三）塑料

塑料（plastic）系由高分子聚合物为基本材料、再添加各种添加剂［如增塑剂（plasticizers）、稳定剂（stabilizers）、抗氧剂（antioxidants）、抗静电剂（antistatic agent）、防腐剂（preservative）、阻燃剂（flame retardant）等］组成，是一种人工合成的高分子化合物。塑料具有许多其他材料所不具备的优点，现已成为主要的包装材料之一。塑料可以做成形式多种多样的瓶、罐、袋、管，亦可用作泡罩包装，有逐步取代金属容器和玻璃容器的趋势。

**1. 常用品种** 目前世界上用于包装的塑料，仍采用六大通用塑料。国内的药品包装多用其中的聚乙烯、聚氯乙烯、聚丙烯。现在，聚酯材料也逐步得到了广泛应用。

（1）聚乙烯（polyethylene，PE） 由乙烯单体通过聚合反应得到的聚合物的总称，有低密度和高密度之分，是最常用、最经济的包装材料。

（2）聚丙烯（polypropylene，PP） 由丙烯单体聚合而成，是最轻的塑料。目前多数液体制剂药用塑料瓶采用聚丙烯为主要原料。

（3）聚氯乙烯（polyvinyl chloride，PVC） 由氯乙烯单体聚合而成，可制成无色透明、不透气而坚硬的瓶子。但在成品过程中应特别注意可能致肝癌的基本单体的残存。

（4）聚苯乙烯（polystyrene，PS） 为坚硬，无色、透明的塑料，价格低廉，只能用于硬质包装，可作为固体制剂的包装材料。

（5）聚酰胺（polyamide） 也称尼龙（nylon），由二元基酸与二元胺结合而成，种类很多，可以制成薄型容器，能经受热压灭菌。非常坚固不易损坏，而且能耐受很多无机和有机的化学药品，因而被广泛应用。

（6）聚酯（polyethylene terephthalate，PET） 由对苯二甲酸和乙二醇经聚合反应得到的产物，为可回收利用的环保材料，制成的容器清澈透明，其无论在外观、光泽、还是理化性能等方面都有一个飞跃。

（7）聚碳酸酯（polycarbonate，PC） 可制成清澈透明且坚硬的容器，可以考虑代替玻璃小瓶、注射器和针筒，但价格较贵，应用受限。目前美国FDA已准许应用，可以用作眼药水瓶，或特殊要求的塑料瓶。

（8）丙烯腈－丁二烯－苯乙烯共聚物（acrylonitrile－butadiene－styrene，ABS） 由A（丙烯腈）、B（丁二烯）和S（苯乙烯）组成。由于组成比例不同，以及制造方法的差异，其性质也有很大的差别。ABS因其高刚性、抗冲击性，常用于多层药片存储盒，防潮防撞。

**2. 优点** 塑料具有良好的柔韧性、弹性和抗撕裂性，抗冲击能力强，用作包装材料既便于成型，又不易破碎，体轻好携带。

**3. 问题** 尽管塑料具有许多优点，但仍存在以下问题。

（1）穿透性　大多数塑料容器皆具透气、透光和透水汽的性能，包装的阻隔作用差，光线、氧气和水蒸气能进入内部接触药品，药品的挥发性成分亦易通过包装而逸散出来，引起药品变质。

（2）溶出性　塑料中加有各种添加剂，包装后添加剂分子会溶出或迁移到制剂中而造成污染。

（3）吸附性　塑料包装容器有吸附药物的作用，引起药物主组分含量降低、防腐力降低，使药品稳定性发生变化。

（4）化学反应　塑料成分并非完全为惰性物质，在一定条件下会与某些被包装药品成分发生化学反应，这对药品质量十分不利。所以，不是所有药品皆可用塑料包装。

（5）变形性　塑料因光、热、药物成分的作用会引起化学反应，出现老化、变性、降解等现象。

### （四）金属

金属材料具有良好的延伸性和强度刚性，耐热耐寒、气密性好、不透气、不透光、不透水。所以，其包装容器加工基础和机械保护作用良好。主要缺点是：化学稳定性差，耐腐蚀性能差；金属材料中含有的重金属离子可影响药品质量并危害人体健康；容器较重，能量消耗大；成本较高等。

过去常用的金属药品包装有镀锡铁和铝，但近些年来金属包装已被很多新兴材料取代，镀锡铁已很少使用，但铝仍广泛使用。

**1. 锡（tin）**　锡的稳定性好，具有良好的冷锻性，且可坚固地包附在很多金属的表面，但其价格昂贵。目前，除服用软膏用纯锡管外，一般药品包装多用镀锡管或镀铝管。

**2. 马口铁（tinplate）**　俗称马口铁，是指表面镀有一薄层金属锡的冷轧薄钢板。铁属于活泼金属，有一定的强度和硬度，成型性好又易焊接，包装上多用作中桶、盒、罐等，保护作用好。在马口铁表面涂漆可改性，使之更能适应各种物品的包装要求。如内面衬蜡后可盛装水溶性基质制剂，涂酚树脂可装酸性制品；涂环氧树脂可装碱性制品。

**3. 铝（aluminum）**　铝质轻、硬度大，具有延展性、可锻性，还具有无味、无毒、无三透性，可制成刚性的、半刚性的、柔软的容器；同时经处理后改性效果好，铝中加入3%的锑可以增加硬度；表面镀锡或涂漆皆可克服其活泼性而防腐蚀；铝表面与空气中氧起作用能形成氧化铝薄层，该膜层坚硬、透明，保护铝不再继续氧化。故而目前铝是应用最多的金属包装材料，且使用形式多样。

（1）铝板（aluminum plate）　可用作桶、箱、盒、罐、瓶盖，现在还可作软膏管，代替部分锡管。铝管具有气密性好，可分割使用，可再密封，可作为内面涂饰，使用简便，携带方便等优点；但也有耐药性差，磨损率大，易破裂，污染环境等缺点。

（2）铝箔（aluminum foil）　铝箔在药品包装中使用愈来愈广泛，形式繁多，主要包装形式是泡罩包装、条形包装和分包。铝箔具有良好的包装性能、使用性能、信息功能和保护功能，铝箔的优点：①不会发生硫化而变黑；②不生锈，氧化物为白色；③遮光、隔热性能好；④有热发射性；⑤防潮、密闭性好；⑥昆虫、细菌等不能通过；⑦加工性能好；⑧无毒、无害；⑨非磁性；⑩易开封；⑪导热性能强；⑫耐热、耐寒性能好；⑬有光泽。铝箔的缺点：①不能透视内装物；②如无高分子材料涂覆，则无热密封性；③物理性脆弱；④耐腐蚀性能低；⑤价格高；⑥存在气孔；⑦易出现皱褶。

然而，铝价格贵，厚铝密封性好但费料多；薄铝气孔多且铝箔热密封强度差，这些缺点十分不利于包装药品。现在使用的铝塑复合膜（aluminum-plastic laminates）综合了铝、塑二者优点，属较理想的包装材料。

### （五）纸

纸作为天然纤维制品，在包装领域应用广泛，药品包装也常用。包装纸的种类主要有：单层纸、厚纸板、瓦楞纸板及纸浆模塑品等类型。纸常用于固体小包装和运输包装，因其本身防潮性差，需通过浸蜡、填充沥青、涂敷、贴附等方式进行改进，以提高防潮防水性能。此外，纸用于标签、说明书、标志和纸容器时都需印刷，现在凭借多种涂膜性能好的印刷涂料和附加剂，不仅提升了纸容器的表面印刷效果，还能采用多种印刷方法，提高印刷与制盒生产率，便于实现自动化。

### （六）复合膜材

以上介绍的几大类常用包装材料都各有优、缺点，各种材料都具有各自的独特性能，并且每一种材料很难完全满足包装性能的要求，单独使用都不理想。为此，将各种材料综合使用，就可以充分发挥各自的优点，克服其缺点，做到满足其包装性能的要求，又具有最好的经济性，从而制造出更理想的新型包装材料——复合材料。

**1. 复合膜的基本组成** 复合膜系指各种塑料与纸、金属或其他塑料通过黏合剂组合而形成的膜，其厚度一般不大于0.25mm。根据复合膜各层材料的作用，其结构一般是由基材、印刷与保护层涂料、阻隔材料、热封材料、层合胶黏剂等组成。

**2. 复合膜产品类型与特点** 复合膜的种类繁多，若按照功能分类，可将药品包装用复合膜分为如下种类。

（1）普通复合膜 具有良好的印刷适性和良好的气体、水分阻隔性。

（2）药用条状易撕包装复合膜 方便取用，具有良好的易撕性和气体、水分阻隔性，以及良好的降解性，利于环保。

（3）纸铝塑复合膜 具有良好的印刷性、挺度和成型性，对气体或水的阻隔性和良好的降解性，有利于环保。

（4）高温蒸煮膜 能耐高温蒸汽，杀死包装内所有细菌，有良好的水分、气体阻隔性，并具有良好的印刷性。

（5）镀铝薄膜 是用铝箔和收缩薄膜复合而成的，具有良好的印刷性能、高的强度和阻隔性能，是一种崭新的收缩包装材料。

（6）多层共挤复合膜 具有优异的阻隔性能及良好的防伪性能，同时结构多样，可以得到各种性能和成本的塑料薄膜。

复合成型材料解决了药品避光与吸潮分解的难题，且易于开启，所以适用范围广。

**3. 复合膜的包装特性** 复合膜具有诸多优点，可以满足药品包装的各种要求。复合膜以其综合保护性能好、费用低廉为最突出优点，但某些复合膜还存在难以回收、易造成污染的缺点。在药用复合膜领域中，最值得关注的发展方向是泡罩包装（press through packaging，PTP）及多层共挤复合膜，这是两种非常优秀的复合材料。

### （七）其他材料

**1. 陶瓷（ceramics）** 是以黏土等无机非金属矿物为原料，经过混炼、成形、煅烧等工艺制成的一种人工工业产品。陶瓷作包装容器不但具有很好的耐热性、耐酸性、耐碱性、耐磨性和遮光性、绝缘性，而且其光泽好、美观、陈列价值高，所以名贵药品，尤其易吸潮变质的药品应选用陶瓷容器作包装。但由于陶瓷容器体质沉重，属易碎品，贮存运输不利，所以有逐渐被复合材料取代的倾向。

**2. 木材（wood）** 木材力学强度高而又有一定韧性、不易碎、性质稳定、遮光、轻便，易于着色、写字、粘贴，多用作贵重物品的运输包装；但木材价格昂贵、较笨重，来源有限，是不能广泛应用的材料。

# 第四节 制剂包装技术

## 一、防湿包装与隔气包装

在一定湿度和相对湿度的空气中，固体有特定平衡含水量，其随空气相对湿度增大而增加，随温度升高而减小。空气相对湿度高，会导致药品氧化分解、配伍变化、滋生霉菌，影响剂型稳定；平衡含水量大的药品置于干燥空气中，会收缩脱水或失去结晶水，降低质量。液态药剂若容器密封不好，在表面空气相对湿度近饱和时，溶剂会挥发，使药品受损变质。此外，空气中的氧和二氧化碳会与部分药物反应，氧可致药物氧化变质，二氧化碳会被一些药品吸收，改变药品成分。为保证容器内药品不受外界湿气或气体影响的包装方法，称为防湿包装或隔气包装。药品的防湿与隔气需从包装材料、容器的密封来考虑，采用真空或充气包装技术解决，也可采用硅胶、分子筛等吸湿剂或一些脱氧剂来解决。高阻隔包装就是很典型的防湿或隔气包装，其在欧洲和日本应用已非常普遍，而我国是在 20 世纪 80 年代引入 PVDC 等高阻隔包装。

防湿、隔气包装除要求包装材料有优良的性能外，还要求容器具有良好的密封性。

在实际应用中，通常用透湿度或透气度来衡量材料的透湿或透气性能。透湿度或透气度的值越大，说明材料的透湿或透气性能越大。瓶类容器的透湿与透气主要与瓶口的密封有关，如衬垫材料的透湿度、瓶口端面的平滑程度、瓶口周边长度、瓶盖的透湿度、瓶盖与瓶子间的压紧程度等，也与塑料瓶体厚度的均一性有关。对衬垫材料的要求是透湿度与透气度低、富有弹性、柔软、复原性能良好等。

近年来，复合铝箔的使用越来越广泛，它是利用电磁感应式封口机将铝箔黏着于塑料瓶或玻璃瓶的瓶口，使瓶口密封质量得到很大提高。也有采用纸塑复合材料封口，使防湿、隔气性能比已淘汰的软木塞提高很多。

带状包装与泡罩包装的防湿隔气与黏合剂涂敷的均匀性、黏结密封长度、黏结条件等有关。塑料的黏结方法有热熔封接法、脉冲法、超声波法、高频等。带状、双铝箔、泡罩包装多采用热封。塑料薄膜中聚乙烯（PE）、聚丙烯（PP）、聚氯乙烯（PVC）等均可采用热封，其中 PE 的热封性能良好，常用来组成复合薄膜。热封时黏结条件对封合质量影响较大，如封合温度、加热时间、封合压力等需根据薄膜种类决定。

防湿与隔气包装常见形式主要有真空包装和充气包装。

**1. 真空包装** 真空包装是将包装容器内的气体抽出后再密封的方法，它可避免内部的湿气、氧气对药品的影响，并可防止霉菌和细菌的繁殖。用于真空包装的薄膜多为复合膜，如聚酯/聚乙烯、尼龙/聚乙烯、聚酯/铝箔/聚乙烯、玻璃纸/铝箔/聚乙烯等。真空包装多在腔室式真空包装机内进行。先将充填物料后的塑料袋置于包装机中，然后合盖、抽真空、封口。

**2. 充气包装** 充气包装是用惰性气体置换包装容器内部的空气然后进行密封的方法。可避免药品氧化变质和霉变。普遍用的气体有氮气、二氧化碳或它们的混合气体。如安瓿、输液等多充氮气，可防止药品氧化。气体的置换可采用腔室式真空充气包装和喷嘴式充气装置。前者多用于塑料袋，系分批操作，作业效率低，但气体置换效率高。喷嘴式是在容器灌装前后通入惰性气体将空气置换出来，然后进行容器的封口；其特点是作业效率高，但气体置换率差。

## 二、遮光包装

一些药品在受到光辐射后可引起光化学反应而产生分解或变质，如生物碱、维生素等可引起变色、含量下降。光是电磁波的一种，波长在 400～700nm 范围是可见光，小于 400nm 即为紫外线。波长越短，对药品影响越大。固体药物的光化分解通常是由于吸收了日光中的紫蓝、紫光和紫外线引起的。药品的破坏程度与光的照射剂量有关。照射剂量＝光强×照射时间。

为防止光敏药物受光分解，应采用遮光容器包装或在容器外再加避光外包装。遮光容器可采用遮光材料如金属或铝箔等，或在材料中加入紫外线吸收剂或光遮断剂等。可见光遮断剂有氧化铁、酞菁染料、蒽醌类等，紫外线吸收剂有水杨酸衍生物、苯并三唑类等。

琥珀色玻璃已大量应用于黄圆瓶及安瓿、口服液瓶等。经测定，琥珀色玻璃能屏蔽 290～450nm 的光线，而无色玻璃可透过 300nm 以上的光线，故前者能滤除有害的紫外线。对光极不稳定的药品，如维生素 $B_{12}$ 注射剂等，应在容器之外再加避光外包装，如黑色或红色遮光纸、带色玻璃纸、黑色片泡罩包装等。

白色高密度聚乙烯塑料瓶和琥珀色塑料瓶的遮光效果都比较好，故常用来包装片剂、胶囊剂等。

塑料薄膜中 PVC、PT 等对紫外线透过率非常高，可采用的遮光措施有：采用双铝箔复合膜包装，在制膜时或在黏合剂中加入紫外线吸收剂，通过印刷在膜外用适当色彩遮光等。

## 三、无菌包装

无菌包装（aseptic packaging）是在洁净环境中将无菌的药品充填并密封在事先灭过菌的容器中，以达到在有效期内保证药品质量的目的。药品受到微生物污染后可引起药品质量变化，甚至危及生命污染药品的微生物主要来源于大气环境、厂房环境、原料、包装材料与容器、包装机械、操作人员和工具等，可采用物理和化学方法对包装材料进行灭菌。

制剂工业所用的安瓿、输液瓶等玻璃材料及铝管、铝箔等金属材料的抗菌性较优，可有效地阻止微生物生长繁殖和侵入。而药品外包装常用的纸、纸板等包装材料的抗菌性不良，故对用纸、纸板等材料做内包装时应有严格的防菌、灭菌要求。制剂生产所用的直接容器在灌装前大多需经洗涤灭菌，对不需清洗的直接容器在签购买合同时需明确包装材料的卫生要求。生产包装材料的企业的加工环境需满足 GMP 要求，所生产的包装材料产品需进行防菌包装。

## 四、安全包装

安全包装包括防偷换安全包装和儿童安全包装。

### （一）防偷换安全包装

为保证药品贮运和使用的安全，药品包装必须加封口、封签、封条或使用防盗盖、瓶盖套等。防偷换包装是具有识别标志或保险装置的一种包装，如包装被启封过，即可从识别标志或保险装置的破损或脱落而识别。常见措施如下。

**1. 防盗瓶盖**　这种瓶盖与普通螺旋瓶盖的区别是在它的下部有较长的裙边。此裙边超过螺纹部分形成一个保险环，保险环上列有数个联结条联结于盖的下部。当拧转瓶盖时，联结条断裂，由此从保险环是否脱落来判断瓶盖是否被开启，起到防偷换目的。

**2. 内部密封箔**　在盛装固体制剂广口瓶的瓶口，采用电磁感应封口方式黏结一层铝箔或纸塑膜可起到密封和显示是否被启封的作用。

**3. 单元包装**　采用带状包装和泡罩包装可以方便使用，而且可起到防偷换目的。

### （二）儿童安全包装

儿童安全包装是为了防止幼儿误服药物而带有保护功能的特殊包装形态。通过各种封口、封盖使容器的开启有一种复杂顺序，以有效地防止好奇的幼儿开启。儿童安全包装可采取如下措施。

**1. 采用安全帽盖**　对玻璃瓶或塑料瓶的封盖在没有示范情况下，儿童不能开封，在详细示范情况下，至少有一半不能开封。

**2. 采用高韧性塑料薄膜的包装**　它要求包装不易被儿童轻松打开或撕开，但成年人可以无困难地开启。比如 PVC 泡罩部分采用如 PVC/AL/PET 复合材料等制成的膜较厚，韧性强，不易打开。

**3.** 采用不透明或遮饰性包装材料　这样的包装设计可以降低儿童对药物的好奇心，从而减少误服的风险。

然而，据中国医药包装协会统计，我国药品市场中约 95% 以上的药品包装不具备儿童保护的功能，为了提高药品的安全性，建议家长在选购药品时注意包装上是否具有儿童安全保护设计，并尽量将药品存放在儿童不易触及的地方。

此外，中国医药包装协会还发布了《儿童用药品标签设计指南》（T/CNPPA 3021—2022），该指南旨在引导药品上市许可持有人和标签设计与生产者在设计药品标签时，通过标识、字体、图案、色彩、布局等要素的合理应用，提高标签内容的可辨识性，减少用药错误，保证用药安全。

## 五、缓冲包装

为防止药品在运输中因受震动、冲击、跌落而损坏，采用缓冲材料吸收冲击势能，从而达到保护药品的包装，称为药品缓冲包装（cushion packaging）。

缓冲材料可分为天然缓冲材料与合成缓冲材料。前者有瓦楞纸板、皱纹纸、纸丝、植物纤维等，后者有泡沫塑料、气囊塑料薄膜等。其中，泡沫塑料常用的有发泡聚苯乙烯、发泡聚乙烯、发泡聚氨酯等，可制成片状、板状、块状，也可现场发泡。

医药品的外包装主要采用开槽型瓦楞纸箱，即由一片瓦楞纸板通过黏合或钉合形成箱体，上下部折片折合后形成上下箱盖。瓦楞纸箱内常加一些衬板或格挡等，如寒冷地区箱内常衬有防寒纸。药品的缓冲包装与剂型有关，如盛装片剂的瓶内可充填棉花、纸、聚乙烯弹性缓冲垫、泡沫塑料等，瓶外可衬泡沫塑料、气囊塑料薄膜、纸等。安瓿采用皱纹纸间隔盒、泡罩包装等。

## 六、辅助包装

药品辅助包装指提供额外保护和便利性的包装材料或技术。在各种包装技术与方法中，有些工序具有通用性，如艺术包装、防伪包装、封口、贴标、捆扎、打印技术等。这些辅助包装材料和技术可以增强药品的保护性、方便性和安全性，确保药品在生产、运输、储存和使用过程中的质量稳定。辅助包装技术有很多种，在此主要简单介绍防伪包装、封合技术和贴标技术。

### （一）防伪包装技术

防伪包装技术（counterfeit-proof packaging technology）即借助包装，防止商品在流通和转移的过程中被偷换或假冒的技术。就防伪技术而言，防伪包装可归纳如下。

**1.** 印刷防伪　通过复杂的印刷工艺和设计，增加包装印制的难度，使一般印刷难以完成，从而达到防伪效果。

**2.** 油墨防伪　将具有特殊性能的油墨印刷到包装上，在特定条件下才会显示出特殊的标志或文字。

**3.** 结构防伪　主要是通过包装开启部位与开启方式结构而进行防伪的技术。

**4.** 激光全息防伪　利用激光全息技术制作防伪标志，不同角度观察显示不同图案或文字。全息技术复杂，仿制难度较大，常用于高价值药品。

**5.** 条码防伪　根据条形码的有关标准、印刷位置、印刷油墨等来达到防伪目的。

**6.** 隐形印刷　使用特殊材料或技术印刷的标签，肉眼难以察觉，需要特定的光源或仪器才能看到。

**7.** 电码防伪　将包装信息网络化，消费者通过查询防伪密码验证商品真实性。电码防伪具有不可伪造性。

**8.** 综合防伪　技术结合多种防伪技术，突破单一技术的局限，形成多层防伪体系。

## （二）封合技术

封合技术是确保包装容器密封性的关键工艺，目的是防止药品在运输、储存和销售过程中泄漏或污染。常见封合方法包括钻封、盖封、热封、订封等，所使用的材料有：黏合剂、盖类、薄膜、钉类等。

密封包装是一项比较复杂的工艺技术，在进行封口包装设计时，需综合考虑以下因素。

（1）药品的物理和化学特性稳定性　需要考虑药品对温度、湿度、光照等环境条件的敏感性。例如，热敏感药品应避免高温封合；易挥发或有强气味的药品需用高阻隔性材料和密封性强的封口技术；药品形态不同，封口方式要求也不同，如液体药品需要防漏设计，而粉末需要防潮封口。

（2）方便开启与使用方便。

（3）拆封警示　拆封警示包装能让消费者从商品的外观辨别商品包装是否曾被人开启过。

（4）卫生及有效期　作为包装的基本要求，卫生性能必须保持，确保药品的有效期。

（5）儿童安全包装　药品包装不能被儿童随意开启，但不影响成人的正常使用。

（6）材料经济性　根据药品品性和附加值，选择性价比合适的密封包装材料。

流通条件、气候条件及环境保护等也是必须考虑的重要因素。

## （三）贴标技术

贴标是药品包装生产中的一道关键工序，它的运行状态、稳定性对产品的包装起着决定性作用。常见标签类型有：单张纸质标签、不干胶标签、收缩标签（薄膜）、模内标签、RFID（radio frequency identification）标签及数字标签。药品标签的设计和使用需符合相关法规，如《药品说明书和标签管理规定》，确保标签内容准确、规范。

## 七、发展趋势

随着行业的发展，药品包装正在朝着智能化、环保化和个性化的方向前进。一些传统的包装材料和容器被新的材料和容器所替代，这是技术发展和市场竞争的必然。就药品包装而言，趋势可归纳为如下六方面。

**1. "绿色包装"**　指对生态环境和人体健康无害、包装材料能够循环和再生的包装。ISO14000 标准实施后，"绿色"包装的开发成为必需的工作。

**2. 个性化与定制化**　精准医疗的发展推动药品包装向个性化发展。借助数字印刷和智能生产技术，实现药品包装小批量、个性化定制，满足特殊包装需求。

**3. 高阻隔包装**　使用阻隔性优良的材料保障药品有效性。

**4. 纳米包装**　纳米纸、纳米复合材料、纳米黏合剂及纳米抗菌包装的发展将为药品包装开辟新的领域。

**5. 无菌包装**　生物制药和注射药物的增加，使无菌包装技术重要性提升。无菌泡罩、预灌装注射器等新材料和技术广泛应用，保障药品在生产、运输、储存和使用前的无菌状态。

**6. 防伪与安全性包装**　随着假药技术的升级，药品包装也在不断提升防伪技术，保障药品的安全性。

# 第五节　制剂包装设备

## 一、包装设备的定义

国家标准 GB/T 4122.2—2010《包装术语机械》中对包装机械所下定义是：完成全部或部分包装过

程的机器，包装过程包括充填、裹包、封口等主要包装工序，以及与清洗、干燥、杀菌、贴标、捆扎、集装、拆卸等前后包装工序转送，选别等其他辅助包装工序。

## 二、制剂包装设备的特殊性和专业性

包装设备从功能上和原理上都类似于装配设备，但因药品包装设备原理有一定的特殊性，其不仅要满足一般包装设备的基本功能，还必须特别关注药品的安全性、稳定性和有效性，必须符合GMP，故其形成了一种独立的机械类型，包括包装材料与被包装物料的输送与供料、称量、包封、贴标签、计数、成品输送等，如灌装机、捆扎机等均属于此类。

## 三、制剂包装设备的分类与组成

药品包装设备主要有加工包装材料的设备和完成包装过程的设备。除此之外，还有完成前后期工作过程的辅助设备。药品包装设备包括以下8个组成要素：①药品的计量与供送系统；②包装材料的整理与供送系统；③主传送系统；④包装执行机构；⑤成品输出机构；⑥动力与传送系统；⑦控制系统；⑧机身。多台自动包装机与辅助设备通过检测与控制装置协调可构成自动包装线；若包装机之间需人工完成辅助操作，则为包装流水线。

答案解析

## 思考题

1. 简述制剂包装的作用。
2. 简述儿童安全包装可采取的措施。
3. 何谓老人易开包装？
4. 简述玻璃包装容器的一般特点。
5. 简述聚乙烯、聚氯乙烯和聚丙烯作为药物制剂包装材料的特点。
6. 简述防伪包装技术。

（侯　琳）

书网融合……

微课　　　　　　题库　　　　　本章小结

# 参考文献

［1］ 方亮．药剂学［M］.9 版．北京：人民卫生出版社，2023.

［2］ 胡洋，杨奕，林霞，等．固体分散体制备工艺对其物理稳定性的影响［J］.沈阳药科大学学报，2022，39（1）：98－104.

［3］ Larson NR，Wei Y，Prajapati I，et al. Comparison of Polysorbate 80 Hydrolysis and Oxidation on the Aggregation of a Monoclonal Antibody［J］. J Pharm Sci，2020，109（1）：633－639.

［4］ LOYD V A. Ansel′s Pharmaceutical Dosage Forms and Drug Delivery Systems［M］. 12th ed. Wolters Kluwer，Philadelphia，PA，2021.

［5］ Xiao P，Yuan H，Tang X，et al. Modulating the elasticity of milk exosome－based hybrid vesicles to optimize transepithelial transport and enhance oral peptide delivery［J］. Journal of Controlled Release，2025，380：36－51.

［6］ Liu Y，Ji M，Zhang Y，et al. A novel oral film of carbomer/Poly（vinyl alcohol）/hydroxypropyl cellulose triple polymer loaded with Periplaneta Americana extract for enhancing the oral ulcer treatment［J］. Journal of Drug Delivery Science and Technology，2024，101：106199.

［7］ Sun X，Lv G，Zhang Y，et al. Novel solid self－emulsifying drug delivery system to enhance oral bioavailability of cabazitaxel［J］. International Journal of Pharmaceutics，2024，654：123899.

［8］ Wang X，Deng F，Zhang Q，et al. Impact of Physiological Characteristics on Chylomicron Pathway－Mediated Absorption of Nanocrystals in the Pediatric Population［J］. ACS nano，2024，18（34）：23136－23153.

［9］ 吕万良，汪贻广．先进药剂学［M］.北京：北京大学医学出版社，2022.

［10］ 何勤，张志荣．药剂学［M］.3 版．北京：高等教育出版社，2021.

［11］ 吴正红．药剂学［M］.北京：中国医药科技出版社，2020.

［12］ 杨丽．药剂学［M］.北京：人民卫生出版社，2020.

［13］ 冯赫宣，李佩珊，刘懿萱，等．脂质体的研究与应用进展［J］.药学进展，2024，48（10）：1904－1909.

［14］ 韦军民．成人肠外营养脂肪乳注射液临床应用指南（2023 版）［M］.中华消化外科杂志，2023，22（11）：1255－1271.

［15］ 李香玉，王冲．人用重组单克隆抗体制品的检查与实践［M］.上海：复旦大学出版社，2022.

［16］ 国家药典委员会，中国食品药品国际交流中心组织．口服固体制剂制造风险管控关键技术要点［M］.北京：中国医药科技出版社，2022.

［17］ 朱家乐，刘清梁，王莉．口服固体制剂连续制造的工艺技术研究进展［J］.流程工业，2024（6）：44－47.

［18］ 刘盼弟，刘怡，王优杰，等．双螺杆制粒技术及其在药物制剂领域中的应用［J］.中国医药工业杂志，2020，51（2）：160－169.

［19］ 邓万定，葛渊源，廖萍，等．人用药品技术要求国际协调理事会《Q13：原料药和制剂的连续制造》中停留时间分布介绍［J］.上海医药，2024，45（13）：1－6＋28.

［20］弗若斯特沙利文. 药物 3D 打印行业报告［EB/OL］.（2022 - 05 - 11）［2024 - 03 - 26］. https：//www. frostchina. com/content/insight/detail？id = 62f1ee213a1cb46c9a9fd3ec.

［21］Taylor K M G. Aulton M E. Aulton's pharmaceutics the design and manufacture of medicines［M］. 6th ed. Elsevier, 2021.

［22］Patrick J S. Martin's physical pharmacy and pharmaceutical sciences［M］. 8th ed. Lippincott Williams & Wilkins, 2023.

［23］Ougas T P, Mitchell J P, Lyapustina S A. Good cascade impactor practices, AIM and EDA for orally inhaled products（经口吸入产品的级联撞击器理论与实践）［M］. 毛世瑞, 邵奇, 沈丹蕾, 译. 北京：化学工业出版社, 2022.

［24］Herbig ME, Evers DH, Gorissen S, Köllmer M. Rational design of topical semi - solid dosage forms - how far are we［J］. Pharmaceutics, 2023, 15（7）：1822.

［25］陈明龙, 杨丹, 孙颖, 等. 可溶微针在经皮药物递送领域的研究进展［J］. 药学进展, 2020, 44（5）：324 - 331.

［26］陈杭, 江昌照, 陈朴, 等. 微针材料的发展与应用［J］. 中国医药工业杂志, 2024, 55（2）：196 - 202.

［27］高向东. 现代生物技术制药［M］. 北京：人民卫生出版社, 2021.

［28］魏于全. 中国基因治疗 2035 发展战略［M］. 北京：科技出版社, 2022.

［29］胡昌华. 生物技术药物学［M］. 北京：人民卫生出版社, 2023.

［30］李范珠, 狄留庆. 中药药剂学［M］. 北京：人民卫生出版社, 2021.

［31］杨明. 中药药剂学［M］. 北京：中国中医药出版社, 2021.